国家卫生和计划生育委员会"十三五"规划教材
全国高等医药教材建设研究会"十三五"规划教材

全国高等学校药学类专业第八轮规划教材

供药学类专业用

生 药 学

第7版

主　　编　蔡少青　秦路平

副 主 编　陈道峰　殷　军　陈随清　吕光华

编　　者（以姓氏笔画为序）

王　曙（四川大学华西药学院）　　　　尚明英（北京大学药学院）

王有为（武汉大学药学院）　　　　　　周　晔（天津医科大学）

王添敏（辽宁中医药大学）　　　　　　秦路平（第二军医大学）

王晶娟（北京中医药大学）　　　　　　晁　志（南方医科大学）

方进波（华中科技大学同济药学院）　　殷　军（沈阳药科大学）

吕光华（成都中医药大学）　　　　　　高建平（山西医科大学）

向　兰（山东大学药学院）　　　　　　姬生国（广东药科大学）

齐炼文（中国药科大学）　　　　　　　黄　真（浙江中医药大学）

陈　旭（桂林医学院）　　　　　　　　舒晓宏（大连医科大学）

陈随清（河南中医药大学）　　　　　　蔡少青（北京大学药学院）

陈道峰（复旦大学药学院）　　　　　　潘清平（湖南中医药大学）

主编助理　胡海波（北京大学药学院/赣南医学院）　王　东（沈阳药科大学）

　　　　　韩　婷（第二军医大学）　　　　　　　王利丽（河南中医药大学）

　　　　　卢　燕（复旦大学药学院）　　　　　　闫　婕（成都中医药大学）

人民卫生出版社

图书在版编目（CIP）数据

生药学 / 蔡少青，秦路平主编 . —7 版 . —北京：人民卫生
出版社，2016

ISBN 978-7-117-22379-9

Ⅰ.①生… Ⅱ.①蔡… ②秦… Ⅲ.①生药学 – 医学院校 –
教材 Ⅳ.①R93

中国版本图书馆 CIP 数据核字（2016）第 203218 号

| 人卫社官网　www.pmph.com | 出版物查询，在线购书 |
| 人卫医学网　www.ipmph.com | 医学考试辅导，医学数据库服务，医学教育资源，大众健康资讯 |

生　药　学
第 7 版

主　　编:蔡少青　秦路平
出版发行:人民卫生出版社（中继线 010-59780011）
地　　址:北京市朝阳区潘家园南里 19 号
邮　　编:100021
E - mail:pmph @ pmph.com
购书热线:010-59787592　010-59787584　010-65264830
印　　刷:人卫印务（北京）有限公司
经　　销:新华书店
开　　本:850×1168　1/16　印张:20　插页:16
字　　数:550 千字
版　　次:1986 年 10 月第 1 版　2016 年 2 月第 7 版
　　　　　2022 年 4 月第 7 版第 12 次印刷（总第 55 次印刷）
标准书号:ISBN 978-7-117-22379-9/R·22380
定　　价:59.00 元

打击盗版举报电话:010-59787491　E-mail:WQ @ pmph.com
（凡属印装质量问题请与本社市场营销中心联系退换）

全国高等学校药学类专业本科国家卫生和计划生育委员会规划教材是我国最权威的药学类专业教材,于1979年出版第1版,1987—2011年进行了6次修订,并于2011年出版了第七轮规划教材。第七轮规划教材主干教材31种,全部为原卫生部"十二五"规划教材,其中29种为"十二五"普通高等教育本科国家级规划教材;配套教材21种,全部为原卫生部"十二五"规划教材。本次修订出版的第八轮规划教材中主干教材共34种,其中修订第七轮规划教材31种;新编教材3种,《药学信息检索与利用》《药学服务概论》《医药市场营销学》;配套教材29种,其中修订24种,新编5种。同时,为满足院校双语教学的需求,本轮新编双语教材2种,《药理学》《药剂学》。全国高等学校药学类专业第八轮规划教材及其配套教材均为国家卫生和计划生育委员会"十三五"规划教材、全国高等医药教材建设研究会"十三五"规划教材,具体品种详见出版说明所附书目。

该套教材曾为全国高等学校药学类专业唯一一套统编教材,后更名为规划教材,具有较高的权威性和较强的影响力,为我国高等教育培养大批的药学类专业人才发挥了重要作用。随着我国高等教育体制改革的不断深入发展,药学类专业办学规模不断扩大,办学形式、专业种类、教学方式亦呈多样化发展,我国高等药学教育进入了一个新的时期。同时,随着药学行业相关法规政策、标准等的出台,以及2015年版《中华人民共和国药典》的颁布等,高等药学教育面临着新的要求和任务。为跟上时代发展的步伐,适应新时期我国高等药学教育改革和发展的要求,培养合格的药学专门人才,进一步做好药学类专业本科教材的组织规划和质量保障工作,全国高等学校药学类专业第五届教材评审委员会围绕药学类专业第七轮教材使用情况、药学教育现状、新时期药学人才培养模式等多个主题,进行了广泛、深入的调研,并对调研结果进行了反复、细致的分析论证。根据药学类专业教材评审委员会的意见和调研、论证的结果,全国高等医药教材建设研究会、人民卫生出版社决定组织全国专家对第七轮教材进行修订,并根据教学需要组织编写了部分新教材。

药学类专业第八轮规划教材的修订编写,坚持紧紧围绕全国高等学校药学类专业本科教育和人才培养目标要求,突出药学类专业特色,对接国家执业药师资格考试,按照国家卫生和计划生育委员会等相关部门及行业用人要求,在继承和巩固前七轮教材建设工作成果的基础上,提出了"继承创新""医教协同""教考融合""理实结合""纸数同步"的编写原则,使得本轮教材更加契合当前药学类专业人才培养的目标和需求,更加适应现阶段高等学校本科药学类人才的培养模式,从而进一步提升了教材的整体质量和水平。

为满足广大师生对教学内容数字化的需求,积极探索传统媒体与新媒体融合发展的新型整体教学解决方案,本轮教材同步启动了网络增值服务和数字教材的编写工作。34 种主干教材都将在纸质教材内容的基础上,集合视频、音频、动画、图片、拓展文本等多媒介、多形态、多用途、多层次的数字素材,完成教材数字化的转型升级。

需要特别说明的是,随着教育教学改革的发展和专家队伍的发展变化,根据教材建设工作的需要,在修订编写本轮规划教材之初,全国高等医药教材建设研究会、人民卫生出版社对第四届教材评审委员会进行了改选换届,成立了第五届教材评审委员会。无论新老评审委员,都为本轮教材建设做出了重要贡献,在此向他们表示衷心的谢意!

众多学术水平一流和教学经验丰富的专家教授以高度负责的态度积极踊跃和严谨认真地参与了本套教材的编写工作,付出了诸多心血,从而使教材的质量得到不断完善和提高,在此我们对长期支持本套教材修订编写的专家和教师及同学们表示诚挚的感谢!

本轮教材出版后,各位教师、学生在使用过程中,如发现问题请反馈给我们(renweiyaoxue@163. com),以便及时更正和修订完善。

全国高等医药教材建设研究会

人民卫生出版社

2016 年 1 月

序号	教材名称	主编	单位
1	药学导论(第4版)	毕开顺	沈阳药科大学
2	高等数学(第6版)	顾作林	河北医科大学
	高等数学学习指导与习题集(第3版)	顾作林	河北医科大学
3	医药数理统计方法(第6版)	高祖新	中国药科大学
	医药数理统计方法学习指导与习题集(第2版)	高祖新	中国药科大学
4	物理学(第7版)	武 宏	山东大学物理学院
		章新友	江西中医药大学
	物理学学习指导与习题集(第3版)	武 宏	山东大学物理学院
	物理学实验指导★★★	王晨光	哈尔滨医科大学
		武 宏	山东大学物理学院
5	物理化学(第8版)	李三鸣	沈阳药科大学
	物理化学学习指导与习题集(第4版)	李三鸣	沈阳药科大学
	物理化学实验指导(第2版)(双语)	崔黎丽	第二军医大学
6	无机化学(第7版)	张天蓝	北京大学药学院
		姜凤超	华中科技大学同济药学院
	无机化学学习指导与习题集(第4版)	姜凤超	华中科技大学同济药学院
7	分析化学(第8版)	柴逸峰	第二军医大学
		邸 欣	沈阳药科大学
	分析化学学习指导与习题集(第4版)	柴逸峰	第二军医大学
	分析化学实验指导(第4版)	邸 欣	沈阳药科大学
8	有机化学(第8版)	陆 涛	中国药科大学
	有机化学学习指导与习题集(第4版)	陆 涛	中国药科大学
9	人体解剖生理学(第7版)	周 华	四川大学华西基础医学与法医学院
		崔慧先	河北医科大学
10	微生物学与免疫学(第8版)	沈关心	华中科技大学同济医学院
		徐 威	沈阳药科大学
	微生物学与免疫学学习指导与习题集★★★	苏 昕	沈阳药科大学
		尹丙姣	华中科技大学同济医学院
11	生物化学(第8版)	姚文兵	中国药科大学
	生物化学学习指导与习题集(第2版)	杨 红	广东药科大学

续表

序号	教材名称	主编	单位
12	药理学(第 8 版)	朱依谆	复旦大学药学院
		殷 明	上海交通大学药学院
	药理学(双语)★★	朱依谆	复旦大学药学院
		殷 明	上海交通大学药学院
	药理学学习指导与习题集(第 3 版)	程能能	复旦大学药学院
13	药物分析(第 8 版)	杭太俊	中国药科大学
	药物分析学习指导与习题集(第 2 版)	于治国	沈阳药科大学
	药物分析实验指导(第 2 版)	范国荣	第二军医大学
14	药用植物学(第 7 版)	黄宝康	第二军医大学
	药用植物学实践与学习指导(第 2 版)	黄宝康	第二军医大学
15	生药学(第 7 版)	蔡少青	北京大学药学院
		秦路平	第二军医大学
	生药学学习指导与习题集★★★	姬生国	广东药科大学
	生药学实验指导(第 3 版)	陈随清	河南中医药大学
16	药物毒理学(第 4 版)	楼宜嘉	浙江大学药学院
17	临床药物治疗学(第 4 版)	姜远英	第二军医大学
		文爱东	第四军医大学
18	药物化学(第 8 版)	尤启冬	中国药科大学
	药物化学学习指导与习题集(第 3 版)	孙铁民	沈阳药科大学
19	药剂学(第 8 版)	方 亮	沈阳药科大学
	药剂学(双语)★★	毛世瑞	沈阳药科大学
	药剂学学习指导与习题集(第 3 版)	王东凯	沈阳药科大学
	药剂学实验指导(第 4 版)	杨 丽	沈阳药科大学
20	天然药物化学(第 7 版)	裴月湖	沈阳药科大学
		娄红祥	山东大学药学院
	天然药物化学学习指导与习题集(第 4 版)	裴月湖	沈阳药科大学
	天然药物化学实验指导(第 4 版)	裴月湖	沈阳药科大学
21	中医药学概论(第 8 版)	王 建	成都中医药大学
22	药事管理学(第 6 版)	杨世民	西安交通大学药学院
	药事管理学学习指导与习题集(第 3 版)	杨世民	西安交通大学药学院
23	药学分子生物学(第 5 版)	张景海	沈阳药科大学
	药学分子生物学学习指导与习题集★★★	宋永波	沈阳药科大学
24	生物药剂学与药物动力学(第 5 版)	刘建平	中国药科大学
	生物药剂学与药物动力学学习指导与习题集(第 3 版)	张 娜	山东大学药学院

续表

序号	教材名称	主编	单位
25	药学英语(上册、下册)(第5版)	史志祥	中国药科大学
	药学英语学习指导(第3版)	史志祥	中国药科大学
26	药物设计学(第3版)	方　浩	山东大学药学院
	药物设计学学习指导与习题集(第2版)	杨晓虹	吉林大学药学院
27	制药工程原理与设备(第3版)	王志祥	中国药科大学
28	生物制药工艺学(第2版)	夏焕章	沈阳药科大学
29	生物技术制药(第3版)	王凤山	山东大学药学院
		邹全明	第三军医大学
	生物技术制药实验指导★★★	邹全明	第三军医大学
30	临床医学概论(第2版)	于　锋	中国药科大学
		闻德亮	中国医科大学
31	波谱解析(第2版)	孔令义	中国药科大学
32	药学信息检索与利用*	何　华	中国药科大学
33	药学服务概论*	丁选胜	中国药科大学
34	医药市场营销学*	陈玉文	沈阳药科大学

注:*为第八轮新编主干教材;**为第八轮新编双语教材;***为第八轮新编配套教材。

全国高等学校药学专业第五届教材评审委员会名单

顾　　问　吴晓明　中国药科大学
　　　　　周福成　国家食品药品监督管理总局执业药师资格认证中心

主 任 委 员　毕开顺　沈阳药科大学

副主任委员　姚文兵　中国药科大学
　　　　　　郭　姣　广东药科大学
　　　　　　张志荣　四川大学华西药学院

委　　员（以姓氏笔画为序）

王凤山　山东大学药学院	陆　涛　中国药科大学
朱　珠　中国药学会医院药学专业委员会	周余来　吉林大学药学院
朱依谆　复旦大学药学院	胡　琴　南京医科大学
刘俊义　北京大学药学院	胡长平　中南大学药学院
孙建平　哈尔滨医科大学	姜远英　第二军医大学
李　高　华中科技大学同济药学院	夏焕章　沈阳药科大学
李晓波　上海交通大学药学院	黄　民　中山大学药学院
杨　波　浙江大学药学院	黄泽波　广东药科大学
杨世民　西安交通大学药学院	曹德英　河北医科大学
张振中　郑州大学药学院	彭代银　安徽中医药大学
张淑秋　山西医科大学	董　志　重庆医科大学

本书是依据全国高等医药教材建设研究会关于全国高等学校药学类专业第八轮教材修订意见而编写的,主要读者对象为全国高等医药院校药学专业的本科师生,可用作生药学专业的基础教材,或成人教育及自学教材。

本书共收载59种重点生药和83种非重点生药,其中重点生药(加注＊号)为较常用生药,配备了生药组织和粉末墨线图,并在书后配备了生药外形及部分显微特征的彩色照片;根据2015年版《中国药典》之记载,增加或者更新了各论生药鉴别、含量测定及用药注意事项等内容。

本书初稿的编写分工如下:

蔡少青教授:绪论,第一章,第二章第二节,第十一章被子植物生药概述和双子叶植物生药概述,马兜铃科,蓼科(大黄),索引,重点生药药材和部分饮片彩图。

秦路平教授:第六章,第七章。

陈道峰教授:第三章第一至第六节。

殷军教授:第二章第一节,第十一章五加科;全书化合物结构式的重画及审核。

陈随清教授:第十一章唇形科至茄科。

吕光华教授:第十一章毛茛科至木通科。

周晔教授:第十三章。

姬生国教授:第三章第七、八节(合作),第十一章葫芦科至菊科。

高建平教授:第十一章十字花科至蔷薇科。

黄真教授:第十二章(方进波承担部分除外)。

晁志教授:第三章第七、八节(合作),第十一章豆科至大戟科。

王有为教授:第十一章漆树科至桃金娘科。

潘清平教授:第四章,第八章,第九章。

陈旭教授:第十一章木犀科至萝藦科。

舒晓宏教授:第十一章单子叶植物生药概述,泽泻科至百部科。

向兰教授:第十一章薯蓣科至兰科。

王曙教授:第十一章伞形科、山茱萸科、百合科。

齐炼文教授:第十一章防己科至罂粟科。

尚明英副教授:第十一章玄参科至忍冬科。

　　王晶娟副教授：第十章，第十一章蓼科(何首乌、虎杖)，苋科。

　　王添敏副教授：第五章。

　　方进波副教授：第十二章蟾酥、阿胶、地龙、珍珠、海螵蛸、全蝎、僵蚕、斑蝥。

　　本教材修订编写过程中，各位编者各尽其责，按照各自分工的任务，对第6版《生药学》的内容进行了修订或增补；每位编委均参与了对其他编者分工部分审核的工作，且大部分编委均承担了多位编者书稿的审核工作，有的尚进行了复审。本版教材主要有如下变化：

　　1. 绪论中增加了"生药的特点""生药的使用寿命"的内容，以帮助学生更好地理解和掌握生药的本质特征。

　　2. 重新调整了第二章第一节生药主要化学成分类别的排列顺序。

　　3. 第二章增加第二节"生药药效物质的本质及其作用机制与生药质量控制的物质基础"，以引导学生增加对于生药药效物质基础及其作用机制的认识。

　　4. 第三章中增加了"一标多测"含量测定方法；恢复从前收载过的"生物检定"，增加了2015年版《中国药典》中收载的生物检定方法。

　　5. 各论中各生药的"理化鉴定"项下所述的鉴别方法和含量测定方法，均指按照2015年版《中国药典》的规定进行检测和测定的方法，含量值均以干燥品计。

　　6. 在一些重点生药项下增加【资源利用】内容，以引导学生强化对药用资源合理利用的概念，主要包括四方面的内容：①不同药用部位的利用；②有效成分或有效部位的开发利用；③地方标准中记载的同属近似种的利用；④国外一些重要的同属植物的资源利用等。

　　7. 把原来收载于《药用植物学》(第6版)中关于生药资源调查以及生药资源保护等内容移至本教材里。

　　8. 增加了香蒲科生药的内容；阿胶改为重点生药；删除"鳖甲"。

　　9.【附】中新增卵叶番泻叶、耳叶番泻叶、人参叶、忍冬藤、水半夏、湖北贝母、铁皮石斛等。

　　10. 增加了部分生药的显微特征彩图，包括黄连、赤芍、沉香、龙胆、半夏。

　　为了减少生药学领域中原植物中文名与生药中文名相同的"同名异物"现象，第5版《生药学》教材曾进行了尝试，即将与生药中文名相同的原植物中文名进行了更名处理；第6版教材在处理这个问题时，经过第6版《生药学》编委会和《药用植物学》编委会的联合讨论并慎重考虑后，决定继续坚持尽量采用"中文双名法"给出生药原植物中文名的原则，对于第5版教材中做过更名处理的原植物中文名保留约30个(在第6版《药用植物学》中同时采用这30个名称)，并在该中文名后面加括号标注《中国药典》所使用的植物中文名称，例如生药当归的原植物名写作"华当归(当归)*Angelica sinensis* (Oliv.) Diels"；而对于第5版教材中作过更名处理的其他原植物中文名，则在第6版教材中恢复《中国药典》名称，但在该植物名称后面用括号标注第5版教材曾用过的植物名称，以便于今后逐渐推动生药(中药)原植物"中文双名法"的应用，例如生药桔梗的原植物名写作

"桔梗(大花桔梗)*Platycodon grandiflorum*(Jacq.)A.DC."。本版(第 7 版)《生药学》将继续沿用第 6 版的做法。

　　第 7 版《生药学》教材编写终告段落。在本教材的编写过程中,得到了各编写院校的大力支持。在编委会议上,第二军医大学药学院、北京大学药学院的领导给予了热情的帮助和鼓励。北京大学药学院生药学研究室李耀利讲师和胡海波讲师协助组织定稿会议,研究生王义、李洪福、杨平、格根塔娜、徐晶晶、刘莉嘉、刘震、杨雪雁、张驿帆等同学,第二军医大学药学院韩婷副教授、沈阳药科大学药学院王东副教授等老师协助完成稿件的整理和校对等工作,在此一并向他们致以深切的谢意。

　　由于编写时间仓促,疏漏、不妥之处在所难免,敬请广大师生和其他读者朋友们提出宝贵的批评、修改意见。

《生药学》编委会

2016 年 2 月

目　录

第一篇　总　论

第二篇　各　论

（*表示重点科和重点生药）

第八章　藻、菌类生药 …………………………………………………… 101

冬虫夏草*(101)、灵芝*(103)、茯苓(104)、昆布(104)

第九章　蕨类生药 ………………………………………………………… 105

绵马贯众*(105)、骨碎补(108)

第十章　裸子植物类生药 ………………………………………………… 109

麻黄*(附：麻黄根)(109)、银杏叶(附：白果)(112)、紫杉(113)

第十一章　被子植物类生药 ……………………………………………… 114

第一篇

总　论

绪 论

生药学(pharmacognosy)是应用植物学、动物学、矿物学、植物化学、药物分析学、药理学及本草学等学科理论知识和现代技术来研究生药的基源鉴定、采收加工、活性成分、药理作用、品质评价及资源利用等问题的科学。

一、生药的定义及特点

(一) 生药的定义

"生药"(crude drug)也称"天然药物"(natural medicines),系指取自某天然物(如植物、动物、矿物)的整体或其一部分,未经加工或仅经简单加工而成的药物,既可为干品也可为鲜品。来源于植物、动物、矿物的生药可分别称为植物药(vegetable drug)、动物药(animal drug)、矿物药(mineral drug)。

(二)"生药"与"中药"及"民族药"等的关系

广义地说,生药包括一切来源于天然的中药、民族药、草药(民间药)等以及提制化学药物的原料药材,兼有生货原药之意。

"中药"(Chinese materia medica)指在中医学的理论和临床经验指导下应用于医疗保健的药物,包括中药材(Chinese medicinal materials)、饮片(Yin-pian,decoction pieces)、中药汤剂和中成药(成方制剂,Chinese patent medicines)。"中药材"简称"药材"或"生药"(狭义),指供中医使用的、未经加工或只经简单加工的植物类、动物类或矿物类药,故也称为"原药材";中药材是一种原料药,既可经炮制后制成饮片,也可不经炮制直接供药厂生产提取物或有效成分。"饮片"系指药材经过炮制后可直接用于中医临床或中成药制剂生产使用的处方药品,通常呈现为"片""段""块"等形态;调配中医处方(汤剂)和中成药生产均须使用饮片作原料,不得直接使用中药材作原料。"中药汤剂"也称煎剂,系指将饮片加水煎煮后,去渣取汁而得到的液体制剂。"中成药"指由饮片按一定治病原则配方制成、随时可以取用的现成药品,包括丸剂、散剂、膏剂、丹剂、冲剂等各种制剂(中药汤剂和中成药一般不列为生药学的讨论或研究对象)。所以中药不能简单地等同于天然药物或生药。

"生药"一词,从我国明朝太医院关于"凡天下解纳药材,俱贮本院生药库""凡太医院所用药饵,均由……各地解来生药制造"的规定,以及清朝太医院及御药房的医事制度关于"凡遇内药房取用药材,……俱以生药材交进,由内药房医生切造炮制"的规定看,生药或生药材是在与经切造炮制而制成的药饵对比的情况下所用的名称,实际上即指中药材。绝大多数生药均是我国历代药物著作所收载的药物,而这些药物因植物药占大多数,又称为"本草"。

"民族药"(ethnic drug)指在我国少数民族的医药理论指导下使用的药物,如藏药、蒙药、维药等。

"草药"(medicinal herb)一般是指局部地区民间医生用以治病或地区性口碑相传的民间药(folk medicines)。中药和草药统称为"中草药"(Chinese herb)。

"道地药材"(Dao-di Herb;genuine regional drug),简单地说,指来源于特定产区的货真质优的生药。它是中药材质量控制的一项独具特色的综合判别标准的体现。

(三) 生药的特点

生药有三要素:①天然物(植物、动物或矿物);②干燥品或新鲜品;③简单加工品(非精制品)。其主要特点包括:

笔记

3

(1) 含有众多的化学成分,药理作用复杂多样。

(2) 作用缓和、持久(多数生药)。

(3) 毒副作用小或无(多数生药)。

(4) 化学成分之间有助溶作用,使难溶性成分易于煎煮溶出。

(5) 有具有相反作用的成分共存,能使机体保持良好的状态。

(6) 有效成分含量不恒定,生药质量不易控制。

(7) 贮藏困难,携带不便,服用麻烦。

(8) 基源复杂,常有替代品甚至伪品出现。

生药经过提取、分离、精制后得到的纯化合物不是生药,如小檗碱(berberine);由少数几个纯化合物的组合而成的药物也不是生药。纯化合物叫生药的成分(constituent),不具有生药的特点。粗提取物(生药的提取物,extractive,extract)一般也不称为生药,如生药煎煮后的汤药,但它具有生药的特点;而有些粗提取物早已成为中医固定使用的药物,也叫生药,如青黛、阿胶等。

(四) 生药的"寿命"(使用寿命)

生药与人类历史共生至今,具有源远流长的使用历史,即"使用寿命"长达三千年以上。

例如,古埃及医书 Ebers Papyrus(公元前 1552 年)记载了阿片、芦荟、西红花、蜂蜜、莨菪、薄荷、桂皮、松节油、龙胆、秋水仙、无花果、乳香、小茴香、莲花、罂粟、石榴皮、亚麻仁、蓖麻子等。

在我国现知记载药物最早的书籍《神农本草经》(公元 25—220 年)收载了 365 种中药,其中有 234 种(占 64%)至今仍在使用。如上品：人参、菊花、灵芝、甘草、薏苡仁、大枣、葡萄、桔柚、黄芪、决明子、白瓜子、芝麻、茯苓、枸杞子、酸枣、肉苁蓉、地黄、天麻、石斛、丹参、黄连、柴胡、麦冬、阿胶、熊胆、麝香、牛黄、羚羊角等。中品：干姜、百合、龙眼、赤小豆、麻黄、黄芩、芍药、当归、贝母、牡丹、海藻等。下品：桃仁、杏仁、附子、乌头、大黄、半夏、旋覆花、连翘、蜈蚣等。

我国是世界上药用资源种类最多、应用历史久远的国家,药用资源种类达 12 694 种,其中植物 11 020 种(占总数的 87%)、动物 1590 种、矿物药 84 种。因此,在学习、研究、应用生药时,必须掌握生药学的知识。

二、生药学的研究内容及任务

生药学也称天然药物学,学习生药学的主要目的和任务是：

(一) 准确识别、鉴定生药

生药种类繁多,来源十分复杂,加上各地用药历史、用药习惯的差异和生药名称的不统一,造成"同名异物"(homonym)、"同物异名"(synonym)现象十分普遍而严重,如同名为"贯众"的药材原植物有 9 科 17 属 50 余种蕨类植物。一些名贵的中药材,如冬虫夏草、天麻、西洋参、野山参、麝香、牛黄等,在市场上还经常出现各种伪品,如用淀粉铸造的"冬虫夏草"、用土豆加工成的"天麻"、用人参加工成的"西洋参"等。此外,同一生药,在不同地区名称往往不一,造成众多的同物异名现象,如爵床科植物穿心莲 *Andrographis paniculata*(Burm. f.)Nees,又名一见喜、苦草、四方莲等。因此,如果缺乏生药鉴定知识,可能会造成生药来源不一或鉴定错误,轻则造成资源浪费,重则出现毒副作用甚至威胁患者生命;《中国药典》收载的生药中亦尚存在不少生药为多来源的情况,如大黄、麻黄、甘草等,对它们进行鉴定更需要有丰富的生药学知识。

为了帮助学生们识别生药,本教材后附了 80 幅彩图,包括全部重点生药外形及部分生药显微特征的彩色照片(彩图 1~ 彩图 80),尽量保持颜色与药材一致,并突出其鉴别特征。

(二) 调查、考证生药资源

中华人民共和国成立以来,虽然已开展了三次大规模中药资源调查,基本摸清了我国中药资源的家底,但人类对客观事物的认识是无穷的,新的药用植物或同种植物新的用途不断被发现,如过去本草著作无记载或认为无药用价值的萝芙木、长春花、喜树、红豆杉等,至今已从中提

笔记

取到有效的降血压成分利血平和抗癌成分长春新碱、喜树碱和紫杉醇。为了合理地、可持续地利用和开发这些药用资源,必须首先能识别它们,并进行资源调查,摸清它们及其近缘种类的分布、生境、资源蕴藏量、濒危程度等,以便更好地保护野生资源或创造适宜条件引种栽培,保证药源供应。要做到这些,就要有广博的植物学、生药学及其相关学科的知识和技能。

我国古代大量的本草著作(ancient herbals)是研究我国医药学历史和发掘新药的伟大宝库,是我国科技文化的重要遗产。本草著作的内容十分丰富,含有植物学、动物学、矿物学、生药学、农学、药理学、药剂学、临床医学、预防医学等内容,是由多学科组成的独特学术体系。但由于历史条件所限,每种药物来源缺乏科学的拉丁名(学名)记载,插图也较粗糙,在考证古代文献时,要有丰富的生药学和植物学知识,才会判断准确。通过药物的考证,可以判断当今使用的某种药物的基源和功效是否与古代所用的该药物相同,进一步明确该药物的本草正品,以达到正本清源的目的。本草著作对于药用动植物的栽培、饲养,生药的采收、加工、炮制、贮藏保管等方面,也都积累了极为丰富的经验。运用生药学知识和方法,将有助于我们发掘这个祖国医药宝库,并加以提高。开展上述这样的考证工作又称为本草考证或本草学(herbology,bencaology)研究。

(三) 评价生药的品质,制订其质量标准

此项工作系对多来源生药进行性状鉴别、显微鉴别、理化鉴别,并测定生药的浸出物、有效成分或指标成分的含量,检查重金属、农药残留量、黄曲霉毒素等有毒物质的蓄存量,以及检验生药的药效作用,建立生药的品质评价方法,明确优质品种和可以利用的类同品。在此基础上,对于优质品种,要建立能确保生药品质的质量标准;对于可以利用的类同品,亦需要制订其质量标准,确定恰当的生药名,以逐渐达到"一物一名"和"一药一物"。为完善国家药典、部颁标准,或申报新药的研究资料等提供生药或其制剂的质量依据。

(四) 为中药材生产规范化服务

根据我国制药工业的发展和国内外医药市场的需要,要求中药及其原料的质量标准化。中药标准化(traditional Chinese medicines standardization)包括中药材标准化、饮片标准化和中成药标准化,其中中药材的标准化是基础,它是中药产品开发、研制和应用一系列过程的源头。中药材要做到标准化,必须要使药材生产过程规范化与规模化,即按照中药材生产质量管理规范(good agricultural practice,GAP)的要求生产药材。要做到这些,就要掌握丰富的植物生长和引种栽培等知识,了解中药材产地生态环境、种质和繁殖材料、栽培与养殖管理、采收与产地加工等一系列相关知识和技能。学好生药学课程有关内容,可为中药材生产的标准化,为中药现代化(traditional Chinese medicines modernization)奠定专业基础。

三、我国古代重要本草著作简介

我国古代记载药物来源及应用知识的书籍也称为"本草著作"或"本草";"本草"(ancient herbals),由于所载药物大多为植物,有以草为本之意。本草著作所记载的内容,是我国古人在长期同疾病作斗争中积累起来的宝贵经验,也是世界医药学的宝贵遗产。现将我国历代主要本草列绪表 1 简介如下。

绪表 1　我国历代主要本草简介

书名	作者	成书年代	说明
神农本草经	不详	东汉末年(公元25—220)	载药 365 种,分上、中、下三品:上品为 120 种,多服久服不伤人;中品 120 种,无毒、有毒的均有;下品 125 种,多有毒,不可久服。是现知我国最早的药物著作。原书已失传,现传者均为后人根据后期的本草,从中摘出原书内容的编辑本

笔记

续表

书名	作者	成书年代	说明
本草经集注	陶弘景	南北朝(502—549)	以《神农本草经》为据,复增名医别录所用药365种(共730种)。凡七卷,首叙药性之源,论病名之诊,次分玉石、草、木、虫兽、果菜、米食各一品,有名未用三品,以朱书神农(旧作),墨书别录
唐本草(新修本草)	苏敬(苏恭)、李勣等12人	唐显庆四年(659)	凡20卷,目录1卷,别为药图25卷,图经7卷,共53卷(一说另有图目1卷计54卷),又称新修本草。为世界上第一部药典。现存有残卷(11卷半)及日本传抄本
开宝本草(开宝详定本草)	刘翰、马志等9人	宋开宝六一七年(973—974)	取唐本草与蜀本草详校,增药133种,新旧药合983种,并目录共21卷,开宝七年重加详定,称开宝重定本草
嘉祐本草	掌禹锡、林亿等	宋嘉祐二一六年(1057—1061)	以开宝本草为基础,新补82种,新定17种。共21卷,通计1083条(原书记载为1082种)
图经本草(本草图经)	苏颂等	宋嘉祐七年(1062)	全书20卷,目录1卷,载药780条,附图933幅。考证详明,颇有发挥,但有的有图无说,或有物失图,或说是图非。原书已失传
证类本草(经史证类备急本草)	唐慎微	宋徽宗大观二年前(1108前)	将《嘉祐补注本草》与《图经本草》合并,增药500多种,并增添了许多单方方和大量药物资料。曾由政府组织修订3次,加上了"大观""政和""绍兴"的年号,作为官书刊行,分别简称为大观本草、政和本草、绍兴本草。为一本集历代本草学大成之作,并分别标示出历代本草各自的记载信息
本草纲目	李时珍	明万历二十四年(1596)	分52卷,列为16部,部各分类,类凡六十二,标名为纲,列事为目,增药374种,增方8161,共载药物1892种,方11 096条

四、生药学的起源与我国生药学的发展

　　"生药学"一词的拉丁文为 pharmacognosia,英文为 pharmacognosy,德文为 pharmakognosic。此字是由希腊字"pharmakon"(药物)和"gnosis"(知识)连合而成,意即"药物的知识"。汉文"生药学"一词,初见于1880年日本学者大井玄洞译著《生药学》,书中称"凡宇宙直接采取之药物,具有其天然之形状或因机械的制法变换其形貌而贩卖者,皆谓之生药,而讲求此等科学者,谓之生药学"。1934年,我国学者赵燏黄与徐伯鋆合编了《现代本草学—生药学》上册,谓:"利用自然界生产物,截取其生产物之有效部分,备用于治疗方面者曰药材。研究药材上各方面应用之学理,实验而成一种之独立科学,曰生药学";1937年叶三多编写了《生药学》下册,这两本书的出版和用作大学教材,标志着我国现代生药学的教学和研究的开始。

　　中华人民共和国成立后,在各医(药)科大学药学专业普遍开设了生药学课程。并先后出版和使用了全国统编和卫生部规划教材,其中使用较广的先后有李承祜(1952)、徐国钧和赵守训(1958)、徐国钧(1960)、楼之岑(1965)、徐国钧(1987)、郑俊华(1999)等教授主编的《生药学》《药材学》和《中草药学》,它们为我国的生药学教学和人才培养作出了重要贡献。人民卫生出版社出版的《生药学》教材自第4版(2003)起由蔡少青主编,在全国发行量逐年上升,第6版(2011)发行超过10万册,在生药学教学中发挥了积极的作用。

　　半个世纪以来,我国生药学工作者为我国的中药及天然药物的基础研究作出了许多重要的

笔记

贡献。主要体现在：开展了三次(1959—1962、1970—1972、1983—1987)全国中药资源调查及品种整理工作。通过第3次中药资源普查和专题研究,基本摸清了我国20世纪80年代天然药物资源的种类、分布和民间应用情况。在调查研究工作中,各地相继发现了许多资源丰富的新药源,如新疆的紫草、甘草、贝母、阿魏,青海的枸杞、党参,西藏的胡黄连、大黄,云南的砂仁、诃子、马钱子、儿茶、芦荟,广西的安息香,广东和广西的降香、苏木等,而这些药材中不少品种在过去是依靠进口的。先后出版了一大批生药鉴定的重要专著,如《中华人民共和国药典》《中药志》《中药大辞典》《全国中草药汇编》《新华本草纲要》《中国本草图录》《原色中国本草图鉴》《中国中药资源》《中国中药资源志要》《常用中药材品种整理和质量研究》《中华本草》《中国民族药志》等。

在"七五""八五"期间(1986—1995),由国家科委、国家中医药管理局组织,在楼之岑教授和徐国钧教授领导下,组织国内众多医药院校、科研机构对220类(专题)中药材进行了系统的品种整理和质量研究,研究内容包括本草考证和文献查考、药源调查、分类学鉴定、性状和显微鉴定、理化分析、化学成分、采收加工、药理和毒理等项研究。其中许多专题已达到国内外领先水平,获得了我国中医药领域的第一个"国家科技进步一等奖"。在"九五"期间(1996—2000)及其以后,开展了"中药材质量标准的规范化研究"等,建立了常用中药材国家标准。

至今已对至少250余种中草药进行了较详细的化学与药理学方面的研究,鉴定了600余种药理活性成分。从常用生药和民间药中分离到治疗阿尔茨海默病、防治心血管疾病、抗肿瘤、抗艾滋病病毒(HIV)、抗肝炎、抗过敏、抗脂质过氧化、降血糖、止血、抗菌、消炎和免疫调节等活性成分。例如,从中药青蒿(黄花蒿 *Artemisia annua* L.)中提取纯化得到一种成分(无色针状晶体),命名为青蒿素(artemisinin);它是抗疟特效药,具有速效和低毒的特点,能极大地降低疟疾患者的死亡率。因为此项发明创造,中国中医科学院终身研究员屠呦呦于2015年10月荣获诺贝尔生理学或医学奖。她是第一位获得诺贝尔科学奖项的中国本土科学家,也是第一位获得诺贝尔生理学或医学奖的华人科学家。

对500余种中药的传统炮制方法进行了整理和总结,编写出版了《中药炮制经验集成》和《历代中药炮制资料辑要》等专著。采用化学、药理学等方法,在中医理论指导下,研究中药炮制的原理,对比中药炮制前后药效成分和药理作用的改变,对改革炮制工艺、制定中药炮制品的质量标准,促进中药炮制学的发展与提高有重要意义。

2002年,原国家食品药品监督管理局颁布了《中药材生产质量管理规范(试行)》(GAP),促进了中药种植与加工的规范化;近年来,开展中药材无公害栽培技术的研究,生产"绿色中药材"并已在山楂、金银花等中药材方面取得了成功的经验。在中药制剂和质量控制方面推行化学指纹图谱等先进技术,使中药化学研究系统化与标准化,从而为保证中药质量的稳定,推进中药产业的现代化和标准化进程作出了重要的贡献。

第四次全国中药资源普查(试点)已于2012年3月启动,并逐年增加试点的省和县,目前已有31个省、自治区、直辖市启动了普查试点工作。试点启动前由50多位知名专家撰写50多万字出版了《全国中药资源普查技术规范》。迄今有约7个亿的国家财政投入到普查试点工作中。已经建立15万多块样地,采集50多万份实物标本,拍摄150多万张照片,收集1.2万种中药资源的种类和分布信息,建成6个中药材种子种苗繁育基地、2个中药材种质资源库、1个中心平台、65个监测站和807个监测点。有1.2万多人参加了普查试点工作。中药资源普查对摸清我国中药资源家底、制定未来可持续利用计划具有重要的意义。我国今后将全面铺开普查工作。

(蔡少青)

笔记

第一章 生药的分类与记载

学习要求

掌握：生药的基本记载方式和基本分类方法。

熟悉：记载生药的各个项目要求。

了解：生药各种分类方法之间的异同。

第一节 生药的分类

迄今收载生药品种最多的《中华本草》记载了我国生药品种8980个，其中常用生药约500种。关于生药的分类，不同的文献根据需要的不同，分类方法亦不同，其中常见的分类方法有以下几种。

一、按自然分类系统分类

根据生药的原植（动）物在分类学上的亲缘关系，按门、纲、目、科、属和种分类排列。这种分类法便于学习和研究同科同属生药在形态、性状、组织构造、化学成分与功效等方面的共同点，并比较其特异性，以揭示其规律性，有利于寻找具有类似成分、功效的植（动）物，扩大生药资源。

二、按天然属性及药用部位分类

分为植物药（vegetable drug）、动物药（animal drug）和矿物药（mineral drug）。植物药再依不同的药用部位（medicinal part，used part）分为根类、根茎类、茎木类、皮类、叶类、花类、果实类、种子类和全草类等。这种分类法便于学习和研究生药的外形和内部构造，掌握各类生药的外形和显微特征及其鉴定方法，也便于比较同类的不同生药之间在性状上和显微特征上的异同，有利于掌握传统的药材性状鉴别方法。

三、按化学成分分类

根据生药中所含的主要有效成分（effective constituent）或主要成分（main constituent）的类别来分类，如含黄酮类成分的生药、含生物碱类成分的生药、含挥发油类成分的生药等（表1-1）。这种分类方法便于学习、掌握具有相同化学成分的生药，有利于研究其有效成分和理化鉴定，同时，也有利于研究有效成分与疗效的关系，以及含同类成分的生药与科属之间的关系（化学分类学）。

表1-1　按化学成分的生药分类表

化学成分类别	生药举例
1. 含皂苷类的生药	甘草、人参、三七、柴胡、麦冬、牛膝、远志、桔梗、山药、知母、酸枣仁、菟丝子
2. 含强心苷类的生药	香加皮、洋地黄叶、黄花夹竹桃

笔记

化学成分类别	生药举例
3. 含黄酮类的生药	葛根、黄芩、槐米、桑白皮、银杏叶、侧柏叶、红花、蒲黄、石韦、淫羊藿、土茯苓
4. 含生物碱类的生药	麻黄、益母草、山豆根、苦参、龙胆、秦艽、槟榔、白鲜皮、黄连、防己、延胡索、黄柏、钩藤、吴茱萸、马钱子、洋金花、颠茄草、川贝母、浙贝母、川乌、附子、百部
5. 含蒽苷类的生药	大黄、虎杖、何首乌、番泻叶、决明子、芦荟
6. 含香豆素类的生药	白芷、防风、南沙参、北沙参、菊花、蛇床子、秦皮、青蒿、茵陈
7. 含木脂素类的生药	厚朴、杜仲、五味子、连翘
8. 含环烯醚萜类的生药	龙胆、地黄、玄参、秦皮、栀子
9. 含挥发油类的生药	当归、川芎、苍术、石菖蒲、姜、莪术、郁金、姜黄、木香、白术、香附、沉香、肉桂、丁香、辛夷、陈皮、小茴香、砂仁、枳壳、豆蔻、薄荷、细辛、紫苏、广藿香、藿香、荆芥、海金沙
10. 含有机酸类的生药	升麻、金银花、山楂、马兜铃、木瓜、地龙、蜂蜜
11. 含多糖类的生药	灵芝、茯苓、猪苓、枸杞子、昆布、海藻
12. 含鞣质或多元酚类的生药	五倍子、儿茶、绵马贯众、诃子、山茱萸

四、按功效或药理作用分类

根据生药的功效（efficiency）或药理作用（pharmacological action）来分类。如按中药功效（表 1-2）分为清热药、解表药、祛风湿药等，或按现代药理作用分为：作用于神经系统的生药、作用于循环系统的生药等，这种分类法便于学习、掌握和研究具有相同功效或药理作用的生药，有利于与临床用药结合，也可以与活性成分研究相结合。

表 1-2　按中药功效的生药分类表

功效	生药举例
解表药	麻黄、白芷、防风、辛夷、荆芥、薄荷、葛根、柴胡、升麻、菊花、蝉蜕、细辛
清热药	石膏、知母、栀子、天花粉、夏枯草、决明子、生地黄、赤芍、紫草、白头翁、牡丹皮、黄芩、黄连、黄柏、龙胆、苦参、秦皮、白鲜皮、金银花、山豆根、板蓝根、大青叶、连翘、蒲公英、青蒿、地骨皮
祛暑药	藿香、广藿香
祛风湿药	虎杖、秦艽、苍术、桑寄生、五加皮、香加皮、天仙藤、木瓜
温里祛寒药	川乌、附子、姜、肉桂、吴茱萸、丁香、小茴香
泻下药	大黄、番泻叶、芦荟、芒硝、巴豆、蜂蜜
利水渗湿药	茯苓、防己、薏苡仁、车前草、猪苓、海金沙、滑石、茵陈
安神药	牡蛎、朱砂、琥珀、远志、酸枣仁、合欢皮、柏子仁、灵芝
平肝息风药	天麻、钩藤、地龙、僵蚕、全蝎
开窍药	石菖蒲、冰片、麝香、牛黄、苏合香
止咳化痰药	桔梗、桑白皮、枇杷叶、百部、洋金花、旋覆花、苦杏仁、马兜铃、前胡、川贝母、浙贝母、海藻、昆布、瓜蒌、半夏、天南星
理气药	沉香、厚朴、陈皮、青皮、砂仁、枳壳、川楝子、白豆蔻

笔记

续表

功效	生药举例
活血化瘀药	川芎、丹参、莪术、郁金、姜黄、牛膝、川牛膝、延胡索、鸡血藤、红花、番红花、桃仁、乳香、没药、益母草、茺蔚子、水蛭、蒲黄、三七、侧柏叶、槐米
补气药	甘草、黄芪、人参、党参、大枣、山药、白术、太子参、西洋参、扁豆
壮阳药	杜仲、蛇床子、菟丝子、肉苁蓉、冬虫夏草、鹿茸、蛤蚧、胡芦巴、续断、胡桃仁、淫羊藿
补血药	白芍、当归、熟地黄、何首乌、阿胶、龙眼肉
滋阴药	麦冬、北沙参、南沙参、玄参、枸杞子、龟甲、天冬、石斛、玉竹、黄精、百合
收敛药	五味子、桑螵蛸、诃子、山茱萸、五倍子、石榴皮、莲子、乌贼骨、金樱子、乌梅
消导药	山楂、鸡内金、神曲、麦芽、莱菔子
驱虫药	槟榔、雷丸、使君子、南瓜子、贯众、鹤草芽、苦楝皮

五、其他分类法

古代本草文献中《神农本草经》按药物毒性和用药目的的不同分为上品、中品、下品三类。现代文献中《中华人民共和国药典》《中药大辞典》《中药志》等均按中文名的笔画进行分类编排。这是一种最简单的分类，便于查找，但药物间缺少相互联系。

第二节　生药的记载

一、记载项目

生药的描述和记载，是生药知识传播的重要方式。根据其特性不同，其记载的项目亦不同，有详略之分。一般常见的、重要的生药的记载项目较多而详，少见而非重要的生药的记载项目较少而简。项目的记载大致包括以下几方面。

1. **名称**(name)　包括中文名、拉丁名、英文名和日文名。

2. **基源**(来源，source，origin)　包括原植(动)物的科名、植(动)物名称、学名和药用部位。

3. **植(动)物形态**(morphology of plant or animal)　描述原植(动)物的主要外形特征及生长习性。

4. **采制**(collection and processing)　简述生药的采收(collection)、产地加工(processing in the producing area)、干燥(drying)、贮藏(storage)和炮制(Paozhi；special processing)的要点和注意事项。

5. **产地**(producing area，habitat)　指出生药的主产地。对栽培的品种(cultured crude drug)来讲，是指主要的栽培地区；对野生的生药(wild crude drug)来讲，是指主要的采收地区。多数野生植物的分布区比较广，而采收地区比较窄。

6. **性状**(macroscopical characteristics)　记载生药的外部形态、颜色、大小、质地、折断现象、断面特征和气、味等特点。

7. **显微特征**(microscopical characteristics)　记载生药在显微镜下能观察到的组织构造、细胞形态和内含物特征，或显微化学反应的结果。

8. **化学成分**(chemical constituent)　记述已知化学成分或活性成分的名称、类别及主要成分的结构与含量。必要时记述重要成分在植物体内的分布、积累动态及其与生药栽培、采制、贮藏等的关系。

9. **理化鉴定**(physico-chemical identification)　记载利用物理或化学方法对所含化学成分做的定性与定量测定。包括应用薄层色谱法、气相色谱法和高效液相色谱法等。

10. **药理作用**(pharmacological action)　记述生药及其化学成分的现代药理实验研究结果。

11. **功效**(efficiency)　包括性味、归经、功能、主治、用法与用量等。性味、归经、功能是中医对中药药性和药理作用的认识,主治是指生药应用于何种疾病或在医学上的价值。

12. **附注**　记叙与该生药有关的其他内容,如类同品、同名异物的生药、掺杂品、伪品等,或同种不同药用部位的生药及其化学成分,或含相同化学成分的资源植物等。

二、生药的拉丁名

生药的拉丁名是世界通用的名称,便于国际间的交流与合作研究。

1. **动植物生药拉丁名的基本组成**　生药的拉丁名通常由两部分组成,第一部分是来自动植物学名的词或词组,前置;第二部分是药用部位的名称,置于第一部分之后。药用部位的名称用第一格表示,常见的有:根 Radix、根茎 Rhizoma、茎 Caulis、木材 Lignum、枝 Ramulus、树皮 Cortex、叶 Folium、花 Flos、花粉 Pollen、果实 Fructus、果皮 Pericarpium、种子 Semen、全草 Herba、树脂 Resina、分泌物 Venenum 等。

而动植物学名的词或词组有多种形式:①原植(动)物的属名(第二格),如:黄芩 Scutellariae Radix(原植物 *Scutellaria baicalensis*),牛黄 Bovis Calculus(原动物 *Bos taurus domesticus*);②原植(动)物的种名(第二格),如颠茄 Belladonnae Herba(原植物 *Atropa belladonna*);③原植(动)物的属名 + 种名(均第二格),用于区别同属他种来源的生药,如:青蒿 Artemisiae Annuae Herba,茵陈 Artemisiae Scoporiae Herba;④原植物(第二格)和其他附加词,附加词置于药用部位之后用于说明具体的性质或状态,如:熟地黄 Rehmanniae Radix Praeparata,附子 Aconiti Radix Lateralis Praeparata,鹿茸 Cervi Cornu Pantotrichum,炙甘草 Glycyrrhizae Radix et Rhizoma Praeparata Cum Melle。

2. **动植物生药拉丁名的特殊情况**　有些生药的拉丁名中不用药用部位的名称,直接用原植(动)物的属名或种名。如:①某些菌藻类生药:海藻 Sargassum(属名)、茯苓 Poria(属名);②由完整动物制成的生药:斑蝥 Mylabras(属名)、蛤蚧 Gecko(种名);③动植物的干燥分泌物、汁液等无组织的生药:麝香 Moschus(属名)、芦荟 Aloe(属名)。尚有些生药的拉丁名采用原产地的土名或俗名,如:阿片 Opium。

3. **矿物类生药的拉丁名**　矿物类生药的拉丁名,一般采用原矿物拉丁名,如:朱砂 Cinnabaris、雄黄 Realgar 等。

生药拉丁名中的名词和形容词的第一个字母必须大写,连词和前置词一般小写。另外,以往我国药典和有关教科书中,生药拉丁名均是药用部位的词排在最前面,根据目前国际通用的表示方法,《中国药典》2010 年版起将药用部位排在属名和种名的后面。

(蔡少青)

第二章 生药的化学成分及其分析方法与药效物质基础

第一节 生药的主要化学成分及其检测分析

一、苷 类

1. 结构特征和分类 糖类是植物光合作用的产物,除了作为植物的贮藏养料外,还是合成其他有机物质的前体。可分为单糖(monosaccharides)、低聚糖(oligosaccharides)和多糖类(polysaccharides)。糖类在植物和动物体内常以苷的形式出现。苷类(glycosides)是糖或糖的衍生物与苷元(aglycone 或 genin)通过糖的端基碳原子连接而成的化合物。根据苷键原子不同,可分为氧苷(O-苷)、硫苷(S-苷)、氮苷(N-苷)和碳苷(C-苷),这是最常见的苷类分类方式。

2. 分布与活性

(1) 氧苷:根据苷元成苷官能团的不同,可将氧苷分为醇苷、酚苷、氰苷、酯苷等。

1) 醇苷(alcoholic glycosides)和酚苷(phenolic glycosides):醇苷的苷元为脂肪醇或芳香醇的衍生物,酚苷的苷元为苯酚类化合物。醇苷在藻类、毛茛科、杨柳科、景天科和豆科植物中有分布,有的具有生物活性,如毛柳苷(salidroside)有解热镇痛作用;毛茛苷(ranunculin)的苷元原白头翁素(protoanemonin)有抗菌作用。酚苷以杜鹃花科、木犀科、杨柳科杨属和柳属、毛茛科芍药属和松科松属等植物中为多见。有的具有一定的生物活性,如白杨苷(populin)有解热利尿作用;芍药苷(paeoniflorin)有抗炎镇痛作用;天麻苷(gastrodin)有镇静作用。

2) 氰苷(cyanogenic glycosides):氰苷是含氰基(—CN)的氰醇衍生物和1~2个单糖结合而成。大多数易被酸或酶水解产生氢氰酸而产生中枢抑制作用。分布于蔷薇科、忍冬科、豆科、亚麻科、大戟科和景天科等植物中。苦杏仁中所含的苦杏仁苷(amygdalin)是最常见的一种氰苷。

3) 酯苷(ester glycosides):酯苷是苷元以羧基和糖的端基碳结合而成的苷。

苦杏仁苷　　　　　　　　　　　白杨苷　　　　毛茛苷

笔记

（2）硫苷（sulfuric glycosides）：糖端基—OH 与苷元上的巯基（—SH）缩合而成的苷称为硫苷。主要存在于十字花科植物中，如白芥子苷（sinalbin）、芥子苷（sinigrin）、萝卜苷（glucoraphenin）等。芥子苷经其伴存的芥子酶水解，生成的芥子油（mustard oil）含有异硫氰酸酯类、葡萄糖和硫酸盐，具有止痛和消炎作用。

芥子苷通式　　　　　　　　　芥子苷

（3）氮苷（nitric glycosides）：糖上端基碳与苷元上氮原子相连的苷称为 N- 苷。如腺苷和鸟苷等。在中药巴豆中也存在与腺苷结构相似的氮苷，称为巴豆苷（crotonoside）。

（4）碳苷（carbonic glycosides）：是糖端基碳原子直接与苷元的碳原子相连的苷类。碳苷在蒽醌及黄酮类化合物中最为常见，如牡荆素（vitexin）、芦荟苷（barbaloin）。

巴豆苷　　　　　　　　牡荆素　　　　　　　　芦荟苷

3. **理化性质与鉴别**　苷类可以被酸水解或酶解，生成苷元和糖。酶催化反应具有专属性高、条件温和的特点；用酶水解苷键可以获知苷键的构型。多数苷类可溶于水或极性较大的有机溶剂，而苷元多能溶于非极性溶剂，一般不溶于水。

氰苷在水中溶解度较大，几乎不溶于乙醚、苯等极性小的溶剂。对水解产生氢氰酸的氰苷，可用碳酸钠溶液湿润的苦味酸试纸进行鉴别。酚苷和醇苷多为无色结晶，味苦，一般易溶于热水、能溶于乙醇或冷水，不溶于乙醚、三氯甲烷等有机溶剂。酚苷的苷元分子量较小者常有挥发性，可升华。碳苷具有溶解度小、难水解的特点。

显色反应：苷类化合物由苷元和糖两部分组成，苷元的结构多种多样，故苷类化合物能发生相应的苷元和糖的各种显色反应。糖是苷类化合物的必需组成部分，故所有苷类化合物都可以发生糖的显色反应。其中最重要的是 Molish 反应。

4. **定量分析方法**　一般用 HPLC 方法测定单体成分的含量。如 2015 年版《中国药典》规定用 HPLC-UV 法测定芍药苷（白芍）、苦杏仁苷（苦杏仁）的含量。

二、皂　苷　类

1. **结构特征和分类**　皂苷（saponins）水溶液经振摇后可产生持久性的泡沫，因而得皂苷之名。皂苷广泛存在于植物界，特别是高等植物中；在海洋动物（海参、海星等）中也有皂苷类成分存在。皂苷由皂苷元和糖或糖醛酸组成。根据皂苷元的结构分为三萜皂苷（triterpenoidal saponins）和甾体皂苷（steroidal saponins）两大类。

笔记

（1）三萜皂苷：是由三萜类与糖或糖醛酸等结合的苷类。三萜皂苷中的糖基大多数是与皂苷元中 C_3-OH 相连，大多数苷元中有羧基，故呈酸性。三萜皂苷元有四环三萜和五环三萜两类。

（2）甾体皂苷：是一类以螺甾烷（spirostane）为苷元的皂苷类化合物。根据螺甾烷结构中 C_{25} 的构型和环的环合状态分为 4 种类型：螺甾烷醇类（spirostanols）、异螺甾烷醇类（isospirostanols）、呋甾烷醇类（furostanols）和变形螺甾烷醇类（pseudo-spirostanols）。

人参皂苷Rb₁

甘草酸

螺甾烷

2. **分布与活性**　三萜皂苷主要分布于豆科（甘草、黄芪、皂荚）、五加科（人参、三七）、毛茛科、伞形科（柴胡）、桔梗科（党参、桔梗、南沙参）、葫芦科、鼠李科和报春花科等植物中；海洋生物中亦含有大量的皂苷类化合物。皂苷是生药中主要的药效成分，如人参中的多种人参皂苷（有五环三萜及四环三萜）具有抗癌、抑制中枢、兴奋中枢、神经保护及抗疲劳等多种生理活性，已被开发为多种新药。甘草酸（glycyrrhizic acid）是甘草中的主要皂苷类成分，具有抗炎、抗艾滋病病毒、抗肝炎病毒、免疫调节等活性,也已经应用于临床。另外黄芪甲苷(astragaloside Ⅳ)可以降血糖、保护心肌细胞及提高免疫;三七皂苷(notoginsenoside)类可以抗血栓、对抗心脑血管疾病,均在临床上广泛应用。

　　甾体皂苷主要分布于单子叶植物中,如百合科(麦冬、天冬、重楼)、薯蓣科和龙舌兰科植物等。玄参科(洋地黄)、豆科、茄科等双子叶植物中也有分布。其中薯蓣科植物中的薯蓣皂苷元(diosgenin)是临床上应用的各种激素的前体化合物。从薤白中分离到的薤白皂苷(macrostemonoside)具有抑制血小板聚集的生物活性。临床上应用的治疗冠心病、心绞痛的药物地奥心血康胶囊,其主要有效成分为 8 种从黄山药 *Dioscorea panthaica* 中提取的螺甾烷类化合物。

薯蓣皂苷元

薤白皂苷A

　　3. 理化性质与鉴别　大多数皂苷为白色无定形粉末,易溶于水、稀醇、丁醇等,不溶于苯、乙醚、三氯甲烷、丙酮等溶剂。皂苷水溶液可被铅盐、钡盐、铜盐沉淀,常用的试剂为醋酸铅试液或碱式醋酸铅试液。皂苷在强酸、碱或酶作用下可水解,但强酸会引起皂苷结构发生变化,得不到原皂苷元。皂苷水溶液大多能破坏红细胞,因而有溶血作用,故不宜注射用药,口服则无溶血作用。

鉴别反应:

(1) 浓硫酸 - 醋酐反应(Liebermann-Burchard reaction):取生药 70% 乙醇提取液 1ml,水浴蒸干,加醋酐 1ml 溶解残渣,移入小试管中,沿管壁加浓硫酸 1ml,两液的交界处出现紫色环。

(2) 芳香醛 - 硫酸 / 高氯酸反应:芳香醛多用香草醛或对 - 二甲氨基苯甲醛,以香草醛应用最为普遍,且显色灵敏,对照空白试液色浅。反应机理可能是皂苷在强氧化性酸的作用下脱氢,氧化后再与香草醛加成,生成有色化合物。

(3) 三氯醋酸反应(Rosen-Heimer reaction):将生药水提液滴于滤纸上,喷 25% 三氯醋酸乙醇溶液,三萜皂苷加热至 100℃生成红色渐变成紫色,甾体皂苷加热至 60℃即发生颜色变化。

（4）泡沫试验：取中药粉末 1g，加水 10ml，煮沸 10 分钟，滤过，滤液在试管中强烈振摇，如产生持久性泡沫（15 分钟以上）为阳性反应。

（5）溶血试验：取生药粉末 1g，加水 10ml，加热提取，滤过，取滤液 1ml，加 2% 红细胞悬浮液及生理盐水各 5ml，摇匀，放置 5 分钟后，呈现红色透明溶液。

4. 定量分析方法　生药中总皂苷的含量可以利用皂苷与香草醛 - 高氯酸的显色，应用紫外 - 可见分光光度法测定，如麦冬中总皂苷的含量测定。皂苷单体化合物的测定多采用 HPLC-UV 法（如北柴胡中柴胡皂苷 a 和柴胡皂苷 d 的含量测定）；但由于皂苷的紫外吸收多是在 203nm 左右的末端吸收，有时不适用于某些皂苷类成分的测定，此时多用蒸发光散射检测器（ELSD）代替 UV 检测器，如黄芪中黄芪甲苷的含量测定。

三、强 心 苷 类

1. 结构特征和分类　甾体苷类化合物中对心肌有高度特异而明显兴奋作用的化合物，称为强心苷（cardiac glycosides）。

强心苷根据其苷元的结构可分为强心甾（cardenolide）型与海葱甾（scillanolide）型或蟾蜍甾（bufanolide）型两类。自然界中以前者为多，具 23 个碳原子，C_{17} 处连五元不饱和内酯环；海葱甾型具 24 个碳原子，C_{17} 处连一个六元不饱和内酯环。

强心甾型　　　　　　　　　海葱甾型

强心苷中糖均与苷元的 C_3-OH 结合形成苷，可多至 5 个单元糖。除 α- 羟基糖外，还有仅存在于强心苷中特殊的 2,6- 二去氧糖，如 D- 洋地黄毒糖（D-digitoxose）、L- 夹竹桃糖（L-oleandrose）、D- 加拿大麻糖（D-cymarose）等。

强心苷的强心作用与以下结构特点密切相关：C/D 环必须是顺式稠合，C_{17} 位必须连有不饱和内酯环，且为 β- 构型，C_{14}-OH（或 -H）应为 β- 构型，否则强心作用减弱甚至消失。糖部分虽无强心作用，但是糖的种类及数目对强心作用有影响。一般来说，葡萄糖苷的强心活性和毒性均随着分子中糖的数目增加而减弱；2,6- 二去氧糖苷则是糖数目的增加不显著影响强心苷的活性，但毒性却随之增大。葡萄糖苷的强心活性不及 2,6- 二去氧糖苷，但毒性较弱。

2. 分布与活性　强心苷类化合物主要分布于夹竹桃科（羊角拗、黄花夹竹桃、罗布麻根）、玄参科（洋地黄、毛花洋地黄）、百合科（万年青）、十字花科、毛茛科（福寿草）、萝藦科（香加皮）和卫矛科等植物中。源于洋地黄、毛花洋地黄中的地高辛（digoxin）、毛花苷丙（lanatoside）及洋地黄毒苷（digitoxin）等化合物的制剂已广泛应用于临床，治疗充血性心力衰竭及节律障碍等心脏疾病。但强心苷类能兴奋延髓催吐化学感受区而引起恶心、呕吐等胃肠道反应；且有剧毒，若超过安全剂量时，可使心脏中毒而停止跳动，使用时须注意。

地高辛

洋地黄毒苷

3. **理化性质与鉴别**　强心苷多为无色结晶或无定形粉末,中性物质,有旋光性,C_{17} 侧链为 β- 构型的味苦,α- 构型味不苦,但无效,对黏膜有刺激性。强心苷的溶解性与所连糖的种类和数目有关,连羟基多的糖苷类水溶性好,含 2,6- 二去氧糖的苷类水溶性差。一般可溶于水、甲醇、乙醇、丙酮等极性溶剂,难溶于乙醚、苯、石油醚等非极性溶剂。弱亲脂性强心苷微溶于三氯甲烷 - 乙醇(2∶1),亲脂性强心苷则微溶于乙酸乙酯、含水三氯甲烷、三氯甲烷 - 乙醇(3∶1)。苷元难溶于极性溶剂而易溶于三氯甲烷、醋酸乙酯中。

鉴别反应:

(1) Keller-Kiliani 反应:取生药粉末 1g,加 70% 乙醇热浸,滤过,滤液蒸干,残渣溶于 1ml 0.5% 三氯化铁 - 冰醋酸溶液后倾入试管中,沿管壁滴加硫酸 1ml,两液层接触处显棕色环,冰醋酸层显蓝绿色(鉴别 α- 去氧糖)。

(2) Kedde 试验:生药甲醇提取液,滴于滤纸上,再滴加 Kedde 试液(3,5- 二硝基苯甲酸 1g 溶于 50ml 甲醇,加 1mol/L 氢氧化钾溶液 50ml),斑点呈红棕色(鉴别五元不饱和内酯环)。

4. **定量分析方法**　利用强心苷中 α,β- 五元不饱和内酯易与某些芳香硝基化合物(如间 - 二硝基苯)形成有色加成物,采用紫外 - 可见分光光度法测定生药中总强心苷的含量。

笔记

单体强心苷可用 HPLC 法或柱前衍生化 GC 法测定。如 2015 年版《中国药典》规定用 HPLC-UV 法测定蟾酥中强心苷类成分华蟾酥毒基和脂蟾毒配基的含量。

四、黄　酮　类

1. 结构特征和分类　黄酮类（flavonoids）为两个苯环之间通过三碳链连接而成 C_6-C_3-C_6 基本结构。

C_6-C_3-C_6　　　　　　C_6-C_3-C_6

根据黄酮类中间三碳链的氧化程度，B 环在 C 环上的连接位置以及三碳链是否构成环等特点，将黄酮类化合物分为不同类型（表 2-1）。此外，由黄酮、二氢黄酮、查耳酮或二氢查耳酮以 C—C 或 C—O—C 键方式连接而成的二聚体为双黄酮（biflavonoids）。

双黄酮

表 2-1　黄酮类化合物的主要结构类型

名称	三碳链部分结构	名称	三碳链部分结构
黄酮类（flavones）		查耳酮类（chalcones）	
黄酮醇类（flavonols）		二氢查耳酮类（dihydrochalcones）	
二氢黄酮类（flavanoes）		黄烷-3-醇类（flavan-3-ols）	
二氢黄酮醇类（flavanonols）		黄烷-3,4-二醇类（flavan-3,4-diols）	

续表

名称	三碳链部分结构	名称	三碳链部分结构
异黄酮类 （isoflavones）		花色素类 （anthocyanidins）	
二氢异黄酮类 （isoflavanones）		橙酮类 （aurones）	

　　黄酮类化合物除少数以游离方式存在外，大多数以苷的形式存在（O-苷或C-苷）。黄酮类化合物的颜色与分子中存在的交叉共轭体系和助色团的类型、数目及取代位置有关。黄酮、黄酮醇及其苷类呈灰黄至黄色，查耳酮为黄至橙黄色，二氢黄酮、二氢黄酮醇和异黄酮类因不存在共轭体系或共轭很少而不显色。

　　2. **分布与活性**　黄酮类化合物在植物界中广泛分布，主要分布于高等植物的水龙骨科、银杏科、小檗科、豆科、芸香科、唇形科、菊科和鸢尾科等植物中；在菌类、藻类和地衣类等低等植物中较少见。主含黄酮类的生药有槐花、葛根、石韦、淫羊藿、桑白皮、苍耳子、密蒙花、槲寄生等。

　　已发现的天然黄酮类化合物多数具有较强的生物活性。如银杏双黄酮（ginkgetin）、槲皮素（quercetin）、葛根素（puerarin）、芦丁（rutin）等均具有扩张血管作用，用于治疗冠心病。山楂黄酮、山奈酚（kaempferol）等具有降低血脂及胆固醇作用。异甘草苷元（isoliquiritigenin）、大豆素（daidzein）具有解除平滑肌痉挛作用。黄芩苷（baicalin）、水飞蓟宾（silybin）有很强的保肝作用，用于治疗急、慢性肝炎，肝硬化及多种中毒性肝损伤。从南美产药用植物 *Verbena littoralis* H. B. K. 中分离到的 verbenachalcone，是一种由两分子二氢查耳酮通过 C—O—C 连接形成的双黄酮类化合物，具有增强脑神经生长因子（nerve growth factor, NGF）活性的药理作用，有望开发成为治疗阿尔茨海默病的药物。

verbenachalcone

银杏双黄酮

芦丁

葛根素

水飞蓟宾

异甘草苷元　　　　　　大豆素

3. 理化性质与鉴别　黄酮苷一般易溶于热水,能溶于水、甲醇、乙醇、醋酸乙酯等溶剂,在乙醚、三氯甲烷、苯中难溶。游离的黄酮一般难溶于水,而溶于甲醇、乙醇、醋酸乙酯、乙醚等。

黄酮类化合物因分子中多有酚羟基,故显酸性,可溶于碱性水溶液。又因分子中 γ- 吡喃环上的 1 位氧原子有未共用的电子对,故表现微弱的碱性,可与强无机酸生成盐(呈特殊颜色),但生成的盐极不稳定,加水后即可分解。

鉴别反应:

(1) 盐酸 - 镁粉还原反应:取生药粉末少许置于试管中,用乙醇或甲醇数毫升温浸,滤液加新鲜镁粉少许,振摇,滴加数滴浓盐酸。黄酮、二氢黄酮、黄酮醇、二氢黄酮醇类显红至紫红色,异黄酮类、查耳酮类、花色素类及部分橙酮不显色。本反应机理多认为是生成阳碳离子所致。

(2) 与金属盐类试剂的络合反应:具有 3-OH、5-OH 或邻二羟基的黄酮类化合物与铝盐、镁盐、铅盐、锆盐等试剂反应,生成有色络合物。常用的试剂有三氯化铝、醋酸铅、醋酸镁、二氯氧化锆等。

(3) 薄层色谱:黄酮在可见光及荧光下均会呈现黄色斑点,用氨气熏后斑点会更明显;也可使用三氯化铝喷雾显色,不同黄酮类化合物显色后的颜色略有差异。

4. 定量分析方法　利用黄酮类化合物可与金属盐类试剂产生有色络合物的反应,用紫外 - 可见分光光度法测定总黄酮类的含量,如用比色法测定山楂叶中总黄酮的含量。也有用 HPLC-UV 法测定总黄酮,如 2015 年版《中国药典》中通过测定银杏叶中槲皮素、山奈素及异鼠李素的含量,进而计算出总黄酮醇苷的含量。黄酮单体化合物的测定一般采用 HPLC-UV 法,如甘草苷(甘草)、葛根素(葛根)、黄芩苷(黄芩)以及山奈素(红花)的含量测定。

笔记

五、生物碱类

1. 结构特征和分类　生物碱(alkaloids)是一类存在于天然生物界中的含氮原子的碱性有机化合物。大多数生物碱一般可与有机酸(草酸、柠檬酸、苹果酸、枸橼酸、酒石酸等)结合成盐,有的结合成苷。在生物体内,除以酰胺形式存在的生物碱外,仅少数碱性极弱的生物碱以游离状态存在,如秋水仙碱(colchicine)、咖啡因(caffeine)和那可丁(narcotine)。

秋水仙碱　　　　　　　咖啡因

生物碱的分类　按照生物碱的基本结构可分为60余种类型,常见的结构类型如下:

吡咯烷类　　　哌啶类　　　吡啶类　　　喹诺里西啶类

喹啉类　　　异喹啉类　　　喹唑酮类　　　吲哚类

莨菪烷类　　　亚胺唑类　　　嘌呤类

(1) 有机胺类(amines):氮原子位于直链上,如麻黄碱、益母草碱、秋水仙碱等。

(2) 吡咯烷类(pyrrolidines):如红古豆碱、千里光碱、野百合碱、娃儿藤碱等。

(3) 哌啶类(piperidines):如胡椒碱、洛贝林等。

(4) 吡啶类(pyridines):如烟碱、槟榔碱、半边莲碱等。

(5) 喹诺里西啶类(quinolizidines):如羽扇豆碱、金雀花碱、苦参碱等。

(6) 喹啉类(quinolines):如奎宁、喜树碱等。

(7) 异喹啉类(isoquinolines):如小檗碱、吗啡、粉防己碱、石蒜碱、可待因、青藤碱等。

吗啡　　　　　　　　苦参碱　　　　　　　喜树碱

(8) 喹唑酮类（quinazolones）：如常山碱等。

(9) 吲哚类（indoles）：如利血平、长春碱、麦角新碱、士的宁等。

(10) 托品类（tropanes）：如莨菪碱、东莨菪碱、可卡因等。

(11) 亚胺唑类（imidazoles）：如毛果芸香碱等。

(12) 嘌呤类（purines）：如咖啡因、茶碱、香菇嘌呤、石房蛤毒素等。

(13) 甾体类（steroids）：如茄碱、浙贝碱、藜芦碱、澳洲茄碱等。

(14) 萜类（terpenoids）：如乌头碱、石斛碱、猕猴桃碱、飞燕草碱、黄杨碱等。

浙贝碱

利血平

麦角新碱

莨菪碱

2. 分布与活性　生物碱广泛分布于植物界 100 余科的植物中,如毛茛科、小檗科、防己科、罂粟科、豆科、马钱科、夹竹桃科、茄科、菊科、百合科和石蒜科等植物多含有大量的生物碱。主含生物碱的生药有附子、防己、延胡索、马钱子、颠茄草、洋金花、钩藤、贝母、麦角、苦参、白鲜皮、百部等。生物碱是生药中一类重要的生物活性成分,迄今已从自然界分离出 1 万多种生物碱,已有 80 余种用于临床,如麻黄中的麻黄碱（ephedrine）具有松弛支气管平滑肌、收缩血管、兴奋中枢神经作用,临床用于治疗哮喘。小檗碱（berberine）分布于黄连、黄柏、十大功劳及三颗针等植物中,具有抗菌、消炎作用,用于治疗肠道感染、细菌性痢疾,近年来发现小檗碱还有降脂、降压、降糖等作用。夹竹桃科植物长春花中的长春碱（vinblastine）、长春新碱（vincristine）具有抗肿瘤作用。芸香科植物毛果芸香中的毛果芸香碱（pilocarpine）具有兴奋胆碱能反应系统、缩瞳及收缩平滑肌作用,用于治疗青光眼。近年来发现,吡咯里西啶类的千里光碱(senecionine)、野百合碱(monocrotalin)有很强的肝毒性,是中药肝毒性的主要产生来源。

长春碱　　　　　　　　　　　　　千里光碱

3. 理化性质与鉴别　大多数生物碱为结晶性固体,少数为液体(如烟碱、槟榔碱),味苦;一般生物碱为无色,但少数例外,如小檗碱为黄色。多数具有旋光性,多数生物碱呈碱性,碱性的强弱与分子中氮原子存在的状态有密切关系,一般是季铵碱>叔胺碱>仲胺碱。如氮原子呈酰胺状态,碱性极弱或消失。有的生物碱分子具有酚羟基或羧基,因而具有酸碱两性,如槟榔中的槟榔次碱(arecaidine)和阿片中的吗啡(morphine)。生物碱大多不溶或难溶于水,溶于乙醇、甲醇、三氯甲烷、乙醚等有机溶剂。但少数例外,如麻黄碱可溶于水或有机溶剂,季铵类生物碱由于离子化而易溶于水,小檗碱可溶于水,其盐类在冷水中反而难溶;酚性生物碱可溶于氢氧化钠溶液;生物碱的盐类易溶于水而不溶于有机溶剂。生物碱一般无挥发性,少数例外,如麻黄碱或其他液态生物碱。

鉴别反应:

(1) 生物碱的沉淀反应:生物碱一般在酸性溶液中可与某些沉淀试剂反应,生成难溶性的盐类或络合物。本反应可鉴别生药中生物碱的存在。为了排除水浸液中某些能与生物碱沉淀剂反应的成分(如蛋白质、鞣质、胺类等)的干扰,必须将水浸液精制后再进行试验。一般用 3 种沉淀试剂试验,如都呈阴性反应,可以肯定不含生物碱;如都呈阳性反应,可以认为可能含有生物碱。常用的生物碱沉淀试剂有:

1) 碘化铋钾试液(Dragendorff 试剂,$BiI_3 \cdot KI$):在酸性溶液中与生物碱反应生成橘红色沉淀[$Alk \cdot HI \cdot (BiI_3)_n$,其中 Alk 表示生物碱]。

2) 碘化汞钾试液(Mayer 试剂,$HgI_2 \cdot KI$):在酸性溶液中与生物碱反应生成白色或黄色沉淀[$Alk \cdot HI \cdot (HgI_2)_n$]。

3) 碘化钾碘试液(Wagner 试剂,$I_2 \cdot KI$):在酸性溶液中与生物碱反应生成棕红色沉淀($Alk \cdot HI \cdot I_n$)。

4) 硅钨酸试剂(Bertrand 试剂,$SiO_2 \cdot 12WO_3$):在酸性溶液中与生物碱反应生成白色沉淀。

5) 磷钼酸试剂(Sonnenschein 试剂,$H_3PO_4 \cdot 12MoO_3$):在酸性溶液中与生物碱反应生成鲜黄色或棕黄色沉淀。

(2) 生物碱的显色反应:有些生物碱能与某些试剂反应产生独特的颜色,称显色反应。常用的显色试剂有:

1) 矾酸铵(钠)-浓硫酸试液(Mandelin 试剂):为1% 矾酸铵的浓硫酸溶液。与阿托品反应显红色,与可待因反应显蓝色,与士的宁反应显紫色。

2) 钼酸铵-浓硫酸试液(Frohde 试剂):为1% 钼酸钠或钼酸铵的浓硫酸溶液。与乌头碱反应呈黄棕色,与小檗碱反应显棕绿色,与阿托品或士的宁反应不显色。

3) 甲醛-浓硫酸试剂(Marquis 试剂):为30% 甲醛溶液 0.2ml 与 10ml 浓硫酸的混合溶液,

笔记

与吗啡反应显橙色至紫色,与可待因反应显红色至黄棕色,与咖啡因反应不显色。

4)浓硫酸:与乌头碱反应显紫色,与小檗碱反应显绿色,与阿托品反应不显色。

5)浓硝酸:与小檗碱反应显棕红色,与秋水仙碱反应显蓝色,与乌头碱反应显红棕色,与咖啡因反应不显色。

4. 定量分析方法　生物碱的定量分析方法大多是根据它的氮原子、双键或分子中官能团的理化性质而设计的。如:重量法测定总生物碱是根据游离生物碱和生物碱盐在水和与水不相溶的有机溶剂中溶解度不同而设计的,也可以利用与沉淀试剂发生反应形成不溶性盐来进行设计。容量法则利用氮原子的碱性在水介质中进行中和滴定;又因为大多数生物碱在酸性溶液中可与某些重金属络盐定量发生沉淀,沉淀中金属或剩余试剂中的金属,经适当处理后,可以按络量法测定。比色法测定总碱含量是最重要的方法之一,它是根据生物碱的官能团与特定试剂发生反应产生的颜色,如生物碱与酸性染料(如溴甲酚绿和溴麝香草酚蓝)在一定条件所生成的复合物颜色,可用比色法测定。另外,大多数生物碱分子结构中含有双键,在紫外区有吸收。因此,可用紫外-可见分光光度法在特定波长处测定吸收系数相近的总碱含量。同理,有荧光的生物碱可用荧光分光光度法测定。

单体生物碱多采用薄层色谱或柱色谱进行预分离,然后用 HPLC-UV 法测定。如 2015 年版《中国药典》规定黄连中 4 种生物碱(小檗碱、表小檗碱、黄连碱和巴马汀)、黄柏中小檗碱和黄柏碱的含量测定等。益母草中盐酸水苏碱、盐酸益母草碱的含量测定分别采用 HPLC-ELSD、HPLC-UV 法。挥发性生物碱还可以用 GC 法测定。

六、醌　类

1. 结构特征和分类　醌类(quinones)化合物主要有苯醌(benzoquinones)、萘醌(naphthoquinones)、菲醌(phenanthraquinones)、蒽醌(anthraquinones)4 种基本母核。

邻菲醌　　　　对菲醌　　　　二蒽酮

蒽醌　　　　蒽酮　　　　蒽酚　　　　氧化蒽酚

2. 分布与活性　丹参中的丹参酮类为邻菲醌和对菲醌类,具有抗动脉粥样硬化、保护心肌、减少心律失常等作用,是丹参的重要有效成分。紫草中的紫草素(shikonin)和异紫草素(alkannin)等萘醌类衍生物,具有止血、抗炎、抗菌、抗病毒及抗癌作用。

蒽苷(anthra glycosides)中以蒽醌苷类最为普遍,天然存在的蒽醌类多为羟基蒽醌,已知有40 余种,以苷或苷元的形式存在于生药中。主要分布于蓼科(大黄、何首乌、虎杖)、豆科(番泻叶、

笔记

决明子)、茜草科(茜草、巴戟天)、鼠李科(鼠李皮)、百合科(芦荟)。

　　8- 葡萄糖大黄酸蒽酮和大黄酸蒽酮是大黄中泻下的活性成分;番泻苷本身没有泻下作用,它是在口服后经肠内细菌代谢为以上两种化合物后才具有泻下作用;大黄中的其他游离蒽醌类化合物具有很强的抗菌活性。胡桃醌(juglone)具有抗菌、抗癌、中枢神经镇静作用。

丹参酮ⅡA　　　　　　　　紫草素　　　　　　　　　番泻苷A

　　3. 理化性质与鉴别　　蒽苷及其苷元多呈黄色或橙红色,苷元常为结晶体。游离蒽醌具有升华性,能溶于乙醚、三氯甲烷、乙醇等有机溶剂;蒽苷则易溶于水和稀醇,可溶于乙醇,难溶于乙醚、三氯甲烷等极性较小的有机溶剂。

　　蒽醌类化合物由于分子中具有酚羟基而显酸性,α- 酚羟基酸性很弱,β- 酚羟基酸性较强,带有多数 β- 酚羟基或羧基则酸性更强,根据酸性强弱可用 pH 梯度法进行分离。蒽醌、蒽酚类衍生物多具有荧光。

　　羟基蒽醌类衍生物常用如下方法检查:

　　(1) 与碱的显色反应:羟基蒽醌类能与碱液反应生成红色或紫红色,加酸后红色消失,若再加碱又显红色。

　　(2) Bornträger 反应:生药粉末0.1g置试管中,加碱液数毫升浸出,滤液呈红色;加盐酸酸化,红色转为黄色;加乙醚 2~3ml 振摇,醚层显黄色;分取醚层,加碱液振摇,醚层褪为无色,水层显红色。

　　本反应指示存在游离羟基蒽醌类成分,主要用于鉴别羟基蒽醌及具有游离羟基的蒽醌苷类化合物,而蒽酚、蒽酮、二蒽酮类化合物需要氧化成羟基蒽醌后才能显色。

β-羟基蒽醌　　　　　　　　　　　　　　　　　红色

α-羟基蒽醌　　　　　　　　　　　　　　　　　红色

　　(3) 醋酸镁反应:取生药粉末的乙醇浸出液滴于滤纸上,干后喷 0.5% 醋酸镁甲醇试液,加热片刻即显色。在羟基蒽醌类化合物分子中,如果有一个 α- 酚羟基或一个 β- 酚羟基,或两个酚羟基位于不同苯环的 α- 位上,则显橙色至橙黄色;如果有一个 α- 酚羟基并另有一个酚羟基在邻位时显蓝色至蓝紫色,在间位时显橙红色至红色,在对位时显红色至紫色。

4. **定量分析方法**　利用蒽醌类可与醋酸镁生成稳定的有色络合物,可用紫外 - 可见分光光度法测定生药中的总蒽醌含量。由于结合蒽醌和游离蒽醌的生物活性不同,2015 年版《中国药典》规定先用 HPLC 法测定何首乌中总蒽醌和游离蒽醌的含量,再计算出结合蒽醌的含量,进而制定限量指标。

七、香 豆 素 类

1. **结构特征和分类**　香豆素(coumarin)为顺式邻羟基桂皮酸的内酯,具有芳香气味。环上常有羟基与糖结合形成苷,称为香豆素苷。

香豆素因环外基团不同而有多种衍生物,如羟基香豆素类(七叶树苷),呋喃香豆素类(补骨脂内酯),吡喃香豆素类(美花椒内酯),双香豆素类(双七叶树内酯),双氢异香豆素类(岩白菜内酯)等。

七叶树苷　　　　　　补骨脂内酯　　　　　　美花椒内酯

双七叶树内酯　　　　　　岩白菜内酯

2. **分布与活性**　香豆素类主要分布于伞形科(白芷、独活、前胡、蛇床子、防风、羌活、藁本)、豆科(补骨脂)、菊科(茵陈、青蒿、菊花)、芸香科(佛手、花椒)、茄科(颠茄、东莨菪)、木犀科(秦皮)、兰科等,具有多种生物活性,如补骨脂内酯(psoralen)具有光敏活性,用于治疗白斑病;双七叶树内酯有很强的抗菌活性;岩白菜内酯具有显著的抗氧化和抗肿瘤作用。

3. **理化性质与鉴别**　多为无色结晶,有时呈浅黄色,具特异香气,味苦。香豆素苷能溶于水、甲醇、乙醇与碱液;香豆素类可溶于沸水、甲醇、乙醇、三氯甲烷、乙醚及碱液。有升华性,在日光或紫外光下显蓝色荧光。

异羟肟酸铁反应:取生药粉末的甲醇提取液,加 7% 盐酸羟胺的甲醇溶液与 10% 氢氧化钠的甲醇溶液各数滴,水浴微热,冷后,加稀盐酸调节 pH 至 3~4,加 1% 三氯化铁试液,溶液显红色或紫色。

4. 定量分析方法　香豆素类有很强的紫外吸收,因而可用紫外 - 可见分光光度法来测定生药中总香豆素的含量。单一香豆素的含量测定多用 HPLC-UV 法,如 2015 年版《中国药典》规定用 HPLC 法测定白芷中的欧前胡素、补骨脂中的补骨脂素和异补骨脂素的含量。

八、木脂素类

1. 结构特征和分类　木脂素(lignans)是由二分子苯丙素(C_6-C_3)聚合而成的化合物,有二聚物、三聚物或四聚物。这类化合物多数游离存在,少数与糖结合成苷。母核结构主要有 8-8′、3-3′ 和 8-3′ 三种类型。

$(8$-$8')$　　　　$(3$-$3')$　　　　$(8$-$3')$

2. 分布与活性　主要分布于芸香科、小檗科(鬼臼)、木兰科(厚朴、五味子)、木犀科(连翘)、蒺藜科等植物中。具有多种生物活性,如五味子中的五味子甲素(schizandrin A)及其同系物是联苯环辛烯类木脂素,具有保肝、降低血清谷丙转氨酶的作用,临床上用于治疗慢性肝炎;五味子醇甲(wuweizi alcohol A)还具有中枢神经镇静作用。厚朴酚(magnolol)与和厚朴酚(honokiol)具有镇静和肌肉松弛作用。

五味子甲素　R=H
五味子醇甲　R=OH
厚朴酚

3. 理化性质与鉴别　木脂素多为无色结晶,无挥发性、少数能升华。游离木脂素难溶于水,其苷类水溶性增大,并易被酶或稀酸水解。

木脂素类在紫外光下呈暗斑,喷 1% 三氯化锑三氯甲烷溶液显色,此反应可用于木脂素的鉴别。

4. 定量分析方法　具有亚甲二氧基的木脂素可与变色酸反应生成有色络合物,可用紫外 - 可见分光光度法测定此类总木脂素含量;具有联苯环辛烯结构的木脂素均有相近波长的紫外吸收,可用紫外法测定此类总木脂素的含量。单一木脂素化合物的测定多用 HPLC 法,如 2015 年版《中国药典》规定五味子中五味子醇甲和南五味子中五味子酯甲的含量测定,厚朴中厚朴酚、和厚朴酚的含量测定等。

笔记

九、萜　　类

1. 结构特征　凡是由异戊二烯(isoprene)衍生的化合物,其分子式符合$(C_5H_8)_n$通式的均称为萜类化合物(terpenes)。萜类化合物在自然界中广泛分布,已超过 2 万种,是天然物中最多的一类化合物,常按其分子中的碳原子数目进行分类。

2. 分类与活性

(1) 单萜(monoterpenes):由 2 个异戊二烯单位构成的碳原子数为 10 的萜类化合物称为单萜。单萜是挥发油的主要成分,其含氧衍生物(醇类、醛类、酮类)具有较强的香气和生物活性,是医药、食品和化妆品工业的重要原料。代表性的单萜化合物如下:

柠檬醛　　　香茅醇　　　薄荷醇　　　薄荷酮　　　樟脑　　　龙脑

薄荷醇(menthol)、薄荷酮(menthone)可以兴奋中枢、祛痰、促透;龙脑(camphol)具有发汗、兴奋、镇痉等作用,它和苏合香配合制成苏冰滴丸,可代替冠心苏合丸治疗心绞痛、冠心病。

(2) 倍半萜(sesquiterpenes):由 3 个异戊二烯单位构成、含 15 个碳原子的化合物,多存在于挥发油中,是挥发油高沸程部分的主要组成成分,也有一些成分没有挥发性,但具有较强生物活性。代表性的倍半萜成分如下:

麝子油醇　　　姜烯　　　β-桉油醇

α-山道年　　　青蒿素

近年来在海洋生物中的海藻、海绵、腔肠和软体动物中发现了大量的倍半萜类化合物。特别是倍半萜内酯类化合物具有抗炎、解痉、抑菌、强心、降血脂、抗病原虫和抗肿瘤等多种生物活性。从青蒿中分离得到的青蒿素(qinghaosu,arteannuin,artemisinin)具有很强的抗疟原虫的生物活性,临床上用于治疗恶性疟疾,经结构改造而成的半合成衍生物双氢青蒿素(dihydroqinghaosu)、蒿甲醚(artemether)、青蒿琥珀酸单酯(artesunate)等具有抗疟效价高、原虫转阴快、速效、低毒等特点,现已制成多种制剂应用于临床。

(3) 二萜(diterpenes):由 4 个异戊二烯单位构成、含 20 个碳原子的化合物。有的二萜与糖结合成苷,有的以生物碱形式存在。二萜的含氧衍生物具有多种生物活性,如维生素 A(vitamin A)与眼睛视网膜内的蛋白质结合生成光敏感色素,是保持夜间正常视力的必需物质。紫杉醇(taxol)是从红豆杉等植物中分离到的抗肿瘤化合物,临床上用于治疗卵巢癌、乳腺癌和肺癌。银杏内酯类(ginkgolides)化合物具有抑制血小板活化因子的药理作用。

银杏内酯A　　　　　　　　　　　紫杉醇

(4) 三萜(triterpenes):由 6 个异戊二烯单位构成、含 30 个碳原子的化合物。以游离或与糖结合成皂苷的形式存在。三萜类化合物由于分子结构中的官能团不同,如双键、醇羟基、酚羟基、醛基、酮基、酯、内酯、羧基、醚、过氧化物等,因而具有多种多样的化学性质和生物活性。如齐墩果酸(oleanolic acid)具有护肝、抗高血脂、抗动脉粥样硬化及抗肿瘤等生物活性。

3. 理化性质与鉴别　萜类的挥发性随着分子量、双键的增加而降低。它们亲脂性强,易溶于醇及脂溶性有机溶剂,难溶于水;成苷后水溶性增加;具有内酯结构的萜类,溶于碱水,酸化析出。萜类对高热、光和酸、碱较为敏感,或氧化,或重排而引起结构改变。

对萜类的定性鉴别一般使用薄层色谱法,以香草醛 - 硫酸或香草醛 - 高氯酸溶液为显色剂。

4. 定量分析方法　单萜和倍半萜成分常用 GC 及其与质谱的联用技术测定(见挥发油部分);二萜以上的单体成分一般用 HPLC 法测定,针对结构特点选用 UV 或 ELSD 检测。

十、环烯醚萜类

1. 结构特征　环烯醚萜(iridoids)是蚁臭二醛(iridoidial)的缩醛衍生物,具有环戊烷环烯醚萜(iridoid)和裂环环烯醚萜(secoiridoid)两种基本骨架的单萜类化合物。

2. 分布与活性　主要分布于玄参科(玄参、地黄)、龙胆科(龙胆、秦艽)、茜草科、忍冬科等生药中。生药山栀子主要活性成分栀子苷(gardenoside)和京尼平苷(geniposide)具有显著的生物活性,均具有泻下和促进胆汁分泌的利胆作用。龙胆的主要有效成分龙胆苦苷(gentiopicroside)具有保护肝脏,抗氧化,抗炎,镇痛及抗肿瘤等作用。地黄中降血糖的活性成分为梓醇(catalpol),该化合物还具有利尿和缓下功效。

环烯醚萜　　　　　栀子苷　　　　　　裂环环烯醚萜　　　　　龙胆苦苷

3. 理化性质与鉴别　环烯醚萜苷大多为无色结晶,味苦,具吸湿性;易溶于水和甲醇,可溶于乙醇、丙酮和正丁醇等极性较大的溶剂;易水解,所得苷元易进一步分解或聚合。如地黄或玄参炮制后变黑现象就是这类成分分解、聚合所致。这类成分常与酸、碱、氨基酸等发生有特殊颜色的反应,如与 Shear 试剂(盐酸与苯胺 1∶15 混合)反应产物显各种颜色。

笔记

4. 定量分析方法　一般使环烯醚萜苷类与 Shear 试剂等反应稳定后,利用紫外 - 可见分光光度法测定其总量。单体环烯醚萜苷类化合物一般采用 HPLC-UV 法测定。如玄参中环烯醚萜苷类成分哈巴苷的含量测定。

十一、挥 发 油 类

1. 性质及组成　挥发油(volatile oils)又称精油(essential oils),是一种常温下具有挥发性,可随水蒸气蒸馏,与水不相混溶的油状液体。

挥发油所含成分复杂,主要由萜类(单萜、倍半萜)、芳香族化合物、脂肪族化合物等组成。大多数挥发油无色或淡黄色,具特殊的香气或辛辣味,一般在室温下可以挥发。大多数挥发油比水轻,少数挥发油比水重,如丁香油、桂皮油等,相对密度一般在 0.850~1.180。挥发油难溶于水,能完全溶解于无水乙醇、乙醚、三氯甲烷和脂肪油中。挥发油均有一定的旋光性和折光率。折光率是挥发油质量鉴定的主要依据,一般在 1.450~1.560。挥发油放置过久或受空气、水分、光线的影响会产生氧化、聚合反应而颜色变深,并能形成树脂物质,故贮藏时要密闭、低温和避光保存。

2. 分布与活性　挥发油主要分布于松科、柏科、木兰科、樟科、芸香料、桃金娘科、伞形科、唇形科、败酱科、菊科、姜科等植物中;蔷薇科、杜鹃花科、马兜铃科、禾本科、莎草科等植物也含有挥发油。含挥发油的生药有薄荷、细辛、枳实、沉香、川芎、白术、木香、砂仁、肉豆蔻、藿香、陈皮、豆蔻、香附、姜等。挥发油主要存在于植物的腺毛、油室、油细胞及油管中。挥发油具有发散解表、芳香开窍、理气止痛、祛风除湿、活血化瘀、温里祛寒、清热解毒、抗菌消炎、止咳祛痰等作用。如薄荷油具有清凉、祛风、消炎、局麻作用;柴胡油解热;当归油镇痛;丁香油有局部麻醉、止痛作用;茉莉花油具有兴奋作用。

3. 定性、定量分析方法　挥发油一般遇香草醛硫酸试液(0.2g 香草醛→10ml 硫酸)呈现多种颜色,可作为定性检查。

挥发油的含量可用水蒸气蒸馏法测定,2015 年版《中国药典》挥发油测定法(通则 2204)记载甲法和乙法,分别用于相对密度小于 1 和大于 1 的挥发油测定。分析其组成成分常用 GC 或 GC-MS 法。

十二、有 机 酸 类

1. 结构特征和分类　有机酸(organic acid)是分子结构中含有羧基的化合物。有机酸分为脂肪族、芳香族及萜类有机酸。例如脂肪族有一元、二元和多元羧酸,如酒石酸、草酸、苹果酸、枸橼酸、维生素 C(抗坏血酸)等;苯甲酸、水杨酸(salicylic acid)、咖啡酸(caffeic acid)为芳香族有机酸;萜类有机酸有齐墩果酸、甘草酸及熊果酸(ursolic acid)等。

熊果酸　　　　　　　　　　　　　土槿皮乙酸

2. 分布与活性　有机酸在中草药的叶、根,特别是花及果实中广泛分布,如金银花、连翘、乌梅、山楂、五味子、覆盆子、山茱萸、陈皮、枳实、木瓜、青皮等。除少数以游离状态存在外,一

笔记

般都与钾、钠、钙等结合成盐,有些与生物碱类结合成盐。一般认为脂肪族有机酸无特殊生物活性,但有些有机酸如酒石酸、枸橼酸也作药用。有些特殊的有机酸是某些中草药的有效成分,如土槿皮中的土槿皮乙酸(pseudolaric acid B)有抗真菌作用,咖啡酸的衍生物有一定的生物活性,如绿原酸(chlorogenic acid)为许多中草药的有效成分,有抗菌、利胆、升高白细胞等作用。五味子中的有机酸有止咳、平喘的功能,甘草酸具有抗炎、抗病毒、增强动物机体免疫力的功能,齐墩果酸具有消炎、镇静、强心、利尿、降血脂、降血糖等活性。有机酸因具有较强酸性,因而不宜与制酸药或某些酸性下水解的药物同服,如:磺胺类、大环内酯类及氨基苷类抗生素类。

3. 理化性质与鉴别　有机酸多溶于水或乙醇,呈显著的酸性反应,难溶于其他有机溶剂。有挥发性或无。在有机酸的水溶液中加入氯化钙、醋酸铅或氢氧化钡溶液时,能生成水不溶的钙盐、铅盐或钡盐的沉淀。

4. 定量分析方法　总有机酸的含量可用电位滴定法及紫外 - 可见分光光度法(芳香族有机酸)测定;单体有机酸可用 HPLC-UV 法测定,如 2015 年版《中国药典》中金银花的绿原酸、川芎和当归中阿魏酸的含量测定。

十三、多　糖　类

1. 结构特征和分类　多糖类(polysaccharides)是由 10 个以上的单糖分子组成。通常由几百到几千个单糖基通过苷键连接而成。由一种单糖组成的多糖称为均多糖;由两种以上单糖组成的多糖称为杂多糖。多糖结构中除单糖基外,有的多糖还含有糖醛酸、氨基糖、糖醇、O- 乙酰基、N- 乙酰基、磺酸酯等。多糖为天然存在数量最多的大分子化合物。

2. 分布与活性　多糖几乎存在于所有的植物中,尤其是真菌类植物的多糖具有显著的生理活性,如香菇多糖、银耳多糖、灵芝多糖、猪苓多糖都具有增强免疫及抗肿瘤作用。动物多糖肝素(heparin)有抗凝血作用,硫酸软骨素(chondroitin)有防止血管硬化作用。高等植物中的刺五加多糖、黄芪多糖、人参多糖等都具有免疫增强作用。多糖的研究正在引起人们的重视。

3. 理化性质与鉴别　大多为无定形化合物,无甜味,无还原性。直链型多糖如纤维素(cellulose)、甲壳素(chitin)等,不溶于水。支链型多糖如淀粉(starch)、黏液质(mucilage)、菊糖(inulin)、肝糖(glycogen)等一般可溶于水,其溶解度随分子量增大而降低。

多糖鉴别反应:多糖水解后可以用单糖的定性反应鉴别,如用 Fehling 反应、Molish 反应、成脎试验及用纸色谱和薄层色谱法:正丁醇 - 醋酸 - 水(4∶1∶5 上层)作展开剂,以新配制的氨化硝酸银为显色剂,还原糖显黑色斑点。还可以将多糖水解后制成甲醚、乙酰化或三甲基硅烷化衍生物,采用 GC 或 GC-MS 色谱分析方法进行单糖的定性、定量分析。

4. 定量分析方法　多糖的含量测定多采用容量滴定法及紫外 - 可见分光光度法,多以无水葡萄糖为对照品。2015 年版《中国药典》规定:灵芝中灵芝多糖含量,黄精中多糖含量以蒽酮 - 硫酸反应后用紫外 - 可见分光光度法测定;云芝中的多糖含量用容量滴定法测定;玉竹中的多糖以苯酚 - 硫酸反应后,用紫外 - 可见分光光度法测定。

十四、鞣　质　类

1. 结构特征和分类　鞣质(tannins)又称鞣酸或单宁,是一类广泛分布于植物界的多元酚类化合物,分子量 500~3000。根据化学结构,可将鞣质类分为可水解鞣质和缩合鞣质。

(1) 可水解鞣质(hydrolysable tannins):是由酚酸和多元醇通过苷键或酯键形成的化合物,可被酸、碱或鞣酶水解。经水解后的酚酸一般为没食子酸(gallic acid)或逆没食子酸(ellagic acid),多元醇中最常见的是葡萄糖,其他还有木糖、奎宁酸(多元醇酸)等。

笔记

（2）缩合鞣质（condensed tannins）：是由羟基黄烷 -3- 醇类化合物以 C—C 键相连缩合而成，不能被水解。黄烷 -3- 醇类中最常见的是儿茶素（catechin）和表儿茶素（gallocatechin）类。缩合鞣质按其聚合度有 3~6（~9）聚体。

五倍子鞣质 $n=1~2$

（+）- 儿茶素

（+）- 表儿茶素

肉桂鞣质 A_1

2. **分布与活性**　大部分生药中均含有鞣质。在五味子、没食子、诃子、大黄、桉叶、丁香（含可水解鞣质）、儿茶、茶叶、虎杖、桂皮、钩藤、金鸡纳皮、绵马贯众、槟榔（含缩合鞣质）等生药中的鞣质被视为收敛、止泻和抗菌成分。鞣质还能与蛋白质相结合，形成不溶于水的沉淀，故鞣质又是制革工业的重要原料。

3. **理化性质与鉴别**　鞣质大多为无定形固体，味涩，易潮解，较难提纯，大多能溶于水、乙醇、甲醇，成为胶体溶液；可溶于醋酸乙酯、丙酮，不溶于三氯甲烷、苯、石油醚等。鞣质有强还原性，在空气中尤其在碱性条件下，易被氧化而颜色加深。

鉴别反应：

（1）鞣质的水溶液遇三氯化铁试液产生蓝→蓝黑色（可水解鞣质）或绿→绿黑色（缩合鞣质）。

（2）鞣质水溶液加饱和溴水，缩合鞣质产生黄棕色沉淀，可水解鞣质无此反应。

（3）鞣质水溶液加稀酸共沸，缩合鞣质产生暗红色沉淀，可水解鞣质则被水解产生酚酸。

4. **定量分析方法**　总鞣质的测定有很多方法，如重量法、容量法、紫外 - 可见分光光度法等。2015 年版《中国药典》应用紫外 - 可见分光光度法，测定石榴皮、地榆和五倍子中的总鞣质含量。单体鞣质应用 HPLC 法测定，如测定儿茶和五倍子中单体鞣质的含量。

除以上类型的化学成分外，生药中还有氨基酸、肽类、蛋白质类、酯类、色素类及无机成分，它们也都有各自的生物活性，在此不一一赘述。

第二节　生药药效物质的本质及其作用机制与 生药质量控制的物质基础

　　生药的药效物质、作用机制及质量控制是长期以来生药研究过程中备受关注的重要问题，其中核心问题是药效物质的本质（药效物质的组成及其形式等）。本节就对生药药效物质的本质和其作用机制的认识及以此为基础的生药质量控制思路进行论述。

一、关于生药药效物质本质及其作用机制的认识

（一）生药药效物质的内涵

　　早年人们认为生药"药效物质"（pharmacodynamic substance）就是生药中的"有效成分""活性成分"。近 20 年又逐渐提出了"药效物质基础""血中移行成分""体内直接作用物质""直接物质基础""血清靶成分""体内活性形式"等概念，例如 1999 年邱峰等提出"生药的直接物质基础通常由部分生药的原形成分及部分代谢产物构成"的认识。这些概念的提出使药效物质的内涵不断地被丰富。为了便于学习与理解，这里定义如下：生药药效物质是指某种生药中与该生药药效有关的单一化学成分。一种生药可含有很多种药效物质。"药效物质"的外延也包括这些药效物质进入人（或动物）体内后产生的有活性的代谢产物，而一种药效物质的代谢产物远不止一种化合物。

（二）对生药药效物质及其作用机制认识的升华

1. 生药药效物质作用的"霰弹理论"——"生药多成分多靶点的协同作用"的理论

　　在以往人们仅有"生药有效成分可独立起作用"的认识的基础上，1996 年薛燕等创立了"霰弹理论"，这是生药多成分多靶点协同作用理论的最早表述。该理论认为"中药复方以多种低效的药效成分通过多途径治疗疾病；多种药效成分各自独立的作用一般是小或弱的作用，但它们集体的力量却可以产生一个大而强的作用，从而完成治疗疾病的任务"。

2. 生药药效物质的"显效形式"及"多成分相同靶点的叠加作用"的理论　针对生药中有效成分的含量常常很低、口服进入人体后各种化学成分及其代谢产物在体内的血药浓度一般均更低但生药为什么仍然有效的问题，2014 年蔡少青等提出了生药药效物质的"显效形式"（effective forms）、"叠加作用"（additive effect）的概念和理论。其依据是药效物质以化学成分的"原形"形式和"代谢产物"形式共同在靶点上产生药效。生药药效物质的"显效形式"指生药药效物质的真正和实际起药效的物质形式，是直接与药效靶点相结合的化合物形式，既包括生药化学成分的原形形式（原形成分），也包括各种代谢产物的结构形式。其核心是生药可以多成分作用于相同靶点（各个单靶点）上产生叠加作用，认为生药药效物质的"显效形式"的集合或叠加是药效的核心物质基础；生药各个药效物质"显效形式"血药浓度的"叠加作用"是生药药效的作用机制之一。

3. 生药药效物质的"显效理论"　基于迄今为止的研究成果，2015 年蔡少青等归纳提出生药药效物质"显效理论"，其主要内容如下：生药化学成分的原形形式和代谢产物形式（包含众多的代谢产物）中具有药效活性的那些化合物称为生药药效物质的"显效形式"，它们在药效上的叠加和集合是生药发挥药效的核心物质基础。这些显效形式，在血药浓度或靶点浓度上叠加在一起作用于相同靶点上，产生叠加作用；在空间上分别集合在一起作用于不同靶点上，在不同靶点之间产生协同作用。众多成分（包含众多的代谢产物）在各个单靶点上的叠加作用及这些靶点之间众多成分的协同作用，共同构成了生药发挥药效的作用机制的重要内涵。生药药效物质的众多显效形式在各个药效靶点上可发挥"集团军式作用"，通过叠加作用和协同作用而产生药效。

笔记

（三）生药"显效理论"的支撑依据

1. **生药的化学多样性**   生药的化学多样性指每一种生药含化学成分的种类和数量以及生药每一种成分进入人体内后能代谢产生的代谢产物的种类和数量。

（1）每一种生药可含有 1000~2000 种化学成分：经 LC-MS 检测，每一种生药可被检测出来的化学成分可达 1000~2000 种，例如鼠耳芥 *Arabidopsis thaliana*（L.）Heynh 2000 种成分，土茯苓 *Smilax glabra* Roxb. 1705 种成分。生药中成百上千种微量成分的存在是叠加作用的重要物质来源。

（2）一种化学成分在体内可产生 100 种以上的代谢产物：例如，给大鼠灌胃后，在体内小叶莲成分 8,2′- 二异戊烯基槲皮素 -3- 甲醚被检测到 100 种代谢产物；土茯苓成分花旗松素被检测到 191 种代谢产物（其中 17 种代谢产物为已知的活性化合物）。因此生药进入体内后可产生种类众多的微量代谢产物，其中的一部分化合物或者相当多的化合物亦可作为叠加作用的重要物质来源而参与发挥药效作用。

2. **药效物质的"集团军式作用"**   尽管生药众多的化学成分及其代谢产物在体内血药浓度很低，但它们可共同发挥药效的叠加作用（图 2-1）。

图 2-1　生药药效物质"显效形式"血药浓度的叠加效果示意图

注：原 1 表示原形成分 1，代 1 表示代谢产物 1，以此类推

（1）每一种生药含有很多结构相近的成分，为"叠加作用"提供众多的成分来源。例如，三七中可检测到 53 种人参皂苷类（包括三七皂苷类）成分，其化学结构（四环三萜）属于 A 型骨架的成分有 14 种，这些成分之间的差异仅在于骨架上所连接的糖基数目、糖的种类和糖的连接位置的不同；属于 B 型骨架的成分也有 14 种，它们的差异也仅在于骨架上糖基的数目、糖的种类和糖的连接位置；而这两种骨架的不同点仅在于 B 型比 A 型多 1 个羟基。故 A 型和 B 型这 28 种成分的化学结构很相似，它们被口服进入体内以后，很可能代谢成许多结构更加相近甚至相同的化合物。进一步研究发现三七中可检测到的人参皂苷类成分多达 309 种（人参中则更多，334 种），数量如此之多的这些成分的类型主要为达玛烷型、齐墩果酸型，这些类型相似的成分会产生结构相同和相似的众多代谢产物。例如黄芪的毛蕊异黄酮葡萄糖苷和毛蕊异黄酮，在大鼠体内可代谢产生相同的代谢产物 30 余种；土茯苓的花旗松素及其苷落新妇苷可产生相同的代谢产物 50 余种。

（2）众多化学成分及其代谢产物化学结构很相似，本身就具有相同的药效团，可作用于相同的靶点上，发挥相同的药效作用。因此，通过对这些化合物进行细致的活性筛选，必然能发现其

笔记

中的许多化合物(包括原形成分及代谢产物)具有相同的药理作用靶点。这为"显效形式"及"叠加作用"提供了更多的化合物来源。

众多成分(包括众多代谢产物)在各个单靶点上的叠加作用再加上在各个靶点之间众多成分的协同作用,共同构成了生药发挥药效的作用机制的重要内涵(图2-2)。可以认为,每一种生药在发挥药效作用时,就如同军队的士兵打仗,可能不是单兵战斗或一小群士兵战斗,而是一大群或众多的士兵以集团军的形式参与作战;即不仅是一两种成分单独发挥作用,也不仅仅是几种成分或十几种成分以"小群体"发挥作用,而很可能是几十种(包括代谢产物)甚至上百种或更多成分通过叠加、协同等方式集合在一起以"大群体"发挥作用,发挥"集团军式作用"(army group like actions)。

图 2-2　生药药效物质"显效形式"在靶点上的叠加作用与协同作用

3. 生药药效物质"叠加作用"的内涵

(1) 生药药效物质分子与靶点分子的作用,叠加作用多于拮抗作用:一种药物的药效是通过与一种或多种靶点结合后产生的;产生药效时应该是药物的多个分子与靶点的多个分子相结合而起作用的。但是,该药物有多少个分子(drug molecule)与多少个同种靶点分子(target molecule)结合之后始能启动药效并无人报道。而只有宏观说法,即药物要给一定剂量使血药浓度水平达到并维持一定高度,药物才能发挥药效作用。叠加作用能很好地解释生药药效物质分子的作用机制,但是生药药效物质分子(显效形式)是如何发生叠加作用的尚待研究。

叠加作用系指,只拥有少量分子数目的若干种药物,在第一种药物的分子占据少量靶点分子的位置(即与该靶点众多分子中的少数分子相结合)之后,具有相同药理作用而作用于相同靶点的第二种药物的分子以及第三种药物的分子等(以此类推)相继进占空着的靶点分子位置而与靶点分子结合。当靶点分子位置被占据达到一定程度(数量/比例;例如超过70%)时,药效始启动。即药物要与靶点结合产生药效,需有足够数量的药物分子与足够数量的靶点分子充分正性结合;故把需满足的这个条件称为"靶点充分占位"(target most spaces occupied)条件。此即"叠加作用"的效果(图2-2)。

(2) 叠加作用或许表现为时间先后上的叠加效果:生药"显效形式"的叠加作用亦可体现在不同"显效形式"的相同药效在不同时间段上先后的叠加,以维持药效的稳定与持久。比如,当一定数量第一种化合物的分子在靶点各个分子上结合并持续作用一段时间之后,会有后续的第二种化合物、第三种化合物等的分子相继如接力赛般地作用在靶点分子上,从而产生持久而稳

笔记

定的药效。

总之,生药药效物质的本质及作用机制的内涵是体现生药特色及优势的重要方面,而生药"显效理论"揭示了生药可以众多化学成分及众多代谢产物参与发挥药效的过程,包括叠加作用及协同作用。这十分有助于阐释和弘扬生药特色和优势。

二、生药质量控制的物质基础与质量控制思路

(一) 生药质量控制的物质基础

每一种生药中可含有 1000 种以上的化学成分,多种成分化学结构高度相似,特别是归属在同一种大类型的成分;生药每一种化学成分在体内可代谢产生众多的代谢产物(可多达 100 种甚至更多),这些代谢产物之间在化学结构上亦存在极大的相似性,且不同化学成分可产生相同代谢产物;有些化学成分之间还可相互转化。这些化学结构极相近的化合物(原形成分及代谢产物)大多具有相同的作用靶点和相同药理作用,是生药质量控制的物质基础。

(二) 生药质量控制的思路

当前生药质量控制的思路是控制生药中某几种有效成分的含量,以确保口服后进入体内的有效成分(药效物质)的量(包括原形成分和代谢产物)是一定的。但是,由于质量控制的有效成分还可由生药中的多种化学成分经代谢后共同转变生成或多种成分可产生相同的代谢产物,这种质量控制就不能反映和控制这些成分及其代谢产物(即显效形式)真实的血药浓度,因而不能真正达到控制生药质量、确保临床疗效的目的。

比如,某生药的有效成分 A 进入体内后,既存在 A 的原形形式(A)也存在其代谢产物 Ma1、Ma2、Ma3……,那么,当前质量控制的思路就是确保该生药进入体内以后,体内的 A 及 Ma1、Ma2、Ma3 等中有药效的化合物(即显效形式)的量保持稳定(即保持一定的血药浓度),以确保该生药疗效稳定。如果同时把该生药中有效成分 B 也作为质量控制成分的话,那么,质量控制的思路就是确保该生药进入体内以后,体内的 B 及其代谢产物 Mb1、Mb2、Mb3 等中的显效形式的量也保持稳定,以共同确保该生药疗效稳定。但是,假如在该生药进入体内以后其化学成分 C、D、E 等也可以代谢转变成 A 或 B 的话,或者 C、D、E 等也可以产生与 A 或 B 相同的代谢产物(即Ma1、Ma2、Ma3 等或者 Mb1、Mb2、Mb3 等)的话,那么,仅仅测定和控制该生药中有效成分 A 和 B 的含量,就不能反映和控制体内的 A 和 / 或 B 以及代谢产物 Ma1、Ma2、Ma3 等和 / 或 Mb1、Mb2、Mb3 等真实的血药浓度,因而不能真正达到控制该生药质量、确保该生药疗效的目的。因为假如生药中仅 A 和 B 的含量稳定而 C、D 或 E 等的含量发生变化的话,必将导致体内 A 或 B 以及Ma1、Ma2、Ma3 等或 Mb1、Mb2、Mb3 等的血药浓度发生变化。

因此,基于生药"显效理论"就应该控制每种生药的全部有效成分(药效物质;如上例中的 A 和 B)以及能代谢成这些有效成分或其有效代谢产物的那些成分(如上例中的 C、D 或 E 等)的总量,即控制各种药效物质的全部或者至少大部分"显效形式"的总量,制订生药的质量标准。以此思路和策略来控制生药才能确保生药的质量和临床疗效。就某种生药而言,在其各种药效物质的全部显效形式尚未完全研究清楚之前,恢复以往以控制生药各有效部位含量(即控制各个大类别的成分的总和,如总生物碱、总黄酮、总皂苷、总有机酸等的含量)的办法来控制该生药质量的做法将是明智、科学和合理的。

(殷 军 蔡少青)

笔记

第三章　生药的鉴定

学习要求

掌握：生药鉴定的意义和常用方法。

熟悉：各种生药鉴定方法的技术要点与优缺点。

了解：生药鉴定的新技术和新方法进展。

第一节　生药鉴定的意义

生药的鉴定（identification of crude drug）是综合利用传统的和现代的检测手段，依据国家药典、有关政策法规及相关专著和资料对生药进行真实性（identity）、纯度（purity）和品质优良度（quality）的评价，以确保生药的真实性、安全性（safety）和有效性（efficacy）。

生药种类繁多，产区广泛，应用历史悠久。由于历代本草记载、地区用语、使用习惯的不同，类同品（allied drug）、代用品（substitute）和民间药物（folk medicines）不断涌现，加之一些生药外形相似等因素，导致生药的同名异物、同物异名现象普遍存在，从而严重影响了中药化学与药理学等研究的科学性、制剂生产的正确性、临床应用的有效性与安全性。

生药的同名异物现象很常见。例如，各地商品"白头翁"多达 20 种以上，分别来源于毛茛科、蔷薇科、石竹科、菊科植物；按《唐本草》所述的形态，正品白头翁应为毛茛科植物白头翁 *Pulsatilla chinensis*（Bunge）Regel 的根；而宋《图经本草》所述的白头翁状如白薇、叶如杏叶、根如蔓青，从形态描述上可以看出不是毛茛科植物；正品白头翁根含皂苷类成分，有抑制阿米巴原虫的作用，临床治疗阿米巴痢疾有效，而属于石竹科和菊科的白头翁则无抑制阿米巴原虫的作用。贯众的品种从古至今一直很混乱，据调查，现今各地所用的贯众来源于 5 个科的数十种植物，其中鳞毛蕨属（*Dryopteris*）的粗茎鳞毛蕨 *D. crassirhizoma* Nakai. 等同属植物的根茎及叶柄基部有间隙腺毛，含有驱绦虫活性物质——绵马酸类成分，而来源于其他科属的贯众则很少含有同类成分。藜芦为百合科藜芦属（*Veratrum*）植物黑藜芦 *V. nigrum* L. 的根及根茎，含多种甾体生物碱，有降压和减慢心率的作用；有的地方用同科萱草属（*Hemerocallis*）植物麝香萱 *H. thunbergii* Barer 的根与根茎作藜芦销售使用，而该植物含抗血吸虫作用的有毒成分萱草根素（hemerocallin），两者的化学成分与临床功效明显不同。金银花为常用生药，目前广为使用的主流商品是忍冬科忍冬属（*Lonicera*）植物忍冬 *L. japonica* Thunb. 的干燥花蕾，但商品调查发现，全国各地使用的金银花的植物来源有 20 余种，均为忍冬属植物，虽然化学成分的种类相类似，但绿原酸等活性成分以及具有溶血作用的皂苷类成分的含量存在明显差异。同名异物的生药中，有的是同科同属植物，临床上已习惯应用，功效相似；有的则是同科不同属或者来源于不同科的植物，其化学成分不完全相同或完全不同，药理作用和临床疗效也不尽一致，有的则是没有疗效或药理作用完全不同。必须指出的是，同名异物可能导致严重的药物不良事件，如广防己 *Aristolochia fangchi* Y. C. Wu ex L. D. Chow et S. M. Hwang 在欧洲作为防己 *Stephania tetrandra* S. Moore 误用；关木通 *Aristolochia manshuriensis* Kom. 作为木通 *Akebia quinata*（Thunb.）Decne. 大量使用，由于含有含量较高的肾毒性马兜铃酸类成分，在临床应用中出现了急性肾衰竭的严重后果。

笔记

37

生药同物异名的现象也较为常见。如三白草科的植物蕺菜 *Houttuynia cordata* Thunb.，有的地方称侧耳根，有的地方称鱼腥草。木通科植物大血藤 *Sargentodoxa cuneata*（Oliv.）Rehd. et Wils. 的茎，有的地方称红藤，有的地方称鸡血藤；而豆科植物密花豆 *Spatholobus suberectus* Dunn 的藤茎为《中国药典》收载的正品鸡血藤，在某些地区亦称大血藤，极易混淆。

在生药的商品流通过程中，伪品也较常见，以假充真、以次充好、蓄意掺杂时有发生，特别易发生于一些贵重生药如麝香、血竭、熊胆粉、番红花、冬虫夏草等。再如近年来砂仁的用量增加，药源趋紧，致使一些非正品砂仁混入市场，造成品种混乱，影响疗效。又如以亚香棒虫草、香棒虫草、人工伪制虫草，以及用白僵蚕冒充冬虫夏草等。

即使同一植物来源的生药，由于产地、栽培、采收时间和加工方法的不同，以及包装、储藏、运输等环节的不当措施，生药质量同样可能存在明显差异，临床疗效难以保证。

因此，开展生药的鉴定，在判断生药的真伪、评价生药质量的优劣、保证药品应用的安全、有效等方面，具有十分重要的意义。

第二节　生药鉴定的一般程序与方法

生药鉴定一般包括原植（动）物的确认，以及性状、显微、理化鉴定等项目，常与对照生药（reference crude drug）作比较，以判断商品生药或检品的真实性、纯度及品质优良度。有时也采用生物效应评价法，如用抗凝血酶活性评价水蛭的有效性等。

《中国药典》（Pharmacopoeia of the People's Republic of China）及其增补本是生药鉴定的主要法定依据；部（局）颁和地方药品标准是重要补充。常用生药鉴定的内容收载于《中国药典》一部，包括性状、鉴别（显微鉴别、理化鉴别）、检查（杂质、水分、灰分、重金属及有害元素、农药残留、黄曲霉毒素、毒性成分）、浸出物、含量测定（有效成分、指标成分、挥发油）等；通则收载的药材和饮片取样法、药材和饮片检定通则、显微鉴别法、杂质检查法、水分测定法、灰分测定法、浸出物测定法、挥发油测定法、重金属检查法、砷盐检查法、农药残留量测定法、黄曲霉毒素测定法、二氧化硫残留量测定法，以及各种光谱、色谱法等，都是生药鉴定方法的依据。

一、生药的取样

生药取样（sampling）的代表性，直接影响到检定结果的准确性。因此，必须重视取样的各个环节。

1. 在抽取样品前，应注意品名、产地、规格、等级及包装式样是否一致，检查包装的完整性、清洁程度及有无水迹、霉变或污染等情况，并详细记录。凡有异样的包件，应单独检验。

2. 从同批生药包件中抽取供检样品的原则是：生药总包件不足 5 件的，逐件取样；5~99 件的，随机取样 5 件；100~1000 件的，按 5% 取样；超过 1000 件的，超过的部分按 1% 取样；如为贵重生药，不论包件多少均逐件取样检定。

3. 破碎的、粉末状的或大小在 1cm 以下的生药，可用采样器（探子）抽取样品。每一包件至少在不同部位抽取 2~3 份样品；如包件大，应从 10cm 以下深处不同部位分别抽取。每一包件的取样量为：一般生药 100~500g；粉末状生药 25g；贵重生药 5~10g；个体大的生药，根据情况抽取有代表性的样品。

4. 将抽取的样品混匀，即为总的供试样品。若抽取总量偏多，按四分法再取样，即将所取样品混匀摊成正方形，依对角线划"×"，使其分为四等份，取用对角两份。再如上操作，至最后剩余量足够完成所有必要的检验和留样量为止。最终供试样品量一般不得少于检验所需样品量的 3 倍，即 1/3 实验分析用，1/3 供复核用，1/3 作为留样保存，其保存期至少 1 年。

笔记

二、生药的常规检查

一般情况下,先要对生药样品进行包括杂质(impurity)、水分(water)、灰分(ash)、浸出物(extractive)等的常规检查。

1. **杂质检查**　生药中混存的杂质,系指下列各类物质:①物种与规定相符,但其性状或药用部分与规定不符的物质,如药用根,却夹带了大量的根茎和茎的残基;②来源与规定不同的有机物质,如杂草;③无机杂质,如砂石、泥块、尘土等。检查方法:可取规定量的样品,摊开,用肉眼或放大镜(5~10倍)观察,将杂质拣出;如其中有可以筛分的杂质,则通过适当的筛选,将杂质分出;将各类杂质分别称重,计算在供试品中所占的百分数。另外,有的杂质难以从外观形态鉴别时,可用显微、理化鉴别方法试验;个体较大的生药还应检查有无虫蛀、霉变、变质等情况。

2. **水分测定**　生药中的水分含量是影响生药品质的重要因素。水分含量偏高的生药,一方面会使生药的剂量不足,疗效降低;另一方面,极易导致贮存过程中发生虫蛀或发酵、霉烂,以及有效成分的分解破坏。因此,必须适当控制生药水分的含量,才能保证生药的质量。测定生药水分含量的常用方法有烘干法和甲苯法。前者适用于不含或少含挥发性成分的生药,后者适用于含挥发性成分的生药。对于含挥发性成分的贵重生药,则采用减压干燥法;另外还有气相色谱法。测定用的供试样品,一般应为直径不超过3mm的颗粒或碎片;直径在3mm以下的药材可不经破碎直接测定。

(1) 烘干法:取供试品2~5g,平铺于干燥至恒重的扁形称量瓶中,精密称定,在100~105℃干燥5小时,将瓶盖好,移至干燥器中冷却30分钟;称定重量,再在上述温度下干燥1小时,冷却称重,至连续两次称重的差异不超过5mg为止。根据减失的重量,计算供试品中含有水分的百分数。

(2) 甲苯法:取甲苯约250ml,加少量蒸馏水,在分液漏斗中充分振摇后放置分层,弃水层,甲苯经蒸馏后备用。测定时,取供试品适量(相当于含水2~4ml),精密称定,置500ml的短颈烧瓶中,加甲苯约200ml,连接水分测定管及直形冷凝管,自冷凝管顶端加入甲苯,至充满水分测定管的狭细部分。将烧瓶置可调温电热套或其他适宜加热器上缓缓加热,待甲苯开始沸腾时,调节温度,使每秒馏出2滴,待水分完全馏出,即测定管刻度部分的水量不再增加时,将冷凝管内部先用甲苯冲洗,再用饱蘸甲苯的长刷或其他适宜方法,将管壁上剩余的甲苯推下,继续蒸馏5分钟,放冷至室温,如有水黏附在水分测定管的管壁上,可用蘸甲苯的铜丝推下,放置,使水分与甲苯完全分离(可加亚甲蓝粉末少许,使水染成蓝色,以便分离观察)。检读水量,并换算成供试品中含有水分的百分数。

(3) 减压干燥法:取直径约12cm的培养皿,加入新鲜五氧化二磷干燥剂适量,使铺成0.5~1cm的厚度,放入直径30cm的减压干燥器中。测定时取供试品2~4g,混合均匀,分取0.5~1g,置已在供试品同样条件下称重的称瓶中,精密称定,打开瓶盖,放入上述减压干燥器中,减压至2.67kPa(20mmHg)以下,持续30分钟,室温放置24小时。在减压干燥器出口连接新鲜无水氯化钙干燥管,打开活塞,待内外压一致,关闭活塞,打开干燥器,盖上瓶盖,取出称瓶迅速精密称定重量,计算供试品中含有水分的百分数。

3. **灰分测定**　同一种生药,在没有外来掺杂物时,一般都有一定的灰分含量范围,规定生药的灰分含量限度,对保证生药的质量有一定意义。影响生药灰分含量的因素主要有两方面:一是来源于自然界的泥沙等,为硅酸盐类;二是来源于生药本身的细胞内含物,主要是草酸钙。前者是采收过程中引进的杂质,泥沙多,则灰分高,这种高灰分是完全可以通过采收加工过程中清洗的方法降低到正常范围;后者是生药自身组织细胞中的内含物,它可以通过测定酸不溶性灰分的方法,消除生药自身内含物对灰分值的影响。酸不溶性灰分(acid-insoluble ash)是衡量泥沙含量的重要指标,对于地下部位入药的生药尤为重要。测定灰分的供试品,需粉碎后通过二号

笔记

筛,并将颗粒混合均匀。

(1) 总灰分测定:称取供试品 3~5g,置炽灼至恒重的坩埚中,称定重量(准确至 0.01g),缓缓炽热,注意避免燃烧,至完全炭化时,逐渐升高温度至 500~600℃,使完全灰化并至恒重。根据残渣重量,计算供试品中含总灰分的百分数。如供试品不易灰化,可将坩埚放冷,加热蒸馏水或 10% 硝酸铵溶液 2ml,使残渣湿润,然后置水浴上蒸干,残渣照前法炽灼,至坩埚内容物完全灰化。

(2) 酸不溶性灰分测定:取上项所得灰分,在坩埚中加入稀盐酸 10ml,用表面皿覆盖坩埚,置水浴上加热 10 分钟,表面皿用热蒸馏水 5ml 冲洗,洗液并入坩埚中,用无灰滤纸滤过,坩埚内的残渣用蒸馏水洗于滤纸上,并洗涤至洗液不显氯化物反应为止,滤渣连同滤纸移至同一坩埚中,干燥,炽灼至恒重。根据残渣重量,计算供试品中含酸不溶性灰分的百分数。

4. 浸出物测定　一些生药的有效成分或主成分尚不十分清楚,或其成分明确但无适宜、成熟的含量测定方法,鉴于此,常选用适当的溶剂,测定其浸出物的含量,可以初步评价生药的品质。溶剂的选择,应结合用药习惯、活性成分等考虑,一般采用水或一定浓度的乙醇,有时也采用乙醚作溶剂。测定用的供试品需经粉碎通过二号筛并混合均匀。

(1) 水溶性浸出物测定

1) 冷浸法:取供试品约 4g,精密称定(准确至 0.01g),置 250~300ml 的烧瓶中,精密加入蒸馏水 100ml,密塞冷浸,前 6 小时内时时振摇,再静置 18 小时,用干燥滤器迅速滤过,精密量取滤液 20ml,置已干燥至恒重的蒸发皿中,在水浴上蒸干后,于 105℃干燥 3 小时,移置干燥器中,冷却 30 分钟,迅速精密称定重量,以干燥品计算供试品中含水溶性浸出物的百分数。

2) 热浸法:取供试品 2~4g,称定重量,置 250~300ml 的烧瓶中,精密加入蒸馏水 50~100ml,密塞,称定重量,静置 1 小时后,连接回流冷凝管,加热至沸腾,并保持微沸 1 小时。放冷后,取下烧瓶,密塞,称定重量,用水补足减失的重量,摇匀,用干燥滤器滤过。精密量取滤液 25ml,置已干燥至恒重的蒸发皿中,在水浴上蒸干后,于 105℃干燥 3 小时,移置干燥器中,冷却 30 分钟,迅速精密称定重量,以干燥品计算供试品中含水溶性浸出物的百分数。

(2) 醇溶性浸出物测定:按水溶性浸出物测定法测定,但热浸法需在水浴上加热。溶剂常选稀乙醇或 95% 乙醇,有时也选用无水乙醇作溶剂。

(3) 醚溶性浸出物测定:取供试品 2~4g,称定重量,置于恒重蒸馏瓶的脂肪抽出器中,用乙醚作溶媒,水浴加热 4~6 小时,以少量乙醚冲洗回流器,洗液接入蒸馏瓶中,低温蒸出乙醚,于 105℃干燥 3 小时,移置干燥器中,冷却 30 分钟,迅速精密称定重量,以干燥品计算供试品中含醚溶性浸出物的百分数。

第三节　生药的基源鉴定

生药的原植(动)物鉴定(基源鉴定:identification of original plant or animal),是利用植(动)物分类学的基础知识与方法,对生药的基源进行鉴定,确定物种,给出原植(动)物的正确学名。这是生药鉴定的根本,也是生药后续生产、资源开发及新药研究工作的基础。

原植物鉴定的步骤:深入到生药的原产地或主产区实地调查研究,了解当地名称、分布、生境、海拔、生态习性、植物特征、用药习惯以及采收加工等情况;采集带有花、果实、种子等具有分类学特征的植物标本,特别应注意采集到药用部位;对采集到的植物标本,应用植物分类学方法,观察植物各部分的形态,尤其是花、果实、种子等繁殖器官的形态特征,查阅《中国植物志》《中国高等植物图鉴》等有关专著,必要时查阅分类学原始文献进行鉴定;还可到有关的植物标本馆,与收藏的模式标本或已经正确订名的标本进行核对;或请教植物分类学专家,保证鉴定结果的准确性。

生药原植物标本经鉴定后,同时采集的药用部位要标明植物的学名,作为对照生药样品保存,供后续研究工作及鉴定生药商品时作对比。

近年来,我国学者对数百种生药作了大量的包括原植(动)物鉴定在内的研究工作,基本上弄清了我国常用生药的植(动)物来源,出版了一批专著,如《常用中药材品种整理与质量研究》《中国中药资源丛书》等,这些都是生药基源鉴定的重要参考资料。

第四节　生药的性状鉴定

性状鉴定(macroscopical identification)是指通过人体的感官看、摸、闻、尝及水试、火试的直观方法观察生药的形状、大小、色泽、表面、质地、气、味等特征进行生药真实性鉴定的方法。这种鉴别方法,更多的是医药工作者长期经验积累的总结,方法简便易行、快速有效,是常用的鉴别方法之一。性状鉴定有时也可以对生药的品质作出初步判断,如甘草"以甜者为佳"。

(一) 形状

形状(shape)常指干燥生药的形态;对皱缩的全草、叶和花类生药,可先用热水浸泡,展平后观察;对某些果实、种子类生药,亦可用热水浸软后剥去果皮或种皮,以便观察内部特征。生药的形状与药用部分有关。如根类生药有圆柱形、圆锥形、纺锤形等;皮类生药有卷筒状、板片状等;种子类生药有圆球形、扁圆形等。老药工们常以简单、生动的语言加以概括,易懂易记。如天麻(冬麻)的红棕色顶芽称"鹦哥嘴";防风的根茎部分称"蚯蚓头";党参根头具多数疣状突起的茎痕及芽痕称"狮子盘头";海马的外形为"马头蛇尾瓦楞身";山参的主要特征被形象地描述为"芦长碗密枣核艼,紧皮细纹珍珠须"。

(二) 大小

大小(size)指生药的长短、粗细、厚薄。应观察较多的样品,一般有一定的幅度。对于细小的种子类生药,如葶苈子、车前子、菟丝子等,应在放大镜下测量。

(三) 色泽

包括生药表面和断面的色泽(colour),一般应在日光下观察。各种生药的颜色是不相同的,而同一生药的色泽变化则与生药质量有关。如玄参要黑、丹参要紫、茜草要红、黄连要黄。如加工条件变化、贮藏时间不同或灭菌不当等,都可能改变生药的固有色泽,甚至引起内在质量的变化。如黄芩主要含黄芩苷、汉黄芩苷等有效成分,如保管或加工不当,黄芩苷在生药中酶的作用下水解成葡萄糖醛酸与黄芩素,具3个邻位酚羟基的黄芩素易氧化成醌类而显绿色,黄芩变绿后质量降低。

(四) 表面

指生药表面(surface)所能观察到的特征。皮类生药包括外表面和内表面,叶类生药包括上表面和下表面。生药表面的特征不尽相同,如光滑、粗糙、皱纹、皮孔、毛茸及其他附属物等。有的单子叶植物根茎具膜质鳞叶;蕨类植物的根茎常带有叶柄残基和鳞片;白花前胡根的根头部有叶鞘残存的纤维毛状物,是区别紫花前胡根的重要特征;马钱子表面密生银灰色绢状茸毛,极易与其他生药相区别。

(五) 质地

质地(texture)指接触生药时所感知的特征,可分软、硬、轻、重、坚韧、疏松、致密、黏性、粉性、油润、角质、绵性、柴性等。有些生药的质地因加工方法不同而异,如盐附子易吸潮变软,黑顺片则质硬而脆;含淀粉多的生药,经蒸或煮等加工干燥后,会因淀粉糊化而变得质地坚实,如白芍。经验鉴别中,用于形容生药质地的术语很多,如质轻而松、断面多裂隙,谓之松泡,如南沙参;生药富含淀粉,折断时有粉尘,谓之粉性,如山药;质地柔软,含油而润泽,谓之油润,如当归;质地坚硬,断面半透明状或有光泽,谓之角质,如郁金等。

笔记

（六）断面

断面（fracture）指生药的自然折断面和用刀横切（或削）形成的断面，主要观察折断时的现象和断面特征。断面现象如易折断或不易折断，有无粉尘散落、响声等。自然折断的断面特征包括平坦、纤维性、颗粒性、裂片状、刺状、胶丝状，以及是否可以层层剥离等。对于根及根茎、茎和皮类生药的鉴别，折断面观察很重要。如茅苍术易折断，断面放置能起霜（析出白毛状结晶），白术不易折断，断面放置不起霜；甘草折断时有粉尘散落（淀粉）；杜仲折断时有胶丝相连；黄柏折断面呈纤维性，并呈裂片状分层；苦楝皮的折断面裂片状分层；厚朴折断面可见小亮星。

生药的横切（削）面（cut surface）特征也非常重要，可通过观察皮部与木部的比例、维管束的排列方式、射线的分布、油点的多少等特征区别易混品。形象描述的术语常用来表述这些特征，如黄芪有菊花心；粉防己有车轮纹；茅苍术有朱砂点；大黄根茎可见星点；何首乌有云锦纹；商陆有罗盘纹等。

（七）气

气（odour）指生药具有的特殊香气或臭气，可作为鉴别相关生药的主要依据之一。这是由于生药中含有挥发性成分的缘故，如檀香、阿魏、麝香、肉桂、藿香、薄荷等。对于气味不明显的生药，可搓碎、切碎后或用热水浸泡后嗅闻确认。

（八）味

味（taste）指口尝生药时的味感。每种生药的味感是比较固定的，也是衡量生药品质的标准之一，如乌梅、木瓜、山楂均以味酸为好；黄连、黄柏以味越苦越好；甘草、党参以味甜为好等。生药的味感与生药所含成分及含量有密切关系，若生药的味感改变，就要考虑其品种或质量是否有问题。尝药时要注意取样的代表性，因为生药的各部分味感可能不同，如果实的果皮与种子，树皮的外侧和内侧，根的皮部和木部等。对有强烈刺激性和剧毒的生药（如草乌、雪上一支蒿、半夏、白附子等），口尝时要特别小心，取样量要少。

另外，一些简便易行的传统经验鉴别方法也很实用，包括水试法和火试法。如西红花加水浸泡后，水液呈金黄色；秦皮水浸，浸出液呈天蓝色荧光；车前子加水浸泡，种子变黏滑，体积膨胀；熊胆粉末投入水中，即在水面旋转并呈黄色线状下沉而不扩散；降香点燃香气浓烈，烧后残留白灰；麝香少许火烧时有轻微爆鸣声，似烧毛发但无臭气，灰为白色；海金沙易点燃且伴有爆鸣声及闪光。

第五节　生药的显微鉴定

显微鉴定（microscopical identification）是利用显微镜来观察生药的组织构造（histological structure）、细胞形态及其后含物（ergastic substance）等特征进行生药真实性鉴定的方法。包括组织鉴定和粉末鉴定，适用于性状鉴定不易识别的生药，性状相似难以区别的多来源生药，破碎生药，粉末生药及由粉末生药制成的丸、散、锭、丹等中药成方制剂。

一、显微鉴定的方法

显微鉴定的第一步是根据观察对象和目的的不同制作合适的显微制片，包括组织制片、表面制片和粉末制片。组织制片一般采用徒手、滑走、冷冻或石蜡切片法制片；对于植物类生药，如根、根茎、茎藤、皮、叶类等生药，一般制作横切片（transverse section）用于观察，必要时制作纵切片（longitudinal section）；果实、种子类须制作横切片及纵切片用于观察；木类生药常观察横切、径向纵切及切向纵切三个切面。鉴定叶、花、果实、种子、全草类生药，可取叶片、萼片、花冠、果皮、种皮制表面片，以观察各部位的细胞形状、气孔、腺毛、非腺毛、角质层纹理等表面（皮）特征。也可将生药制作粉末片进行观察。有时为了观察某些完整的细胞（如纤维、石细胞、导管等）特

笔记

征,可制作解离组织片。对于粉末生药或由粉末生药制成的中成药,可直接取目的物,选用不同试液封片,然后观察粉末中具有鉴别意义的组织、细胞及细胞后含物显微特征。

观察生药组织切片或粉末中的细胞后含物时,一般用甘油-醋酸试液或蒸馏水装片观察淀粉粒,并利用偏振光显微镜观察未糊化淀粉粒的偏光现象;用甘油装片观察糊粉粒;如欲观察菊糖,可用水合氯醛试液装片不加热立即观察。为了使生药组织切片或粉末的细胞、组织能观察清楚,需用水合氯醛试液装片透化,为避免析出水合氯醛结晶,可在透化后滴加甘油少许,再加盖玻片。

观察细胞和后含物时,常需要测量其直径、长短(以 μm 计),作为鉴定依据之一,测量时使用显微测微尺。淀粉粒等微细物体宜在高倍镜下测量;纤维、非腺毛等较大的结构可在低倍镜下测量。

二、显微鉴定的要点

同一物种来源的生药,均具有较为稳定的组织学特征。即使生药破碎或是呈粉末状,这些组织学特征,尤其是它们的组织、细胞及细胞后含物的特征依然存在。观察、了解并掌握这些基本特征,是进行生药显微鉴定的基础。

(一) 根类生药

1. 组织构造　首先根据维管组织特征,区别其为双子叶植物根或单子叶植物根(roots)。

多数双子叶植物根类生药为次生构造(secondary structure),外侧为木栓组织(因此一般无皮层);有些根的栓内层发达,称次生皮层;韧皮部较发达;形成层环多明显;木质部由导管、管胞、木纤维、木薄壁细胞及木射线组成;中央大多无髓。少数双子叶植物根类生药为初生构造(primary structure),皮层宽,中柱小,韧皮部束及木质部束数目少,相间排列,初生木质部呈星芒状,一般无髓。

有些双子叶植物根有异常构造(anomalous structure),又称"三生构造"(tertiary structure)。如何首乌根在相当于皮层的位置散有数个复合维管束;牛膝根有数轮同心排列的维管束(维管束环的束间形成层不明显);商陆根有数轮同心排列的形成层环及其所形成的三生构造;颠茄、华山参具内涵韧皮部(木间韧皮部)的异常构造。沙参、狼毒等亦有三生构造。

单子叶植物根类生药一般无次生构造;有的表皮细胞外壁增厚,有的表皮发育成数列根被细胞(velamen),壁木栓化或木化;皮层宽广,占根的大部分,内皮层凯氏点通常明显;中柱小,木质部束及韧皮部束数目多,相间排列成环;中央有髓。

根类生药常有分泌组织,大多分布于韧皮部,如乳管、树脂道、油室或油管、油细胞等;各种草酸钙结晶多见,如簇晶、方晶、砂晶或针晶等;纤维、石细胞及后含物的有无及其形状对鉴定也有意义。

2. 粉末特征　木栓组织多见,应注意木栓细胞表面观的形状、颜色、壁的厚度,有的可见木栓石细胞(如党参)。导管一般较大,注意其类型、直径、导管分子的长度及末端壁的穿孔、纹孔的形状及排列等。石细胞应注意形状、大小、细胞壁增厚形态和程度、纹孔形状及大小、孔沟密度等特征。观察纤维时要注意其类型、形状、长短、大小、端壁有无分叉、胞壁增厚的程度及性质、纹孔类型、孔沟形态、有无横隔、排列等特征;同时还要注意纤维束旁的细胞是否含有结晶而形成晶鞘纤维。分泌组织应注意分泌细胞、分泌腔(室)、分泌管(道)及乳汁管等类型,分泌组织的形状、分泌物的颜色、周围细胞的排列及形态等特征。结晶大多为草酸钙结晶,偶有碳酸钙结晶,硅质块,菊糖,应注意结晶的类型、大小、排列及含晶细胞的形态等。淀粉粒一般较小,应注意淀粉粒的多少、形状、类型、大小、脐点形状及位置、层纹等特征。

根类生药的根头部如附有叶柄、茎的残基或着生毛茸,在粉末中可见到叶柄的表皮组织、气孔及毛茸。

(二) 根茎类生药

1. 组织构造　首先要区别其为蕨类植物、双子叶植物或单子叶植物的根茎(rhizomes)。

笔记

蕨类植物根茎的最外层,多为厚壁性的表皮及下皮细胞,基本组织较发达。中柱的类型有:原生中柱、双韧管状中柱及网状中柱等。

双子叶植物根茎大多有木栓组织;皮层中有时可见根迹维管束;中柱维管束无限外韧型;中心有髓。少数种类有三生构造,如大黄的髓部有复合维管束。

单子叶植物根茎的最外层多为表皮;皮层中有叶迹维管束;内皮层大多明显;中柱中散有多数有限外韧维管束,也有周木维管束(如菖蒲)。

根茎类生药的内含物以淀粉粒及草酸钙结晶多见;针晶束大多存在于黏液细胞中。

2. 粉末特征　与根类相似。鳞茎、块茎、球茎常含较多大型的淀粉粒;鳞茎的鳞叶表皮常可见气孔;单子叶植物根茎较易见到环纹导管;蕨类植物根茎一般只有管胞,无导管。

(三) 茎藤类生药

1. 组织构造　首先根据维管束的类型及排列,区别其为双子叶植物茎或单子叶植物茎(stems)。

茎类生药以双子叶植物茎为多。草质茎大多有表皮;皮层为初生皮层,其外侧常分化为厚角组织,有的可见内皮层;中柱鞘常分化为纤维或有少量石细胞;束中形成层明显;次生韧皮部大多成束状;髓射线较宽;髓较大。木质茎最外层为木栓组织;皮层多为次生皮层;中柱鞘厚壁组织多连续成环或断续成环;形成层环明显;次生韧皮部及次生木质部环列;射线较窄,细胞壁常木化;髓较小。

单子叶植物茎最外层为表皮,基本组织中散生多数有限外韧维管束,中央无髓。

裸子植物茎的木质部主为管胞,通常无导管。

2. 粉末特征　除了无叶肉组织外,其他组织、细胞或后含物一般都可能存在。

(四) 皮类生药

1. 组织构造　皮类(barks)生药是指来源于被子植物(主要是双子叶植物)和裸子植物形成层以外的部分,以茎干皮较多,根皮、枝皮较少。通常包括木栓组织、皮层及韧皮部。应注意木栓细胞的层数、颜色、细胞壁的增厚程度;韧皮部及皮层往往有厚壁组织存在,应注意纤维和石细胞的形状、大小、壁的厚度、排列形式等。皮类生药常有树脂道、油细胞、乳管等分泌组织以及草酸钙结晶。

2. 粉末特征　一般不应有木质部的组织,常有木栓细胞、纤维、石细胞、分泌组织及草酸钙结晶等。

(五) 木类生药

1. 组织构造　通常从三个切面观察。横切面主要观察年轮的情况、木射线宽度(细胞列数)、导管与木薄壁细胞的比例及分布类型、导管和木纤维的形状与直径等;径向纵切面主要观察木射线的高度及射线细胞的类型(同型细胞射线或异型细胞射线),木射线在径向纵切面呈横带状,与轴向的导管、木纤维、木薄壁细胞相垂直,同时观察导管的类型,导管分子的长短、直径及有无侵填体,木纤维的类型及大小、壁厚度、纹孔等;切向纵切面主要观察木射线的形状、宽度、高度及类型(单列或多列),射线在切向纵切面的宽度是指最宽处的细胞数,高度是指从上至下的细胞数,同时观察导管、木纤维等。

木类(woods)生药的导管大多为具缘纹孔导管,注意具缘纹孔的大小及排列方式。木纤维可分为韧型纤维及纤维管胞,前者的细胞壁无纹孔或有单斜纹孔,后者为具缘纹孔。木射线及木薄壁细胞一般木化,具纹孔;如有内涵韧皮部,细胞壁非木化(如沉香)或管状分泌细胞(如檀香),有的有草酸钙簇晶(如沉香)或方晶且形成晶纤维(如苏木、檀香)。裸子植物木类生药主要观察管胞及木射线细胞。

2. 粉末特征　以导管、韧型纤维、纤维管胞、木薄壁细胞的形态特征以及细胞后含物为主要鉴别点。

笔记

（六）叶类生药

1. 组织构造　叶类（leaves）生药通常作横切片观察表皮、叶肉及叶脉的组织构造。要注意上、下表皮细胞的形状、大小、外壁、气孔、角质层及内含物,特别是毛茸的类型及其特征。叶肉部分注意栅栏组织细胞的形状、大小、列数及所占叶肉的比例和分布。主脉部位观察维管组织的形状、类型以及周围或韧皮部外侧有无纤维层。

2. 表面制片　主要观察表皮细胞、气孔及各种毛茸的全形。注意上、下表皮细胞的形状、垂周壁及有无纹孔和角质层纹理。观察气孔的类型及副卫细胞数。毛茸为叶类生药的重要鉴别特征,注意观察非腺毛的颜色、形状、长短、细胞壁的厚度及其表面特征以及组成非腺毛的细胞数和列数;腺毛则注意头部的形状、细胞数、大小、分泌物颜色,柄部的长短、细胞数或列数。另外,利用叶的表面制片还可测定栅表比、气孔数、气孔指数及脉岛数,对亲缘相近的同属植物的鉴别有一定参考价值。

3. 粉末特征　与叶的表面制片基本一致,但毛茸多碎断,粉末中还可见到叶片的横断面及内含物。

（七）花类生药

花类（flowers）生药可将苞片、花萼、花冠、雄蕊或雌蕊等分别作表面制片,或将完整的花作表面制片观察,也有将萼筒作横切面观察（如丁香）。苞片、花萼的构造与叶相似,但其叶肉组织不甚分化,多呈海绵组织状;有的苞片几乎全由厚壁性纤维状细胞组成。花粉粒是鉴别花类生药的重要特征,应注意花粉粒的形状、大小、萌发孔数及形态、外壁构造及纹饰（理）等特征。

（八）果实、种子类生药

1. 组织构造　果实类（fruits）生药一般观察果皮的组织特征。可分外果皮、中果皮及内果皮,内、外果皮相当于叶的上、下表皮,中果皮相当于叶肉。外果皮为1列表皮细胞,观察点同叶类;中果皮为多列薄壁细胞,有细小维管束散布;内果皮的变异较大,有的为一层薄壁细胞,有的有石细胞散在,有的为结晶细胞层,也有分化为纤维层的;伞形科植物果实的内果皮特殊,为一层镶嵌状细胞层。

种子类（seeds）生药,重点观察种皮的构造,有的种皮只有一层细胞,多数的种皮由数种不同的细胞组织构成。种子的外胚乳、内胚乳或子叶细胞的形状、细胞壁增厚状况,以及所含脂肪油、糊粉粒或淀粉粒等,也具有鉴别意义。

2. 粉末特征　果实类生药的粉末注意观察外果皮细胞的形状、垂周壁的增厚状况、角质层纹理以及非腺毛、腺毛的有无及中果皮、内果皮的细胞形态等特征。种子类生药的粉末则观察种皮的表面观及断面观形态特征,种皮支持细胞、油细胞、色素细胞的有无和形态,有无毛茸、草酸钙结晶、淀粉粒、分泌组织碎片等。糊粉粒仅存在于种子中,是种子的重要鉴别特征。

（九）全草类生药

大多为草本植物的地上部分,少数为带根的全株。全草类（herbs）生药包括了草本植物的各个部位,其显微鉴定可参照以上各类生药的鉴别特征。

（十）菌类生药

菌类（fungi）生药大多以子实体或菌核入药。观察时应注意菌丝的形状、有无分枝、颜色、大小;团块、孢子的形态;结晶的有无及形态、大小与类型;应无淀粉粒和高等植物的显微特征出现。

（十一）动物类生药

动物类（animals）生药因药用部分不同,有动物体、分泌物、病理产物和角甲类之分。

动物全体应注意皮肤碎片细胞的形状与色素颗粒的颜色;刚毛的形态、大小及颜色;体壁碎片颜色、形态、表面纹理及菌丝体;骨碎片颜色、形状、骨陷窝形态与排列方式,骨小管形状以及是否明显等。带有鳞片的动物体还应注意鳞片表面纹理及角质增厚特征。

笔记

分泌物和病理产物应注意团块的颜色及其包埋物的性质特征,表皮脱落组织,毛茸及其他细胞的形状、大小、颜色等特征。

角甲类生药应注意碎块的形状、颜色、横断面和纵断面观的形态特征及色素颗粒颜色。

（十二）矿物类生药

矿物类（minerals）生药除龙骨等少数化石类生药外,一般无植（动）物性显微特征。主要应注意晶体的大小、直径或长径;晶形的棱角、锐角或钝角;色泽、透明度、表面纹理及方向、光洁度;偏光显微镜下的特征等。

三、扫描电镜等的应用

1. 扫描电子显微镜（scanning electron microscope） 扫描电子显微镜分辨率高,放大倍率5倍~10万倍,能使物质的图像呈现显著的表面立体结构（三维空间）,样品的制备又较简易,所以在生药鉴定,特别在同属植物种间的表面结构的鉴别比较上,已成为一种重要的手段并广泛应用。如研究花粉粒、种皮和果皮的表面纹饰,茎、叶表皮组织的结构（毛茸、腺体、气孔、角质层、蜡层、分泌物等）,个别组织和细胞（管胞、导管、纤维、石细胞）的细微特征,木类生药的解剖以及动物体壁、鳞片及毛茸等的鉴别。

2. 偏光显微镜（polarization microscope） 在偏光显微镜下,生药的某些鉴别要素在色彩上表现出一定的变化,可作为大多数植物、动物、矿物类生药的显微鉴别依据之一。如植物的淀粉在偏光显微镜下呈现黑十字现象,不同类型的淀粉其黑十字形象不同;不同类型的草酸钙结晶在偏光显微镜下呈不同的多彩颜色;石细胞的细胞壁在偏光显微镜下呈亮黄色或亮橙黄色;纤维、导管在偏光显微镜下则呈强弱不同的色彩;动物的骨碎片、肌纤维、结晶状、毛茸等也呈现出不同的偏光特性;矿物类物质多具有偏光特性。

第六节　生药的理化鉴定

生药的理化鉴定（physico-chemical identification）是利用物理的或化学的分析方法,对生药中所含有效成分或主要成分进行定性和定量分析,以鉴定其真伪和品质优劣的一种方法。生药的理化鉴定技术发展很快,新的分析手段和方法不断出现,是确定生药真伪优劣和控制药品质量最为重要的技术手段。现将常用的理化鉴定方法介绍如下。

一、一般理化鉴别

1. 物理常数 包括相对密度、旋光度、折光率、硬度、黏稠度、沸点、凝固点、熔点等。对挥发油、油脂类、树脂类、液体类生药（如蜂蜜）和加工品类（如阿胶）等生药的真实性和纯度的鉴定,具有重要的意义。

2. 呈色反应 利用生药的化学成分能与某些试剂产生特殊的颜色反应来进行鉴别。一般在试管中进行,亦有直接在生药断面或粉末上滴加试液,观察颜色变化以了解某成分所存在的部位。如马钱子胚乳薄片置白瓷板上,加1%钒酸铵的硫酸溶液1滴,迅速显紫色（示士的宁）;另取切片加发烟硝酸1滴,显橙红色（示马钱子碱）。

3. 沉淀反应 利用生药的化学成分能与某些试剂产生特殊的沉淀反应来鉴别。如赤芍用水提取,滤液加三氯化铁试液,生成蓝黑色沉淀。

4. 泡沫反应和溶血指数的测定 利用皂苷的水溶液振摇后能产生持久性的泡沫和溶解血液中红细胞的性质,可作为测定含皂苷类成分生药的泡沫指数或溶血指数的质量指标。

5. 微量升华（microsublimation） 利用生药中所含的某些化学成分在一定温度下能升华的性质获得升华物,在显微镜下观察其结晶形状、颜色及化学反应作为鉴别特征。如大黄粉末升华物有黄色针状（低温时）、树枝状和羽状（高温时）结晶，在结晶上加碱液则结晶溶解呈红色，可进一步确证其为蒽醌类成分。薄荷的升华物为无色针簇状结晶（薄荷脑），加浓硫酸 2 滴及香草醛结晶少许，显黄色至橙黄色，再加蒸馏水 1 滴即变紫红色。牡丹皮、徐长卿根的升华物为长柱状或针状、羽状结晶（牡丹酚）。斑蝥的升华物（30~140℃）为白色柱状或小片状结晶（斑蝥素），加碱液溶解，再加酸液又析出结晶。

6. **显微化学反应**（microchemical reaction）　指细胞及其代谢产物与一定的化学试剂作用，所发生的颜色变化、沉淀产生、结晶生成、气体逸出等一系列化学反应现象。实验时将生药的干粉、切片或浸出液少量，置于载玻片上，滴加某些化学试液，在显微镜下观察反应结果。如黄连粉末滴加稀盐酸，可见针簇状小檗碱盐酸盐结晶析出；穿心莲叶用水湿润，制作横切片，滴加乙醇后加 Kedde 试液，叶肉组织显紫红色（示穿心莲内酯类的不饱和内酯环反应）。

7. **荧光分析**　利用生药中所含的某些化学成分在紫外光或自然光下能产生一定颜色的荧光性质进行鉴别。通常直接取生药饮片、粉末或浸出物在紫外灯下进行观察。例如黄连饮片的木质部显金黄色荧光；秦皮的水浸液显天蓝色荧光（自然光下亦明显）。

有些生药本身不产生荧光，但用酸、碱或其他化学方法处理后，可使某些成分在紫外灯下产生荧光。例如芦荟水溶液与硼砂共热，所含芦荟素即起反应显黄绿色荧光。有些生药表面附有地衣或真菌，也可能有荧光出现。利用荧光显微镜可观察生药的荧光及化学成分存在的部位。

二、分光光度法

分光光度法是通过测定被测物质在特定波长或一定波长范围内的光吸收度进行定性和定量分析的方法。生药分析中常用的有紫外 - 可见分光光度法、红外分光光谱法、原子吸收分光光度法等。

1. **紫外 - 可见分光光度法**（ultraviolet-visible spectrophotometry）　根据有机分子对 200~760nm 波长范围电磁波的吸收特性所建立的光谱分析方法。此方法不仅能测定有色物质，对有共轭双键等结构的无色物质也能测定，具有灵敏、简便、准确的特点，既可作定性分析又可作含量测定。生药中含有紫外吸收的成分或本身有颜色的成分，在一定的浓度范围内，其溶液的吸收度与浓度符合朗伯 - 比尔定律，均可以采用该方法进行分析。有些成分本身没有吸收，但加入合适的显色试剂显色后也可用此法测定。该方法适于测定生药中的大类成分，如总黄酮、总蒽醌、总皂苷的测定。

2. **红外分光光度法**（infrared spectrophotometry）　红外光谱的专属性强，几乎没有两种单体的红外光谱完全一致，因此可用于生药的定性鉴别。可以将生药粉末直接压片鉴别真伪；也可以用提取物获得红外光谱来鉴别生药。

3. **原子吸收分光光度法**（atomic absorption spectrophotometry）　测定对象是显原子状态的金属元素和部分非金属元素，如铅、镉、砷、汞、铜等，这是测定生药及其制品中微量元素的常用方法之一。

三、色　谱　法

色谱法（chromatography）根据分离原理分为吸附色谱法、分配色谱法、离子交换色谱法与排阻色谱法等；根据分离方法又分为纸色谱法、柱色谱法、薄层色谱法、气相色谱法、高效液相色谱法等。薄层色谱法是生药理化鉴别中最为重要的定性鉴别方法；气相色谱法和高效液相色谱法则是最为常用的定量分析方法。

1. **薄层色谱法**（thin layer chromatography，TLC）　将供试品溶液点于薄层板上，在展开容器内用展开剂展开，使供试品中的化学成分分离，所得色谱图与对照物（reference substance）同法获得的色谱图对比，达到鉴别目的。对照物包括化学对照品（chemical reference substance）、对照提取物(reference extract)或对照药材(reference crude drug)。对于有色物质,直接观察色斑;对于无色物质,可在紫外光(254nm 或 365nm)下检视,或喷以显色剂加以显色,或在薄层硅胶中加入荧光物质,采用荧光猝灭法检视。

2. 气相色谱法(gas chromatography,GC)　系采用气体为流动相(载气)进行分离的色谱分析方法,最适用于分析含挥发油及其他挥发性成分的生药。氦、氮、氢可用作载气;色谱柱为填充柱或毛细管柱;检测器有火焰离子化检测器(flame ionization detector,FID)、热导检测器(thermal conductivity detector,TCD)、氮磷检测器(nitrogen-phosphorus detector,NPD)、火焰光度检测器(flame photometric detector,FPD)、电子捕获检测器(electron capture detector,ECD)、质谱检测器(mass spectrometric detector,MSD)等。气相色谱 - 质谱联用技术(GC/MS)适于分析挥发油的组成。

3. 高效液相色谱法(high performance liquid chromatography,HPLC)　系采用高压输液泵将流动相泵入装有填充剂的色谱柱对供试品进行分离测定的色谱分析方法。最常用的填充剂为十八烷基硅烷键合硅胶;流动相可以采用固定比例或按规定程序改变比例(梯度洗脱)的溶剂组成;最常用的检测器是紫外检测器(ultraviolet detector,UVD)和二极管阵列检测器(diode array detector,DAD)。荧光检测器(fluorescence detector,FLD)、蒸发光散射检测器(evaporative light scattering detector,ELSD)、示差检测器(refractive index detector,RID)、电化学检测器(electrochemical detector,ECD)、质谱检测器(MSD)等也常使用。高效液相色谱法具有分离效能高、分析速度快、重现性好、灵敏度和准确度高等优势,是生药含量测定的首选方法。随着仪器的普及化以及蒸发光散射检测器和质谱检测器的商品化,HPLC 在生药分析中的应用愈加广泛。

高效毛细管电泳(high performance capillary electrophoresis,HPCE)和毛细管电色谱(capillary eletrochromatography,CEC)等色谱分析方法在生药分析中也具有应用价值。

四、化学指纹图谱

指纹图谱(fingerprint)是近年来发展起来的生药鉴定新技术,是控制生药及其制品质量的有效手段。根据测定手段的不同,分为化学指纹图谱(如色谱指纹图谱)和生物指纹图谱(如 DNA 指纹图谱)。通常的化学指纹图谱,是指采用光谱、色谱或其他分析方法建立的用于表征生药化学成分特征的图谱。一般为色谱指纹图谱,即将生药经过适当处理后,应用现代色谱技术并结合化学计量学及计算机方法,对生药所含化学成分的整体特征进行科学表征的专属性很强的图谱;最常采用的色谱方法是高效液相色谱法,以及薄层色谱法和气相色谱法。

中药的药效是所含的多种化学成分通过多靶点、多环节发挥综合作用的结果,因此,仅分析测定中药中的某一种或某几种主要化学成分来评价其质量是不科学的,尤其是在很多中药的有效成分尚不明确的情况下,综合的质量评价方法成为客观要求,中药指纹图谱方法应运而生,采用指纹图谱技术控制银杏叶制剂的质量无疑是成功的范例,推动了对中药指纹图谱的研究与应用。

作为一种综合的、可量化的质量评价方法,指纹图谱具有显著的整体性和模糊性特点;整体性系指指纹图谱是中药化学成分整体的综合表达,不能孤立地看待其中的某一个或某几个色谱峰,只有完整的图谱才能表达中药所含化学成分的全部特征;模糊性指图谱中的大多数色谱峰所对应的化合物结构是不清楚的。为保证指纹图谱的实用性,要求指纹图谱具有专属性和重现性,即指纹图谱要能够体现某一生药的特征,其结果可以重现,因此,严格的方法学考察是必需的。

通过对 10 批以上样品的分析,从中归纳出合格样品所共有的,且峰面积相对稳定的色谱峰作为指纹峰构建获得标准图谱,即由所有具有指纹意义的色谱峰组成的完整图谱。指纹峰的位置(保留时间或比移值)、强度(峰面积或峰高)或相对值(与选定参比峰的比值)是色谱指纹图谱的综合参数。通过计算供试品图谱与标准图谱的相似度(similarity),判断供试品合格与否。

中药化学指纹图谱的研究方兴未艾,但谱效关系的相关性研究较为薄弱,相信随着研究手段的丰富和完善,指纹图谱技术在中药质量控制方面定将发挥重要作用。

五、定量分析与方法学验证

生药中化学成分的定量分析(quantitative analysis)是评价生药质量的重要手段,对于保证生药的有效性和安全性意义重大。目前常用的方法是分光光度法和色谱法,主要有紫外-可见分光光度法、气相色谱法和高效液相色谱法。分光光度法主要用于定量分析生药中的大类成分,如总黄酮、总皂苷的含量测定;色谱法主要用于定量分析生药中的有效成分或指标成分,如人参中人参皂苷 Rg_1、Re 和 Rb_1 的含量测定。

分光光度法的含量测定方法有 3 种:对照品比较法、吸收系数法和标准曲线法;色谱法的含量测定方法主要也有 3 种:内标法、外标法和面积归一化法。

对于生药中多类成分的同时定量分析,可以采用质谱检测器实现对不同结构类型成分的同时检测,将紫外检测器和蒸发光散射检测器串联应用则可以同时分析有紫外吸收和无紫外吸收的成分。

在化学成分对照品难以获取或者稳定性差的情况下,可以采用替代对照品测定法实现多成分的同时定量分析,以一标多测法最为常用,即使用一个对照品同时定量分析多个待测成分,如以盐酸小檗碱为对照品同时定量测定黄连中的小檗碱、表小檗碱、黄连碱和巴马汀。其基本原理是:在一定的色谱条件下,单位质量的参照物和待测成分的响应值的比值(即相对校正因子,relative correction factor)为一恒定值,符合朗伯-比尔定律。为保证测定结果的准确性,待测成分与参照物以同类成分为宜,紫外检测器的可行性最佳。待测成分色谱峰的定位和相对校正因子的测定与耐用性考察是一标多测的关键要素。

用于生药定量分析的方法必须进行验证,以证明采用的含量测定方法符合相应的分析要求。验证内容包括:准确度、精密度(包括重复性、中间精密度和重现性)、专属性、检测限、定量限、线性、范围和耐用性。

(一)准确度

准确度(accuracy)系指用该方法测定的结果与真实值或参考值接近的程度,一般用回收率(recovery rate,%)表示。准确度应在规定的范围内测试。

1. 测定方法的准确度 可用已知纯度的对照品做加样回收率测定,于已知被测成分含量的供试品中再精密加入一定量的已知纯度的被测成分对照品依法测定,用实测值与供试品中含有量之差,除以加入对照品量计算回收率。加入对照品的量要适当,过小相对误差较大,过大真实性差;对照品的加入量与供试品中已知含有量之和必须在标准曲线的线性范围之内。

2. 数据要求 在规定范围内,取同一浓度的供试品溶液,用 6 个测定结果进行评价;或设计 3 个不同浓度,各分别制备 3 份供试品溶液进行测定,用 9 个测定结果进行评价,一般中间浓度为所取供试品含量的 100% 水平,其他两个浓度分别为供试品含量的 80% 和120%。应报告供试品取样量、供试品中含有量、对照品加入量、测定结果和回收率(%)计算值,以及回收率的相对标准偏差(RSD)或可信限。

(二)精密度

精密度(precision)是指在规定的测试条件下,同一个均匀供试品经多次取样测定所得结果之间的接近程度。精密度一般用偏差、标准偏差或相对标准偏差表示。精密度验证内容包括重复性、中间精密度和重现性。

1. 重复性(repeatability) 系指在相同操作条件下,由同一个分析人员连续测定所得结果的精密度,亦称批内精密度。可在同一条件下对同一批样品制备至少 6 份以上供试品溶液($n \geq 6$),

笔记

或设计 3 个不同浓度各分别制备 3 份供试溶液（$n=9$），进行测定，计算含量的平均值和相对标准偏差（RSD），RSD 值一般要求不大于 5%。

2. 中间精密度（intermediate precision）　系指在同一个实验室，在不同时间由不同分析人员用不同设备测定结果之间的精密度。为考察随机变动因素对精密度的影响，应进行中间精密度试验，变动因素包括不同日期、不同分析人员、不同设备。

3. 重现性（reproducibility）　系指在不同实验室由不同分析人员测定结果之间的精密度。法定标准采用的分析方法应进行重现性试验。如建立药典分析方法时，可通过协同检验得出重现性结果，协同检验的目的、过程和重现性结果均应记载在起草说明中。应注意重现性试验用样品本身的质量均匀性和储存运输过程中的环境影响因素，以免影响重现性结果。

（三）专属性

专属性（specificity）系指在其他成分可能存在的情况下，采用的方法能正确测定出被测成分的特性，亦称为选择性（selectivity）。通常以不含被测成分的供试品作为空白样品，进行实验来说明方法的专属性。色谱法中被测成分的分离度应符合要求（≥1.5），空白样品的色谱图中应在相应保留时间处无干扰峰。若无法制备空白样品，可采用二极管阵列检测器和质谱检测器进行峰纯度检查。

（四）检测限

检测限（limit of detection，LOD）是指供试品中被测成分能被检测出的最低浓度或最小量，无需准确定量。通常以信噪比法测定，即用已知低浓度样品测出的信号与空白样品测出的信号进行比较，计算出能被可靠地检测出的最低浓度或量。一般以信噪比（S/N）为 3∶1 或 2∶1 时的相应浓度或注入仪器的量确定检测限。

（五）定量限

定量限（limit of quantification，LOQ）是指供试品中被测成分能被定量测定的最低量，其测定结果应具有一定准确度和精密度。该指标反映分析方法是否具备灵敏的定量检测能力。常用信噪比法测定定量限，一般以信噪比（S/N）为 10∶1 时相应的浓度或注入仪器的量进行确定。

（六）线性

线性（linearity）是指在设计的范围内，测试结果与供试品中被测成分浓度直接成正比关系的程度。线性是定量测定的基础。

应在规定的范围内测定线性关系。可用一贮备液经精密稀释，或分别精密称样，制备一系列供试品溶液的方法进行测定，需至少制备 5 个浓度的供试品。以测得的响应信号作为被测成分的函数作图，观察是否呈线性，再用最小二乘法进行线性回归。必要时（如采用蒸发光散射检测器时），响应信号可经数学转换，再进行线性回归计算。线性关系的数据包括回归方程、相关系数和线性图，回归方程的相关系数（r）越接近于 1，表明线性关系越好。

（七）范围

范围（range）系指能达到一定准确度、精密度和线性，测试方法适用的高低限浓度或量的区间。对于有毒性的、具特殊功效或药理作用的化学成分，其范围应大于被限定含量的区间。

（八）耐用性

耐用性（robustness）系指在测定条件有小的变动时，测定结果不受影响的承受程度，为使方法用于常规检验提供依据。耐用性表明测定结果的偏差在可接受的范围内，以及测定条件的最大变动范围。开始研究分析方法时，就应考虑其耐用性。如果测试条件要求苛刻，则应在方法中注明。典型的变动因素有：被测溶液的稳定性、样品提取次数、提取时间等；液相色谱法中典型的变动因素有：流动相的组成或 pH、不同厂牌或不同批号的同类型色谱柱、柱温、流速等；气相色谱法中的变动因素有：不同厂牌或不同批号的色谱柱、固定相、不同类型的担体、柱温、进

笔记

样口和检测器温度等。

经试验,应说明测定条件发生小的变动能否通过设计的系统适用性试验,以确保方法有效。

第七节 DNA 分子标记鉴定

生药分子鉴定是指运用 DNA 分子标记技术对生药进行真伪优劣的鉴定,确定其基源,评价其质量。

DNA 分子标记是指以 DNA 多态性为基础的遗传标记。DNA 分子作为遗传信息的直接载体,信息量大,不受环境因素和生物体发育阶段及器官组织差异的影响,每一个体的任一体细胞均含有相同的遗传信息;多态性几乎遍及整个基因组;部分分子标记可分析微量 DNA 和古化石样品。

与传统的生药鉴定方法相比,DNA 分子标记具有下列特点:①DNA 的遗传稳定性使得 DNA 分子标记鉴别方法更为准确可靠:DNA 分子作为遗传信息的直接载体,不受外界因素和生物体发育阶段及器官组织差异的影响,每一个体的任一体细胞均含有相同的遗传信息。因此,用 DNA 分子特征作为标记进行物种鉴别更为准确可靠。②DNA 的遗传多样性使得 DNA 分子标记鉴别方法有较广泛的实用性:DNA 分子标记技术直接测定遗传物质本身(DNA 序列)的变化,不同物种、种内变异等均可在 DNA 分子上找到差异,这就是生物的遗传多样性(genetic diversity)。通过比较 DNA 分子的差异来鉴别物种即 DNA 分子标记鉴定(identification by DNA molecular marker)。由于 DNA 分子不同区域(基因区和非编码区)在生物进化过程中所承受的选择压力不同,使得 DNA 分子的不同区域有不同程度的遗传多样性。因此,选择适当的 DNA 分子标记技术即可在属、种、亚种、居群或个体水平上对研究对象进行准确的鉴别。③DNA 的化学稳定性使得 DNA 分子标记鉴别方法有较好的适用性:DNA 分子除具有较高的遗传稳定性外,比其他生物大分子,如蛋白质(包括同工酶)等具有较高的化学稳定性。即便是陈旧标本中所保存下来的 DNA 仍可用于 DNA 分子标记的研究。

DNA 分子遗传标记技术用于生药及其基源物种的鉴定,具有特异性强、稳定性好、微量、便捷、准确等特点,特别适合于近缘种、易混淆物种、珍稀物种、动物药材、破碎药材、陈旧药材、腐烂药材及样品量极为有限的植物模式标本、中药出土标本、古化石标本等珍贵样品的鉴定。

生药的分子鉴定是随着分子生物技术的迅速发展,在 20 世纪末和 21 世纪初逐渐发展起来的。随着技术的发展和成熟,生药分子鉴定已进入实用阶段。2010 年版《中国药典》及其增补本首次收载了蕲蛇和乌梢蛇的特异性 PCR 鉴别法,以及川贝母的 PCR-RFLP 鉴别法。在 2015 年版《中国药典》中,又收载了中药材 DNA 条形码分子鉴定指导原则。

一、常用 DNA 分子标记技术的方法与原理

(一) 以传统的 Southern 杂交为基础的分子标记技术

限制性片段长度多态性(restriction fragment length polymorphism,RFLP)是利用限制性内切酶能识别 DNA 分子的特异序列并切开的特性,将不同物种 DNA 切割成大小不等、数量不同的片段,这些 DNA 限制性酶切片段经电泳分离、Southern 印迹法可显示出 RFLP 谱带。不同物种 DNA 由于酶切位点数量和长度不同,而使电泳谱带表现出不同程度的多态性。

RFLP 的标记量大,用于 RFLP 的探针可以是核糖体 DNA、叶绿体 DNA,也可以是总 DNA,可为研究植物类群特别是属间、种间甚至品种间的亲缘关系、系统发育与演化提供有力的依据,也可用于基因定位等研究。RFLP 由于在操作过程中存在需用同位素标记、所需 DNA 质量高、操作烦琐、花费高等因素,使其应用受到了限制。通过在实验方法上进行改进,如尼龙膜代替硝酸纤维素膜,使用有效的荧光标记或化学发光物质标记替代放射性同位素标记等,可使该方法

笔记

更易于接受和掌握。

（二）基于聚合酶链式反应的标记技术

聚合酶链式反应（polymerase chain reaction，PCR）是20世纪80年代发明的一种模拟体内DNA复制过程的体外酶促合成核酸片段的技术，又称无细胞分子克隆技术。它以待扩增的双链DNA为模板，由一对人工合成的寡核苷酸引物（一般长度为15~25个核苷酸）介导，通过DNA聚合酶在体外进行DNA序列扩增。在经过变性、复性、延伸过程的约30个循环后，能在短时间内将痕量的靶DNA扩增数百万倍。该方法具有操作简便、快速、特异性强、灵敏的特点，不需使用同位素、省去了克隆等步骤，对材料要求不严（新鲜、快速干燥、化石、干药材均可），用量少（>50mg）。

1. 随机扩增多态性DNA和任意引物PCR 随机扩增多态性DNA（random amplified polymorphic DNA，RAPD）和任意引物PCR（arbitrary primed PCR，AP-PCR）技术是在20世纪90年代初几乎同时发明的。RAPD技术是采用较短的单个随机引物（一般约10个核苷酸）对模板DNA进行非特异性扩增，获得一组不连续的DNA片段。扩增片段具有种、品种、品系及单株特异性。RAPD技术不需物种特异的探针和引物，适用于未知序列的基因组DNA的检测。AP-PCR技术的原理与RAPD技术相同，不同点在于引物的长度不同，AP-PCR是用20~30个核苷酸长度的任意引物进行扩增。

2. 扩增片段长度多态性 扩增片段长度多态性（amplified fragment length polymorphism，AFLP）是继RFLP、RAPD后发展最快的DNA分子标记技术。它首先对样品DNA用限制性内切酶进行酶切，再用人工合成的寡聚核苷酸接头（artificial oligo nucleotide adapter）与酶切片段连接作为扩增反应的模板，用含有选择性碱基的引物对模板DNA进行PCR，扩增产物经放射性同位素标记、聚丙烯酰胺凝胶电泳分离，最后根据凝胶上DNA扩增片段长度的不同检出多态性。

AFLP具有RAPD的多态性高和RFLP技术的检测可靠的优点。此外，与RAPD、RFLP相比，AFLP构建的指纹图谱具有稳定性好、重复性高的优点，适合绘制品种的指纹图谱及进行分类研究。缺点是对模板反应迟钝、成本高、对技术要求苛刻。

（三）以重复序列为基础的分子标记

简单序列重复（simple sequence repeat，SSR）即微卫星序列（microsatellite DNA），是以1~6个核苷酸为基本重复单位的串联重复序列，其长度多在100bp以内，广泛存在于各类真核生物基因组中。SSR标记和RFLP标记一样具有稳定性强、位置确定和共显性等优点，同时又具有RAPD标记的低成本和技术简单的特点。SSR标记技术的关键在于根据SSR座位两侧相对保守的单拷贝序列设计出特异性的引物，一般18~24bp。由于微卫星序列可在多个等位基因间显示差异，因而在物种的遗传图谱构建、揭示物种的起源和进化、遗传多样性分析、亲缘关系鉴定、DNA指纹图谱构建、品种鉴定、基因表达等与遗传和育种相关的研究领域中有着广阔的应用前景。

简单序列重复区间扩增多态性（inter-simple sequence repeat，ISSR）是以微卫星重复序列为引物，通常为16~18个核苷酸（由1~4个碱基组成的串联重复序列和几个非重复的锚定碱基组成）。ISSR标记的最大特点就在于基因组上只有与锚定的核苷酸匹配的位点才能结合，提高了PCR扩增反应的专一性。如果ISSR的引物中有一个是随机引物，则又称为随机扩增微卫星多态性（random amplified microsatellite polymorphisms，RAMP）。ISSR标记技术是一种用于分析物种、种群、不同品系、甚至是个体间遗传差异的理想方法。

（四）DNA序列分析（DNA sequencing）

经典的DNA序列分析是以分子克隆为基础，所需时间长、工作量大、成本高，很难应用于大量基因或分类群的研究中。基于PCR技术的DNA直接测序法是以双链或单链DNA为模板，以PCR扩增引物作为测序引物，采用全自动DNA序列测序仪进行。与分子克隆测序法相比，所需时间短、效率高，无论是杂合的等位基因或是重复序列的重复单位存在序列上的差异，序列图谱均能得到反映。

用于DNA测序的基因主要有叶绿体基因组的 *rbc*L、*mat*K 与核基因组的 rRNA、ITS 等（植

笔记

物类)以及线粒体基因组的 *cty*-b(动物类)。*rbc*L 基因分辨率高,变异较均一分布,进化速率差异大,一般用于科级以上分类群研究。*mat*K 基因位于 *trn*K 基因的内含子中,长约 1500 碱基,是叶绿体基因组蛋白编码基因中进化速率最快的基因之一,一般用于种一级分类群亲缘关系研究。rRNA 基因在植物中以重复连续排列方式存在,包含进化速率不等的编码区、非编码转录区和转录区,可选择较保守的片段如 18S、5S 的 rRNA 进行各种亲缘关系研究。ITS(内转录间隔区)在核糖体 DNA 中位于 18S 与 26S 基因之间,由 5.8S 基因分为 ITS1 和 ITS2 两段,一般用于种下一级分类群的亲缘关系研究。

运用 DNA 测序技术建立正品药材及伪品和混淆品的原动植物的基因序列数据库,然后对待检测样品进行测序,对照数据库即可鉴定出中药材的真伪,也可以鉴定中药材种属关系及道地性等特征。

DNA 条形码技术(DNA barcoding)是在 DNA 序列分析基础上发展的一种新技术,即利用一段或几段标准 DNA 序列对生物物种进行快速、准确和自动化的鉴定。这些标准 DNA 序列被称作 DNA 条形码。线粒体细胞色素 c 氧化酶亚基 I (cytochrome c oxidase subunit I,COI)基因被认为是行之有效的适用于动物物种鉴定的条形码序列。植物通常选用核糖体基因、叶绿体基因序列,如 ITS/ITS2 或与其他片段的组合,如 ITS+*mat*K+*rbc*L,*psb*A-*trn*H 基因间区等。

二、DNA 分子标记技术在生药鉴定中的应用

(一) 在生药鉴别中的应用

DNA 分子标记技术用于生药鉴别首先要解决的问题是能否从生药样品中获得高质量的 DNA,并能用于 PCR。

对人参、西洋参、三七及桔梗、紫茉莉、土人参和商陆等药材 DNA 进行 RAPD 扩增,所得 DNA 指纹图谱可用于区别人参属的 3 种生药及伪品。测定人参属(Panax)3 种植物人参、西洋参和竹节参的新鲜材料及相关药材的 18S rRNA 基因发现,第 497、499、501 和 712 号核苷酸不同;3 种植物的 *mat*K 基因序列差异也可用于鉴别。采用 ISSR 技术对肉苁蓉属(Cistanche)植物肉苁蓉、管花肉苁蓉、盐生肉苁蓉和沙苁蓉进行 DNA 指纹图谱分析并与锁阳、草苁蓉比较,最终确定的肉苁蓉、管花肉苁蓉的特异性扩增引物可准确地用于两种药材的鉴别。比较淫羊藿、箭叶淫羊藿、朝鲜淫羊藿等 5 种植物的 ITS 序列差异并设计专属性的 PCR 引物对其进行扩增,结果获得了 2 对朝鲜淫羊藿特异性鉴定引物,能够区别朝鲜淫羊藿与其他药用品种。

在动物药海马和龟甲的鉴别中,通过线粒体 DNA 部分片段的序列分析,亦能准确地区分出不同种。采用 RAPD 技术、*cty*-b 测序分析研究蛇类生药的鉴别,依据 DNA 序列差异设计的特异性鉴别引物可准确地区别乌梢蛇、蕲蛇及其混淆品,该鉴别方法被 2015 年版《中国药典》采用。

对金钱白花蛇原动物银环蛇及其他 8 种混伪品蛇类的 COI 条形码研究表明,条形码序列的种间差异远大于种内差异;在系统聚类树中,各物种形成相对独立的分支,可明确区分 9 种蛇类,成功用于市售金钱白花蛇生药的鉴定。

(二) 在道地药材鉴定中的应用

道地药材的形成主要受遗传因子和环境因子的影响。应用 DNA 分子标记技术比较道地药材与非道地药材的差异,既有助于阐明道地药材的成因,又可能区分出道地药材与非道地药材。

青藏高原 3 个区域 5 个代表性产地的 13 个冬虫夏草 *Cordyceps sinensis* 样本的 RAPD 分析表明,来自同一产地的样本间遗传差异甚微,同一区域不同产地的样本间遗传差异较大,不同区域的样品间遗传差异最大,为冬虫夏草的药材道地性研究提供了分子水平的支撑依据。对采自 14 个产区的太子参进行 ITS 序列测序,结果显示 4 个产区太子参的 ITS 序列一致,其他 10 个产区的 ITS 序列则有不同的变异,碱基变异数目(包括 5.8S 区)为 1~17 个。

近年来,用分子谱系地理学的方法,通过分析叶绿体基因组内含子序列和单核苷酸多态性,

能够得到非道地与道地药材之间甚至各个种质之间的 DNA 差异。

(三) 在生药原植物进化、分类研究中的应用

依据形态学特征建立的植物系统学具有一定的局限性。随着植物分类及鉴定研究的不断深入,新物种不断发现,而新物种的确立常有异议,同一物种的分类地位也经常变动,给中药材的正本清源及其他相关研究带来困难。应用 DNA 分子标记技术研究种间、属间的 DNA 变异,从而揭示物种的亲缘关系,可以为物种鉴定及系统学研究提供依据。

采用 RAPD 分子标记方法研究甘草属(*Glycyrrhiza*)4 种植物光果甘草、乌拉尔甘草、刺甘草和刺果甘草的遗传关系,结果发现富含甘草皂苷(glycyrrhizin)的光果甘草和乌拉尔甘草之间遗传关系相近,二者与不含甘草皂苷或含量极低的刺甘草和刺果甘草的遗传关系则较远,恰与植物分类学研究相吻合。

在基于 ITS、*trn*L-*trn*F、*trn*Q-*rps*16,以及 *psb*A-*trn*H 序列对东亚玄参属(*Scrophularia*)构建的系统发育树中,朝鲜玄参 *S. koraiensis* 与丹东玄参 *S. kakudensis* 构成单独分支,两者应为同一物种,将朝鲜玄参归并于丹东玄参。

生药分子鉴定在常用生药及伪品、某些多来源生药的鉴定中取得了令人鼓舞的进展,已从实验室研究进入广泛应用阶段,但生药的产地鉴定、生长或栽培年限鉴定、中成药组分的分子鉴定,以及现场快速鉴定仍是具有挑战性的工作。

第八节　生　物　检　定

生物检定又称生物测定,是利用药物对生物(离体或离体组织)所起的作用,以测定药物的效价或作用强度的一种方法。它以药物的药理作用为基础,以生物统计为工具,运用特定的实验设计在一定条件下比较供试品和相当的标准品或对照品所产生的特定反应,通过等反应剂量间比例的运算或限值剂量引起的生物反应程度,从而测定供试品的效价、生物活性或杂质引起的毒性。适用于结构复杂或理化方法不能测定其含量,或者理化测定不能反映其临床生物活性的药物,如含强心苷成分的洋地黄等,需通过药理作用的观察并用效价单位来表示,即利用生物体在一定条件下,对某种生物发生一定程度药理反应的药量(最小剂量)作为效价单位。

生物检定通常采用标准品和样品对照的方法来确定样品的效价单位。所谓标准品就是选定一批与样品成分相同的药物,并规定其中一定量作为一个效价单位,然后把样品和标准品在同一条件下进行比较,试出样品的作用与标准品多少单位的作用相同,即含有多少单位。例如洋地黄标准品每克含 10 个效价单位,用鸽子实验致死量为 90.5mg/kg,如样品洋地黄致死量为 100mg/kg,两者相比标准品的强度是样品的 1.1 倍,即样品每克含 9.05 个效价单位。

生药水蛭中的水蛭素可用凝血酶滴定法进行测定。其原理是水蛭素可与凝血酶以 1∶1 比例结合,可以用抗凝血酶活力单位来表示水蛭素的活性。往水蛭生药提取液中加入纤维蛋白原溶液,再滴加凝血酶溶液至凝固,记录消耗凝血酶溶液的体积,计算生药提取液中所含抗凝血酶活力单位。1 个抗凝血酶活力单位等于中和 1 个国际单位凝血酶的水蛭素量。

生物测定较目前主流化学药质量控制思路的方法具有其独特优势。生药来源广泛、多变,炮制工艺复杂,使得其质量控制相对困难;此外,其中往往含有多种活性成分和具有多种药理作用,因此,仅仅控制少数成分不能完全控制其质量和反映临床疗效。为了使生药的质量标准能更好地保证临床使用安全有效,有必要在现有含量测定的基础上增加生物活性测定,以综合评价其质量。

生物测定在中药质量控制和品质评价中日益突出,是中药质量控制模式和方法研究的重要发展方向之一。对黄芩、连翘、穿心莲、鱼腥草等生药的生物测定研究取得了一定的进展。随着"中药活性测定指导原则"收录于《中国药典》,生物测定将成为生药质量控制发展的新趋势。

(陈道峰　姬生国　晁　志)

第四章 生药的采收、产地加工与贮藏

学习要求

掌握：采收时期和产地加工方法对生药质量的影响。

熟悉：贮存方法对生药质量的影响。

了解：采收时期、产地加工和贮存方法的研究方法。

生药的采收（collection）、产地加工（processing）和贮藏（storage）对保证生药质量、保护和扩大药源以及生药的可持续利用具有重要意义。植物在生长期，随着生长发育，其所含有的干物质和有效成分的积累是有规律的。

第一节 生药有效成分的积累规律

生药的疗效来自它所含的有效成分，其疗效与有效成分的含量有着密切关系。

一般说来，随着植物植株的长大，有效成分含量不断增加，在生长旺盛期达到高峰，然后随着植株的衰老，有效成分含量呈现下降趋势。植株不同生育期有效成分含量不同，直接影响生药的采收和品质。

1. **有效成分的动态积累研究** 多年生的药用植物有效成分含量是随着植物植株的长大不断积累的，如三七、芍药、人参等药用植物在2~3年生长期内有效成分积累较慢，在3~5年生育期内有效成分积累较快，考虑成本效率，这些生药生长期以不少于3~5年为宜。

2. **生育期对植物有效成分积累的影响** 实验证明，薄荷在花蕾期叶片中含油量最高，原油的薄荷脑含量则以花盛期为最高，而叶的产量又在花后期为最高。槐米是植物槐树 *Sophora japonica* L. 的花蕾，花蕾期主含芦丁可达28%，开花结果期，芦丁含量则急剧下降。枸杞果实多糖含量变化，在发育前期含量较低，于花期后27天迅速增加，到果熟时达到最大值为1.42%。

第二节 生药的采收

生药的合理采收与药用植（动）物的种类、药用部位、采收期密切相关。药用植物有效成分在其体内的积累尚与个体的生长发育、居群的遗传变异、生长的环境因素密切相关。因此，合理的采收期应视品种、入药部位的不同，把有效成分的积累动态与药用部位的产量变化结合起来考虑，以药材质量的最优化和产量的最大化为原则，确定最佳采收期。这样才能获得高产优质的生药。

一、采收的一般原则

生药的采收期，是指药用部分已符合药用要求，达到采收标准的收获期。根据收获期年限长短，主要分为一年收获、二年收获、多年收获的生药。

目前很多生药有效成分尚不明确，因此利用传统的采药经验及根据各种药用部位的生长特点，分别掌握合理的采收季节是十分必要的。

笔记

55

1. **根和根茎类**　一般宜在植物生长停止,花叶萎谢的休眠期,或在春季发芽前采集。但也有例外情况,如柴胡、明党参在春天采较好,人参、太子参则夏季采较好,延胡索立夏后地上部分枯萎、不易采挖,故多在谷雨和立夏之间采挖。

2. **叶类和全草**　应在植物生长最旺盛时,或在花蕾时或在花盛开而果实种子尚未成熟时采收。但桑叶需经霜后采收,枇杷叶须落地后收集。

3. **树皮和根皮**　树皮多在春夏之交采收,易于剥离。根皮多在秋季采收。因为树皮、根皮的采收容易损害植物的生长,应注意采收方法。有些干皮的采收可结合林木采伐一起进行。

4. **花类**　一般在花开放时采收。有些则于花蕾期采收,如槐米、金银花、丁香等。但除虫菊宜在花蕾半开放时采收;红花则在花冠由黄变橙红时采收。

5. **果实和种子**　应在已成熟和将成熟时采收;少数用未成熟的果实,如枳实等。种子多应在完全成熟后采收。

6. **菌、藻、孢粉类**　根据实际情况采收。如麦角在寄主(黑麦等)收割前采收,生物碱含量较高;茯苓在立秋后采收质量较好;马勃应在子实体刚成熟时采收,过迟则孢子飞散不易采集。

7. **动物类**　昆虫类生药,必须掌握其孵化发育活动季节。以卵鞘入药的,如桑螵蛸,在三月收集,过时虫卵孵化为成虫影响药效。以成虫入药的,均应在活动期捕捉;有翅昆虫,在清晨露水未干时便于捕捉;两栖动物如中国林蛙,则于秋末当其进入"冬眠期"时捕捉;鹿茸须在清明后适时采收,过时则角化。

二、采收方法

生药的药用部分不同,采收方法不同。采收方法的正确与否,直接影响到药材的产量与质量。常见的有以下几种采收方法。

1. **采挖**　主要适用于药用部分为根与根茎的生药。土壤过湿过干不利于采挖。挖时要注意药用部分的大小,找准位置,避免挖伤。因采收致使药材受损坏,将降低药材的质量。

2. **收割**　主要适用于全草与花类的生药。选晴天,割下地上部分,或割取花序、果穗,晒干或阴干。

3. **采摘**　主要适用于果实、种子、部分花类生药。成熟期不一致者,分批采摘,如辛夷花、连翘、栀子等。采摘时,不要损伤未成熟药材,以免影响其继续生长。

4. **击落**　主要适用于高大的木本或藤本植物的果实、种子类生药。如枳实、枳壳。以器械或木棒打击树干、树枝,然后收集落下的生药。最好是在击落时地下垫上草席或席子,以减轻损伤,利于收集。

5. **剥皮**　主要适用于树皮和根皮类药材。树干剥皮的方法,目前常采用环剥方法:按规定长度环切树皮(但环切不宜超过圆周的一半),再从一端垂直纵切至另一端,用刀从纵切口处左右轻拨动,使树皮与木质部分离,即可剥下树皮。环剥要选择气温较高、无降雨的天气,剥时不要损伤木质部,如杜仲、黄柏皮等。根皮的剥离方法与树干剥皮方法相同,也可采用木棒轻轻捶打根部,使根皮与木质部分离,然后抽去或剔除木质部,如远志、牡丹皮、五加皮等。

三、采收中注意事项

1. 在生药采收中要注意保护野生药源,计划采药,合理采挖。凡用地上部分者要留根;凡用地下部分者要采大留小,采密留稀,合理轮采;轮采地要分区封山育药。动物药如以锯茸代砍茸,活麝取香。野生濒危保护药用动物如虎、麝、羚羊、穿山甲等严禁滥捕。

2. 同一植物体有多个部位入药时要兼顾各自的适宜采收期。如菘蓝,在夏、秋季采收作大青叶用时,就要注意到冬季采挖其根作板蓝根用,故在采收时要注意适时适度,以免影响其根的生长和质量。类似生药有栝楼、枸杞等。

笔记

3. 为了更好地保护资源的可持续利用,在确定生药适宜采收期时应适当兼顾其繁殖器官的成熟期,以保证种群的繁殖生长。如甘草、桔梗、黄芪。

四、最佳采收期的研究确定

除了按传统习惯进行各类各种生药的采收外,为了采收质量更好的生药和更有效地利用资源,特别是野生变家种时或进行规范化种植时,人们需要深入研究某种生药的最佳采收期。此种情况下,如下因素和做法可供参考。

1. **采收期与产量** 产量是指单位面积内药用部分的重量。定期采挖药用部分,测定其生物学重量和干重,了解不同生育期物质积累动态变化,从而获得药用部分重量的迅速增长期及产量最高期。

2. **采收期与质量** 质量是指药用部分的品质符合药用要求。药材的生育期不同,有效成分的含量也不同,定期采挖药用部分,测定主要成分或有效成分的积累动态变化,了解采收期与生药质量关系。

3. **最佳采收期的确定** 有效成分的积累动态与药用部分产量的关系因植物基源而异,必须根据具体情况加以研究,以确定最适宜的采收期,一般常见的有下述情况。

(1) 有效成分含量有显著的高峰期而药用部分产量变化不显著,则含量高峰期即为最佳采收期。

(2) 有效成分含量高峰期与药用部分产量高峰期不一致时,要考虑有效成分的总含量,即有效成分的总量 = 单产量 × 有效成分百分含量,总量最大值时,即为最佳采收期。

4. **研究最佳采收期时的注意事项**

(1) 按上述方法研究最佳采收期,需要在充分明确生药有效成分的基础上进行才有意义。

(2) 对于多年生的生药,除了研究确定其最佳的采收季节(月份)外,更重要的是研究确定最佳或合适的采收年限。而判断栽培年数是否达标的依据,不能仅看是否达到《中国药典》规定的该生药有效成分的限量(此限量是作药用的最低标准,而非好药材的标准),而是要看是否超过了该生药各地区各批次的样品的平均值以上,最好能够达到明显高于平均值的水平,这样采收得到的生药才算得上质量好的生药。而多大程度上高于平均水平才合适,则需要结合栽培成本等因素来确定。

第三节 生药的产地加工

一、产地加工的目的和任务

凡在产地对药材进行初步处理如清选、修整、干燥等,称之为"产地加工"(processing in producing area)或"初加工"。产地加工是将药用植物经过干燥等措施,使之成为"药材"。其目的是为了保持有效成分的含量,保证药材的品质,达到医疗用药的目的,并且便于包装、运输和贮藏。生药的品种繁多,根据药材的形、色、气味、质地及所含化学成分的不同,加工的要求也各不相同。总体上都要求达到色泽好、体型完整、含水量适度、香气散失少、不变味、有效物质破坏少的目的。

产地加工的主要任务如下。

1. **纯净药材** 去除非药用部分、杂质、泥沙等。

2. **保证用药安全** 降低或消除药材的毒性、刺激性或副作用。

3. **保证疗效** 经初处理后,使药材有效成分稳定不受到破坏,符合标准。

4. **包装成件** 利于贮藏运输和到达目的地后便于炮制加工。

笔记

二、产地加工的方法

常见的加工方法有如下几种。

(一) 拣、洗

将采收的新鲜药材去除泥沙、杂质和非药用部分。根及根茎类药材,要去除残留茎基、叶鞘及叶柄和须根。如川芎、绵马贯众等。

药材须趁鲜水洗,再行加工处理。根据药材的不同,可选择不同的清洗方法,清洗方法有喷淋法、刷洗法、淘洗法等。同时,有的药材必须去除非药用部分,如牡丹皮去木心,山药、白芍刮去外皮。应当注意,具有芳香气味的药材一般不用水淘洗,如薄荷、细辛等。

(二) 切片

一些较大的根及根茎、藤本类、肉质的果实类药材,往往要趁鲜切片或切成块状,以利于干燥。如大黄、鸡血藤、木瓜等。切片能缩小体积,便于运输和炮制。对于一些有挥发性成分或有效成分易氧化的药材,则不宜切成薄片干燥,因切片后使有效成分易损失,降低药材质量。如当归、苍术等。

(三) 蒸、煮、烫

含黏液质、淀粉或糖类多的药材,用一般方法不易干燥,须经蒸、煮、烫等处理,则易干燥。蒸是将药材盛于笼屉中置沸水锅上加热,利用水蒸气进行的热处理。煮和烫是将药材置于沸水煮熟或熟透心的热处理。加热时间的长短及采取何种加热方法,视药材的性质而定。有的药材需要煮,如白芍、明党参;有的药材需要蒸,如菊花、天麻、红参等;有的药材需要烫,如太子参等。

(四) 发汗

鲜药材加热或半干燥后,停止加温,密闭堆置起来使之发热,内部水分向外蒸发,当堆内空气达到饱和,遇堆外低温,水就凝结成水珠附于药材的表面,似人出汗,故将此过程称为“发汗”。这是药材加工过程中一种传统的工艺,能使药材变软、变色、增加香味或减少刺激性,加快干燥速度。如厚朴、杜仲、玄参等。要注意气温高的季节,发汗时间宜短;气温低的季节,发汗时间宜长。发汗的方法又分为普通发汗和加热发汗。

(五) 揉、搓

为了使药材在干燥过程中不易与皮肉分离或空枯,在干燥中要时时揉搓,使皮、肉紧贴,并达到油润、饱满、柔软的目的。如玉竹、党参等。

(六) 干燥

干燥为药材加工的重要环节,除鲜用药材外,大部分要进行干燥。

1. **干燥目的**　为了及时除去新鲜药材中的大量水分,避免发霉、虫蛀及有效成分的分解与破坏,保证药材质量,利于贮藏、运输。理想的方法要求干燥时间短,使干燥的温度不致破坏药材成分,并能保持原有的色泽和气味。

生药的干燥温度常因所含成分不同而异。一般含苷类和含生物碱类生药的干燥温度为50~60℃,这样可抑制所含酶的作用而避免成分的分解;含维生素 C 的多汁果实可用 70~90℃迅速干燥,不能立即干燥时可进行冷藏;含挥发油的生药一般宜在 35℃以下,避免挥发油散失。

2. **干燥方法**　通常有晒干法(drying in the sun)、阴干法和烘干法(drying by baking)。晒干法是直接利用日光晒干,可将生药置于塔架的竹席、竹帘上,晒在日光下,其干燥时间可显著缩短,适用于肉质根类;注意含挥发油类的生药,外表色泽或所含有效成分受日晒易变色变质的生药(如黄连、大黄),在烈日下晒后易开裂的生药(如郁金、白芍等)均不宜采用晒干法。阴干法是将生药置于通风室内或屋檐下等阴处,使水分自然散发,主要用于芳香性花类、叶类、草类生药。烘干法可不受天气的限制,要注意富含淀粉的生药如欲保持粉性,烘干温度须慢慢升高,以防止新鲜生药遇高热淀粉粒发生糊化。

笔记

有些生药不适于上述方法干燥的,可用石灰干燥器进行干燥,此法也适用于易变色的生药。生药干燥后仍含有一定量的水分。一般生药干燥后含水分8%~11%即可。有些生药如麻黄,2015年版《中国药典》规定含水分不得超过9.0%。

3. 干燥新技术　近年来一些新技术被应用于生药的干燥,其中远红外线干燥和微波干燥技术使用较多。

(1) 远红外线干燥技术:红外线介于可见光和微波之间,是波长为0.76~1000μm范围的电磁波,一般将25~500(或1000)μm区域的红外线称为远红外线。远红外加热技术是20世纪70年代发展起来的一项技术。其干燥原理是电能转变为远红外线辐射出去,被干燥物体的分子吸收后产生共振,引起分子、原子的振动和转动,导致物体变热,经过热扩散、蒸发现象或化学变化,最终达到干燥目的。近年来远红外线用于药材、饮片及中成药等的干燥。远红外线干燥与日晒、火力热烘或电烘烤等法比较,具有干燥速度快、脱水率高,加热均匀,节约能源以及对细菌、虫卵等有杀灭作用的优点。

(2) 微波干燥:微波是指频率为300MHz~300GHz、波长1m~1mm的高频电磁波。微波干燥实际上是一种感应加热和介质加热,药材中的水和脂肪等不同程度地吸收微波能量,并把它转变成热能。本法具有干燥速度快、加热均匀、产品质量高等优点。经试验,夜交藤、山药、生地黄、草乌及中成药六神丸等效果较好。一般比常规干燥时间缩短几倍至百倍以上,且能杀灭微生物及真菌,具消毒作用,并可以防止发霉或生虫。

第四节　生药的贮藏与保管

生药在贮藏保管过程中,因受环境的影响,常会发生霉烂、虫蛀、变色和泛油等现象,导致药材变质,影响和失去疗效。

一、霉　变

大气中存在着大量的真菌孢子,散落在药材的表面上,在适当温度25℃左右,湿度以空气中相对湿度在85%以上或药材含水超过15%以上,在适宜的环境如阴暗不通风的场所、足够的营养条件下,即萌发成菌丝,分泌酵素,分解和溶蚀药材,使药材腐坏。

已发霉生药的处理原则:按《中国药典》药材取样法,取样检查,轻微变质者除去受损部分,单独保管;严重变质者按假药处理,全部销毁不可继续使用。

预防药材霉烂的最彻底方法,就是使真菌在药材上不能生长,其次就是消灭寄附在药材上的真菌,使它们不再传播。药材的防霉措施,主要是控制库房的湿度在65%~70%为宜。药材含水量不能超过其本身的安全水分。一般含水量应保持在15%以下。

二、虫　蛀

虫害对药材的影响甚大,药材害虫的发育和蔓延情况,是依据库内的温度、空气相对湿度以及药材的成分和含水量而定。药材因含有淀粉、蛋白质、脂肪和糖类等,即成为害虫的良好滋生地,适宜的温度(通常为18~32℃)和湿度(空气相对湿度达70%以上)及药材含水量(13%以上)均能促进害虫的繁殖。一般螨类生长的适宜温度在25℃左右,相对湿度在80%以上,繁殖最旺期在5~10月。

虫害的防治措施可分为物理的和化学的两类方法。物理的方法包括太阳曝晒、烘烤;低温冷藏;密封法等。化学防治的方法主要对贮存的药材在塑料帐密封下,用低剂量的磷化铝熏蒸,结合低氧法进行;或探索试用低毒高效的新杀虫剂。杀虫措施也有发展,如用高频介质电热、黑光灯诱杀蛀虫,或利用某种药材挥发性的气味,可以防止同处存放的药材虫蛀。

虫蛀药材的处理：虫蛀药材可按下列标准分级。一级：1kg 样品中螨类不超过 20 个,甲虫类、蛾类 1~5 个。允许处理后再供药用。二级：1kg 样品中螨类超过 20 个,粉螨可在表面上自由移动,尚未形成团块;甲虫类、蛾类 6~10 个。仅可用于制剂生产,不得直接用于临床用药。三级：1kg 样品中螨类很多,已形成致密的团块,移动困难;甲虫类、蛾类超过 10 个。仅可供药厂提取有效成分用,否则,应全部销毁。

三、其他变质情况及预防

1. 变色　各种药材都有固定的色泽,色泽是药材品质的标志之一。药材贮存不当,使色泽改变,引起药材变色。酶引起的变色,如药材中所含成分的结构中有酚羟基,则会在酶的作用下,经过氧化、聚合,形成大分子的有色化合物,使药材变色,如含黄酮类、羟基蒽醌类和鞣质类等成分的药材,因此容易变色。非酶引起的变色原因比较复杂,或因药材中所含糖及糖醛酸分解产生糠醛及其类似化合物,与一些含氮化合物缩合成棕色色素;或因药材中含有的蛋白质中氨基酸与还原糖作用,生成大分子的棕色物质,使药物变色。此外,某些外因,如温度、湿度、日光、氧气和杀虫剂等多与变色快慢有关。因此防止药材变色,常须干燥、避光、冷藏。库房温度最好不要超过 30℃,相对湿度控制在 65%~75%,并且贮藏不宜过长。要按照"先进先出"的原则,进行出货。

2. 泛油　泛油指含油药材的油质泛于药材的表面,以及某些药材受潮、变色后表面泛出的油样物质。如柏子仁、杏仁、桃仁、郁李仁含脂肪油,当归和肉桂含挥发油,天冬、孩儿参和枸杞等含糖质,这些药材均易出现"泛油"。除油质成分损失外,药材常易发霉,也易虫蛀。此类药材最难保管,主要方法是冷藏和避光保存,也应以预防为主,加强养护,控制泛油现象的发生。

此外,如药材由于化学成分自然分解、挥发、升华而不能久贮的,应注意贮存期限。其他如松香久贮,在石油醚中溶解度降低;明矾和芒硝久贮易风化失水;洋地黄和麦角久贮有效成分易分解;冰片等易挥发,走失气味,应装入塑料袋或容器内,避光、避风等。

四、生药的贮藏

药材的贮藏是药材流通使用中的一个重要环节,是保证药材质量必不可少的重要组成部分。药材资源丰富,品种多样,各有特性,给药材仓贮养护带来了复杂性。因此,药材的仓贮养护,既需要有传统的经验,又要有科学的新技术,以达到合理贮存药材,保证品质与疗效的目的。

1. 生药的仓贮养护特点

(1) 品种资源丰富,特性各异：在目前所用的药材中,植物类药材有 300~400 种,动物类药材 80 多种。植物类药材又根据药用部位的不同分为：根及根茎类、茎木类、皮类、果实类、种子类、叶类、花类等。不同来源的药材因性状不同,结构各异,所含化学成分不同,受贮藏环境和自然条件的影响,发生变异的程度也不同,因此对仓贮养护的要求也不同。

(2) 气候环境的影响：我国地域辽阔,气候环境的影响也不同。南方与北方区域所栽培的药材都有各自特色,中药材品种在贮藏保管过程中,对温度、水分、空气、日光都有特定的要求,有各自特点。

(3) 贮藏期的影响：药材因含多种成分,尽管贮藏条件适宜,但时间过久,也会受到外界环境的影响或内部次生代谢成分的分解影响而逐渐变化,失效。所以在仓贮中应做到"先入先出,推陈出新",对于存放期过久的商品要及时处理,对于一些含挥发性成分及成分不稳定的药材,应规定贮藏时间。

2. 主要养护要求及方法　药材在贮藏保管中,常见的现象是霉烂变质、虫蛀。引起霉烂、虫蛀的主要因素是温度、湿度,所以控温、控湿是贮藏的首要任务。

(1) 控制温度：对大多数真菌和仓虫来说,最适宜生长、繁殖的温度是 18~35℃,所以夏季最易生虫、发霉。只要把仓贮的气温控制在17℃以下或36℃以上,便可避免霉、蛀。处理的方法可利用自然界的高温或低温,最好的方法是安装调温设备。个别数量少或贵重的药材如麝香、牛黄等,可放入冰箱保存。

(2) 控制湿度:湿度包括药材含水量和空气相对湿度。药材安全含水量为8%~13%。一般来说,当药材含水量在13%以下,空气相对湿度在70%以下时,各种真菌、仓虫会因缺水而死亡。这两个指标必须同时控制,当药材含水量低而空气相对湿度高,则药材会吸收空气中水分而增加含水量,致使药材生霉变质。

(3) 传统经验

1) 石灰缸储藏:利用生石灰具有极强吸水能力的特点,在贮药缸的底部放置适量的生石灰块,把一些易受潮、虫蛀的药材放入石灰缸中密闭贮藏。如海龙、海马、蛤蚧等。石灰一般可使用1年,已吸湿的石灰要及时更换。

2) 密封储藏:利用密封条件下,药材的呼吸作用逐渐消耗密闭环境中的氧气,增加二氧化碳的含量,致使仓虫窒息死亡或减少仓虫的危害,保证中药材的品质。可用容器,或用布袋多层密闭,或用复合聚丙烯薄膜袋进行真空密封,均能有较好的储藏效果。

3) 对抗贮藏:利用含有香气的药材与易生虫药材共贮,以达到驱虫、防蛀的目的,又称"对抗养护"。常用的驱虫药材有花椒、冰片、薄荷脑、丁香、肉桂、小茴香、牡丹皮等。贮藏时将这些药材用纱布包裹,置于易生虫药材的密封器中,使挥发性香气逐渐充满空间并保持一定浓度,可以起到防虫蛀的作用。例如,陈皮与高良姜,泽泻与牡丹皮存放,不易生虫;有腥味的动物药材如海龙、海马和蕲蛇等,放入花椒;土鳖虫、全蝎、斑蝥和红娘子等药材放入大蒜,均可防虫;亦可利用乙醇的挥发蒸气防虫,如在保存瓜蒌、枸杞子、哈蟆油等药材的密闭容器中,置入瓶装乙醇,使其逐渐挥发,形成不利于害虫生长的环境,以达到防虫目的。

4) 自然干燥:将不易走油、变味的药材放在日光下晾晒或曝晒,使药材自然干燥,此法简便易行,既可使药材水分减少,又可杀死害虫。

3. 贮藏新技术

(1) 气调贮藏:气调贮藏是一种新技术,它的原理是调节库内气体成分,充氮或二氧化碳降氧,使库内充满98%以上的氮气或二氧化碳,而氧气留存不到2%,使害虫缺氧窒息而死,以达到控制一切虫害和真菌活动,保证库内贮存物不发霉、不腐烂、不变质的目的。此法具有无毒、无污染、节约费用等优点。

(2) 低氧贮藏:应用除氧剂密封贮存保管技术是继真空包装、充气包装之后,在20世纪70年代末发展起来的一项技术。它的主要作用原理是利用其本身与贮藏系统内的氧气产生化学反应,生成一种稳定的氧化物,将氧气去掉,以达到保持药材品质的目的。试验证明,采用除氧剂处理的贵细药材在长达3年多的贮藏期内,品质完好,无虫、无霉。除氧剂具有连续的除氧功能,可维持稳定的系统低氧浓度性,并方便检查,安全性强。

(3) 辐射杀菌:核辐射保藏食品具有方法简便,成本低,杀菌效果好,便于贮存等优点。联合国世界卫生组织、国际原子能机构及粮食组织关于辐照食品卫生标准联合专家委员会认为,经10^4Gy剂量以下辐照食品在安全范围内,食品不会产生致癌性。我国近年已把此项技术应用于中药材和中成药的灭菌贮藏研究。试验证明,钴射线有很强的灭菌能力,就灭菌效果而言,γ射线用于中成药灭菌十分理想。低剂量照射药品后,含菌量可达到国家标准;高剂量照射药品后,可达到彻底灭菌。利用钴射线对中药材粉末、饮片进行杀虫灭菌处理是有效的,从而解决了中成药长期以来存在的生虫、发霉和染菌等问题。

(潘清平)

笔记

第五章 中药材的炮制

第一节 中药材炮制的发展概况

炮制古称"炮炙",指用火加工处理药材的方法。医药史上"炮炙"一词最早见于《金匮玉函经》。在《左传》中已有"麦曲"的记载,这说明在春秋时代之前即有陈储、发酵等炮制方法的应用。《五十二病方》为我国最早的医方文献,其记载了挑拣、干燥、切、渍、炙、煅、熬、蒸、煮等多种炮制方法;《黄帝内经》为我国第一部医著,其中有"制半夏""血余炭"的记载。

《神农本草经》最早提出了中药炮制的理论原则,并且记载了一些药物的具体炮制方法,如熬露蜂房、烧贝子、炼消石、蒸桑螵蛸、酒煮蝟皮等。张仲景《伤寒杂病论》的问世,对东汉以前的临证医学作了全面的总结,也丰富和发展了中药炮制理论,并首先提出了"炮炙"概念。

《肘后备急方》已记述了80余种药物的炮制方法,在药物辅料的应用上,介绍了蜜、酒、醋、药汁、枣泥、唾液及米泔水等的应用,如所载大豆汁、甘草、生姜等解乌头、芫花及半夏之毒,为后世用辅料炮制解毒的起始。

《本草经集注》首次将零星炮制技术及作用进行了系统归纳。至隋代即出现了我国第一部制药专著《雷公炮炙论》。该书的问世,标志着中药炮制学作为一门独立的学科从中医药中分列出来。所记载的很多炮制方法都有一定的科学道理,如某些含鞣质的药物需用竹刀刮去皮,或勿令犯铁器等。

唐代《新修本草》则将药物炮制列为法定内容之一。《备急千金药方》与《千金翼方》为唐代伟大医药学家孙思邈所著,堪称我国现存最早的医学百科全书,该书对临床用药的炮制原则加以论述,指出临床用药"有须烧炼炮炙,生熟有定,一如后法……诸经方用药,所有烧炼节度,皆脚注之,今方则不然,于此篇具条之,更不烦方下别注也"。由此可知,此时药物炮制已由医方脚注,逐渐发展成为将药物预先进行炮制,具有了以法统药的雏形。

《太平惠民和剂局方》是宋代颁布的第一部国家成药规范,该书收载了185种药材的炮制方法,并将中药饮片的炮制法列为法定制药规范,强调"依法炮制""修制合度"。"炮制"一词自宋代开始使用,在此之前中药加工称"炮炙",虽一字之差,体现了药物发展由减毒进入增加与改变疗效的阶段,为中药炮制技术新的发展时期。

《本草蒙筌》指出"凡药制造,贵在适中,不及则功效难求,太过则气味反失",指出"酒制升提,姜制发散,入盐走肾仍仗软坚,用醋注肝经且资住痛……"等辅料的作用。《本草纲目》专列了"修制"一项,收载了各家之法,并载有李时珍本人炮制经验及见解,所记载的20余种炮制方法如水制、火制、水火共制、加辅料制、制霜、制曲等很多至今仍沿用。

《炮制大法》为明代出版的我国的第二部制药专著。该书的卷首提出了著名的"雷公炮制十七法",其内容除部分摘自《雷公炮炙论》外,大部分为当时的具体炮制方法。

清代炮制专著《修事指南》,该书除对历代医家的炮制方法及经验进行了系统的整理及总结外,还对某些炮制辅料有进一步研究,提出"炙者取中和之性,炒者取芳香之性"等论见。

中药炮制系指将药材通过净制、切制、炮炙处理,制成一定规格的饮片,以适应调剂、制剂及临床应用的需要,保证用药安全、稳定和有效。中药炮制学是专门研究中药炮制历史沿革、炮制理论与原理、制备工艺、质量标准及其发展方向的一门学科。历来一直受到中医药界的高度重视和广泛的应用。《中国药典》从1963年版起,正式列出了炮制一项,并制定了"药材炮制

笔记

通则",使中药炮制管理步入法制化,对人民医疗保健起着重要作用。通过其发展史的研究,充分利用历代医药学家积累的丰富经验,结合现代科技手段,研究中药炮制的目的、方法及作用机制,将会为中医药事业作出重要贡献。

第二节 中药材炮制的目的

中药炮制是按照中医中药的基本理论,结合中药材自身性质、临床用药及生产的需求而进行的特殊处理加工过程,炮制目的可概括为以下七个方面。

一、提高药物净度以利于贮运

这是中药在使用前的第一步加工,是净选工序。目的是除去沙石、泥土、虫卵、变质的部分、非药用部分以及混入的其他药物和杂质等,使其达到一定的净度,以保证临床用药剂量的准确。

炮制可降低药材含水量、杀灭虫卵及微生物等,有利于药材的贮藏,保存药效。有些含苷类的药物,经加热处理能使其中与苷类共存的酶失去活性,便于苷类成分药效的保存,如婵制苦杏仁,蒸制黄芩都有杀酶的作用。某些药材经炮制加工处理后,能更好地防止走油、变色、粘连等变质现象发生,以保存药效,确保质量。

二、增强药物疗效

中药可以通过炮制手段提高疗效。如蜜炙款冬花可以提高其润肺止咳作用,油炙淫羊藿可以提高其壮阳作用,盐炙杜仲可以提高其补肝肾和降压作用。

三、消除或降低药物毒性或副作用

中药所含毒性成分根据有无疗效分为两种:一种为无疗效或非主要疗效的成分,如半夏、天南星中的致麻物质,服用其生品可刺激喉舌,发生水疱、红肿、失音及腹泻等症状;另一种为药物的有效成分,这些成分毒性很大,临床用药有很大的危险性,如马钱子中的马钱子碱和士的宁,川乌、草乌中的乌头碱,巴豆中的巴豆油等,服用其生品极易引起中毒或死亡,须通过适当的炮制方法,降低其毒性。有些中药临床应用副作用较大,如厚朴生用,其含有的挥发性成分对胃黏膜有刺激性,炮制后可降低辛燥性,降低副作用。芫花、藤黄、柏子仁、苍术等的炮制目的也是为了降低其毒副作用。

四、缓和、增强或改变药物的性能

中药具有寒、热、温、凉四气,以及辛、甘、酸、苦、咸五味,四气五味是中药临床应用的主要依据。性味偏盛或偏衰都会对临床应用产生一定的影响。例如太寒伤阳,太热伤阴,过酸损齿伤筋,过苦伤胃耗液,过甘生湿助满,过辛损津耗液,过咸助生痰湿等。针对药性偏盛的中药,经过炮制可缓和药物性味的偏盛,制其太过。如栀子苦寒之性较强,经过生姜汁炮制后能降低苦寒之性,以免伤中;补骨脂辛热而燥,易于伤阴,用盐水炮制后可缓和辛燥之性。针对药性偏衰的中药,或者某些中药药性已经很强,但临床应用仍有药力不足之时,通过炮制可增强药物性味的偏衰,扶其不足。如泽泻甘寒,利水泻热,用盐水炮制后增强其泄热利尿的作用;黄连苦寒,用于大热之证,仍嫌其寒性不足,需用胆汁炮制,增强其苦寒之性。炮制还可以改变某些中药的性味。如地黄生品甘寒,制成熟地黄后性甘温,功能由滋阴凉血变为滋阴补血;甘草生品味甘性平,能清热解毒,蜜炙甘草性温,能补中益气。

五、改变或增强药物作用的部位和趋向

"五味所入"的中医理论(酸入肝,苦入心,甘入脾,辛入肺,咸入肾)在炮制理论中引申为"醋

笔记

制入肝,入盐走肾,甘缓益元"等理论。炮制可以改变或增强药物作用的部位(归经),临床上为使药物更准确地到达作用部位,需要有的放矢地运用炮制方法,使药物有选择地发挥最佳疗效。如生姜主入肺,发散力强,主用于发汗解表;干姜主入心,温燥力强,主用于回阳救逆;煨姜主入胃,止呕力强,主用于和中止呕;姜炭主入脾,止血力强,主用于温经止血。

炮制可以转变药物的作用趋向(升降沉浮)。一般而言,味辛、甘,性温、热,质轻的药物属阳,作用为升浮(如麻黄、桂枝等);味酸、咸、苦,性寒,质重的药物属阴,作用为沉降(如大黄等)。古代有"生升熟降""酒制提升"等认识。炮制对药物升降浮沉趋向作用的影响和意义,可用李时珍之言加以概括:"升者引之以咸寒,则沉而直达下焦,沉者引之以酒,则浮而上至巅顶,……一物之中,有根升梢降、生升熟降。"如大黄为苦寒药物,主沉降,作用下行而泻下,酒蒸之后,成为酒大黄,借酒之力,作用上行,能清头目之火。黄柏生品主清下焦湿热,酒炙后原作用上行,兼清上焦之热。莱菔子生品性主升散,用于宣吐风痰,炒莱菔子性主降,长于降气化痰。

六、矫 味 矫 臭

炮制可以矫臭矫味,利于服用。动物类药物或其他有特殊臭味的药物,往往在服用时易引起恶心呕吐等反应。为了便于服用,常常利用炮制的方法矫正臭味,常用的炮制方法有:酒炙、蜜炙、醋制、麸制、炒黄、水漂等。如五灵脂为动物类药物,其臭味大,常用醋制的方法炮制。人中白,尿的臊味极大,常用明煅的方法炮制。还有一些蛇类药物、虫类药物、脏器类药物,也都需要矫正臭味。例如龟甲、鳖甲等经砂烫醋淬后,既可使之酥脆,又可除腥去臭。

七、便于调剂和制剂

炮制有利于调剂制剂和有效成分的煎出。一些矿物药和贝壳类药物,质地坚硬,不利于调剂制剂,如自然铜、磁石、穿山甲等,只有经过炮制才能进行调剂制剂。一些种子类药材,其种皮坚韧,只有炒制后才能使种皮破裂,利于有效成分的煎出。大部分药材是要经过切制,制成饮片才能入药,这样可以扩大药材的表面积,利于有效成分的煎出。

第三节　中药材炮制的方法

《炮炙大法》的卷首把古代的炮制方法归纳为:炮、爁、煿、炙、煨、炒、煅、炼、制、度、飞、伏、镑、摋、晒、曝及露,后人称此为"雷公炮炙十七法"。近代的炮制方法是在古代炮炙方法的基础上,经过不断实践,逐渐充实丰富起来的,可分成以下类型。

一、修　　制

1. **拣**　或称"挑",是把药材中的杂物及非药用部分拣去,或是将药材拣选出来。

2. **筛**　利用竹筛或铁丝编的筛子,除去药材中的细小部分或杂物。

3. **簸**　用竹匾或簸箕,簸去杂物或分开轻重不同之物。

4. **揉**　质脆而薄的药材,为了使成细小碎片,可将药材放在粗眼筛子上面,用手揉之,使其破碎而过筛,如桑叶,马兜铃等。

5. **拌**　为了增加某种饮片的药性,将药材与另一种辅料药材同时拌和,使辅料附在药材上。固体辅料有朱砂、青黛等;液体辅料多用动物的血,如鳖血拌柴胡、猪血拌丹参。

6. **去毛**　有些药材的表面有毛状物,如不除去,服用时可能黏附或刺激咽喉的黏膜,使咽喉发痒,甚至引起咳嗽。去毛的方法,大约有下列几种。

(1) 刷去毛:用较硬的毛刷刷去表面的毛茸,多用于除去叶片的毛,如枇杷叶。

(2) 刮去毛:用刀或锋利的玻璃片、磁片等,以刮去质地坚硬的药材表层的毛状物。

笔记

(3) 火燎去毛：将药材很快地在火焰上经过，使毛茸烤焦转为酥脆，再将毛刷去。有时也用酒精烧焦后再刷去毛茸，例如鹿茸。

(4) 烫去毛：将砂炒热至 200~300℃，将药材炒拌，使毛茸烫焦，再刷去焦毛，如马钱子等。

(5) 炒去毛：将药材在锅中加热，使其毛须炒焦后筛去。

7. 磨 利用摩擦力来粉碎药材，磨的工具有石磨或机磨，亦用石砚等。

8. 捣或击 一些粒小体硬的药材，不便于切片，可敲碎用。一般是放在铜药罐中，用铜锤击碎，在冲击时最好加盖，以防细粉飞出。

9. 制绒 如大腹皮、茵陈蒿等常研压使其松解成绒，供煎剂应用。

二、水 制

1. 洗 药材在采集后，表面多少附有泥沙，要洗净后才能供药用。有些质地疏松或黏性大的软性药材，在水中洗的时间不能长，否则不利于切制，如莱菔根、当归、瓜蒌皮等。有些种子类药材含有多量的黏液质，下水即结成团，不易散开，故不能水洗，如葶苈子、车前子等，可用簸、筛等方法除去附着的泥沙。

2. 淘 种子或果实类细小药材，如夹杂有泥土等物，要在水中淘洗，如牛蒡子。

3. 漂 是用水溶去部分有毒成分，如半夏、天南星、附子等。另外有些药材含有大量盐分，在应用前需要漂去，如咸苁蓉、海藻、昆布等，漂的方法，一般是将药材放在盛有水的缸中，每日换水 2~3 次。漂的天数根据具体情况而定，短则 3~4 天，长则 2 周。漂的季节最好在春、秋二季，因这时温度较适宜。夏季由于气温高，必要时可加明矾防腐。

4. 泡 基本上同漂，但不需换水。泡的目的是使药材附着的一些有机物质在水中泡软发酵而除去，如龟甲、鳖甲。

5. 飞 使药材成为细粉，多用于矿物类药材。

(1) 水飞：将药材与水一起研磨，水的用量以能研成糊状为度，再加水搅拌，倾取混悬液，沉淀的粗颗粒再加水继续研，直到全部研细为止。混悬液静置后分取沉淀物，干燥，研散。

(2) 火飞：也可称为"煅"或"炒"，如飞硼砂炒到成细粉。

6. 去心 某些药材的"心"（多指木质部）有时需要除去，如远志。常用的去心方法是将药材用水稍行泡润，剖开抽心。

三、火 制

1. 烘 是将药材置于近火处或利用烘房或烘箱，使所含的水分徐徐蒸发，以便于粉碎和贮藏，如芙蓉花等。

2. 焙 或称烘焙，是用文火烘干，不需经常翻动，如当归、防风等饮片及水蛭、土鳖虫等动物药材。

3. 炒 种类很多，一般是将药材放在铁锅中翻动加热。

(1) 清炒（净炒）：将药材直接放在锅中翻炒。分炒黄、炒焦、炒炭 3 种。①炒黄：用较小或中等火力，炒到药材微呈黄色或微带焦斑为度，如炒苍术、炒黄芪等。②炒焦：用较大火力，炒到药材外部焦褐或焦黄色，内部淡黄色为好，如焦槟榔、焦六曲等。炒焦主要是为了焦后发出香气，达到矫味、健胃的目的，另外可破坏部分成分而减缓药性，如焦大黄。③炒炭：有时亦称"炮"，用猛火炒到药材外面焦黑色，内部焦黄色。炒炭的目的，是为了减低药材的性能或用于止血。中药有"以黑止血"的说法，如地榆炭、生地炭、蒲黄炭、槐花炭、炮姜等。有些含挥发油的药材，炒炭后可减去部分燥性，如荆芥、陈皮等。

(2) 麸炒：是利用蜜炙过的麸皮来拌炒药材，并利用麸皮冒烟将药材熏黄。麸炒后可矫臭、健胃及减低副作用，如枳壳、白术等。

（3）盐粒炒：食盐拌炒药材，可谓"烫"的一种，如牛膝。

（4）米炒：通常炒到米粒与药材皆显黄色。米炒是为了减低药材的燥性，如沙参，党参等。

（5）土炒：用灶心土(伏龙肝)拌炒。由于灶心土具有碱性，可以中和胃酸，并使部分成分改变，使药性缓和，如土炒白芍、土炒白术等。

4. **烫**　也可说是炒的一种，烫的温度较高，一般 200~300℃。先将洁净的砂或其他辅料炒热，加入药材，烫至泡酥。常见的用砂炒烫的药材，如穿山甲、龟甲等；用蛤粉烫的温度要比砂烫低，适用于胶类药材，如阿胶、鱼鳔胶等，另有用滑石粉烫，用盐粒炒，用蒲黄炒。经烫后的药材，其组织疏松，黏度减低，如阿胶炒烫后便于磨粉应用，烫穿山甲等易使所含成分煎出。

5. **煅**　药材经过高温(一般 700℃以上)处理，使其在结构上或成分上有所改变。

（1）铁锅煅：将药材放在大铁锅中加热，如煅绿矾、煅硼砂等。这与炒的性质相似，但所用的火力更大，成品主要为无机物质。

（2）坩埚煅：煅烧分为两种：一种不加盖，如煅自然铜、龙骨等；一种加盖，以防药材爆裂出来，如煅石英等。一般煅烧到坩埚里外皆红时，放冷取出。

（3）直接火煅：适用于在煅烧后不会破坏的大块矿石，如石膏、礞石等，可直接放在旺火中煅烧到红时，取出放冷。

（4）铁锅焖煅：适用于体质较轻松的药材，如煅灯心炭、陈棕炭、艾叶炭、血余炭等。将药材放在铁锅内，盖上直径较小的锅，以加盐的黄泥封口，用大火烧到下面的锅变红为度，煅烧 1~4 小时。

（5）灰火焖煅：埋在燃烧而无火焰的火灰中焖煅，如牡蛎等。一般用木屑或砻糠火，煅烧 4~8 小时。

（6）炉火焖煅：在炉灶中将火烧旺，盖上多孔的铁板，铁板上放药材，并在上面盖一铁锅，煅烧到发红时取出，如煅石决明、牡蛎等。

6. **淬**　将药材由较高的温度移入低温的液体中，使其温度骤然降低，矿物类生药如自然铜、磁石、赭石等，在炭火中煅烧到红时取出投入醋中，就可使质地疏松，易于磨粉。

7. **炙**　将药材用其他的液体辅料来拌炒，使液体辅料充分渗入到药材组织。

（1）蜜炙：将药材以蜜拌炒。先把蜜放入锅中加热熔化，使变黄色，加适量的水调和均匀后，将药材加入拌炒到稍干。蜜炙主要是增加滋润作用，一般润肺和镇咳药材多数是蜜炙的，如款冬花、紫菀、远志等。蜜炙还有矫味的作用。

（2）醋炙：用米醋来炒药材。将药材加醋拌匀闷透炒至干时为度。醋炙可以解毒，如甘遂；又能增加药材中某些成分的溶解，如延胡索。

（3）酒炙：其方法同醋炙，大多用黄酒，也有用烧酒的。酒炙有发散与除去药材寒性的作用，并可增加某些成分的溶解，如常山、黄芩等。

（4）姜汁炙：将鲜姜捣烂，加水适量榨汁，与药材拌匀，然后炒干，如竹茹、黄连等。也有采用边炒边洒姜汁或用姜和药材共煮，如姜炙可增加辛热作用而去寒性，并可矫臭矫味。

（5）盐水炙：将药材与盐水拌匀或喷洒均匀，炒到微带焦斑或炒焦(如杜仲)为度。盐水炙是依据"咸味能入肾软坚"的见解，一般"下行"药常用盐水炒，例如车前子、泽泻等。

（6）油炙：通常用麻油或豆油加热到高温后，放入药材炙至酥黄，取出沥尽油，再用纸将油吸干。油炙主要是使药材酥脆，如虎骨、马钱子等。

（7）羊油炙：用羊脂温熔成油，与药材用小火加热拌匀，取出放冷，待油吸入内部，如淫羊藿等。

8. **煨**　一般是指药材埋在另一种物质中加热的方法。

（1）面浆或纸浆包煨：药材用面粉糊或纸浆糊包裹，埋在残灰中，利用余烬来加热，或放锅中用中等火力炒，使外面裹着物干后变焦开裂，就可取出，例如煨肉豆蔻、木香等。

笔记

（2）煨烘：将药材的饮片放在铁丝筐内，筐置架上，用炉火烘煨，以除去药材中部分挥发性成分，如煨肉豆蔻。

（3）重麸炒煨：将药材与多量的麸皮同炒，炒至麸皮焦黄近枯，而药材显黄色，可使麸皮吸收部分挥发性成分，如煨诃子。

（4）米汤煨：是葛根的煨法。将葛根片放在陶制罐中，加米汤，使与药材面相平，再放在火上煅到米汤干后即可。米汤可以除去药材的燥性。

四、水 火 共 制

1. **煮** 将药材与水或其他液体或其他药材共煮。

（1）清水煮：主要用于含淀粉多的药材，煮时最好用铜锅。一般用适量的水，先将水煮沸再把药材加入，煮到内部无白心，即药材内外部淀粉糊化程度均匀一致为度，如白芍。

（2）酒煮：先将酒为药材吸收，然后放入锅中加水煮，以煮干为度，如何首乌，也可把药材与酒水同煮至干。

（3）醋煮：方法同上，如香附子。

此外，有用豆腐同制，如乌头、甘遂；珍珠与豆腐同制可以去污，称"炙珍珠"；用山羊血同煮，如藤黄。

2. **蒸** 用水蒸气直接加热，多用于滋补类生药，如地黄、女贞子、五味子等。药材经过蒸后，其色加深或变黑，甜味增加，药性也有一定改变，或有驱臭、矫味的作用。

（1）清蒸：不加辅料蒸，如天麻等。

（2）酒蒸：用酒拌匀吸收后蒸，如地黄、黄芩等。酒蒸可增加药材的温补作用，缓和药性，如熟大黄可减低泻下作用而增加清热滋润作用。

（3）醋蒸：用醋将药材拌匀吸收后蒸，如五味子。

3. **燀** 种子类药材用热水浸泡或稍煮以去皮的操作方法，称为燀，如燀杏仁等。

五、其 他 制 法

1. **复制法** 将净选后的药物加入一种或数种辅料，按规定程序，反复炮制的方法称为复制。如法半夏、胆南星。

2. **发酵** 利用酶的作用，在适当的温度下，并给予充足的养料而发酵成曲，如神曲。

3. **制霜** 将药物制成松散粉末或制取结晶的操作过程。制霜方法有去油成霜，大多用于种子类药材：将药材除去种皮，研碎，压榨除去部分油脂，制成松散粉末，如巴豆、千金子、芥子、杏仁等；有为加工而成的，如西瓜霜、柿饼霜；有为副产物的，如鹿角霜是熬制鹿角时留下的骨质粉末。

4. **发芽法** 将成熟的果实种子，在一定的温度和湿度条件下，促使其萌发幼芽的方法称为发芽法。如用此法可制备麦芽、谷芽等。

第四节 中药材炮制的机制

炮制传统的基本理论主要体现在生熟理论和药性理论。中药炮制前后生熟效异，一般主要表现在三方面：生泻熟补、生峻熟缓、生毒熟减。从现代的角度去分析，药物炮制之后，各种性味功能的变化，其基础都是物质的变化，这些物质基础的变化，或为量变，或为质变。

一、影响药物性味功能的机制

性味是每一种药物本身所固有的，性味的多样性说明药物具有多种多样的功能。黄连为大苦大寒的药物，主入血分，经过辛温的生姜汁制后，降低了苦寒性，并增入气分。生甘草性味甘微苦,平,生用主泻,有清热解毒的作用,经蜂蜜制后主补,性味改变为甘温,具有益气健脾,调和营卫的作用。鲜地黄性大寒,味甘苦,清热生津,凉血、止血;地黄性寒,味甘苦,清热凉血、养阴生津;熟地黄性微温,味甘,滋阴补血,益精填髓。研究表明,地黄炮制后梓醇含量降低率为40%~80%;生地黄经长时间加热蒸熟后,部分多糖和多聚糖可水解转化为单糖,单糖含量熟地黄比生地黄高2倍以上;还原糖含量随着蒸制时间的延长和蒸晒次数的增多而增多,地黄在炮制过程中生成新化合物5-羟甲基糠醛,结果表明,地黄炮制成熟地后,5-羟甲基糠醛的含量增加20倍左右。

二、影响药物疗效的机制

马钱子生品具有通络止痛、散结消肿的功能,以士的宁碱和马钱子碱为主。研究证明,马钱子经砂烫法和油炸法炮制后可起到减毒增效的作用。当炮制温度在230~240℃时,3~4分钟后,士的宁可转化10%~15%,马钱子碱可转化30%~35%,此时,它们的异型化合物异士的宁碱和异马钱子碱的含量增加。士的宁碱和马钱子碱的毒性比其异型化合物异士的宁碱和异马钱子碱大10~15.3倍,而异士的宁碱和异马钱子碱的镇痛、抗炎、抑制肿瘤等活性强于士的宁碱和马钱子碱。炮制后士的宁和马钱子碱的含量显著减少,同时异士的宁和异马钱子碱等开环化合物的含量明显增加。这是由于士的宁和马钱子碱在加热过程中醚键断裂开环,转变成相应的异型结构和氮氧化物。从生品和各炮制品的总碱含量及急性毒性试验的结果可以看出,马钱子炮制主要是通过改变毒性成分的结构,并不是单纯地降低含量来降低其毒性。实验研究还表明,异马钱子碱、异马钱子碱氮氧化物对心肌细胞有保护作用,而马钱子碱则无此作用。马钱子生物碱能抑制肿瘤细胞,但以异士的宁氮氧化物和异马钱子碱氮氧化物作用为最强。

生大黄苦寒沉降,泻下作用峻烈,具有攻积导滞,泻火解毒的功能。炮制后可明显降低致泻作用。大黄经炮制后,水解后总蒽醌苷元的含量为生大黄 > 炒大黄 > 大黄炭,游离蒽醌(苷元)的含量为生大黄 > 大黄炭 > 炒大黄,炮制品中鞣质的含量下降18%(炒大黄)~80%(大黄炭)。研究表明,大黄生品含有2%~3%蒽苷类及结合蒽醌类衍生物,而游离蒽醌衍生物含量较少。大黄致泻能力与结合蒽醌含量呈正比,而游离蒽醌类化合物不致泻,其收敛成分为没食子酸等鞣质类成分。大黄酒炒炮制后,结合型蒽醌减少,泻下作用弱于生大黄。

三、降低药物毒性的机制

川乌为重要温里药,生品有大毒,川乌炮制后毒性降低可内服。川乌主要有效成分为乌头碱等双酯型生物碱,其炮制原理正是通过加水、加热处理,使极毒的双酯型乌头碱 C-8 位上的乙酰基水解得到相应的苯甲酰单酯型生物碱,其毒性仅为双酯型乌头碱的 1/50~1/500,再进一步将 C-14 位上的苯甲酰基水解,得到亲水性氨基醇类乌头原碱,其毒性仅为双酯型乌头碱的1/2000~1/4000。炮制后毒性降低。

巴豆生品有大毒,经加热去油制霜后其泻下作用缓和,且降低了对皮肤和黏膜组织的刺激性和毒性。主要原理是巴豆中主含巴豆油及巴豆毒素,巴豆油分解后可产生巴豆油酸,能刺激肠的蠕动而引起剧烈的泻下作用;巴豆毒素属于一种毒性球蛋白,能溶解红细胞,但加热至110℃毒性即消失。

斑蝥生品有大毒(中毒量1g,致死量3g),可引起剧烈的消化道反应以及中毒性肾炎,甚至引起肾功能或循环系统衰竭而致死亡,故生品不可内服,多外用。斑蝥炮制后可降低其毒性,可内服。研究表明,斑蝥含斑蝥素、蚁酸等有效成分,它们同时也为毒性成分。斑蝥素在84℃开始升华,其升华点为110℃,米炒斑蝥的温度为128℃,可使斑蝥素部分升华而降低含量,故可减毒。采用低浓度氢氧化钠溶液炮制处理,可有效地使斑蝥素在虫体内转化为斑蝥素钠,既降低毒性,又可保留和提高斑蝥的抗癌活性。

(王添敏)

笔记

第六章　生药质量控制及质量标准的制订

第一节　影响生药质量的因素

影响生药质量的因素有自然因素和人为因素。自然因素包括生药的品种,植物的遗传与变异,植物的生长发育,植物的环境因素等;人为因素主要有生药的采收、加工、炮制、贮藏等多方面。

一、自然因素对生药质量的影响

1. 生药品种对质量的影响　生药品种的鉴定是质量控制的首要环节。生药同名异物和同物异名现象严重影响生药的质量。如防己的商品药材基源植物多达十余种,有粉防己 *Stephania tetrandra* S. Moore、木防己 *Cocculus trilobus*(Thunb.)DC.、广防己 *Aristolochia fangchi* Y. C. Wu ex Chow et Hwang 等,分属于防己科和马兜铃科植物;只有粉防己含有肌肉松弛成分,才能作"汉肌松"的原料,而广防己含马兜铃酸(aristolochic acid),具有肾脏毒性,2015 年版《中国药典》已不再收载,取消其药用标准。

生药品种的历史演变和地区用药习惯的差异以及新兴品种和代用品的出现,对于生药的质量也有着重要的影响。以通草与木通为例,据考证《唐本草》以前的本草和《本草纲目》中收载的通草原植物均为木通科植物五叶木通 *Akebia quinata*(Thunb.)Decne.;五加科植物通脱木 *Tetrapanax papyrifer*(Hook.)K.Koch 作为通草的记载始于唐代陈藏器《本草拾遗》;现行 2015 年版《中国药典》收载的木通为木通科植物五叶木通、三叶木通 *Akebia trifoliata*(Thunb.)Koidz. 或白木通 *A. trifoliata*(Thunb.)Koidz. var. *australis*(Diels)Rehd. 的干燥藤茎,而通草的来源为五加科植物通脱木。

"新兴品种"新疆紫草(软紫草)*Arnebia euchroma*(Royle)Johnst. 和内蒙紫草 *Arnebia guttata* Bunge 的质量比传统的紫草(硬紫草)*Lithospermum erythrorhizon* Sieb. et Zucc. 更优,2005 年版后历版《中国药典》收载的紫草均为新疆紫草和内蒙紫草。

同一生药,其基源不同,质量也有很大的差别。2015 年版《中国药典》收载的中药材中有 156 种药材为多基源,约占收载总数的 25%。其中,二基源的有 96 种,三基源的有 43 种,四基源的有 9 种,五基源的有 5 种,六基源的有 3 种。如淫羊藿药材的原植物分别为小檗科植物心叶淫羊藿 *Epimedium brevicornum* Maxim.、箭叶淫羊藿 *E. sagittatum*(Sieb. et Zucc.)Maxim.、柔毛淫羊藿 *E. pubescens* Maxim. 和朝鲜淫羊藿 *E. koreanum* Nakai。这 4 种淫羊藿药材中黄酮类成分的种类和含量有很大的差别,其主要化学成分淫羊藿苷的含量分别为 1.18%、3.49%、0.46% 和 3.69%。

笔记

2. 植物的遗传与变异因素对生药质量的影响 生长在不同地区的同一物种，因长期生长环境不同，造成其生长过程及形态特征常会产生一定的差异。物种是异质的，任何一个个体都不能代表一个物种的全部特征。种是由适应型上明显不同的若干居群(种群，population)所组成的，这些遗传上适应不同生态环境的种群叫做"生态型"(ecotype)。同一物种由于生态型不同，其种内的次生代谢产物常会发生变化，产生多型性。植物种内次生代谢产物的这种多型性，称化学变种(chemovarietas)或化学型(chemotypes)。如蛇床子的有效成分是香豆素类化合物，可分为3种类型：简单香豆素(如蛇床子素)、线型呋喃香豆素及角型呋喃香豆素。根据所含香豆素类型，可将国产蛇床 *Cnidium monnieri*(Linn.)Cuss. 分为3个化学型：Ⅰ型以蛇床子素和线型呋喃香豆素为主要成分；Ⅱ型以角型呋喃香豆素为主要成分；Ⅲ型为3种香豆素同时存在。

引起植物化学成分种内变异的原因，较普遍认为是环境因素的影响，如环境温度的骤变，天然雷电射线以及土壤中微量元素等引起的突变(包括基因突变、染色体结构和数量的畸变)。种间掺入杂交也是一个重要因素。

3. 植物生长发育对生药质量的影响 药用植物在不同的生长阶段，其所含有效成分会发生一些变化，因而对生药的质量也会产生一些影响。植物有效成分的含量随不同生长时期而发生变化，其本质反映了植物个体生长发育对体内各种有效成分积累的影响。栀子(山栀) *Gardenia jasminoides* Ellis 果实的主要有效成分藏红花素(crocin)和栀子苷(京尼平苷，geniposide)的积累动态与其生长发育的关系可分为两个变化阶段：从开花到第6周，这期间果实的鲜重急剧增加，外形增大，与此相应栀子苷的生物合成达到全盛；但这个时期藏红花素还未生成。第二阶段从开花后的第7周起，藏红花素开始形成，果实逐渐成熟且重量增加，特别在第10周后藏红花素急剧增加，直至果实成熟含量仍有增加；而在此期间，栀子苷含量没有变化。

4. 环境因素对生药质量的影响 药用植物生活在地球上，受地球上各种环境条件的影响，包括药用植物生活空间的各种自然条件、生物和人类影响的总和，如气候、土壤、地形、生物和人类的活动等环境因子。所以植物是生活在由许多性质不同的单因子构成的综合环境之中，在综合环境中的每个单因子以其质量、性能和强度在空间和时间上的动态变化而对药用植物产生不同的影响。

(1) 环境非生物因素对生药质量的影响：光照是植物光合作用的主要因子，影响次生代谢产物在植物体内的积累。洋地黄 *Digitalis purpurea* L. 昼夜间叶中强心苷含量有明显变化，这是由于这些成分是植物的同化组织在阳光照射下逐步合成的。因此在日出前所采集的叶中强心苷的含量低，在中午或下午含量达到最高峰，因而午后采集的叶子具有较高的生物活性。

温度变化能影响植物体内酶的活性和生化反应速度，从而影响植物的生长发育和活性成分的积累。各种植物对温度的改变反应并不一致，但在一定的范围内，气温的升高对多数植物的生长发育及活性成分积累有利。麻黄生物碱的含量在春季(气温较低)甚微，到夏季(高温)突然升高，至八九月份(气温较高)达最高值。在一日之中，生药有效成分亦随温度而变。唐古特山莨菪 *Anisodus tanguticus*(Maxinowicz) Pascher 的生物碱含量，早晨(低温)最高，傍晚(气温较低)次之，中午(高温)最低。

降水量通过影响环境的湿度和土壤含水量，从而影响药用植物活性成分的积累。温暖的大陆干旱自然条件，有利于植物生物碱的积累。例如，在高加索地区栽培的欧莨菪 *Scopolia carniolica* Jacq. 含阿托品达1%，而栽培在瑞典的欧莨菪只含0.5%~0.3%；罂粟 *Papaver somniferum* L. 在中亚、西亚旱地上栽培能产生种类多、含量高的生物碱。

土壤是绝大多数植物的固着基质和生活的物质源泉，提供植物所需的水分、养料、空气和温度。土壤的类型、元素和pH对药用植物活性成分的积累有一定的影响。例如各种土壤环境生长的野生乌拉尔甘草 *Glycyrrhiza uralensis* Fisch 中甘草酸含量依次为：栗钙土 > 棕钙土 > 风沙土 > 盐碱化草甸土 > 次生盐碱化草甸土 > 碳酸盐黑钙土。

笔记

海拔高度和地球纬度的变化可以影响光照条件和气温,从而对药用植物的生长和代谢产生影响。例如海拔范围在 100~800m,人参多糖的含量随海拔的升高而增加;海拔范围在 950~1450m,人参多糖的含量随海拔升高而降低。

(2) 环境生物因素对生药质量的影响:植物生长会受到生活环境中其他生物的影响,主要包括动物、植物相互之间的影响和微生物的影响。

动物的采食、活动、生活习性,如昆虫类蜂、蝶的传粉等都会对植物生长发育产生直接的影响。动物对植物的间接影响表现为改变土壤环境以及植被的发育和更新。土壤中大量无脊椎动物幼虫(如昆虫、甲虫和蠕虫)的活动能够疏松土壤,动物的排泄物能增加土壤养分。

植物与植物之间也存在着直接和间接的影响。植物之间的寄生、共生和附生现象是典型的直接影响。植物之间的间接影响是通过植物改变环境来实现的。植物的化感作用(allelopathy)是植物间相互作用的一个典型例子。一个活体植物(供体植物)通过地上部分(茎、叶、花、果实或种子)向环境中挥发、淋溶(eluviation)和根系分泌等途径释放某些化学物质,影响周围植物(受体植物)的生长和发育。欧洲蕨 *Pteridium aquilinum* (L.) Kuhn 的枯死枝叶腐烂后释放出阿魏酸和咖啡酸,使一些草本植物在其附近很难生存。植物的化感作用有明显的选择性、专一性,如黑胡桃 *Juglans nigra* L. 产生的胡桃醌可以抑制苹果树的生长,但对梨树、桃树、李树无影响。

微生物对生药质量的影响主要与内生真菌有关。药用植物内生真菌(endophytic fungi)存在于健康植物组织内部,与植物呈互利共生的关系。植物内生真菌可以产生与宿主相同或相似的化学成分,如短叶红豆杉 *Taxus brevifolia* Nutt. 的内生真菌——安德紫杉霉 *Taxomyces andreanae*,能产生抗癌物质紫杉醇(taxol)。还有一些内生真菌产生的化学成分为宿主植物难以产生的新化合物,如在三尖杉 *Cephalotaxus fortune* Hook.f. 内生真菌中发现了具有抗肿瘤活性的新颖二萜类化合物 trichodermanin A。此外,有些植物内生真菌还能够促进宿主植物的生长,增强宿主植物的抗逆性以及促进药用植物中有效成分的积累。如丹参 *Salvia miltiorrhiza* Bunge 中的一株内生真菌 *Trichoderma atroviride* 能够显著促进丹参毛状根的生长及丹参酮类成分的生物合成。

二、人为因素对生药质量的影响

1. 药用植物栽培对生药质量的影响　药用植物栽培涉及生长环境、种质资源、良种繁育、田间管理、病虫害防治等多个环节,同一生药在不同的栽培方式和生长条件下,其质量会有很大的差别。中华五味子 *Schisandra chinensis* (Turcz.) Baill. 喜荫蔽和潮湿的环境,耐严寒,以选土壤湿润肥沃、排水良好的黑油沙土栽培为佳;栽培过程中追肥、剪枝、搭架应及时,从而确保高产优质。在伊贝母 *Fritillaria pallidiflora* Schrenk 的种植过程中,适当降低光照强度、降低土壤含水量,可不同程度地提高生物碱的含量。

2. 采收对生药质量的影响　药用植物在不同的生长期,有效成分的含量有很大的变化,因而必须制定合适的采收时间。大花桔梗 *Platycodon grandiflorus* (Jacq.) A. DC. 根中皂苷的含量以 4 月份返青前最高(10.17%),随着地上植株的不断生长发育,根中皂苷的含量呈不断下降的趋势,10 月份时最低(4.19%),以后又逐渐回升。有些药用植物有效成分的含量具有以日为周期变化的特点,应注意一天中的采收时间。

元代李杲谓:"……根、叶、花、实,采之有时……失其时,则气味不全"。又有"三月茵陈四月蒿,五月采回当柴烧"的农谚。这些都说明适时采收对保证临床疗效的重要性。

3. 加工对生药质量的影响　中药除少数鲜用外,大多于采收后在产地进行加工。不同的处理方法对于生药的有效成分含量会产生影响,如含苷类和含生物碱类生药的干燥温度宜为 50~60℃,以抑制所含酶的作用,避免有效成分的分解;含挥发油的生药干燥温度如超过 35℃,会造成挥发油挥发和损失;含挥发油的药材及黄连、大黄等受日晒易变色、变质;郁金、白芍受日晒则易开裂。因此为了保证生药的质量,对于不同的生药应采用合适的加工方法。

笔记

4. 炮制对生药质量的影响　不同炮制方法,可导致中药有效成分含量差异很大。实验表明生当归、酒炒当归、清炒当归、焦当归和当归炭中阿魏酸的含量分别为 0.05%,0.03%,0.04%,0.04% 和 0.01%。用不同方法炮制的中药,其药性也会有改变,如干姜味辛、性大热,其功能为温中散寒,回阳通脉;经炮制成姜炭,则味变苦,性微温,功能为温经止血。应用时要根据不同情况选用不同的中药炮制品。

5. 贮藏对生药质量的影响　生药中含有多种化学成分,在贮藏过程中,受环境温度、湿度、光线及氧等作用,常会发生霉烂、虫蛀、变色和泛油等现象,导致药材变质,影响临床疗效。有些生药如陈皮宜放置隔年后使用,而多数生药,储藏时间过长,有效成分会分解、降低。光照会使多酚类成分和色素氧化,使生药发生变色。含芳香性成分的药材,光照后成分易挥发,使生药失去应有的气味。在贮藏过程中,含淀粉、蛋白质、脂肪和糖类的药材,容易受到虫害;含黄酮类、羟基蒽醌类和鞣质类的药材容易变色;含水多的药材容易发霉。在湿热的环境中,含糖、淀粉多的药材常会发生变软、发黏、颜色变深等现象;含挥发油较高的生药随着贮藏时间的增加,挥发油的含量下降。

6. 掺假对生药质量的影响　人为的造伪掺假现象对生药的质量也有重要的影响。一些贵重的药材,如人参、冬虫夏草等,在商品药材中经常会发现以其他形态相似品种来冒充正品,或以人为方法加工制造伪品(如以淀粉压模制作冬虫夏草)。还有不法商贩在药材中掺入非药用部分或比重大的矿物质等以增加药材重量。

第二节　中药材的道地性与道地药材

道地药材(Dao-di Herbs;famous-region drugs)是指经过中医临床长期应用优选出来的,在特定地域,通过特定生产过程所产的,较在其他地区所产的同种药材品质佳、疗效好,具有较高知名度的药材。

传统的中医临床经验及近代研究均表明,产于不同地区、不同生态条件下的同种生药,其质量可能差异很大。一般来讲,道地药材具有特定的种质(遗传因素),且在特定的自然环境条件地域内生长(环境因素),其生产/加工技术成熟规范,又经过中医长期临床实践而确定为优质药材(人文因素)。讲究道地药材是我国历代医家保证中药质量的成功经验,是中药材质量控制的一项独具特色的综合评价标准。

一、道地性的含义

道地药材是在一定的地域内形成的,具有明显的地理性。"道"和"地"最初均表示地区、地域的概念。现在"道地"一词的含义为真正、真实、不虚伪。

道地药材的实质之一为"同种异地",其品质和疗效要优于其他产地的药材。这种差异是由物种本身所具有的遗传特征和环境因素共同作用的结果。所以,从生物学上来说,"道地"的形成是基因与环境之间相互作用的产物,主要依赖于其优良的物种遗传基因和特定的生态环境。遗传基因为内在因素,控制着生物体内的有效成分合成;生态环境为外在因素,这里的"特定"不是由研究者根据研究目的方便划定的,而是由一定的土壤、光照、温度、湿度等环境因素所决定的,有着比较稳定的边界。药用植物对这个特定的环境长期适应而产生某些获得性遗传的种内变异,形成一个比较稳定的"地方居群",从而形成质优的道地药材,这一特定地区则被称为药材的道地产地。

道地药材的形成与我国传统的中医药理论亦有密切关系,包含着我国历代医药学家的科学智慧和临床实践经验,是在我国长期的中医临床实践中考验出来的。仅有药材资源,没有中医理论指导的文化背景,以及相应完善的生产加工技术和长期的商贸活动,则难以形成道地药材。

笔记

如药材菊花,始载于《神农本草经》,列为上品。随着对菊花认知的不断深入,至《本草纲目》中已录有百余种。因产地和加工方式及中医临床应用的结果,目前菊花道地品种主要有亳菊、杭菊、贡菊、滁菊等。

二、我国主要道地药材

根据道地药材的地理分布,通常分为关药、北药、怀药、浙药、江南药、川药、云药、贵药、广药、西药和藏药等。道地药材的命名通常在药名前冠以地名,如川贝母、关黄柏、浙玄参等。少数道地药材名前面的地名为该药材传统的或主要的集散地或进口地,而不是指产地,如藏红花(即西红花)是指番红花最初经由西藏传入我国,广木香是指由广东进口而来。

1. **关药**　关药通常指东北地区所出产的优质药材。著名的关药有人参、关马茸、花鹿茸、关防风、关黄柏、辽细辛、关龙胆等。

2. **北药**　北药通常指华北、西北地区和内蒙古等地区所出产的优质药材,亦有将东北地区产的药材划分到北药范围。如著名的"四大北药":潞党参、北(西)大黄、北黄芪、岷当归。此外,常用北药还有济银花、北板蓝根、连翘、酸枣仁、远志、黄芩、北赤芍、西陵知母、宁夏枸杞子、山东阿胶、北全蝎、五灵脂等。

3. **怀药**　怀药泛指河南境内所产的优质药材。河南地处中原,怀药分南、北两大产区,产常用药材300余种。著名的"四大怀药"为怀地黄、怀山药、怀牛膝、怀菊花。此外,尚有密(南)银花、怀红花、南全蝎等。

4. **浙药**　浙药亦称杭药、温药,包括浙江及沿海大陆架所出产的优质药材,产常用药材400余种。著名的"浙八味"为白术(於术)、杭白芍、浙玄参、延胡索、杭白菊、浙麦冬、温郁金、浙贝母。此外,还有山茱萸、温朴、天台乌药、杭白芷等。

5. **江南药**　江南药包括湘、鄂、苏、皖、闽、赣等淮河以南省区所产优质药材。如安徽的亳菊、滁州的滁菊、歙县的贡菊、铜陵的凤丹皮、霍山石斛、宣城木瓜;江苏的苏薄荷、茅苍术、太子参、蟾酥等;福建的建泽泻、闽西建乌梅、蕲蛇、建神曲;江西的江枳壳、宜春江香薷、丰城鸡血藤、泰和乌鸡;湖北大别山的茯苓、鄂北蜈蚣、江汉平原的龟甲、鳖甲、襄阳山麦冬、板桥党参、鄂西味连和紫油厚朴、长阳资丘木瓜、独活;湖南平江白术、沅江枳壳、湘乡木瓜、邵东湘玉竹、零陵薄荷、零陵香、湘红莲、升麻等。

6. **川药**　川药指四川所产的优质药材。四川是我国著名药材产区,所产药材近千种,居全国第一位。川产珍稀名贵药材有麝香、冬虫夏草、川黄连、川贝母、石斛、熊胆、川天麻等;川产大宗商品药材有川麦冬、川泽泻、中江白芍、遂宁白芷、川牛膝、黄丝郁金、川黄柏、灌县川芎、江油附子、川木香、雅黄(大黄)、川枳壳、川杜仲、川朴、巴豆、明党参、汉源花椒、川红花等。

7. **云药**　云药包括滇南和滇北所出产的优质药材。滇南出产诃子、槟榔、儿茶等,滇北出产云茯苓、云木香、冬虫夏草等;处于滇南和滇北之间的文山、思茅地区盛产三七,并闻名于世。此外,尚有云黄连、云当归、坚龙胆、天麻等。云南的雅连、云连占全国产量的绝大部分;云苓体重坚实、个大圆滑、不破裂;天麻体重、质坚、色黄白、半透明;半夏个圆、色白似珠,称"地珠半夏"。云药中的特产野生药材有穿山甲、蛤蚧、金钱白花蛇。

8. **贵药**　贵药是以贵州为主产地的优质药材。著名贵药有贵天麻、杜仲、天冬、吴茱萸、雄黄、朱砂等。

9. **广药**　广药又称"南药",系指广东、广西南部及海南、台湾等地出产的优质药材。著名的"四大南药"为槟榔、阳春砂、巴戟天、益智。桂南一带出产的药材有鸡血藤、广豆根、肉桂、石斛、广金钱草、桂莪术、三七、穿山甲、蛤蚧等;珠江流域出产的药材有广藿香、高良姜、广防己、化橘红、陈皮、何首乌等;台湾的樟脑曾垄断世界市场。

10. **西药**　西药是指"丝绸之路"的起点西安以西的广大地区,包括陕、甘、宁、青、新及内蒙古西部所产的优质药材。著名的"秦药"为秦皮、秦归、秦艽。此外,还有新疆甘草、伊贝母、新疆紫草(软紫草)、阿魏、西麻黄、肉苁蓉、锁阳、多伦赤芍、西牛黄、西马茸等。

11. 藏药 藏药指青藏高原所产的优质药材。著名的藏药为冬虫夏草、雪莲花、藏红花、炉贝母等。此外,还有麝香、胡黄连、羌活、雪上一枝蒿、甘松、红景天,高原特有的藏药品种有雪灵芝、西藏狼牙刺、洪连、独一味、绵参、藏茵陈等。

第三节 生药的外源性和内源性有毒物质及相关安全性问题

生药中可能含有外源性有害物质如重金属污染、农药残留污染、微生物污染等和生药自身内源性有毒、有害的次生代谢产物。这些物质与生药安全性密切相关。为了保证临床用药安全,首先必须保证药品安全。

一、生药中的重金属、农药残留等有害物质及其检测

生药中外源性有害物质的主要来源是:生态环境的污染(土壤、地质背景、水源、大气等);栽培和仓储过程中施用农药或驱虫剂;加工包装过程中有毒物质的污染等。常见对人体有害的元素主要有砷、汞、铅、镉等,以及有机氯、有机磷等农药残留物质,黄曲霉毒素以及二氧化硫等。

1. 重金属的检查 重金属包括铜、铅、镉、汞、砷等,其毒性作用在于重金属进入人体后与体内酶蛋白上的巯基和二硫键牢固结合,从而使蛋白质变性,酶失去活性,组织细胞出现结构和功能上的损害。除少数药材本身具有富集某些重金属的特性导致其含量超标外,对于其他药材来说,其污染源主要来自生长过程中土壤污染以及无机肥料的使用。2015 年版《中国药典》规定重金属总量采用比色法测定,硫代乙酰胺或硫化钠为显色剂。砷盐的检查用古蔡氏法或二乙基二硫代氨基甲酸银法。采用原子吸收分光光度法(atomic absorption spectrophotometry,AAS)或电感耦合等离子体质谱法(inductively coupled plasma-mass spectrometry,ICP-MS)可分别测定生药中的铜、铅、镉、汞、砷含量。《中国药典》对山楂、丹参、甘草、白芍、白矾、石膏、煅石膏、玄明粉、地龙、芒硝、西瓜霜、西洋参、冰片、龟甲胶、阿胶、金银花、枸杞子、黄芪、鹿角胶、滑石粉等 20 种药材(含加工炮制品)进行了重金属限量规定,如山楂中铅不得过 5mg/kg,镉不得过 0.3mg/kg,砷不得过 2mg/kg,汞不得过 0.2mg/kg,铜不得过 20mg/kg。

2. 农药残留量的检查 药用植物在生长过程中,为消灭病虫害,常使用农药。农药的使用对于生药的稳产、高产具有重大意义;但广泛地使用农药也带来了生药的农药残留问题。农药残留是指农药使用后残存于生物体、农副产品和环境中的微量农药原体、有毒代谢物、降解物和杂质的总称。根据农药的理化性质可分为有机氯类、有机磷类、拟除虫菊酯类和氨基甲酸酯类等。

《中国药典》选用气相色谱法测定有机氯、有机磷和拟除虫菊酯类农药残留量。长期以来,我国使用最多的农药主要为有机氯类,尤其是六六六(BHC)、滴滴涕(DDT)及五氯硝基苯(PCNB)等曾在我国大规模使用。为确保农产品和中药材质量安全,农业部陆续公布了一批国家明令禁止使用或限制使用的农药。其中,全面禁止使用的农药有 BHC、DDT、毒杀芬(strobane)等 23 种;限制使用的有甲拌磷(phorate)、甲基异柳磷(isofenphos-methyl)等 18 种。但因这些大规模使用的农药在土壤里长期累积、不易降解,目前在这种土壤里生长的植物类药材中仍可检出。长期服用有机氯超标的生药易造成蓄积中毒。目前生药农药残留量测定主要是对 BHC、DDT、PCNB 等残留量进行测定。例如 2015 年版《中国药典》规定,甘草、黄芪含有机氯农药残留量六六六(总BHC)不得过 0.2mg/kg,滴滴涕(总 DDT)不得过 0.2mg/kg,五氯硝基苯(PCNB)不得过 0.1mg/kg。

3. 黄曲霉毒素的检测 有 14 种霉菌素有致癌作用,而黄曲霉毒素(Aflatoxin,AFT)致癌作用的强度位居前列。黄曲霉毒素是一类化学结构类似的化合物,为二氢呋喃香豆素的衍生

笔记

物,主要由黄曲霉 *Aspergillus flavus* Link 和寄生曲霉 *Aspergillus flavus* subsp. *parasiticus*(Speare)Kurtzman 产生,以黄曲霉毒素 B_1 最为多见,其毒性和致癌性也最强。许多生药在贮藏过程中易霉变而产生黄曲霉毒素,包括桃仁、牛膝、天冬、玉竹、黄精、陈皮、当归、甘草、百部、白术、胖大海、天花粉、酸枣仁、葛根、山药、知母、麦冬等常用生药。因此,有时还需要对一些生药进行黄曲霉毒素的限量检查,以确保用药的安全。《中国药典》选用高效液相色谱法测定药材中的黄曲霉毒素(以黄曲霉毒素 B_1、黄曲霉毒素 B_2、黄曲霉毒素 G_1 和黄曲霉毒素 G_2 总量计),并强调实验应有相关的安全防护措施,不得污染环境。如 2015 年版《中国药典》规定,桃仁、陈皮、胖大海、酸枣仁、僵蚕等 14 种药材含黄曲霉毒素 B_1 不得过 $5\mu g/kg$,含黄曲霉毒素 B_1、黄曲霉毒素 B_2、黄曲霉毒素 G_1 和黄曲霉毒素 G_2 的总量不得过 $10\mu g/kg$。

4. 二氧化硫残留量的测定 有些生药在加工时会采用硫黄熏蒸,以达到杀菌防腐或漂白的目的。药材中残留的二氧化硫对人体消化系统和呼吸系统有严重危害。2015 年版《中国药典》采用蒸馏法测定经硫黄熏蒸处理过的药材或饮片中二氧化硫的残留量。2011 年原 SFDA 制定的二氧化硫限量标准为:山药、牛膝、粉葛、甘遂、天冬、天麻、天花粉、白及、白芍、白术、党参等 11 种传统习用硫黄熏蒸的中药材及其饮片不超过 $400mg/kg$,其他中药材及其饮片不得超过 $150mg/kg$。

二、生药中的毒性成分及其控制

生药的内源性毒性成分是指生药本身含有的一些有毒化学成分,因为过量使用或者误用而产生毒性。生药中毒性成分的检查应引起我们的足够重视。

1. 肾毒性成分 马兜铃酸(aristolochic acid, AA)是一类含硝基取代的菲类化合物,主要存在于马兜铃科植物,如马兜铃酸 I、II、III、IV、V 等。长期使用含马兜铃酸的天然药物,可引起肾损害,表现为肾脏进行性快速纤维化并伴有肾萎缩,国外称为"中草药肾病"(Chinese herbs nephropathy, CHN)。国内学者经过研究后发现其毒性成分为马兜铃酸,建议改为"马兜铃酸肾病"(aristolochic acid nephropathy, AAN)。含马兜铃酸的代表性植物有关木通 *Aristolochia manshuriensis* Kom.、广防己 *A. fangchi* Y. C. Wu ex L. D. Chow et S. M. Hwang、马兜铃 *A. debilis* Sieb. et Zucc. 等。这类生药的安全性问题已成为国内外医药界广泛关注的焦点。不少国家对含马兜铃酸的中草药采取了相应限制的措施,《中国药典》从 2005 年版已经不再收载关木通、广防己、青木香,并启用相应品种作为替代品。

植物中马兜铃酸类成分的分析检测,多采用高效液相色谱法。目前我国仍在广泛使用的含马兜铃酸类成分的代表性药材为细辛。已有研究结果表明,细辛的马兜铃酸主要分布于植株的地上部分,故《中国药典》自 2005 年版将细辛的药用部位修订为根和根茎,2010 年版及 2015 年版《中国药典》进一步规定,依照高效液相色谱法测定,细辛按干燥品计算,含马兜铃酸 I 不得过 0.001%。

	R	R_1	R_2
马兜铃酸 I	H	H	OCH_3
马兜铃酸 II	H	H	H
马兜铃酸 III	OCH_3	H	H
马兜铃酸 IV	OCH_3	H	OCH_3
马兜铃酸 V	OCH_3	OCH_3	H

2. 肝毒性成分 吡咯里西啶生物碱(pyrrolizidine alkaloids,PAs)是一类从植物中得到的天然有毒物质,因其可引起肝细胞出血性坏死、肝巨细胞症及静脉闭塞症等而引起广泛关注。目前已发现 600 多个不同结构的 PAs,存在于世界各地的 6000 多种有花植物中,主要分布于菊科、紫草科、豆科、兰科,少量分布于厚壳科、玄参科、夹竹桃科、毛茛科、百合科等。代表性植物如千里光 Senecio scandens Buch.-Ham. ex D. Don 和野百合 Crotalaria sessiliflora L. 等。

PAs 由具有双稠吡咯环的氨基醇与不同的有机酸缩合而成,这类化合物本身没有毒性,毒性主要来自其在体内代谢产生的代谢吡咯(metabolic pyrrole)。代谢吡咯具有很强的亲电性,能与组织中亲核性的酶、蛋白质、DNA、RNA 迅速结合,从而引起机体各种损伤。因为 PAs 在肝脏脱氢后形成的代谢产物非常活泼,故肝脏是代谢吡咯形成的主要场所,又是其作用的靶器官。普遍认为双稠吡咯环的 1,2 位是双键的 PAs 肝毒性最强。因此,这类 PAs 又被称为肝毒吡咯里西啶生物碱(heptotoxic pyrrolizidine alkaloids,HPAs),如倒千里光碱(retrorsine)、千里光碱(senecionine)等。

千里光碱   倒千里光碱   阿多尼弗林碱

目前,植物中吡咯里西啶生物碱的分析检测,普遍采用高效液相色谱法,尤以液质联用技术应用广泛。2015 年版《中国药典》规定,依照高效液相色谱 - 质谱法测定,千里光按干燥品计算,含阿多尼弗林碱(adonifoline)不得过 0.004%。

3. 其他毒性物质的检查 有些生药的有效成分亦是其有毒成分,若服用过量就可能引起毒性反应,如麻黄中的麻黄碱,洋地黄类药材中的强心苷类成分,乌头、附子类药材中的乌头碱类成分等。对于这类成分的含量应严格控制,尽可能规定含量幅度或者含量限度。以川乌及其炮制品制川乌为例,2015 年版《中国药典》规定,以干燥品计,川乌含乌头碱、次乌头碱和新乌头碱的总量应为 0.050%~0.17%;其炮制加工品制川乌含苯甲酰乌头原碱、苯甲酰次乌头原碱和苯甲酰新乌头原碱的总量应为 0.070%~0.15%,双酯型生物碱以乌头碱、次乌头碱和新乌头碱的总量计不得过 0.040%。

一些生药由于寄生于有毒植物而产生毒性物质,亦须加以检查。例如,桑寄生须作强心苷检查,是因为桑寄生如寄生于夹竹桃树上,会吸收夹竹桃树中的强心苷(有明显的强心苷反应)而具毒性,故检查桑寄生中是否有夹竹桃寄生的混入;若寄生于马桑上,则应检查有毒成分印度防己毒素,以控制马桑寄生的混入。

第四节　生药质量控制的依据及质量标准的制订

中药品种繁多,产地也各不相同。由于历代本草记载、地区用药名称和使用习惯的不同,类同品、代用品和民间用药的不断出现,中药材的同名异物、品种混乱现象普遍存在,直接影响到药材质量。质量稳定的中药材及其饮片是临床用药安全有效、中成药质量稳定的先决条件。因此,制订生药质量标准,有效控制生药质量,具有重要的科学意义和实际应用价值。

一、生药质量控制的依据

目前我国生药质量控制主要依据三级标准,即一级为国家药典标准;二级为局(部)颁标准;三级为地方标准。

(一) 国家药典

药典是国家对药品质量标准及检验方法所作的技术规定,是药品生产、供应、使用、检验、管理部门共同遵循的法定依据。《中华人民共和国药典》(简称《中国药典》)(Pharmacopoeia of the People's Republic of China;简称为 Chinese Pharmacopoeia;缩写为 Ch.P.)是我们国家控制药品质量的标准,收载使用较广、疗效较好的药品。《中国药典》自 1953 年版起至 2015 年版止,共出版 10 次。目前,主要以 2015 年版《中国药典》作为生药质量控制的依据。

现行 2015 年版《中国药典》由国家食品药品监督管理总局(CFDA)批准颁布,2015 年 6 月出版发行,2015 年 12 月 1 日起正式执行。本版药典分一部、二部、三部和四部,共收载药品 5608 种,其中新增 945 种。一部收载中药材及饮片、植物油脂和提取物、成方制剂和单味制剂,收载品种 2598 种,其中新增 440 种、修订 517 种;二部收载化学药品、抗生素、生化药品、放射性药品以及药用辅料等,收载 2603 种,其中新增 492 种、修订 415 种;三部收载生物制品,收载 137 种,其中新增 13 种、修订 105 种。本版药典首次将上版药典附录整合为通则,并与药用辅料单独成卷作为《中国药典》四部。四部收载通则总数 317 个,药用辅料收载 270 种。其中新增 137 种,修订 97 种。本版药典进一步扩大了先进、成熟检测技术的应用,药用辅料的收载品种大幅增加,质量要求和安全性控制更加严格。2015 年版《中国药典》一部每种药材项下内容为:中文名、汉语拼音、拉丁名、基源(来源)、性状、鉴别、检查、浸出物、含量测定、炮制、性味与归经、功能与主治、用法与用量、注意、贮藏等。

(二) 局(部)颁标准

国家食品药品监督管理总局(CFDA)颁发的药品标准,简称局颁标准。中药品种繁多,由于基源相近、外形相似等原因,存在众多的同名异物和同物异名现象,除《中国药典》收载的品种外,其余的品种,凡来源清楚,疗效确切,较多地区经营使用的中药材,本着"一名一物"原则,分期分批,由国家药典委员会组织编写、收入局颁标准,国家食品药品监督管理总局批准执行,作为药典的补充标准。1998 年以前,药典委员会隶属原卫生部,当时该标准由原卫生部批准颁发执行,称为部颁标准。如《中华人民共和国卫生部药品标准》中药材(第一册)收载了 101 种,于 1991 年 12 月 10 日颁布执行。

(三) 地方标准

各省、直辖市、自治区卫生厅(局)审批的药品标准及炮制规范简称地方标准。此标准系收载《中国药典》及局(部)颁标准中未收载的本地区经营、使用的药品,或虽有收载但规格有所不同的本地区生产的药品,它具有地区性的约束力。

现行的《中华人民共和国药品管理法》取消了中成药的地方标准,规定:"药品必须符合国家药品标准"。由于中药材、中药饮片品种很多,规格不一,各地方用药习惯、炮制方法不统一,全部纳入规范化、标准化管理有现实困难。故中药材的地方标准目前仍然存在。但药品管理法原则规定:"实施批准文号管理的中药材、中药饮片品种目录由国务院药品监督管理部门会同国务院中医药管理部门制定"。 如《山东省中药材标准》《山东省中药饮片炮制规范》均是由山东省食品药品监督管理局组织药品检验所等相关单位进行起草、修订及出版发行的省级地方标准。

上述三个标准,以国家药典为准,局(部)颁标准为补充。凡是在全国经销的药材或生产中成药所用的药材,必须符合国家药典和局(部)颁标准。凡不符合以上两个标准或使用其他地方标准的药材可鉴定为伪品。地方标准只能在相应制定地区使用。

笔记

二、生药质量控制的主要内容及方法

生药质量控制的主要内容包括检查生药中可能混入的杂质以及与药品质量有关的项目。根据品种不同或具体情况,检查内容亦不同。

根据基源不同,生药可分为植物类生药、动物类生药与矿物类生药。这三大类生药的质量控制内容如下。

植物类生药检查 根据生药的具体情况确定对质量有影响的检查项目,如杂质、水分、总灰分、酸不溶性灰分、膨胀度、水中不溶物、重金属、砷盐、吸收度、色度等。如可能混有其他有害物质,应酌情检查,如农药残留量等。

动物类生药检查 动物类生药含较多水分,易霉坏变质,故多规定水分检查。一些动物类药物在生产或贮存过程中,可能会产生一些带有腐败气的碱性物质,影响质量,影响安全与有效,可以规定挥发性碱性(挥发性盐基氮)物质的限量检查。其他如总灰分、重金属、砷盐杂质等检查可根据具体情况考虑。

矿物类生药检查 矿物类生药广泛分布于自然界。有的虽然经精制,仍易夹有杂质及有害物质,必须加以检查并规定限度,如检查重金属、砷盐、镁盐、铁盐、锌盐和干燥失重等项目。

根据检查项目的性质,可人为地分为限量检查与定量检查。

限量检查是指常规检查项目,多数生药均进行此项检查,即共性内容,如水分的限量(<15%)、有害物质的限量和杂质限量等。

定量检查是指与生药临床疗效直接相关的项目,即个性内容,如有效成分的含量和生物活性的强度等。

三、生药质量标准的制订

生药质量标准的制订必须建立在细致的考察及试验基础上,各项试验数据必须准确可靠,以保证生药质量的可控性和重现性。

生药质量标准由质量标准草案及起草说明组成,质量标准草案包括名称、汉语拼音、药材拉丁名、基源(来源)、性状、鉴别、检查、浸出物、含量测定、炮制、性味与归经、功能与主治、用法与用量、注意及贮藏等项。起草说明是说明制订质量标准中各个项目的理由,规定各项目指标的依据、技术条件和注意事项等;既要有理论解释,又要有实践工作的总结及试验数据。

质量标准有关项目内容的技术要求如下。

1. **名称、汉语拼音、药材拉丁名** 按中药命名原则要求制订。

2. **基源(来源)** 基源包括原植(动)物的科名、中文名、学名、药用部位、采收季节和产地加工等,矿物药包括矿物的类、族、矿石名或岩石名、主要成分及产地加工。

(1)原植(动、矿)物需经鉴定,确定原植(动)物的科名、中文名及学名;矿物的中文名及拉丁名。

(2)药用部位是指植(动、矿)物经产地加工后可药用的某一部分或全部。

(3)采收季节和产地加工系指能保证药材质量的最佳采收季节和产地加工方法。

起草说明包括药材鉴定详细资料,以及原植(动)物的形态描述、生态环境、生长特性、产地和分布;引种或野生变家种(养)的植物、动物药材,应有与原种或野生的植物、动物对比的资料。

3. **性状** 系指药材的外形、颜色、表面特征、质地、断面及气味等的描述。除必须鲜用的按鲜品描述外,一般以完整的干药材为主;易破碎的药材还须描述破碎部分。描述要抓住主要特征,文字要简练,术语需规范,描述应确切。

4. **鉴别** 选用方法要求专属、灵敏。包括经验鉴别、显微鉴别(组织切片、粉末或表面制片、显微化学)、一般理化鉴别、色谱或光谱鉴别及其他方法的鉴别。色谱鉴别中应设对照品或对照药材。

5. **检查**　包括杂质、水分、灰分、酸不溶性灰分、重金属、砷盐、农药残留量、有关的毒性成分及其他必要的检查项目。起草说明包括各检查项目的理由及其试验数据,阐明确定该检查项目限度指标的意义及依据,重金属、砷盐、农药残留量的考察结果及是否列入质量标准的理由。

6. **浸出物测定**　参照2015年版《中国药典》通则浸出物测定要求(通则2201),结合用药习惯、药材质地及已知的化学成分类别等选定适宜的溶剂,测定其浸出物量以控制质量。浸出物量的限(幅)度指标应根据实测数据制订,并以药材的干燥品计算。

7. **含量测定**　应建立有效成分含量测定项目,操作步骤叙述应准确,术语和计量单位应规范。含量限(幅)度指标应根据实测数据制订。起草说明中应提供:根据样品的特点和有关化学成分的性质,选择相应测定方法的依据;应阐明含量测定方法的原理;确定该测定方法的方法学考察资料和相关图谱(包括测定方法的线性关系、精密度、重现性、稳定性试验及回收率试验等);阐明确定该含量限(幅)度的意义及依据(至少应有10批样品20个数据)。

在建立化学成分的含量测定有困难时,可建立相应的图谱测定或生物测定等其他方法。

8. **炮制**　根据用药需要进行炮制的品种,应制订合理的加工炮制工艺,明确辅料用量和炮制品的质量要求。

9. **性味与归经、功能与主治、用法与用量、注意及贮藏等项**,根据该药材的研究结果制订。

10. **有关质量标准的书写格式,参照现行版《中国药典》。**

第五节　中药材生产质量管理规范(GAP)

中药材作为一种特殊商品,既是原料药,又是成品药,其质量的优良与稳定,直接影响着中药的质量和规模,对于现代中药产业的发展十分重要。为确保中药材及天然药物原料的优质安全、稳定可控,必须对中药材生产的全过程进行标准化、规范化管理,对包括种子、栽培、采收、加工、贮藏、流通等各个环节进行控制,即实施药材生产质量管理规范(good agricultural practice,GAP)。

一、我国的《中药材生产质量管理规范(GAP)》简介

《中药材生产质量管理规范(试行)》由原国家食品药品监督管理局颁布,自2002年6月1日起施行。《中药材生产质量管理规范》共10章57条,内容包括以下几方面。

1. **实施GAP的目的**　为了规范中药材生产,保证中药材质量,促进中药标准化、现代化,使中药材生产和质量管理有可以依据的基本准则,对中药材生产企业进行中药材(含植物药、动物药)生产的全过程质量监控,保护生态环境,实现资源的可持续利用。

2. **产地生态环境**　生产企业应按中药材产地适宜性优化原则,因地制宜,合理布局。其环境(包括生产基地空气、土壤、灌溉水、药用动物饮用水)应符合国家相应标准。

3. **种质和繁殖材料**　种质资源即遗传资源,是中药材种植的前提,必须对养殖、栽培或野生采集的药用动植物准确鉴定物种(包括亚种、变种或品种),并实行检验和检疫制度,以保证质量和防止病虫害及杂草的传播。加强中药材良种选育、配种工作,建立良种繁育基地,保护药用动植物种质资源。药用动物应按动物习性进行引种及驯化并严格检疫。

4. **栽培与养殖管理**　对药用植物应根据其生长发育要求,确定栽培适宜区域,并制定相应的种植规程,进行科学的田间管理。根据不同生长发育时期进行施肥、灌溉和排水,根据需要进行打顶、摘蕾、整枝修剪、覆盖遮荫等栽培措施,病虫害的防治要结合控制农药残留和重金属污染,保护生态环境。

对药用动物养殖应根据药用动物生存环境、食性、行为特点及对环境的适应能力等因素,确

定相应的养殖方式和方法,制定相应的养殖规程和管理制度。并对饲料以及添加剂、饮水、场所环境及消毒、疫病防治等作了要求。

5. 采收与初加工　对于野生或半野生药用动植物的采集,应坚持"最大持续产量"原则,应有计划地进行野生抚育、轮采与封育,以利于生物的繁衍与资源的更新。要确定合适的采收期,并要配备合格的采收机械、器具。对药材的产地加工、场地、干燥以及鲜用药材的存贮保鲜和道地药材的加工都要符合相关要求。

6. 包装、运输与贮藏　包装应按标准操作规程操作,并有批包装记录,所使用的包装材料应符合质量要求并作标记。易破碎的药材应装在坚固的箱盒内;毒性、麻醉性、贵重药材应使用特殊包装,并应贴上相应的标记。药材批量运输时,不应与其他有毒、有害、易串味物质混装。运载容器应具有较好的通气性,以保持干燥,并应有防潮措施。药材贮藏需要保证环境合格,防止虫蛀、霉变、腐烂、泛油等现象发生,并定期检查。

7. 质量管理　中药材生产的质量管理是 GAP 的中心环节,生产企业应设有质量管理部门,负责中药材生产全过程的监督管理和质量监控,并应配备与药材生产规模、品种检验要求相适应的人员、场所、仪器和设备。对质量检验部门的任务及检验项目以及检验报告的出具等内容也作了相应的规定。

8. 人员和设备　对中药材生产企业的技术负责人、质量管理部门负责人以及从事中药材生产的人员学历、知识结构、能力、素质和培训考核等都作了相应要求。对生产和检验用的仪器、仪表、量具、衡器的适用范围和精密度应符合生产和检验的要求,有明显的状态标志,并定期校验。

9. 文件管理　对中药材生产过程中形成的各类文件进行管理归档,包括生产管理、质量管理等标准操作规程,每种中药材的生产全过程应详细记录。所有原始记录、生产计划及执行情况、合同及协议书等均应存档,至少保存 5 年。档案资料应有专人保管。

10. 附则　对规范中所提到的术语进行了详细解释。

至 2015 年 7 月 28 日为止,国家食品药品监督管理总局共颁布 GAP 认证 43 批,全国通过GAP 检查合格的中药材有 73 种,涉及 137 家企业。总体来看,中药材 GAP 推行十多年来,对中药材产业产生了深远的影响。这期间,中药农业发展迅速,栽培中药材不论是种类还是产量都创下历史新高。GAP 的推行彻底开创了中药材生产的新模式,改变了以往人们对中药材生产的固有认识。简而言之,中药材生产正从简单粗放的小农业模式逐步走向具有较高科技含量的规模化、规范化的精耕细作。这一生产理念及生产方式的转变,充分体现了中药材产业发展的时代背景和迫切要求,全面提升了中药材生产科技和人才水平。2016 年 2 月 3 日国务院发布决定,取消中药材生产质量管理规范(GAP)认证。但是,这只是取消 GAP 认证制度,并未取消中药材生产质量管理规范(GAP)。

二、世界卫生组织《药用植物优良种植及采收规范(GACP)指导原则》及日本和欧洲的 GACP 和 GAP 简介

世界卫生组织(WHO)于 2003 年公布《药用植物优良种植及采收规范指导原则》〔WHO guidelines on good agricultural and collection practices(GACP)for medicinal plants〕,其目的在于确保药用植物来源的品质,以改善该类制成品的质量、安全及成效;引领世界各国及各地区为药用植物制定 GACP 及相关标准操作程序;鼓励和支持以保护环境及对优质药用植物进行可持续的种植和采收,以确保药用植物的生产符合质量和安全的标准、可持续发展及不损害人类或环境。该指导原则包括了从种植到采集的各方面,如地点选择、气候土壤因素、种子和植物的鉴定等。与我国已有的中药材 GAP 相比,该指导原则增加了对野生药材采集的规范化管理(good collection practice,GCP)的内容。GCP 主要围绕保护野生品种的居群、生境及其资源方面对野生

笔记

药用植物采集进行了规范。对每一种植物的允采量以及药用部位的采集等事项进行了详细的规定。主要包括采集许可(permission to collect)、技术性规划(technical planning)、药用植物采集的选择(selection of medicinal plants for collection)、采集(collection)和人事(personnel)等5方面。同时制定了药用植物采集和种植的一些操作技术规范。

日本于2003年9月公布了《药用植物良好的种植和采收规范》(good agricultural and collection practices for medicinal plants),其内容包括简介、栽培、采收、干燥、包装、贮藏、运输、设备、人员、文件管理、培训和教育、质量控制共12个方面,规范了药用植物种植和采收的各个环节和方面。

欧盟从1999年初着手制定药用植物GACP,并于2002年5月公布了《草药原料良好的种植和采收规范》(points to consider good agricultural and collection practice for starting materials of herbal origin)。该规范从前言、总则、质量保证(quality assurance)、人员培训(personnel and education)、建筑与设施(building and facilities)、设备(equipment)、文件管理(documentation)、种子与繁殖材料(seeds and propagation material)、栽培(cultivation)、采集(collection)、收获(harvest)、初加工(primary processing)、包装(packaging)、贮藏和分发(storage and distribution)等14个方面规范了药用植物生产、加工的整个过程。强调该规范的目的在于关注药用植物生长、采集和加工过程,以确保其良好的质量;建立合适的药用植物质量标准,以保证消费者用药安全;要求药材生产、贸易和加工的所有人员都应遵守该规范。

(秦路平)

第七章 生药资源的开发与可持续利用

第一节 我国生药资源概况

我国先后进行了三次全面系统的中药资源普查,目前正在进行第四次全国中药资源普查试点资源普查包括调查古今有药用记载的植物、动物、矿物的种类和分布、数量和质量、保护和管理、中药区划、中药资源区域开发等,发现我国的生药资源种类共有 12 807 种(含种下分类单位),其中药用植物约占全部种类的 87%,药用动物占 12%,药用矿物不足 1%(表 7-1)。

表 7-1 我国生药资源的种类

类别	科数	属数	种数
药用植物	383	2309	11 146
药用动物	395	862	1581
药用矿物	—	—	80

在药用植物中,藻类、菌类、地衣类低等植物有 459 种,苔藓类、蕨类、种子植物类高等植物有 10 687 种,其中种子植物有 10 188 种(含种下单位 1103 个)。在药用动物中,陆栖动物有 1306 种,海洋动物 275 种;药用矿物仅有 80 种(原矿物)。并根据自然地理条件将我国的中药资源划分为 9 个自然分布区,即东北区、华北区、华东区、西南区、华南区、内蒙古区、西北区、青藏区和海洋区。

通过普查,基本上摸清了我国不同区域的各个省、自治区、直辖市的生药资源种类,生药资源种类最多的 5 个省区为云南(5050 种)、广西(4590 种)、四川(4354 种)、湖北(3970 种)、陕西(3291 种)。在全国中药材贸易交流会中,中药材种类一般在 800~1000 种,最高时达 1200 种。常用药材约 500 多种,民族药有 4000 多种,道地药材约 200 种。

第二节 生药资源调查

一、资 源 调 查

(一)调查方法

1. 线路调查 即在调查范围内沿不同方向选择代表性线路,沿着线路调查药用植物种类、生境与资源状况,并采集标本。这种方法虽然比较粗略,但可以大致了解其资源状况,对于药用植物产量较少,分布又不均匀的地区或大面积区域较为适合。

笔记

2. **样地调查**　在调查范围内选择不同地段,按不同的植物群落设置样地,在样地内做细致的调查。样地的设置是按不同的环境(包括各种地形、海拔、坡度、坡向等)拉上工作线,在工作线上每隔一定距离设置样方。样方的大小根据调查的目的、对象而定,一般草本植物为1~10m²,灌木为10~50m²,乔木为100~10 000m²。样方可以是方形、圆形,也可以是长方形。设置样方时,必须要注意面积的准确性。在样方内对药用植物的株数、多度、盖度(郁闭度)及每株鲜重、风干后重量等分别作测量统计。

(二) 调查内容

1. **生境调查**　包括自然环境的调查与记载,如地理位置、地形、地势、气候、土壤、植被等内容。重要药用植物应作样方群落调查,并分层记载。植物群落就是在一定地段上具有一定种类组成、层片结构和外貌以及植物之间和植物与环境之间有一定相互关系的植被。植物群落调查包括植物群落的名称,该药用植物在群落中分布的密度(多度),植物覆盖地面的程度(盖度),乔木郁闭天空的程度(郁闭度)以及药用植物在不同样地群落中分布的均匀度(频度)。样方抽样宜采用随机抽样或系统取样(即严格按照一定的方向和距离确定样方的布局)。样方一般不少于30个。样方的大小取决于调查的药用植物种类以及它们的群落学特征。

2. **种类调查**　进行药用植物种类调查前应该了解一下该地植物区系资料,如《中国植物志》或地方性植物志及药用植物志,并尽可能先看看本地区的标本材料。

要对植物进行物种鉴定,须仔细观察其各个器官(包括根、茎、叶、花、果实、种子)的形态特征,尤其是花和果实等繁殖器官的特征。掌握一些科属的特征对于鉴定具有较大的帮助。通过植物分类工具书的各级检索表查得该植物的科、属和种。在检索时,为了防止查错,有必要同时核对科、属和种的特征描写,直至植物的形态特征完全符合为止。还要利用最新的植物分类专著或有关该属植物分类修订的论著为依据。在鉴定时,最好能从文献中找出有关种的插图或照片,包括繁殖器官的解剖图,以便进行核对。

在完成野外调查后,应着手编写药用植物资源名录。在编写前,要仔细核对标本,对于不能确定的种类,最好送有关单位请专家协助鉴定。同时要统计每种植物在本地区的分布情况。如果是县的资源名录,分布地最好以乡为单位。在记载功效时,应只写自己调查到的情况,如果是引用其他资料的应加以标注。

资源名录顺序一般按植物分类系统排列,先低等植物后高等植物。每种植物应包括植物名称、俗名、拉丁学名、生境、分布、花果期、功效等记载内容。

3. **蕴藏量调查**　蕴藏量调查主要是调查那些重要的、供应紧缺的和有可能造成资源枯竭的药用植物种类。蕴藏量(stock)指某一时期内一个地区某种药用植物资源的总蓄积量。有经济效益的那部分蕴藏量称经济量(exploitative stock)。在一年内允许采收的量为年允收量(annual possible gathering volume)。为了不影响其自然更新和保证永续利用,年允收量还要根据该植物的更新周期及资源恢复量来确定。

药用植物蕴藏量的调查可用估量法和推测法。估量法就是邀请有经验的药农、收购员等座谈讨论,并参照历年资料和调查所得的印象作估计。这种方法虽然不精确,但是简单,可供参考。

推测法就是在同一个地区,分别调查各种植物群落的种类组成,并设置若干样地。在样地内调查统计药用植物的株数、药用部分鲜重,重复调查若干样地,求出样地面积的平均株数及重量,再换算成每公顷单位面积产量,作为计算该植物群落蕴藏量的基本数据。依据植被图、林相图、草场调查等计算出该植物群落的占有面积,从而求得该植物群落的蕴藏量。把各个植物群落的蕴藏量加起来,就得出该地区的各种药用植物蕴藏量。此外,还可用投影盖度法、样株法计算药用植物蕴藏量。

二、3S 技术在中药资源调查中的应用

"3S"技术是指遥感技术(remote sensor,RS)、全球定位系统(global positioning system,GPS)和地理信息系统(geography information system,GIS)。"3S"技术具有宏观性和实时性的特点,广泛应用于中药资源的野外调查和产地适宜性分析,对人参、甘草和三七储藏量的调查、苍术道地产区及刺山柑和降香黄檀的产地适宜性分析均取得了满意的结果。

1. **遥感技术**　由遥感器和遥感平台组成,是快速获取数据的重要手段。遥感器是远距离感测地物环境辐射或反射电磁波的仪器,包括照相机、摄像机、多光谱扫描仪、成像光谱仪、微波辐射计或合成孔径雷达。遥感平台是用于安置各种遥感仪器,使其从一定高度或距离对地面目标进行探测,并为其提供技术保障和工作条件的运载工具,包括卫星遥感、航空遥感和近景摄影测量。实际应用中,针对药用植物的特点,建立卫星遥感、航空遥感和近景摄影以及地面调查相结合的多平台系统,通过逐级分层抽样,保证从上到下的影像覆盖连续性,发挥各级遥感平台和多种分辨率卫星数据功能,减少经费投入和劳动强度,提高植物药材资源调查的精度和准确度,充分获取药用植物相关信息。

2. **全球定位系统**　GPS 是美国国防部发射的 24 颗卫星组成全球定位、导航和授时系统。GPS 测量技术是通过安置于地球表面的 GPS 接收机,接收 GPS 卫星信号来测定地面点位置。在中药资源调查中,可应用 GPS 系统进行野外定位。

3. **地理信息系统**　是对数据进行空间管理的有效工具。地理信息系统作为空间技术支撑,其特点是能进行空间计算和分析,已广泛应用于中药资源领域的生态环境如土地适宜性和最佳生态特征的评价,也可以利用 WebGIS 思想,构建中药资源网络调查及动态监测系统,利用相应的中药资源危机模型对中药资源进行动态监测并提供预警信息和保护对策。

第三节　生药资源开发的层次与途径

生药资源开发利用主要是以开发药材和药物为主,并进行如保健食品、化妆品、香料、色素、矫味剂、兽药、农药等多方面的产品开发。开发的过程往往是多层次、多途径的。

生药资源开发的层次通常有:以发展药材和原料为主的初级开发、以发展中药制剂和其他天然副产品为主的二级开发、以发展天然化学药品为主的深度开发和包括利用废弃物开发出其他有用药物和产品的综合开发等。

生药资源开发的途径也是多方面的,如:

一、利用生物的亲缘关系寻找新资源

亲缘关系相近的动植物类群往往具有相似的化学成分和药理活性,如木兰属植物中均含有厚朴酚(magnolol)、和厚朴酚(honokiol)以及 β-桉油醇(β-eudesmol);缬草属植物中含有缬草素(valtrate)、二氢缬草素及乙酰缬草素(acevaltrate)等。因此,在近缘植物中寻找相同或含量较高的活性成分的天然药物资源常是行之有效的方法,如从薯蓣属植物中寻找薯蓣皂苷资源;从萝芙木属植物中寻找利血平(reserpine)的国产资源以及从小檗科的小檗属、十大功劳属植物中寻找小檗碱(berberine)的原料植物都是很成功的。利用动物类群之间的亲缘关系寻找与发掘某些紧缺动物性药材的资源也取得了不少成果,如利用水牛角代替犀牛角,用黄羊角和山羊角代替羚羊角,将珍珠层粉用作珍珠的代用品等。

此外,从进口药材的国产近缘植物中寻找代用品也有很多实例,如以国产白木香代替进口沉香,以国产云南马钱子代替进口马钱子,以西藏胡黄连代替进口胡黄连,以新疆阿魏代替进口阿魏,以国产金合欢属植物的树胶代替进口阿拉伯胶等。

笔记

二、从历代医书和本草记载中发掘新药源和开发新药

我国古代医书、本草著作是伟大的医药宝库，是中医药学的发源地，又是挖掘新药源的重要源泉。现代许多中成药均是根据传统中医理论和古代医书、本草著作的记载，经现代研究开发出来的。如根据中医活血化瘀治则，从川芎中分得治疗心血管疾病的有效成分川芎嗪；从活血化瘀和开窍药丹参、冰片等传统药材，开发出治疗冠心病和脑血栓的复方丹参片、复方丹参滴丸、丹参酮ⅡA磺酸钠注射液等。通过对传统中药材、方剂的现代研究，一些传统方药或中药材过去没有发现或虽有记载而未引起重视的药效得到了证实，开发了新用途或新药。例如，大黄用于治疗胰腺炎、胆囊炎、肠梗阻；山楂用于治疗冠心病、高血压、高脂血症、脑血管疾病；白芷用于胃病、银屑病；青蒿用于治疗各型疟疾、红斑狼疮；青黛用于治疗白血病、银屑病；贯众用于治疗乙型肝炎；虎杖用于治疗高脂血症；山豆根用于治疗癌症等。

三、从民族药和民间药中开发新药资源

我国55个少数民族，近80%的民族有自己的药物，其中有独立的民族医药体系的约占1/3。在中国村镇城乡和边远地区，民族药、民间药发挥了重要的作用，广大群众在用药实践中积累了许多可贵经验。2015年版《中国药典》中收载的土木香、小叶莲（鬼臼）、毛诃子、余甘子、广枣、冬葵果、草乌叶、沙棘、菊苣、黑种草子和亚乎奴等原均为民族药。实际上，许多重要"西药"如阿托品、麻黄碱、地高辛、吗啡、奎宁、士的宁等也都是从民间植物药中开发出来的。

迄今，我国已从民族药、民间药中开发出几十种药品，如从草珊瑚 *Sarcandra glabra* 开发出"肿节风针剂"和"复方草珊瑚含片"；以满山红 *Rhododendron dauricum* 为原料制备的"消咳喘"；治疗瘫痪的灯盏细辛注射液，治疗肝炎的青叶胆片，治疗类风湿和红斑狼疮的昆明山海棠片等。其他如原为民间草药的仙鹤草芽、矮地茶、羊红膻、山萝卜、鸡骨草、垂盆草和黄毛豆腐柴等均已开发出新药。事实证明，民族药、民间药有着巨大的开发潜力。

四、提取生药有效成分和有效部位开发新药

生药提取物的用途非常广泛，主要用于药品、保健食品、烟草、化妆品的原料或辅料等。目前进入工业提取的植物品种在300种以上。从植物等天然原料中直接提取有效成分、有效部位作为制药原料，是当代国内外开发天然药物和中药现代化的重要途径之一。我国药学工作者在这方面取得成功的实例很多，如从蒿属植物黄花蒿 *Artemisia annua* 中提取的抗疟药物青蒿素；从小檗属植物中提取消炎药物黄连素（小檗碱）；从千金藤属植物中提取催眠、镇痛药物罗通定；从人参茎叶中提取人参皂苷等。此外，尚有石杉碱甲、山莨菪碱、齐墩果酸、天麻素、靛玉红、川芎嗪、大蒜新素、丁公藤碱、樟柳碱、毛冬青甲素、川楝素、3-乙酸乌头碱、天花粉蛋白，以及从动物中提取的斑蝥素等，均已投入了工业化生产。植物提取物具有开发投入较少、技术含量高、产品附加值大、国际市场广泛等优势和特点，也是目前中药进入国际市场的一种重要方式。

五、以植物成分作为新药的半合成原料或 改造其结构开发高效低毒的新药

如从薯蓣属的一些植物中提取的薯蓣皂苷元用作激素及避孕类药物的半合成原料；云南产的草药三分三含莨菪碱达1%，经药物化学方法处理，可转化为使用极为广泛的药物阿托品；从黄藤茎木中提取巴马汀，经氢化后可得到延胡索乙素。将一些天然成分经结构修饰后开发成高效、低毒的新药物的实例还有甲基斑蝥素、羟基斑蝥素、石蒜碱钠盐、亚硫酸穿心莲内酯、鱼腥草异烟腙、甲基青蒿素（青蒿醚）及青蒿酯钠等。

笔记

六、从海洋生物中开发新的药用资源

海洋占地球表面的 70%，生活着 40 多万种动、植物和上亿种微生物。目前已从海洋动植物及微生物中分离得到的新型化合物有 15 000 多种。一些海洋来源的先导化合物已成功地开发成药物，如来源于海洋真菌的抗感染药物头孢霉素（cephalosporins）、来源于海绵的抗肿瘤药物阿糖胞苷（cytarabine，AraC）和抗病毒药物阿糖腺苷（vidarabine，AraA）、来源于芋螺的镇痛药芋螺毒素（ziconotide，Prialt）等。国内也批准了治疗心血管疾病的多糖药物藻酸双酯钠（alginic sodium diester）、甘糖酯（mannose ester）和烟酸甘露醇（mannitol hexanicotinate）。

海洋高盐、高压、寡营养、低温及有限的光照和缺氧等特殊生态环境，使得海洋生物的次生代谢产物具有一些特殊的结构。有些化合物为含卤有机物，如河豚毒素（tetrodotoxin，TTX）；有的为二倍半萜类化合物，如具有抗炎活性的 manoalide；有的为含氮代谢物，如具有抗癌和抗疟活性的 manzamine 类生物碱，具有抗肿瘤、抑制血管生成和抗菌的角鲨胺（squalamine）；有的结构中含有罕见或特殊基团，如氯代碳酰亚胺基、异氰基、胍基、环多硫醚、过氧基以及自然界罕见的丙二烯基或乙炔基等。

独特多样的化学结构，使海洋活性物质具有多种显著的生物活性。海洋鱼类和海藻中含有的二十碳五烯酸（eicosapentaenoic acid，EPA）具有降低血脂作用；二十二碳六烯酸（docosahexaenoic acid，DHA）具有补脑、健脑功效。藻酸双酯钠可用于缺血性脑血管疾病如脑血栓、短暂性脑缺血发作和心血管疾病如高脂蛋白血症、冠心病等疾病的防治。海绵 *Cryptotethya crypta* 含有的胸腺嘧啶和尿嘧啶的 D- 阿拉伯呋喃糖基衍生物 spongothymidine、spongouridine 及 D-arabinosylnucleoside 对病毒、白血病具有显著的增殖抑制活性。从草苔虫 *Bugula neritina* 分离到大环酯类化合物 bryostatin I 在美国已经完成 II 期临床试验，用于治疗多发性非恶性淋巴肉芽肿、慢性淋巴细胞白血病和多发性骨髓瘤。海藻含卤素的萜类和芳香族化合物，海绵中的溴代酪氨酸（bromotyrosine）诱导体、含有异腈的萜类、杂环化合物、大环内酯（macrolide）等具有抗菌活性。海鞘 *Eudistoma olivaceum* 中的咔啉化合物 eudistomin C，以海绵中的 spongothymidine 和 spongouridine 为模板化合物开发的 D-arabinofuranosyladenine（ara-A），临床上应用于单纯性疱疹脑炎、带状疱疹的治疗。河豚毒素是细胞膜特异性 Na^+ 通道阻滞剂。从虾、蟹壳中提取的甲壳质（chitin），是一种由 N- 乙酰葡萄糖胺以 $1 \rightarrow 4$ 反向连接而成的直链结构多糖，可制成医用手术线和伤口敷料。

我国是海洋大国，海域辽阔，跨越热带、亚热带、温带、寒带不同气温带，拥有四大类型海洋生态系统，目前有记录的海洋生物已达 20 278 种，这些丰富的海洋生物资源有待我们进行深入的研究、开发和利用。

另外，利用生物技术可从生药中开发新药和活性物质，这些将在本章第四节中详细论述。

第四节　生药学相关生物技术的原理与方法

生物技术（biotechnology）又称生物工程（bioengineering），为源于生命科学而与工程技术相结合的学科，是利用生物有机体（从微生物至高等动、植物）或其组成部分（包括器官、组织、细胞及细胞器和遗传物质）发展新产品或者新工艺的一种技术体系。生物技术系根据细胞全能性（cell totipotency）理论发展起来的，生药学领域所应用的相关生物技术主要包括植物组织细胞培养、植物转基因技术、转基因器官培养和生物转化技术等，这些技术和方法在药用植物的快速繁殖、活性成分的生产及资源保护方面得到广泛应用，显示出良好的发展前景。

一、药用植物组织细胞培养

药用植物组织细胞培养(medicinal plant tissue and cell culture)是指在无菌条件下利用人工培养基对药用植物离体器官、组织或细胞进行培养,进行药用植物无性系快速繁殖或生产药用活性成分的生物技术,主要包括胚胎培养、愈伤组织培养、细胞悬浮培养和原生质体培养。植物组织细胞培养可以在人工控制的条件下,观察研究细胞、组织或器官的分化、生长、发育和繁殖,以及各种外界因素对它们的影响,为解决药用植物的培植及其代谢产物研究和生产开辟了广阔的前景。

(一) 培养条件和方法

植物组织培养中采用的培养基由无机盐类、碳源、维生素、氨基酸和植物激素组成。其中植物激素对细胞的生长、发育和分化起着重要的调节作用。培养基中添加的植物激素类物质有吲哚乙酸(IAA)、赤霉素(GA)、细胞分裂素(CK)、乙烯(ETH)、吲哚丁酸(IBA)、脱落酸(ABA)、2,4-二氯苯氧乙酸(2,4-D)、萘乙酸(NAA)、玉米素(zeatin)和6-苄氨基嘌呤(6-BA)等。培养基中如加入0.5%~1%的琼脂即为静止的固体培养基,其最大优点是培养简便,不需要转床等机械设备。不加入凝固剂的即是液体培养基,用液体培养基进行组织培养的方法称为液体培养。植物材料不同,维持生长和诱导细胞分裂和分化的培养基配方也不相同。应根据培养目的、植物种类以及取材部位确定培养基的组成,除营养、诱导分化作用外还应当注意离子平衡和毒性问题。

温度、光照、通气均是影响组织细胞培养的重要因素。对多数植物材料来说,温度为20~28℃即可满足生长需要,一般以(25±2)℃为最宜;不同的细胞和组织对光照强度、光质及照射时间的要求不同,有些植物在暗培养时生长较好,且有利于次生代谢产物的合成;而在诱导器官分化时,则需要一定强度的光照。固体培养时,无须采取特殊的通气措施,而液体悬浮培养的细胞生长则需要良好的通气条件,小量悬浮培养可采用摇床和转床进行转动和振荡,大量培养时需要专门的通气和搅拌装置。此外,培养基的pH和渗透压对培养物的生长和分化均有一定影响。

(二) 植物细胞培养

植物细胞培养(plant cell culture)是在植物组织培养中的液体培养基础上发展起来的一种培养技术,可分为悬浮细胞培养和单细胞培养。悬浮细胞培养是将游离的植物细胞悬浮在液体培养基中进行培养的一种方法。进行悬浮细胞培养时,首先需要选择一块生长疏松的愈伤组织放到液体培养基中进行振荡,也可选用无菌幼苗或吸涨的胚胎放在手动玻璃匀浆器中,破碎其软组织,随后将此悬浮液放入液体培养基中,经一定时间振荡培养后得到第一代悬浮培养物。继代培养时,用细口的移液管,吸出单个分离的细胞来接种,或用纱布、不锈钢网过滤,用滤液接种,以提高下一代培养物中单细胞的比例。悬浮细胞培养过程中,细胞的数量及总重量在不断增加,经过一定时间后,细胞产量达到了最高点,增长停止;此时,可用新鲜培养基将培养物稀释,进行继代培养,细胞又开始新的增殖,其增殖的速率几乎与上次相同,经过同样的时间周期,细胞产量又达到最高点,生长停止。这种严格的可重复性是悬浮细胞培养的一个重要特点,所以悬浮细胞培养能大量提供均匀的生理状态一致的植物细胞。悬浮细胞培养时细胞增殖的速度比愈伤组织要快,适合于大规模培养,可用于生产一些植物特有的次生代谢产物。

(三) 花药培养

花药中花粉粒细胞的染色体数目比原来的体细胞染色体数目减少了一半,对花药中的花粉粒进行组织培养,可以诱导其改变正常有限分裂次数的配子体发育途径,而转向无限分裂产生完整植株的孢子体发育途径。由这种单倍体花粉生长发育形成的植株,其细胞中染色体数目只有正常二倍体植株的一半,为单倍体植物(haploid plant)。运用植物组织培养的方法,能够通过花药培养诱发花药内花粉粒启动分裂形成愈伤组织,进而诱导分化成单倍体小植株。花药培养

笔记

时应注意体细胞的遗传差异(基因型)和花粉的发育时期,掌握合适的培养方法及培养条件。培养基的组成是影响花粉启动和再分化的重要条件,花粉是直接经胚状体发育成苗或是由愈伤组织再分化成苗,与培养基中植物激素种类及比例紧密相关。由花粉直接形成的植株是单倍体的,植株矮小,不能结实。单倍体植株可采用自然加倍、人工加倍或愈伤组织再生的方法对染色体加倍后进行育种。

(四) 原生质体培养与体细胞杂交

植物原生质体(protoplast)为除去细胞壁之后的裸露球形细胞,是进行体细胞杂交、遗传育种及病毒感染研究的基础材料。进行原生质体培养,首先利用酶法使细胞的质壁分离。常用的酶有纤维素酶、半纤维素酶和果胶酶,酶的种类、配比及浓度等影响原生质体的制备。在酶液中,还需加入渗透稳定剂(如甘露醇、山梨醇等)和某些盐类(如 $CaCl_2$、KH_2PO_4),渗透稳定剂可促进酶解,保持原生质体完整性;盐类能增加细胞膜的稳定性。酶液的 pH 通常为 5.4~6.2。视植物材料不同,将植物幼嫩叶片、愈伤组织或悬浮培养细胞置于 25℃左右,含有纤维素酶、半纤维素酶或果胶酶的混合酶液中酶解几小时至几十小时不等。将酶解后得到的原生质体、细胞团和细胞碎片混合液进行过滤和离心,除去酶液和杂质,纯化原生质体,用培养液将原生质体调到一定的密度进行培养。培养液中应加入一定量的渗透稳定剂,以保护已去掉细胞壁的脆弱原生质体。

要实现原生质体再生,首先需建立分散性好、生长旺盛、具有较高分化能力的胚性细胞系。多数原生质体在培养后 1~3 天再生出现新的细胞壁,随之发生细胞分裂,并可持续分裂下去。其结果有 3 种情况:①经细胞团而发育形成愈伤组织;②直接形成胚状体,进而发育成植株;③先形成愈伤组织,再由愈伤组织产生胚状体,发育成植株。

体细胞杂交是将两个体细胞不经过性细胞的结合而融合成一个细胞的过程,体细胞杂交需用物理或化学的方法处理原生质体人工诱导融合。诱导融合可以在种内,也可以在种间,甚至属间、科间进行。通过原生质体融合进行体细胞杂交育种,有可能克服远缘杂交中某些障碍,如杂交不亲和性,从而广泛地组合各种植物的遗传型,为有目的地培养具优良性状和含活性成分高的药用植物开辟了新的途径。

(五) 愈伤组织培养

植物的离体组织在适宜的培养条件下,受伤组织切口表面长出一种由脱分化细胞增殖而成的组织,称为愈伤组织(callus)。愈伤组织培养即是从外植体(explant,用于离体培养的植物或组织切段称为外植体)增殖而形成的愈伤组织的培养。愈伤组织培养在分化培养基上通过给予适宜的条件,经过一定时间的培养,能分化器官长成植株。所以,愈伤组织是研究器官分化、形态生长的良好实验体系,是再生植株的重要途径之一。愈伤组织也可通过继代培养(subculture,由最初的外植体新增殖的组织经过连续多代的培养)提供大量的培养群体,用于研究组织生长和代谢,以及生产植物次生代谢产物。

二、毛状根培养

药用植物受土壤发根农杆菌 *Agrobacterium rhizogenes* 感染后可形成毛状根,由于诱导成根的 Ri 质粒(root reducing plasmid)上的 T-DNA 片段整合于植物细胞核基因组中,可诱导产生一种特殊的表现型,称为毛状根(又称发根,hairy root)。这种毛状根培养系统与植物细胞培养相比,在继代培养中具有生长速度快,不需要补充外来激素,次生代谢产物含量相对较高,分化程度较高,遗传性状相对稳定等优点,利用这种特性可生产次生代谢产物。发状根在无激素或含有细胞分裂素的培养基上培养可产生不定芽,由不定芽发育成再生植株。

发根农杆菌分为农杆碱型、甘露碱型、黄瓜碱型和 Mikiopine 型等四大类型。其 Ri 质粒可感染大部分双子叶植物、裸子植物和一些单子叶植物。感染与病症出现和寄主植物种类、感染部位、生理状况、年龄、植物自身合成的抗生物质、菌株、质粒、感染环境条件有关。一般来说,利

笔记

用致病性强的菌株（如 pRi15834）感染生长不良的药用植物植株的茎尖或幼嫩的叶片容易成功。在毛状根培养中，Ri 质粒可将其基因组中的一段 T-DNA 嵌入宿主植物的基因组中，使宿主植物发生转化，而 T-DNA 可在宿主植物细胞中稳定地遗传。Ri 质粒上与转化有关的区域有 Vir 区（致病区）和 T 区（转移区）。在发根农杆菌诱导植物毛状根形成的过程中，发根农杆菌首先感染宿主植物的受伤部位，由植物受伤部位所释放出的化学诱导物诱使发根农杆菌附着于宿主植物的细胞壁上，被感染的植物细胞壁上此时可合成一类特殊的低分子化合物——乙酰丁香酮，发根农杆菌 Ri 质粒上的 Vir 区被乙酰丁香酮所活化，使 Ri 质粒上的 T-DNA 片段被切割下来，通过农杆菌细胞膜上的特定通道进入宿主细胞的核中，从而使 T-DNA 整合至宿主植物细胞的基因组中，插入植物基因组的 T-DNA 基因转录与翻译，发挥其功能，出现病症。

毛状根的诱导一般有叶圆片法、茎秆（或叶柄）涂抹法、原生质体共培养法等。茎秆涂抹整株感染植物（通常感染无菌苗），是最简便的获得毛状根的方法。用于 Ri 质粒转化的外植体几乎可以是植株的任何部分，如叶片、茎段、叶柄、胚轴、块根、块茎以及由任何外植体来源的原生质体。酚类物质如丁香酮、乙酰丁香酮可以使菌的感染力加强。感染时，先在外植体或植株上造成伤口，然后在受伤部位接种发根农杆菌，培养 2~4 周后，接种部位即有丛生毛状根的出现。原生质体共培养法则是通过无壁或处于壁再生阶段的原生质体对农杆菌敏感而实现转化。该法须借助于转化细胞的激素自主型生长或 T-DNA 上的抗生素标记基因筛选出细胞，转化细胞分裂形成愈伤组织，这种愈伤组织在无激素培养基上培养即可产生毛状根。将毛状根剪下经过除菌培养后，即可在不添加任何激素的培养基上培养。离体培养的毛状根可以在很长时间内保持其快速生长和合成次生代谢物的能力。

除毛状根培养以外，转基因器官培养还包括冠瘿瘤培养。用根癌农杆菌 *Agrobacterium tumefaciens* 侵染植物时，其自身的 Ti 质粒（tumor-inducing plasmid）T-DNA 上的基因可整合进入植物细胞的基因组，从而诱导冠瘿瘤（crown galls）的发生。与毛状根培养相似，冠瘿瘤培养也具有激素自主性、生长速度快等特点，其次生代谢产物合成能力也比较强，对生产药用植物有效成分有着良好的应用前景。

三、植物转基因技术

植物转基因技术是通过各种物理的、化学的和生物的方法，将从动物、植物及微生物中分离的目的基因整合到植物基因组中，使之正确表达和稳定遗传并且赋予受体植物预期性状的一种生物技术方法，主要包括待转移基因的提纯、体外酶促 DNA 的重组、重组基因拼接至载体并转化至受体植物（或微生物）细胞、重组体的筛选、基因工程细胞的培养、外源基因的表达及基因工程植株的再生等。

目前，获得目的基因最常见的方法是用限制性内切酶（能识别和切开单一 DNA 序列的磷酸二酯酶）把植物总 DNA 切成大小不等的片段，用 DNA 连接酶接到载体转化大肠埃希菌，得到含不同基因的无性系。经过对基因无性系进行分离、鉴定、分析，从中找到待转移的目的基因。作为载体的一般多为 Ti 质粒，Ti 质粒为长 160~700 千碱基对（kbp）的染色体外环状的 DNA。通过基因重组技术将外源基因拼接至 Ti 质粒上，使其进入待改良生物（一般为综合性状好、个别性状较差）的细胞，同细胞核中的 DNA 相接合，活跃地进行转录与翻译，并得以表达。尽管植物细胞具有坚硬的细胞壁，近年来发展的基因枪法及超声波法可将外源基因直接引入带壁的植物细胞中，或者采用新分离的原生质体作为受体，直接进行 DNA 的转化。一个成熟的转基因系统应具备高效、简易、快速、重复性高、实用性广等特点。目前已能使任何外源基因插入 Ti 质粒，并成功地整合到植物细胞中。

在植物基因重组中，成功转化的细胞株一般只占较小比例，因此需对转化体进行分析和筛选，一般常用的有 DNA 杂交、同工酶分析和凝胶电泳分析技术。对转基因植物的确定应有下列主要标准：①需有严格的对照和相应的比较分析；②物理数据（Southern 杂交、原位杂交）与表型数据（酶活分析）之间应紧密相关；③转化当代需有目的基因控制的表型性状（如抗病虫害、抗寒）；④应有目的基因控制的表型性状稳定地遗传给后代的证据。

植物基因转移的目的是为了使整合至受体细胞中的外源基因得以成功表达，使其产生新的性状。目前，这一技术已广泛应用于药用植物新品种的培育和生药活性成分的生产中。

四、生物转化技术

生物转化（biotransformation）是利用生物体系（包括细菌、真菌、植物、动物或动植物的细胞组织培养系）内外的酶系统，对外源性底物进行结构修饰的生物化学过程，其本质是生物体系的酶对外源性底物的酶促催化反应。生物转化的反应类型多种多样，主要有羟基化、糖苷化、氧化还原、异构化、甲基化、酯化、水解、环氧化以及重排等。生物转化反应具有选择性强、催化效率高、反应条件温和、反应种类多以及环境污染小等特点，可以用于催化有机合成中难以完成的化学反应。

进行活性成分的生物转化，首先应进行生物体系的接种培养，调节生物体的生长状态，使其中的酶系具有较高的反应活性。然后于每升培养液中加入 30~100mg 的底物，转化时间一般为 2~8 天，有的则需持续 10 余天。传统的生物转化方法主要包括：①分批培养转化法；②静止细胞转化法；③应用微生物孢子进行生物转化；④应用固定化细胞进行生物转化；⑤应用渗透细胞进行生物转化；⑥利用酶进行生物转化。生物转化本质上是一个酶促反应，受到诸多因素的制约，如转化时间、温度、底物添加方式、酶的诱导剂、抑制剂、生长调节剂的加入、转化液的 pH、光照、通气量和培养基的选择等，均会对转化效率产生较大的影响。

用于转化研究的生物体系主要有真菌、细菌、藻类、植物悬浮细胞、组织或器官以及动物细胞、组织等，其中应用最多的是植物细胞体系和微生物体系。常用的植物细胞体系主要有悬浮细胞转化系统、固定化细胞转化系统、发状根转化系统，也可利用从植物细胞中分离出来的酶进行转化。植物转化体系可进行酯化、氧化、乙酰化、甲基化和糖基化反应。从植物中得到参与生物转化的酶有木瓜蛋白酶（papain）、氧腈酶（oxynitrilases）、环化酶（cyclases）、酚氧化酶（phenoloxidases）、卤化过氧化酶（haloperoxidases）、脂氧酶（lipoxygenases）、细胞色素 P450 单氧化酶（cytochrome P450 monoxygenase）等。

微生物转化的本质是利用微生物体系产生的酶对外源性底物进行结构转化的生物化学过程。微生物在生长过程中会产生多样的酶系，如纤维素酶、木质素酶、淀粉酶、蛋白酶、脂酶等，目前已发现了 3000 余种能催化各种化学反应的酶。微生物丰富而强大的酶系构成了高效生物催化体系的核心，且微生物的酶系所催化的反应很多是一些化学合成难以进行的反应。在微生物转化体系中，霉菌和放线菌应用于羟基化反应；酵母菌和霉菌应用于还原反应；细菌应用于 C—C 键的断裂和脱氢反应；霉菌、酵母菌和细菌均可应用于水解反应。

第五节 生物技术在生药资源开发中的应用

一、改良生药品种的繁育和品质

运用生物技术繁育和改良生药品种的研究主要集中在离体快繁技术、突变体的筛选和转基因药材。药用植物染色体加倍后形成的多倍体植株抗性强，生物量和活性成分含量高，有的还能产生新的性状或成分。利用组织培养技术诱导多倍体，筛选出的优质株系可以在短期内大量繁殖，大大地缩短了育种周期。目前对党参、宁夏枸杞、黄芩、川白芷、药用百合、南丹参、太子参、降香、石斛等 50 多种药用植物的多倍体诱导已获得成功。

笔记

利用重组 DNA 技术,将某些优良性状的基因导入本不具备这些性状的植物体内,达到改良植物品种的目的。如抗病毒抗虫害基因的导入,获得抗性植株;控制植物次生代谢产物合成酶基因的导入,获得有效成分含量高的植株等。随着基因工程技术的发展,药用植物基因克隆研究在世界范围内迅速展开,已经克隆了抗肿瘤药物紫杉醇、长春新碱、长春碱,抗菌药紫草宁,抗疟疾药青蒿素及镇痛药吗啡等次生代谢产物的生物合成相关酶的基因。将天仙子胺 6β- 羟化酶基因转移到富含天仙子胺的莨菪毛状根中,莨菪胺的含量增加了 5 倍。将长春花中编码色氨酸脱羧酶的基因导入烟草后使之由色氨酸产生生物碱原色胺,在转基因植物中酶活增加了 260 倍,1g 鲜重的植物材料可产生 1mg 多的色胺。将天蚕抗菌肽 B 基因转入广藿香,培育出抗青枯病能力增强的转基因植株。利用根癌农杆菌将半夏凝集素基因 pBIXPTA 导入百合基因组中,培育出抗蚜虫能力增强的转基因植株。培育中药基因工程新品种还可解决药材耐寒、耐热、耐旱和除草剂抗性等问题。将外源卡那霉素抗性基因通过根癌农杆菌介导的基因转移技术导入宁夏枸杞的幼茎外植体,培育出新的植株。将构建好的嵌合载体 pARK5(含有 35s-bar 基因)转入发根农杆菌 15 834 菌株中,进而感染颠茄叶,转基因植株和其后代均显示了对除草剂的抗性,而颠茄碱的合成不受任何影响。中草药基因工程还有一些独具特色的研究,如将小鼠金属硫蛋白 - I 基因转入枸杞,获得了富集锌的枸杞植株。将甜蛋白 thaumatin 基因转入绞股蓝并使之表达,利用极甜的 thaumatin 蛋白遮掩其苦涩味。此外,还可利用反义核酸技术,将反义 DNA 或 RNA 片段导入植物细胞,控制某一代谢途径上关键酶的活性,从而使相关成分含量提高。如用反义技术调节金亚麻毛状根中肉桂醇脱氢酶活性,抑制木质素合成,使抗癌活性成分 5- 甲基鬼白素含量提高。

在药用植物中,有一半以上是采用无性繁殖生产的。长期无性繁殖易使植物感染病毒,造成中药材产量减少、品质下降,影响中药质量的稳定性。利用植物茎的生长点,选出无病毒的部分进行组织培养和诱导,可培养出无病毒品系的种苗。如莪术的药用部位主要是根茎和块根,在栽培生产中以根茎进行繁殖,耗种量大,且病毒化严重,品质下降,采用组织培养技术复壮莪术,获得脱毒新品种。目前,百合、太子参、丹参、盾叶薯蓣、川麦冬、薄荷、杭白菊、半夏、地黄等药用植物的生物技术脱病毒研究已取得成功。

分子标记辅助育种(molecule marker assisted breeding)是利用分子遗传标记,借助于目标基因紧密连锁的遗传标记的基因型分析,鉴定分离群体中含有目标基因的个体,从而提高了选择效率,减少了盲目性。目前常用于植物基因组分析的分子标记技术有 RFLP(restriction fragment length polymorphism,限制性片段长度多态性)、RAPD(random amplified polymorphic DNA,随机扩增多态性 DNA)、AFLP(amplified fragment length polymorphism,扩增片段长度多态性)、SSR(simple sequence repeat,简单重复序列)等。该方法具有标记位点丰富、不受环境影响、快速、准确、适应性广的特点,通过对遗传多样性和种质资源的研究,构建药用植物遗传连锁图,从野生类型筛选优良目的基因,实现药用植物杂交强优结合。目前,已对银杏、山茱萸、西洋参、枳壳、川芎、厚朴、明党参、地黄、百合、人参、防风等进行了种质鉴定和遗传多样性研究,为下一步的遗传育种奠定了基础。

二、生产生药活性成分

植物细胞具有全能性,其离体器官、组织或细胞在一定条件下不仅能够分化形成新的个体,而且还能产生和母本植物相同或相似的次生代谢产物。植物细胞培养生产活性成分比野生资源和传统栽培方式有更多的优越性,生长条件可以完全人为控制而不依赖于土壤、季节和环境因素的变化,可以持续获得均质的产品,能够获得亲本植物不能产生的新化合物,生长周期短,繁殖率高,可大量节约人力和土地资源,能将廉价的化合物转化成立体和区域专一性的高附加值新化合物。目前已从高等植物组织细胞培养物中得到了多种天然产物,有苯丙素类的花青素、香豆素、黄酮、羟基肉桂酰衍生物、异黄酮、木质素,生物碱类的吖啶、甜菜红碱、三尖杉酯碱、奎尼丁,萜类的胡萝卜素、单萜、倍半萜、二萜、三萜,醌类的蒽醌、苯醌、萘醌和甾族化合物强心苷、孕烯醇酮衍生物等。人参皂苷、紫草宁、小檗碱和紫杉醇已可进行规模化生产。黄芪、三七、红豆杉、雪莲、丹参和甘草等的细胞培养也不断地向工业化迈进。

毛状根能合成与宿主植物相同或相似的次生代谢产物,具有遗传稳定、生长迅速、繁殖能力强、向培养基中释放代谢产物、不需要外源生长素和光照等优点。迄今已有160多种植物得到了毛状根培养物,如用长春花毛状根培养获取长春碱和长春新碱,用喜树毛状根培养产生喜树碱,用甘草毛状根生产甘草皂苷,用何首乌毛状根得到大黄素、大黄素甲醚、大黄酚、芦荟大黄素和大黄酸。毛状根培养还可转化生产活性成分,利用天仙子将天仙子胺转化为东莨菪碱;利用金鸡纳树将色氨酸转化为奎宁;利用人参将洋地黄毒苷配基转化为洋地黄毒苷。毛状根培养还可提高活性成分的含量,以长春花无菌苗叶片为外植体诱导毛状根,其长春碱含量是原植物根和叶中的 27.4 倍和 23.5 倍,长春新碱含量分别是 23.5 倍和 0.5 倍。以膜荚黄芪无菌苗叶片为外植体所获得的毛状根培养物中,粗皂苷的含量是干燥根含量的 1.6 倍,多糖的含量是干燥根含量的 20 倍。

生药化学成分的生物活性与其结构密切相关,利用生物转化修饰活性成分的结构,可以改变中药有效成分的溶解性,提高其生物活性或降低其毒性。用黑根霉 *Rhizopus nigricans* 使孕酮(黄体酮)实现 C_{11} 羟基化,成为 $C_{11\alpha}$- 羟基孕酮,解决了皮质激素类药物合成过程中的难题。10- 羟基喜树碱是喜树碱的结构类似物,对多种癌症具有显著的疗效,且毒副作用很小,但在喜树中的含量仅为十万分之二,采用无毒黄曲霉菌株 T-419,可将喜树碱转化为 10- 羟基喜树碱,转化率达 50% 以上。淫羊藿苷能促进骨髓细胞 DNA 合成和骨细胞增殖,其化学结构中含有 3 个糖基,低糖基淫羊藿苷和淫羊藿苷元的活性明显强于淫羊藿苷,利用曲霉属霉菌产生的诱导酶水解淫羊藿苷可得到低糖基淫羊藿苷或淫羊藿苷元,且转化率高。葛根素是葛根中含量最为丰富的异黄酮,也是葛根的主要有效成分,其水溶性差,嗜热脂肪芽孢杆菌的麦芽糖淀粉酶可将葛根素转化为 α-D- 葡萄糖基 -(1→6)- 葛根素和 α-D- 麦芽糖基 -(1→6)- 葛根素,溶解度分别是葛根素的 14 倍和 168 倍。

转基因植物(transgenic plants)是指利用基因工程技术,把目的基因导入待改造的受体植物细胞,进而获得目的基因性状的植物。利用转基因植物作为生物反应器,把外源基因导入植物核基因组或叶绿体基因组中可以生产出在医学上有生物活性的药用蛋白,克服其他反应系统的缺陷,成为药用蛋白生产的新途径。如利用转基因植物生产疫苗,目前已育成了表达乙型肝炎表面抗原(HBsAg)的转基因烟草、莴苣、番茄、海带和花生等;利用转基因植物生产抗体,如在小麦和水稻中表达的抗癌胚抗原的抗体;利用转基因植物生产其他活性成分,如作为抗凝血剂用于治疗血栓形成的水蛭素,过去是从欧洲医蛭 *Hirudo medicinalis* 提取的,现在除利用重组细菌和酵母生产外,也可以利用基因工程油菜、烟草和埃塞俄比亚芥生产。利用北美洲普遍栽培的高产油料作物红花作为转基因植物“平台”,成功生产出“红花子来源的人胰岛素”,其药动学与药效学试验结果与利用大肠埃希菌表达胰岛素基因生产的重组 DNA 人胰岛素基本一样,每公顷红花田可生产出 1kg 人胰岛素原料药。目前,已成功在植物中表达的生物活性蛋白还有红细胞生成素、α- 干扰素、重组人胸腺素 α_1、脑啡肽、葡萄糖脑苷脂酶、溶菌酶、人生长激素、人表皮生长因子、人凝血因子和白细胞介素等,表达的宿主植物主要有黄芪、烟草、马铃薯、拟南芥、玉米和水稻等。

三、保护珍稀濒危药用动植物种质资源

利用组织和细胞培养技术保存与繁殖植物物种,建立目标植物的试管苗基因库,保护种质资源。超低温保存技术是在组织培养基础上发展起来的保存种质资源新方法。将要保存的材

料,如某些珍稀药材的组织培养材料、细胞或原生质体等置于适宜的低温条件下进行一定时间的预处理,以提高抗冻能力,放入冷冻保护剂(如二甲亚砜、甘油、聚乙二醇等)中,置于液氮中(−196℃)长期保存。被保存的材料既不会发生遗传上的变异,也不会丧失形态发生的潜能。

铁皮石斛生长缓慢、自然繁殖率低,长期过度采集导致自然资源日益枯竭,通过组织培养建立种苗快速繁殖体系,可以提高种苗的繁殖速度,规模化生产铁皮石斛,保护野生铁皮石斛资源。冬虫夏草菌的寄主专属性强,生长环境特殊,资源稀少,采用发酵培养生产的冬虫夏草菌丝体,售价不及天然虫草的 1/10,化学成分和生物活性与其接近,目前已应用于中成药"金水宝胶囊"和"百令胶囊"中。甘草为常用中药,过度的开发利用使其野生资源出现严重危机,生态环境也遭到破坏,将乌拉尔甘草鲨烯合成酶基因通过发根农杆菌 *Agrobacterium rhizogenes* A4 介导,转入甘草下胚轴并诱导形成毛状根,转基因毛状根中甘草酸的最高含量约为野生型毛状根的 3.6 倍,从毛状根中提取甘草酸类成分,减少了对野生甘草的需求。在离体条件下通过筛选促进金线莲生长的优良共生菌种,建立了金线莲与内生真菌培养体系,为保护金线莲种质资源,建立金线莲新的栽培繁殖方法开辟了新方向。另外,生物技术的发展也使利用转基因动物获得像麝香、牛黄、犀牛角等一些动物性中药成为可能,从而节省资源,保护了这些濒危的动物。

利用生物技术进行生药品种的繁育和活性成分的生产,不受气候条件、地理位置和季节因素的限制,便于工厂化生产,生长周期比正常植物的周期短、质量和产量更加稳定。因此,应用生物技术保存和繁殖珍稀濒危的野生资源,培育药用植物新品种,生产紧缺药材和重要的生药活性成分,可以缓解对野生资源的压力,实现药用动植物资源的优化和合理开发。同时,对于珍稀濒危的药用动植物,在科学确定其保护等级的前提下,按照有关药用动植物资源保护的国际公约、政策和法规,对重点区域、重点品种进行原地保护、迁地保存及人工栽培和饲养,以最大限度地保护药用动植物资源的遗传多样性、物种多样性和生态系统多样性,从而实现生药资源的永续利用。

第六节　生药资源的保护

一、生物多样性概述

生物多样性(biological diversity,biodiversity)是指地球上生物圈中所有的生物(动物、植物、微生物)与环境形成的生态复合体以及与此相关的各种生态过程的总和,一般包含三个层次：遗传多样性(genetic diversity)、物种多样性(species diversity)和生态系统多样性(ecosystem diversity)。

遗传多样性,在广义上,是指种内或种间表现在分子、细胞、个体 3 个水平的遗传变异度;狭义上,则主要是指种内不同群体和个体间的遗传多态性程度,如不同品种药材的差异就是遗传多样性的表现。物种多样性就是各种各样的动植物种类的多样化程度,如人参、当归、柴胡等药用植物和蛤蚧、斑蝥、地龙、蕲蛇等药用动物。生态系统多样性不仅是生态系统类型或种类的多样性,如沙漠、森林、湿地、山地、湖泊、河流和农业生态系统等,同时也包括生态系统内的群落多样性、生境多样性、生态功能多样性和生态过程多样性等。

中国是生物多样性特别丰富的国家之一,居世界第 8 位,北半球第 1 位。植物的丰富程度占世界第 3 位,亚洲第 1 位。地球上有记载的植物 30 余万种。我国有高等植物 34 984 种,其中苔藓、蕨类、裸子和被子植物分别占世界总种数的 9.1%、22%、26.7% 和 10%。有许多种是特有种,占总数的 5% 以上。但同时也应看到,我国人口众多,人均生物资源量较少,且地区分布不均衡,对生物资源的过度利用导致生物多样性受到破坏,本土物种灭绝,加上生物入侵现象,导致一定时段内两个或多个生物区在生物组成和功能上逐渐趋同化,即生物同质化(biotic homogenization)。

二、药用植物濒危分级与现状

(一)濒危等级的划分

根据世界自然保护联盟(IUCN)2002 年发布的物种红色名录濒危等级和标准 3.1 版,濒危物种共分 9 个等级。

(1) 灭绝(extinct,EX):某物种的最后一个个体已经死亡,而且近 50 年内未有发现。

(2) 野生灭绝(extinct in the wild,EW):某物种的个体仅生活在人工栽培和人工圈养状态下。

(3) 极危(critically endangered,CE):野外状态下一个物种灭绝概率很高。

(4) 濒危(endangered,EN):某物种虽未极危,但在可预见的将来,其野生状态下灭绝的概率高。

(5) 易危(vulnerable,VU):某物种虽未达到濒危的标准,但其在野生状态下灭绝的概率较高。

(6) 近危(near threatened,NT):某物种经评估不符合列为极危、濒危或易危任一等级的标准。

(7) 无危(least concern,LC):当一物种被评估未达到近危标准,该物种即列为无危。

(8) 数据不足(data deficient,DD):对于一个物种,无足够资料对其灭绝风险进行评估。

(9) 未评估(not evaluated,NE):未应用有 IUCN 濒危物种标准评估的物种。

药用植物按稀有、濒危程度不同可分为濒危种(endangered species)、渐危种(vulnerable species)和稀有种(rare species)3 类。《野生药材资源保护管理条例》将保护等级分为 1~3 级。一级为濒临绝灭状态的稀有珍贵野生药材物种;二级为分布区域缩小、资源处于衰竭状态的重要野生药材物种;三级为资源严重减少的主要常用野生药材物种。

(二)药用植物的濒危现状

目前在高等植物中,濒危物种高达 4000~5000 种,占总数的 15%~20%。在《濒危野生动植物种类国际贸易公约》(CITES)列出的 640 个世界性濒危物种中,中国就占 156 种,约为其总数的 1/4。我国药用植物种类大多数为野生种,比例约占 80%。在 2015 年版《中国药典》收录的植物药材中,将近一半是野生植物,由于过度采收,药用植物资源也在不断减少和枯竭,许多种类趋于衰退或濒临灭绝。有些种类的野生植株已很难找到,如人参 *Panax ginseng*、三七 *Panax notoginseng*、华当归(当归)*Angelica sinensis*、川芎 *Ligusticum wallichii*、厚朴 *Magnolia officinalis*、杜仲 *Eucommia ulmoides*、卷叶贝母 *Fritillaria cirrhosa*、白芷 *Angelica dahurica* 等。有些大幅度地下降,如甘草 *Glycyrrhiza* spp.、天麻 *Gastrodia elata*、麻黄 *Ephedra* spp.、凹叶厚朴 *Magnolia officinalis* var. *biloba* 等药材野生资源量稀少,无法提供商品或只能提供少量商品而处于濒临灭绝的边缘。如 20 世纪 80 年代后期,甘草资源比 20 世纪 50 年代减少 70%,许多地方野生甘草的覆盖度从 90% 以上降到零星分布。内蒙古原是甘草的主要产地,其中伊克昭盟(现为鄂尔多斯市)在中华人民共和国成立初期分布面积有 1800 万亩,到 1981 年减少到 500 万亩,目前已所剩无几。甘草主要产区已由内蒙古转移到新疆。江苏道地药材茅苍术 *Atractylodes lancea* 的情形也是如此。

药用植物资源的减少,有药用物种自身的原因,但更多的是人为因素。近年来,随着世界范围内"回归自然"的潮流和生活水平的不断提高,人们对植物药的需求量剧增,近十年间翻了三番。药用植物的经济价值为我国带来经济利益的同时,也给自然环境和资源造成了巨大的压力。另外,毁林开荒、过度放牧和草地开垦以及城市化工业化发展的加速,野生药用植物能够生存的空间越来越少,加上没有对药用植物资源的可持续利用进行有效规划,造成了一些野生药用植物种类及蕴藏量急剧减少,直至濒临灭绝。

20 世纪 80 年代以来,我国先后成立了国务院环境保护领导小组和国家濒危动植物管理办公室,专门领导、管理动植物资源的保护,并编写、颁发了《中国植物红皮书》和《野生药材资源保护管理条例》，公布了国家重点保护的野生物种名录。对我国野生药材资源的保护起到了重要的作用。但由于利益驱使，部分药农和不法分子滥采、滥伐现象仍非常严重，国家有关部门屡禁不止，目前大量名贵中药材野生资源仍以惊人的速度消失。如云南红豆杉 *Taxus yunnanensis* 由于其树皮含抗癌活性成分紫杉醇，1992—2000 年间，我国滇西北地区大量红豆杉树被剥皮，3000 年树龄的大树也未能幸免，在很短时间内红豆杉野生资源遭到毁灭性的破坏。因此，野生药用植物资源保护形势依然十分严峻。

三、生药资源保护的法律基础

与药用植物资源保护有关的国际公约主要有：《生物多样性公约》(1992 年，巴西里约热内卢)、《濒危野生动植物种类国际贸易公约》(CITES)、《保护野生动物中迁徙物种公约》(1979 年，德国波恩) 等。其中 CITES 是当今唯一对全球野生动植物贸易实施控制的国际公约，该公约目前已有 175 个成员国，设有动植物保护物种名录，分为附录Ⅰ、附录Ⅱ、附录Ⅲ。列入附录Ⅰ的物种(298 种，包括 3 亚种)是一些有灭绝危险的物种，严格禁止国际商业贸易。列入附录Ⅱ的是指那些目前虽未濒临灭绝，但需对其贸易进行国际管制以防灭绝危险的物种，如果种群持续减少，则将升级列入附录Ⅰ。列入附录Ⅲ的为成员国视情况进行区域性管制的国际贸易物种。被收录在公约中的物种包含了大约 5000 种动物，28 000 种植物。

我国制定了一系列相关的法律法规，在《宪法》的第 9 条和第 26 条分别规定，国家保障自然资源的合理利用，保护珍稀动植物。禁止任何组织和个人利用任何手段侵占或破坏自然资源。在刑法中，增加了破坏环境资源罪。

我国颁布的与植物资源保护有关的法律、法规和通知如下。

《中华人民共和国森林法》：1984 年 9 月第六届全国人民代表大会常务委员会第七次会议通过，1998 年 4 月第九届全国人民代表大会常务委员会第二次会议修正，2000 年 1 月 29 日颁布实施。

《中国珍稀濒危保护植物名录》(第一册)：1984 年 10 月 9 日公布，1987 年国家环保总局、中国科学院植物研究所修订，俗称红皮书，共收载 354 种。列入一级重点保护的有 8 种，分别是人参 *Panax ginseng*、金花茶 *Camellia chrysantha*、银杉 *Cathaya argyrophylla*、珙桐 *Davidia involucrata*、水杉 *Metasequoia glyptostroboides*、望天树 *Parashorea chinensis*、秃杉 *Taiwania flousiana*、桫椤 *Alsophila spinulosa*。二级保护的有 143 种，三级保护的有 203 种。其中药用植物有 160 余种。

《国家重点保护野生植物名录(第一批)》：国家林业局、农业部于 1999 年 9 月 9 日发布并实施，其中一级为 52 种，二级为 203 种，一共为 255 种。

《野生药材资源保护管理条例》(1987 年 10 月 30 日)：是第一批国家重点保护野生药材物种名录，共 76 种，其中植物 58 种，动物 18 种。乌拉尔甘草 *Glycyrrhiza uralensis*、胀果甘草 *Glycyrrhiza inflata*、杜仲 *Eucommia ulmoides*、药用厚朴(厚朴) *Magnolia officinalis*、人参 *Panax ginseng* 等 13 种植物被列为二级保护植物，三级保护植物有山茱萸 *Cornus officinalis* 等 45 种。

《中华人民共和国海洋环境保护法》：1982 年 8 月 23 日第五届全国人民代表大会常务委员会第二次会议通过，1999 年 12 月 25 日第九届全国人民代表大会常务委员会第十三次会议修订。

《中华人民共和国自然保护区条例》：1994 年 10 月 9 日颁布，1994 年 12 月 1 日实施。目的是为了加强自然保护区的建设和管理，保护自然环境和自然资源。

《中国生物多样性保护战略与行动计划》(2011—2030 年)，2010 年 9 月颁布实施。我国于 1993 年 1 月 7 日作为第 7 个国家正式加入生物多样性公约，并于 1994 年正式发布"中国生物多样性保护行动计划"，提出了保护目标、优先保护行动和重点研究项目，列出优先保护的生态系统和物种名录。2010 年，为了进一步解决生物多样性保护所存在的问题，我国政府批准和发布

笔记

了"中国生物多样性保护战略和行动计划(2011—2030)",其标志着我国已正式由工业文明时代进入到了生态文明时代。该计划提出了八大战略任务,包括:①完善生物多样性保护相关政策、法规和制度;②推动生物多样性保护纳入相关规划;③加强生物多样性保护能力建设;④强化生物多样性就地保护,合理开展迁地保护;⑤促进生物资源可持续开发利用;⑥推进生物遗传资源及相关传统知识惠益共享;⑦提高应对生物多样性新威胁和新挑战的能力;⑧提高公众参与意识,加强国际合作与交流。其中第6和第7项任务,是应国内外新的形势和要求新增的重点任务,主要侧重生物多样性与气候变化的相互影响、外来入侵物种的防控。

四、生药资源保护与可持续利用策略

(一) 对重点区域、重点品种确立保护等级,进行分级保护

为了有效保护和持续利用药用植物资源,首先要确定当前亟待保护的稀有、濒危药用植物种类。应着重保护那些单型科、单型属及少型属的药用植物。要优先保护道地药材品种和有较重要药用价值的种类,对那些野生种群和个体数量较少,稀有濒危程度较高,灭绝后可能造成遗传多样性损失的药用植物种类应重点保护。药用植物分布频度小,野生资源减少速度较快的药用植物应注意保护,如《中国珍稀濒危保护植物名录》(第一册)、《野生药材资源保护管理条例》等规定的保护种类。除了对品种保护,对于植被区域比较典型的,也要划分等级进行保护。

(二) 建立自然保护区与国家公园进行原地保存

原地保存是在植物原来的生态环境下就地保存与繁殖野生植物。自然保护区是指对有代表性的自然生态系统、珍稀濒危野生动植物物种的天然集中分布区、有特殊意义的自然遗迹等保护对象所在的陆地、陆地水体或者海域,依法划出一定面积予以特殊保护和管理的区域。1872 年美国建立了世界上第一座自然保护区"黄石国家公园"。1956 年我国在广东鼎湖山建立了第一个自然保护区,以保护南亚热带季雨林。1957 年建立了福建万木自然保护区,保护中亚热带常绿阔叶林。1958 年建立了西双版纳自然保护区,保护热带雨林、季雨林。到 2008 年底,我国已建立各级自然保护区 2538 个,总面积 14 894.3 万公顷,占陆地国土面积的 15.13%,有 28 处自然保护区加入联合国教科文组织"人与生物圈"保护区网络。

自然保护区内药用植物保存较好,如长白山自然保护区,植物资源多达 2380 种,其中有国家保护植物 24 种,药用植物有 1004 种(含变种、变型),较好地保护了北药资源。神农架有药用植物 195 科,816 属,1886 种(含亚种、变种、变型)。天目山有药用植物 172 科 571 属 1194 种。金佛山有药用植物 211 科 1001 属 2896 种。庐山有药用植物 171 科 756 属 1027 种。鼎湖山有药用植物 193 科 677 属 1077 种。此外,尚有如青藏高原中药及藏药材资源保护区、荒漠沙生药用植物自然保护区、海南南药资源保护区、云南西双版纳中药资源保护区及生产性抚育保护区等。建立自然保护区既是保护珍稀濒危植物物种的重要方法,也是科研院校进行科学考察与野外实习的好地点。但需注意对植物资源的保护,对于濒危物种绝对禁止采挖。

(三) 利用植物园或种质库进行迁地保存

迁地保存即在植物原产地以外的地方保存和繁育植物种质材料。包括以保存野生植物为主的植物园(树木园)或种质资源圃,以及保存栽培植物种质资源的种子库。

目前全世界有植物园(树木园)1400 多个。著名的英国皇家植物园(Kew Garden)栽培植物达 25 000 种。我国植物园(树木园)总数已达 234 个。绝大多数省市都建立了植物园,保存的各种高等植物近万种,其中引种濒危植物占已公布的濒危植物种类的 80% 以上。

除了植物园以外,种子库也是迁地保存的方法之一。将种子存放于低温低湿的环境下有利于长期保存,长期库的温度一般为 −18℃,中期库的温度为 0~10℃,种子含水量控制在 5%~8%。

笔记

这种条件只能贮藏正常性种子,顽拗性种子需要用种质资源圃、组培技术或液氮技术保存。此外,还可以组织培养物和花粉等形式保存种质。

可根据药用植物区划以及我国区域性气候特点,在东北、青藏高原、云贵高原、华东、华南、海南等不同地区建立国家药用植物种质资源保存圃,以及适合寒冷、干旱(荒漠)、湿地等特殊环境的种质资源圃,形成全国药用植物种质资源收集保存网络系统。我国林木种质资源、药用植物种质资源、水生生物遗传资源、微生物资源、野生动植物基因等种质资源库建设工作也正在开展之中。

(四) 药用植物 GAP 栽培

野生药用植物由于其资源有限,不能满足需求,因此最好的办法就是通过人工栽培,通过建立 GAP 栽培基地,获得高产优质药材,保护该种的野生种群。如肉苁蓉 *Cistanche deserticola* 是名贵的沙生中药材,素有"沙漠人参"之称。由于大量采挖导致野生资源濒临枯竭,肉苁蓉已被列为国家二级保护植物,并被收入《国际野生植物保护名录》。国内从 1998 年开始肉苁蓉的人工种植研究,对肉苁蓉的繁育及规模化、规范化种植技术开展系列研究,并制定肉苁蓉人工种植标准操作规程(SOP),建立优质、高产肉苁蓉人工种植基地,为我国及世界的中药企业提供优质的肉苁蓉药材。目前已形成 3000 亩的种植规模。中国特有种银杏 *Ginkgo biloba* 是著名的"活化石",银杏叶是一种有多种用途的药用原料,我国的江苏、山东等地建立了一批药用银杏叶基地,对于银杏资源的利用及保护起到了很好的作用。

(五) 寻找珍稀濒危药材的替代种、代用品

植物系统进化关系和植物化学分类学提示,亲缘关系越近的物种,其所含化学成分越近似,甚至有相同的活性成分。因此,可以通过植物类群之间的亲缘关系,来寻找紧缺药材濒危物种的代用品和新资源。如用移山参代替野山参。有些原产国外的具有特效的药用物种我国不一定有分布,通过寻找代用品可以减少对进口依赖。例如在 50 年前,我国植物学和药学专家在云南、广西、海南找到了取代印度蛇根木 *Rauwolfia serpentina* 的降血压资源植物萝芙木 *R. verticillata* 及其多种同属植物。

此外,要加强药用植物资源生物技术研究,利用组织培养和快速繁殖技术实现珍稀濒危药用生物的快速繁殖,建立部分野生药用物种资源的核心种质体系,开展种质基因的鉴定、整理和筛选。利用优良基因,培育优良药用生物品种。利用细胞工程、基因工程、酶工程和发酵工程,扩大繁殖濒危物种、活性成分高含量物种和转基因新物种,利用细胞工程产生次生代谢产物满足药用需要。全面提高栽培药用植物资源的质量和产量,降低对野生药用生物资源的依赖。

(六) 科教与宣传执法结合,保护与利用并重

加强野生植物资源与生物多样性保护的科学研究,加强本底调查,建立全国性的药用植物资源的动态监测体系及数据库,完善国家中药种质资源保护体系(国家中药资源自然保护区、种质收集园和基因库)。同时可利用卫星遥感技术开展新一轮的中药资源普查,建立和完善药用植物资源信息数据库。

加强科普教育与宣传,提高全体公民自觉保护生物多样性,保护珍稀濒危植物,节约资源的意识,建设社会主义生态文明。

建立和完善药用植物资源进出口管理的相关法律、法规,加强行政管理与执法力度,我国已经颁布了不少有关生物资源保护的法规和条例,应进一步完善实施细则,做到有法必依,执法必严,违法必究。国家有关部门应抓紧研究制定中药资源普查和监控制度,每年编制发布药用植物资源形势公告,引导市场合理使用。对紧缺药材资源实行区域性、阶段性封山(地)育药材。对已进入紧缺状态的中药材资源,国家必须采取相应的、强有力的措施,限制耗用其药材资源的产品产量,控制已有生产企业的规模,同时停止相关产品的注册。通过自觉的、强制的保护措施,

笔记

使药用植物资源能够得到持续的开发利用,造福子孙后代。

处理好保护与利用,开源与节流的关系,对有重大药用价值的珍稀植物,在保护的前提下,进行可控制的利用规划,提高有限资源的利用效率,发展资源节约型中药产业。

总之,药用植物资源的利用与保护是相辅相成的两个方面,在全面统筹、加强科学技术和管理的基础上,开源和节流并重,使药用植物资源可持续利用,充分发挥其社会效益、经济效益和生态效益,可持续服务于人类的健康事业。

(秦路平)

第二篇

各　论

本教材各论部分记述来源于藻菌类、蕨类、裸子植物类、被子植物类、动物类、矿物类等各类生药,按类别或科属排列。对各类生药进行概述,对每种生药的基源、产地、化学成分、鉴定方法、功效与主治等进行介绍。

学习要求

掌握:重点生药的全部内容。

熟悉:非重点生药的内容。

了解:章的概述。

第八章 藻、菌类生药

概　述

　　藻类（algae）为自养型的原始低等植物，植物体构造简单，没有真正的根、茎、叶的分化，通常含有能进行光合作用的色素和其他色素，因此呈现不同的颜色。藻类供药用的主要有红藻类和褐藻类。红藻类大多数是多细胞的丝状、枝状或叶状体。藻体一般较小，高约 10cm，少数可达 1m 以上。因藻红素含量较多，所以藻体多呈红色。褐藻类均是多细胞植物，体型大小差异很大。由于胡萝卜素和数种叶黄素的含量大，使藻体呈绿褐色至深褐色。藻类常含有多糖类、氨基酸类、萜类、甾醇类、胡萝卜素以及各种无机元素。常见的藻类生药有昆布、海藻等。

　　菌类植物是一群没有根、茎、叶分化，一般无光合作用色素并依靠现存的有机物质而生活的一类低等植物。菌类可分为细菌门、黏菌门和真菌门，生药菌类均为真菌门植物。真菌是一类典型的异养型植物，异养方式有寄生、腐生，也有以寄生为主兼腐生。绝大多数真菌是由多细胞菌丝（hyphae）构成，菌丝是纤细的管状体，组成一个菌体的全部菌丝称菌丝体（mycelium）。常见的菌丝体有根状菌索和菌核，如密环菌菌索和茯苓菌核。某些高等真菌在繁殖时期能形成产生孢子的结构，称为子实体（sporophore）。容纳子实体的褥座称子座（stroma）。子座是真菌从营养阶段到繁殖阶段的一种过渡形式，如冬虫夏草菌体上的棒状物。真菌分布广泛，可分布于大气到水、陆地，甚至人体。许多大型真菌可供食用，如蘑菇、香菇、木耳等。酵母、曲霉菌大量用于食品和酿造工业，酵母菌富含 B 族维生素、蛋白质、酶、多种氨基酸，常用作滋养剂和助消化剂，亦可用来提取核酸衍生物、辅酶 A、细胞色素 C 和多种氨基酸等。许多真菌有增强免疫、抗癌、抗菌，抗消化道溃疡等医疗作用。但也有一些真菌含有剧毒或致癌成分，如毒蘑菇和黄曲霉菌等。常见真菌类生药有冬虫夏草、灵芝、茯苓、麦角、雷丸、猪苓、马勃、银耳（白木耳）等。菌类生药常含有多糖类、氨基酸类、生物碱类、甾醇类和萜类等成分，其中多糖类比较普遍，且发现多糖类成分多数具有增强免疫及抗肿瘤作用。

【重要生药】

冬虫夏草*　Cordyceps
（英）Chinese Caterpillar Fungus　（日）トウチュウカソウ

　　【基源】　为麦角菌科真菌冬虫夏草菌 *Cordyceps sinensis*（Berk.）Sacc. 寄生在蝙蝠蛾科昆虫幼虫上的子座及幼虫尸体的干燥复合体。

　　【植物形态】　由虫体及其头部长出的真菌子座组成。通常子座为单个，上部膨大，在表层埋有一层子囊壳，壳内生出许多长形的子囊，每个子囊具 8 个细长而有许多横隔的子囊孢子。

　　冬虫夏草的形成：夏、秋季节，本菌的子囊孢子从子囊中放射出来断裂成许多节段，侵入寄主幼虫体内。染菌幼虫钻入土中越冬，本菌细胞以酵母状出芽法增加体积将虫体营养耗尽而成僵虫，此时虫体内的菌丝体变成坚硬菌核，翌年初夏自虫体头部长出笔形的子座，并伸出土层外（图 8-1；彩图 1）。多生长在海拔 3500m 以上排水良好的高山草甸和山坡树下烂叶层中。

　　【产地】　主产于四川、青海，以四川产量最大。云南、甘肃、西藏等省区也有部分出产。

笔记

【采制】 夏初子座出土、孢子未发散时挖取，晒至六七成干，除去似纤维状的附着物及杂质，晒干或低温干燥。

【性状】 药材由虫体与从虫头部长出的真菌子座相连而成。①虫体似蚕，长 3~5cm，直径 3~8mm，表面棕黄色或灰黄褐色，有环纹 20~30 条，近头部的环纹较细，头部红棕色，足 8 对，中部 4 对较明显；②质脆，易折断，断面略平坦，淡黄白色，中央有"V"形纹或"一"字纹等；③头部生有细长棒球棍状子座，细长圆柱形，长 4~7cm，直径约 0.3cm，表面深棕色至深褐色，有细纵皱纹，上部稍膨大；④质柔韧，断面类白色；⑤气微腥，味微苦（彩图 1）。

【显微特征】 虫体横切面：呈不规则形，四周为虫体的躯壳，其上密生长 20~40μm 的绒毛；躯壳内有大量菌丝，其间有裂隙。

　子座横切面：子囊壳近表面生，卵圆形至椭圆形，基部限于子座内；中央充满菌丝，有裂隙（图 8-1）。

图 8-1 冬虫夏草菌
A. 冬虫夏草全形　1. 子座上部　2. 子座柄
3. 已死的幼虫（内部为菌核）　B. 子座横切面
C. 子囊壳（子实体）放大　D. 子囊及子囊孢子

【化学成分】 含有蛋白质、核苷、多糖、脂肪、甾醇、微量元素及维生素类成分。其中粗蛋白约 25%（甚至达 33%）、脂肪约 8%、D- 甘露醇（D-mannitol，又名虫草酸，cordycepic acid）约 7%，腺苷 0.01%；多糖种类达 20 余种。

【理化鉴定】 含量测定：采用 HPLC 法测定，本品中含腺苷不得少于 0.01%。

【药理作用】

作用	实例	有效成分/部位
①免疫调节作用	对免疫功能有双向调节作用。浸剂能明显增加小鼠脾重，增强网状内皮系统功能，增强小鼠腹腔巨噬细胞吞噬能力，提高机体免疫功能。虫草多糖有调节体液免疫、双向调节细胞免疫功能；双向调节自然杀伤细胞的活性	多糖
②调节心血管系统功能作用	有抗心律失常、抗心肌缺血、缺氧、降血压、降血脂作用。冬虫夏草煎剂对垂体后叶素所致急性缺血心肌具有保护作用	
③调节肝功能	抗纤维化作用，在肝纤维化后期虫草能抑制胶原的合成，促进其降解。菌丝发酵对乙型慢性病毒性肝炎患者细胞免疫和体液免疫功能有良好的调节作用	多糖
④对泌尿生殖系统的影响	对抗和减轻药物的肾毒性；延缓慢性肾衰竭。冬虫夏草有一定拟雄激素样作用和抗雌激素样作用，对性功能紊乱有调节恢复作用	

【功效与主治】 性平，味甘。能补益肺肾，止血化痰。用于肾虚精亏、阳痿遗精、腰膝酸痛、久咳虚喘、劳嗽咳血。

【附】 冬虫夏草的混淆品有以下几种来源：蝉花菌 Cordyceps sobolifera (Hill) Berk. et Br.、蛹草菌 Cordyceps militaris (L.) Link.、亚香棒虫草 Cordyceps hawkesii Gray.、凉山虫草 Cordyceps liangshanensis Zhang, Liu et Hu 和九州虫草 Cordyceps kyushuensis Kobayasi 等。另外亦常见豆粉和淀粉压模制

笔记

作的伪虫草。

灵芝*　**Ganoderma**

（英）ganoderma　（日）レイシ

【基源】　为多孔菌科真菌赤芝 *Ganoderma lucidum* (Leyss. ex Fr.) Karst. 或紫芝 *Ganoderma sinense* Zhao，Xu et Zhang 的干燥子实体。

【植物形态】　赤芝：子实体伞状，菌柄侧生或偏生于菌盖的一侧，近圆柱形，红褐色至紫褐色，具皮壳，硬而有漆样光泽；菌盖木栓质，肾形或半圆形，宽 12~20cm，厚 2cm；盖面皮壳红褐色，具漆样光泽，有同心环棱和辐射状皱纹，边缘平截。菌肉近白色至淡褐色；菌管单层，管口面乳白色，触后变为血红或紫红色，管口圆形。孢子宽椭圆形，双层壁，内壁有小刺，褐色，外壁光滑，无色。

紫芝：与赤芝的区别在于菌盖与菌柄呈紫色或黑紫色，菌肉锈褐色，孢子较大，内壁具显著小疣突。

【产地】　全国大部分省区有分布，多生于栎树及其他阔叶树的腐木上。商品药材多为人工栽培品。

【采制】　全年采收，除去杂质，剪除附有朽木、泥沙或培养基质的下端菌柄，阴干或在 40~50℃烘干。

【性状】　赤芝：①外形呈伞状，菌盖肾形、半圆形或近圆形，直径 10~18cm，厚 1~2cm。②皮壳坚硬，黄褐色至红褐色，有光泽，具环状棱纹和辐射状皱纹，边缘薄而平截，常稍内卷。③菌肉白色至淡棕色。④菌柄圆柱形，侧生，少偏生，长 7~15cm，直径 1~3.5cm，红褐色至紫褐色，光亮。⑤孢子细小，黄褐色。⑥气微香，味苦涩。紫芝：皮壳紫黑色，有漆样光泽。菌肉锈褐色。菌柄长 17~23cm。

栽培品：子实体较粗壮、肥厚，直径 12~22cm，厚 1.5~4cm。皮壳外常被有大量粉尘样的黄褐色孢子（彩图 2）。

【显微特征】　①粉末浅棕色、棕褐色至紫褐色。②菌丝散在或粘结成团，无色或淡棕色，细长，稍弯曲，有分枝，直径 2.5~6.5μm。③孢子褐色，卵形，顶端平截，外壁无色，内壁有疣状突起，长 8~12μm，宽 5~8μm。

【化学成分】　含多糖、三萜类、氨基酸、多肽、甾醇、生物碱等成分；其中灵芝多糖（ganoderma polysaccharides）含量约为 1%，孢子中多糖含量可达 10% 以上。已先后从灵芝中分离到 100 多种三萜类化合物。灵芝孢子粉含多种氨基酸、微量元素、三萜类和类脂质。

灵芝多糖是灵芝中的主要有效成分，由多肽糖、葡萄糖、杂多糖等多糖均一体组成的混合物。目前已分离到灵芝多糖有 200 多种，其中大部分为 β 型葡聚糖。

【理化鉴定】　鉴别：取本品粉末 2g，加乙醇 30ml，加热回流 30 分钟，滤过，滤液蒸干，残渣加甲醇 2ml 使溶解，作为供试品溶液。与灵芝对照药材共薄层展开，置紫外光灯下检视，供试品色谱在与对照药材色谱相应的位置上显相同颜色的荧光斑点。

含量测定：采用 HPLC 法测定，本品中灵芝多糖含量以无水葡萄糖计不少于 0.5%。

【药理作用】

作用	实例	有效成分／部位
①免疫调节作用	灵芝水煎液、孢子粉均有免疫调节作用。灵芝多糖对正常小鼠、老年小鼠均能有效地维持机体的免疫功能	灵芝多糖
②抗肿瘤作用	其煎剂、灵芝多糖有显著的抑制肿瘤生长作用	三萜类、多糖等
③抗氧化作用	灵芝多糖阻止自由基损伤作用；促进 DNA 合成，延缓衰老	多糖类

笔记

【功效与主治】　本品性平,味甘。能补气安神,止咳平喘。用于心神不宁,失眠心悸、肺虚咳嗽、虚劳气短、不思饮食。

茯苓　Poria

本品为多孔菌科真菌茯苓 *Poria cocos*（Schw.）Wolf. 的干燥菌核。菌核埋于土中,寄生于松属（*Pinus*）植物根部。多于 7~9 月采挖,挖出后除去泥沙,堆置"发汗"后,摊开晾至表面干燥,再"发汗",反复数次至出现皱纹、内部水分大部分散失后,阴干,称为"茯苓个";或将新鲜茯苓按不同部位切制,阴干,分别称为"茯苓皮"或"茯苓块"。全国大部分省区均有分布,现多人工培育。"茯苓个"呈类球形、椭圆形、扁圆形或不规则团块,大小不一。外皮薄而粗糙,棕褐色至黑褐色,有明显的皱纹。体重,质坚实,断面颗粒性,有的具裂隙,外层淡棕色,内部白色,少数淡红色,有的中间抱有松根。气微,味淡,嚼之粘牙。"茯苓皮"为茯苓菌核的干燥外皮,形状大小不一。外面棕褐色至黑褐色,有疣状突起,内面淡棕色并带有白色或淡红色的皮下部分。质较松软,略具弹性。"茯苓块"为去皮后切制的茯苓,呈块片状,大小不一;白色,淡红色或淡棕色。本品粉末灰白色,不规则颗粒状团块及分枝状团块无色,遇水合氯醛液渐溶化。菌丝无色或淡棕色,细长,稍弯曲,有分枝,直径 3~8μm,少数至 16μm。本品含多糖、三萜类、氨基酸及微量元素,其中茯苓聚糖和茯苓三萜为主要成分。本品具有抗肿瘤、免疫增强、抗炎等多方面的药理作用。本品性平,味甘、淡;具利水渗湿、健脾宁心的功效;用于水肿尿少、痰饮眩悸、脾虚食少、便溏泄泻、心神不宁、惊悸失眠。

昆布　Laminariae Thallus, Eckloniae Thallus

本品为海带科植物海带 *Laminaria japonica* Aresch. 或翅藻科植物昆布 *Ecklonia kurome* Okam. 的干燥叶状体。海带主产于辽东和山东半岛沿海,现大部分沿海地区均有养殖;昆布主要分布于浙江、福建等海区低潮线至 7~8m 深处的岩礁上。夏、秋二季采捞,晒干。**海带**　卷曲折叠成团状,或缠结成把。全体呈黑褐色或绿褐色,表面附有白霜。用水浸软则膨胀呈扁平长带状,长 50~150cm,宽 10~40cm,中部较厚,边缘较薄而呈波状,类革质,残存柄部扁圆柱状。气腥,味咸。**昆布**　藻体深褐色,革质;药材呈卷曲皱缩成不规则的团状。全体成黑褐色,较薄。用水浸软则膨胀成扁平的叶状,长、宽为 16~26cm,厚约 1.6mm;两侧成羽状深裂,裂片成长舌状,边缘有小齿或全缘。质柔软。本品含多糖、氨基酸、二苯骈二氧化合物及多种微量元素等。昆布多糖体内试验证明有抗肿瘤活性。昆布中含有的岩藻聚糖和岩藻多糖均具有抗凝血作用。海带多糖具有免疫调节功能;其降血压成分可能主要是昆布氨酸（laminine）和牛磺酸。此外,本品还有降血糖、抗辐射、抗病毒和抗菌的作用。本品性寒,味咸;具有软坚散结、消痰、利水的功效。主要用于治疗瘿瘤、瘰疬、痰饮水肿、睾丸肿痛。用量 6~12g。本品临床上用于防治缺碘性甲状腺肿大。

本品作为一种药食兼用的植物,是一种值得开发的海洋药用资源。

（潘清平）

第九章 蕨 类 生 药

概 述

蕨类植物是高等植物中具有维管组织的较低级的一个类群,通常具有根、茎、叶的分化,多为多年生草本,稀一年生,孢子体发达。孢子可分为两类:一类是肾形、单裂缝、两侧对称的两面型孢子;另一类是圆形或钝三角形、三裂缝、辐射对称的四面型孢子。蕨类植物的茎在进化过程中特化了具有保护作用的毛茸和鳞片。随着系统进化,毛茸和鳞片的类型与结构趋于复杂,毛茸有单细胞毛、腺毛、节状毛、星状毛等;鳞片膜质,形态多种,上面常有粗或细的筛孔。很多蕨类植物根状茎上常有叶柄残基,叶柄中的维管束数目、类型及排列方式,可作为蕨类生药的鉴别依据之一。重要的蕨类生药有:海金沙、石韦、贯众、狗脊、伸筋草、卷柏、木贼、骨碎补等。

蕨类植物主要含有黄酮类、生物碱类、酚类、萜类及甾体化合物。黄酮类化合物分布最广,常见的有芹菜素(apigenin)、芫花素(genkwanin)、木犀草素(luteolin)和牡荆素(vitexin)等。在真蕨类植物中常见有黄酮醇类,如高良姜素(galangin)、山柰酚(kaempferol)、槲皮素(quercetin)等。小叶型蕨类多含有双黄酮成分,如穗花杉双黄酮(amentoflavone)和扁柏双黄酮(hinokiflavone)等;生物碱类成分也广泛存在于小叶蕨类植物中,如石松属(Lycopodium);此外,卷柏属(Sellaginella)、木贼属(Hippochaete)、问荆属(Equisetum)均含有生物碱。从石杉科植物中分得的石杉碱甲(huperzine A)能防治阿尔茨海默病。二元酚类及其衍生物在大叶型的真蕨中普遍存在,如咖啡酸、阿魏酸(ferulic acid)及绿原酸等。多元酚类特别是间苯三酚衍生物在鳞毛蕨属植物中常有存在,如绵马酚(aspidinol)、绵马酸类(filicic acid)、东北贯众素(dryocrassin)等,这类化合物具较强的驱虫作用。蕨类植物中普遍含有三萜类化合物,具有代表性的是何帕烷型和羊齿烷型五环三萜类。此外,很多蕨类植物含有鞣质,孢子中含大量脂肪油等。

【重要生药】

绵马贯众* Dryopteridis Crassirhizomatis Rhizoma
(英)Male Fern Rhizome （日）メンマカンジュウ

【基源】 本品为鳞毛蕨科植物粗茎鳞毛蕨 *Dryopteris crassirhizoma* Nakai 的干燥根茎及叶柄残基。

【植物形态】 多年生草本,高 50~100cm。根茎粗壮,有较多的叶柄残基及黑色细根,密被棕褐色、长披针形的大鳞片。叶簇生于根茎顶端;叶柄长 10~25cm,密生棕色条形至钻形狭鳞片;叶片倒披针形,长 60~100cm,二回羽状全裂或深裂,羽片披针形。孢子囊群着生于叶片背面上部 1/3~1/2 处的羽片上,生于小脉中下部,每裂片 1~4 对。囊群盖肾圆形。

【产地】 主产于黑龙江、吉林、辽宁、内蒙古、河北。

【采制】 秋季采挖,削去叶柄及须根,除去泥沙,晒干。

【性状】 ①根茎呈长倒卵形,略弯曲,上端钝圆或截形,下端狭尖,有的常纵剖为两半,长 7~20cm,直径 4~9cm。②表面呈黄棕色至黑褐色,密布整齐的叶柄残基和膜质鳞片,每个叶柄残基的外侧常有 3 条须根。③叶柄残基呈扁圆形,长 3~5cm,直径 0.5~1.0cm;表面有纵棱线;质硬而脆,断面略平坦,棕色,有黄白色维管束(分体中柱)5~13 个,环列。④鳞片条状披针形,常脱落;

质坚硬,断面略平坦,有黄白色维管束 5~13 个,环列,其外散有较多的叶迹维管束。⑤气特异,味初淡而微涩,后渐苦、辛(彩图 3)。

【显微特征】 叶柄基部横切面:①下皮为数列厚壁细胞,棕色至褐色(表皮常脱落)。②薄壁组织中有大形细胞间隙,内生单细胞间隙腺毛,腺毛头部类球形,含棕色分泌物,柄极短。③维管柱整体为网状中柱(dictyostele),横切面观呈现为周韧维管束(分体中柱)5~13 个,圆形或椭圆形,环列。④每个维管束周围均有内皮层细胞,凯氏点明显,有油滴散在。⑤内皮层内侧有 1~2 层中柱鞘薄壁细胞,薄壁细胞中含棕色物及淀粉粒(图 9-1)。根茎构造与叶柄相似:分体中柱 5~13 个,亦有间隙腺毛。

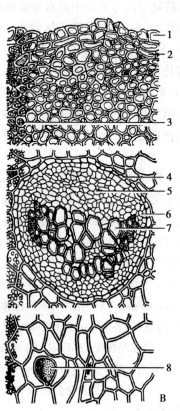

图 9-1 粗茎鳞毛蕨叶柄基部横切面组织图

A. 简图 B. 详图 1. 表皮 2. 下皮 3. 淀粉粒 4. 内皮层 5. 韧皮部 6. 中柱鞘 7. 木质部 8. 间隙腺毛

【化学成分】 含有间苯三酚类、萜类以及黄酮类成分。间苯三酚衍生物绵马精(filmarone),其性质不稳定,能缓慢分解产生绵马酸类,包括绵马酸(filxic acid)BBB、PBB、PBP、ABB、ABP、ABA,黄绵马酸(flavaspidic acid)AB、BB、PB,白绵马素(albaspidins)AA、BB、PP,去甲绵马素(desaspidins)AB、BB、PB,以及绵马酚(aspidinol),绵马次酸(filicinic acid)等;还含有东北贯众素(dryocrassin)等。

α-D-葡辛糖-*δ*-内酯-烯二醇   酮式

绵马酸BBB　R_1　C_3H_7　R_2　C_3H_7　　绵马酸ABB　R_1　CH_3　R_2　C_3H_7
绵马酸PBB　C_2H_5　C_3H_7　　绵马酸ABP　CH_3　C_2H_5
绵马酸PBP　C_2H_5　C_2H_5　　绵马酸ABA　CH_3　CH_3

黄绵马酸BB　　R　C_3H_7
黄绵马酸PB　　C_2H_5
黄绵马酸AB　　CH_3

【理化鉴定】　鉴别：取本品粉末 1g，加环己烷 20ml，超声处理 30 分钟，取滤液 10ml，浓缩至 5ml 作为供试品溶液。另取绵马贯众对照药材同样处理。本品与对照药材共薄层展开，置紫外光灯下检视，供试品应与对照药材在相应位置上显相同颜色的斑点。

【药理作用】

作用	实例	有效成分 / 部位
①驱虫作用	绵马贯众对绦虫具有强烈毒性，可使虫体麻痹而脱离肠壁，而将绦虫驱出体外。水煎剂对整体猪蛔虫作用 2~6 小时后，猪蛔虫的活动受到不同程度的抑制	绵马素
②止血作用	绵马贯众水煎剂对兔及小鼠有促凝作用。临床用肌注或子宫局部注射治疗产后出血、人工流产、剖宫产葡萄胎术后出血，获良好效果	间苯三酚类成分
③抗病原微生物作用	水煎剂对流感病毒、伤寒杆菌、大肠埃希菌、铜绿假单胞菌、变形杆菌和金黄色葡萄球菌有不同程度的抑制作用	间苯三酚类成分

【功效与主治】　性微寒，味苦，有小毒。能清热解毒，止血，驱虫。用于时疫感冒、风热头疼，温毒发斑，疮疡肿毒，崩漏下血，虫积腹痛。

【附】　下列植物曾作为贯众用，其叶柄构造与绵马贯众区别明显，应注意鉴别（图 9-2）。

（1）紫萁科植物紫萁 *Osmunda japonica* Thunb. 的根茎和叶柄基部：叶柄基部断面半月形，维管束呈 U 字形。分体中柱周韧式，韧皮部中多见红棕色的分泌细胞散在。

（2）乌毛蕨科植物狗脊蕨 *Woodwardia japonica* (L.f.) Sm. 的根茎和叶柄基部：叶柄基部断面类三角形，有 2~4 个分体中柱，内面的一对较大，成"八"字形。

（3）乌毛蕨科植物苏铁蕨 *Brainea insignis* (Hook.) J. Sm. 的根茎及叶柄基部：叶柄基部断面

图 9-2　几种贯众叶柄基部横切面简图

A. 荚果蕨　B. 峨眉蕨　C. 狗脊蕨　D. 紫萁　1. 厚壁组织　2. 内皮层　3. 韧皮部　4. 木质部　5. 分泌细胞群

笔记

类方形,分体中柱 8~12 个,基本组织中有众多的红棕色石细胞群。

(4) 球子蕨科植物荚果蕨 *Matteuccia struthiopteris*(L.)Todaro 的根茎和叶柄基部:叶柄基部断面三角形,分体中柱 2 个。

(5) 蹄盖蕨科植物峨眉蕨 *Lunathyrium acrostichoides*(Sw.)Ching 的带叶柄的干燥根茎,叶柄基部常呈菱形,两侧边缘具有明显的刺状突起。断面具八字形排列的分体中柱。

骨碎补　**Drynariae Rhizoma**

本品为水龙骨科植物槲蕨 *Drynaria fortunei*(Kunze)J. Sm. 的干燥根茎。分布于西南、中南地区及江西、浙江、福建等省区,主产于湖北、浙江,生于海拔 200~1800m 的林中岩石或树干上。全年均可采挖,除去泥沙,干燥,或燎去毛状鳞片。本品呈扁平条状,常弯曲,有分枝,长5~15cm,宽 1~1.5cm,厚 0.2~0.5cm。表面密被棕色钻状披针形细小鳞片,柔软如毛,经火燎者呈棕褐色或暗褐色,两侧及上表面均具突起或凹下圆形叶痕,少数有叶柄残基及须根残留。体轻,质脆,易折断,断面红棕色,维管束呈黄色点状,排列成环。气微,味淡、微涩。横切面可见鳞片着生处表皮凹入,鳞片基部呈盾形。皮层细胞黄绿色或黄棕色,非木化或微木化,纹孔明显;近表皮的细胞较小,内含圆形树脂物。周韧型维管束 17~25 个散列成环状。本品粉末特征可见鳞片碎片黄棕色或红棕色。纤维多成束,橙黄色或红棕色,呈梭形,壁厚,孔沟大多不明显,腔内含黄棕色油状物。含有黄酮苷、四环三萜、烯类、甾醇类等,其中双氢黄酮苷具有强心作用,黄酮苷具有镇静、镇痛作用,并能增强小鼠常压耐缺氧能力。骨碎补提取物有较强的抗菌和降血脂作用。本品性温,味苦;具疗伤止痛和补肾强骨功效;用于跌打闪挫、筋骨折伤、肾虚腰痛、筋骨痿软、耳鸣耳聋、牙齿松动;外治斑秃,白癜风。用量 3~9g。

(潘清平)

笔记

概　　述

　　裸子植物是介于蕨类植物和被子植物之间的一类维管植物,因其胚珠和种子是裸露的,故而得名。裸子植物有13科70属700余种。我国有12科39属300余种。重要生药有麻黄、银杏叶、白果、侧柏叶、松节油、松花粉、三尖杉、中华粗榧、苏铁、紫杉等。

　　裸子植物的化学成分类型较多,主要有:①**黄酮类**:裸子植物含丰富的黄酮类及双黄酮类成分,其中双黄酮类是裸子植物的特征性成分。常见的黄酮类有槲皮素、山柰酚、杨梅素、芸香苷等。双黄酮类主要分布在银杏科、柏科及杉科,如柏科植物含柏双黄酮(cupressuflavone),杉科及柏科植物含扁柏双黄酮、桧黄素(hinokiflavone),银杏叶中含银杏双黄酮(ginkgetin)、异银杏双黄酮(isoginkgetin)等。这些黄酮类和双黄酮类成分大都具有扩张动脉血管作用,如从银杏叶中提取的总黄酮已制成新药,用于治疗心血管疾病。②**生物碱类**:存于三尖杉科、红豆杉科、罗汉松科、麻黄科和买麻藤科。三尖杉属(*Cephalotaxus*)植物含多种生物碱。其中三尖杉酯碱(harringtonine)、高三尖杉酯碱(homoharringtonine)具抗癌活性,临床用于治疗白血病。红豆杉属(*Taxus*)植物中含有的紫杉醇(taxol)对白血病、卵巢癌、黑色素瘤、肺癌等均有明显疗效,作为治疗卵巢癌药已正式应用于临床。麻黄属(*Ephedra*)植物中含有左旋麻黄碱(*l*-ephedrine)、右旋伪麻黄碱(*d*-pseudoephedrine)等多种生物碱;麻黄碱用于治疗支气管哮喘等病症。③**萜类及挥发油**:较普遍存在于裸子植物中。挥发油中含有蒎烯、苧烯、小茴香酮、樟脑等。松科、柏科等多种植物含丰富的挥发油及树脂,是工业、医药原料。④**其他成分**:树脂、有机酸、木脂素类、昆虫蜕皮激素等成分在裸子植物中也有存在。

　　【重要生药】

麻黄＊　**Ephedrae Herba**

(英)**Ephedra Herb**　(日)マオウ

　　【基源】　本品为麻黄科植物草麻黄 *Ephedra sinica* Stapf、中麻黄 *Ephedra intermedia* Schrenk et C. A. Mey.、或木贼麻黄 *Ephedra equisetina* Bunge 的干燥草质茎。

　　【植物形态】　**草麻黄**　草本状小灌木,高 30~60cm。木质茎短,有时横卧,小枝对生或轮生,直伸或微曲。叶鳞片状,膜质,基部鞘状。雌雄异株,雄球花多成复穗状;雌球花单生于枝顶,苞片 4 对,仅先端 1 对苞片有 2~3 雌花,成熟时苞片增厚成肉质,红色,内含种子 1~2 粒(图 10-1)。**中麻黄**　形态上与上种相似,主要区别为:木质茎直立或斜向生长,多分枝;雄球花数个簇生于节上,雌球花 3 个轮生或 2 个对生于节上;种子常 3 粒。**木贼麻黄**　木质茎直立或斜向生长,节间短;雄球花多单生或 3~4 个集生于节上;雌球花成对或单生于节上;种子通常 1 粒。

　　【产地】　草麻黄主产于内蒙古、陕西、河北及东北三省等地;中麻黄主产于甘肃、青海、内蒙古;木贼麻黄主产于山西、甘肃、宁夏等地。草麻黄产量大,中麻黄次之,两者多混用,木贼麻黄产量小。

　　【采制】　9~10 月割取草质茎,于通风处晾至七八成干时再晒干。如曝晒则色变黄,受霜冻则色变红,药效均会受影响。

　　【性状】　**草麻黄**　①细长圆柱形,少分枝,直径 1~2mm,有的带少量棕色木质茎。②表面淡绿色至黄绿色,有细纵棱 18~20 条,触之微有粗糙感;节明显,节间长 2~6cm,节上有膜质鳞叶,

笔记

长 3~4mm,基部约 1/2 合生,上部 2 裂(稀 3 裂),锐三角形,先端灰白色,渐尖,反卷。③体轻,质脆,易折断,断面类圆形或扁圆形,略呈纤维性,周边绿黄色,髓部红棕色,近圆形。④气微香,味涩、微苦(图 10-1;彩图 4,彩图 5)。

中麻黄　略成三棱形,分枝较多,直径 1.5~3mm,常带棕色木质茎,有粗糙感。节间长

图 10-1　麻黄原植物、药材及组织图

A. 草麻黄原植物　B. 麻黄药材　C. 麻黄根　D. 麻黄横切面简图
(a. 草麻黄茎　b. 中麻黄茎　c. 木贼麻黄茎)

1. 果枝　2. 根　3. 雄蕊　4. 雌蕊　5. 草麻黄茎叶　6. 中麻黄茎叶　7. 木贼麻黄茎叶　8. 角质层和表皮　9. 下皮纤维束　10. 皮层　11. 皮层纤维束　12. 中柱鞘纤维束　13. 韧皮部　14. 木质部　15. 气孔　16. 髓　17. 环髓纤维　18. 形成层　19. 草酸钙结晶

2~6cm,细纵棱 18~28 条;膜质鳞叶长 2~3mm,基部 1/2~2/3 合生,上部 3 裂(稀 2 裂),先端锐尖,稍反卷;断面略成三角状圆形。

木贼麻黄　细圆柱形,分枝较多,直径 1~1.5mm,常带灰黑棕色木质茎,无粗糙感。节间长 1.5~3cm,有细纵棱 13~14 条;膜质鳞叶长 1~2mm,基部 1/2~2/3 合生,上部 2 裂(稀 3 裂),短三角形,先端钝,多不反卷;断面类圆形。

【显微特征】 茎节间横切面:草麻黄　①茎类圆形,边缘有波状细棱脊 18~20 条。②表皮细胞类方形,外壁厚,被厚的角质层,两棱脊间有下陷气孔。③皮层宽,在棱脊处有下皮纤维束,其他处散在少量纤维束,中柱鞘纤维束新月形。④维管束 8~10 个,韧皮部窄,束内形成层明显,木质部类三角形。髓薄壁细胞壁非木化,常含红棕色块状物,偶有环髓纤维。⑤表皮细胞外壁、皮层细胞及纤维壁中均可见草酸钙砂晶或方晶(图 10-2)。

中麻黄　棱脊 18~28 个;维管束 12~15 个,形成层环类三角形;髓薄壁细胞壁微木化,环髓纤维较多。

木贼麻黄　棱脊 13~14 个;维管束 8~10 个,形成层环类圆形;髓薄壁细胞壁木化,无环髓纤维。

粉末:草麻黄　①粉末呈淡棕色。②表皮细胞类长方形,外壁布满草酸钙砂晶,角质层厚达 18μm。③气孔特异,保卫细胞呈电话筒状或哑铃形。④皮层纤维长,直径 12~24μm,壁厚,有

图 10-2　草麻黄茎横切面详图和粉末图

A. 横切面详图　B. 粉末图

1. 角质层　2. 表皮　3. 气孔　4. 下皮纤维束　5. 皮层纤维束　6. 皮层　7. 草酸钙结晶　8. 中柱鞘纤维　9. 韧皮部　10. 形成层　11. 木质部　12. 环髓纤维　13. 棕色块　14. 表皮碎片(示角质层;表皮细胞外壁含有砂晶)　15. 嵌晶(砂晶)纤维　16. 石细胞　17. 导管　18. 皮层薄壁细胞(示小方晶和小簇晶)　19. 髓细胞　20. 木纤维

的木化,壁上布满砂晶,形成嵌晶纤维。⑤螺纹、具缘纹孔导管直径 10~15μm,导管分子斜面相接,接触面具多数穿孔,形成特殊的麻黄式穿孔板。⑥薄壁细胞中常见红棕色块状物。此外,尚见木纤维及少量石细胞。

【化学成分】　含多种有机胺类生物碱,草麻黄的总生物碱含量 0.48%~1.38%;中麻黄含量为 1.06%~1.56%,木贼麻黄含量为 2.09%~2.44%。主要活性成分为 l- 麻黄碱(l-ephedrine),草麻黄与木贼麻黄中含量约占总碱的 80%,中麻黄含量占 30%~40%;其次为 d- 伪麻黄碱(d-pseudoephedrine)以及 l-N- 甲基麻黄碱(l-N-methylephedrine)、d-N- 甲基伪麻黄碱(d-N-methylpseudoephedrine)、l- 去甲基麻黄碱(l-norephedrine)、d- 去甲基伪麻黄碱(d-norpseudoephedrine)、麻黄次碱(ephedine)等。麻黄碱具平喘作用,伪麻黄碱具消炎作用。麻黄生物碱主要存在于草质茎髓部。另外,从麻黄挥发油中分离出具有平喘作用的成分 2,3,5,6- 四甲基吡嗪(2,3,5,6-tetrametylpyrazine)和左旋 -α- 松油醇(α-terpineol)。此外,尚含有噁唑酮类生物碱、黄酮类化合物以及芳香酸类化合物等。

	R_1	R_2			R_1	R_2
l- 麻黄碱(1R,2S)	CH₃	H		d- 伪麻黄碱(1S,2S)	CH₃	H
l- 甲基麻黄碱	CH₃	CH₃		d- 甲基伪麻黄碱	CH₃	CH₃
l- 去甲基麻黄碱	H	H		d- 去甲基伪麻黄碱	H	H

笔记

【理化鉴定】 鉴别 1. 粉末微量升华,得细小针状或颗粒状结晶。

2. 取本品粉末 0.2g,加水 5ml 与稀盐酸 1~2 滴,煮沸 2~3 分钟,滤过。滤液置分液漏斗中,加氨试液数滴使呈碱性,再加三氯甲烷 5ml,振摇提取。分取三氯甲烷液,置两支试管中,一管加氨制氯化铜试液与二硫化碳各 5 滴,振摇,静置,三氯甲烷层显深黄色;另一管为空白,以三氯甲烷 5 滴代替二硫化碳 5 滴,振摇后三氯甲烷层无色或显微黄色。

3. 取本品粉末加浓氨试液数滴,再加三氯甲烷加热回流提取,与盐酸麻黄碱对照品共薄层展开,喷以茚三酮试液,在 105℃加热至斑点显色清晰。供试品色谱在与对照品色谱相应的位置上,显相同的红色斑点。

含量测定:采用 HPLC 法测定,本品中含盐酸麻黄碱和盐酸伪麻黄碱的总量不得少于0.80%。

【药理作用】

作用	实例	有效成分
①解热发汗作用	麻黄挥发油乳剂对人工发热兔有解热作用。对人有中度发汗作用	挥发油
②平喘祛痰作用	麻黄煎剂对支气管平滑肌有松弛作用,可使支气管扩张。麻黄挥发油有明显的祛痰作用	麻黄碱、伪麻黄碱、挥发油
③利尿作用	给大鼠灌胃麻黄煎剂后,尿量增加	伪麻黄碱
④抗病原体作用	麻黄煎剂对金黄色葡萄球菌、甲型链球菌、乙型链球菌、炭疽杆菌、铜绿假单胞菌、痢疾杆菌、伤寒杆菌均有不同程度的抑制作用。麻黄挥发油对亚洲甲型流感病毒有抑制作用	挥发油
⑤收缩血管、升压作用	麻黄煎剂能使外周血管收缩,心肌收缩力加强,血压升高,心搏出量增加	麻黄碱

【功效与主治】 性温,味辛、微苦。能发汗散寒,宣肺平喘,利水消肿。用于风寒感冒、胸闷喘咳、风水浮肿。蜜麻黄润肺止咳。多用于表证已解,气喘咳嗽。用量 2~10g。此外,麻黄还用作工业生产麻黄碱的原料。

【附】 麻黄根 为草麻黄或中麻黄的干燥根和根茎。根呈圆柱形,略弯曲,长 8~25cm,直径 0.5~1.5cm。表面红棕色或灰棕色,有纵皱纹及支根痕,外皮粗糙,易成片状剥落。根茎具节,节间长 0.7~2cm,表面有横长突起的皮孔。体轻,质硬而脆,断面皮部黄白色,木部淡黄色或黄色,射线放射状,中心有髓。气微,味微苦。不含麻黄碱类成分,含麻黄根素(maokonine),并含麻黄根碱 A、B、C(ephedradine A,B,C),以及双黄酮类麻黄宁 A、B、C、D(mahuannin A,B,C,D)。麻黄根碱具有显著降压作用。本品性平,味甘、涩。能固表止汗。用于自汗、盗汗。用量 3~9g。

银杏叶 *Ginkgo Folium*

本品为银杏科植物银杏 *Ginkgo biloba* L. 的干燥叶。主产于江苏、山东、广西、湖北、河南、浙江、贵州、湖南、四川、河北等省区。秋季叶尚绿时采收,及时干燥。本品多皱褶或破碎,完整者呈扇形,长 3~12cm,宽 5~15cm。黄绿色或浅棕黄色,上缘呈不规则的波状弯曲,有的中间凹入,深者可达叶长的 4/5。具二叉状平行脉,脉细而密,光滑无毛,易纵向撕裂。叶基楔形,叶柄长 2~8cm。体轻。气微,味微苦。银杏叶有效成分主要为黄酮类成分和萜类内酯,黄酮类成分有:黄酮单糖苷如山奈酚 -3-*O*- 葡萄糖苷(kaempferol-3-*O*-glucoside)、槲皮素 -3-*O*- 葡萄糖苷(quercetin-3-*O*-glucoside);黄酮双糖苷如山奈酚 -3-*O*- 芸香糖苷(kaempferol-3-*O*-rutinoside)、槲皮素 -3-*O*- 芸香糖苷(quercetin-3-*O*-rutinoside);黄酮三糖苷如山奈酚 -3- 葡萄糖 -2,6- 二鼠李糖苷、槲皮素 -3-*O*- 葡萄糖 -2,6- 二鼠李糖苷;桂皮酸酯黄酮苷如槲皮素 -3- 鼠李糖 -2-(6- 对

笔记

羟基反式桂皮酰)- 葡萄糖苷、山柰酚 -3- 鼠李糖 -2- (6- 对羟基反式桂皮酰)- 葡萄糖苷;黄酮苷元如山柰酚(kaempferol)、槲皮素(quercetin)、异鼠李素(isorhamnetin)等;双黄酮如银杏双黄酮(ginkgetin)、穗花衫双黄酮(amentoflavone)及其他黄酮类成分如原花青素等;萜类化合物如白果内酯(bilobalide)、银杏内酯(ginkgolide)A、B、C 等。银杏叶制剂能增加脑血流量,改善脑细胞代谢,对脑细胞缺血、缺氧、水肿有保护作用;能改善学习记忆,对衰老、痴呆、脑功能障碍具改善作用;保护缺血心肌,减少心律失常的发生,降低毛细血管的通透性;能消除自由基,抑制细胞膜脂质过氧化反应,防止血栓形成和抗血小板聚集;增加红细胞的变形能力,降低血液黏度;降低过氧化脂质的产生,提高红细胞 SOD 活性等。本品性平,味苦、甘、涩。能活血化瘀,通络止痛,敛肺平喘,化浊降脂。用于瘀血阻络、胸痹心痛、中风偏瘫、肺虚咳喘、高脂血症。用量 9~12g。

【附】 白果 本品为银杏的干燥成熟种子。秋季种子成熟时采收,除去肉质外种皮,洗净,稍蒸或略煮后,烘干。本品略呈椭圆形,一端稍尖,另端钝,长 1.5~2.5cm,宽 1~2cm,厚约 1cm。表面黄白色或淡棕黄色,平滑,具 2~3 条棱线,中种皮(壳)骨质,坚硬。内种皮膜质,种仁宽卵球形或椭圆形,一端淡棕色,另一端金黄色,横断面外层黄色,胶质样,内层淡黄色或淡绿色,粉性,中间有空隙。气微,味甘、微苦。本品性平,味甘、苦、涩。能敛肺定喘,止带,缩尿。用于痰多喘咳、带下白浊、遗尿尿频。用量 5~10g。生食有毒。

紫杉 Taxi Cortex,Ramulus et Folium

本品为红豆杉科植物东北红豆杉 *Taxus cuspidata* Sieb. et Zucc.、红豆杉 *Taxus chinensis* (Pilger) Rehd. 的干燥树皮和枝叶。东北红豆杉主产于黑龙江省南部和吉林、辽宁等省。红豆杉产于我国西南、西北地区。枝叶全年可采,晒干备用。东北红豆杉的干皮弯曲或浅槽状,外表面灰棕色,粗糙,内表面红棕色,有细纵纹;质硬而脆,断面纤维性。枝皮红褐色,有浅裂,有密生稍突起的叶柄残基。枝的横断面灰白色至淡棕色,年轮和放射状木部射线可见,髓部细小,棕色,常枯朽。气特异,味苦涩。红豆杉的树皮微卷,外表面灰褐色,易脱落,内表面黄红色,有纵沟纹;质坚,折断面不整齐,呈纤维状;气微,味微涩。含 60 多种紫杉烷(taxane)二萜类成分,主要有紫杉醇(taxol)、三尖杉宁碱(cephalomannine)、紫杉宁(taxinine)A、B、C、E、H、J、K、L、M 等。体外药理实验表明,紫杉醇对多种细胞株均有明显的细胞毒作用;动物实验表明,紫杉醇对黑色素瘤 B16、MX-1 乳腺癌、S180 实体瘤和 Lewis 肺癌等均有显著的抑制作用。本品性平,味淡。能利尿消肿,温肾通经。用于肾炎水肿、小便不利、糖尿病、月经不调等症。用量:叶 3~6g,小枝 9~15g。树皮、叶为提取紫杉醇的原料。为保护资源,应限制剥皮。紫杉醇临床上主要用于卵巢癌、乳腺癌、肺癌、脑癌、子宫内膜癌等癌症的治疗。自 1971 年美国 Wani 等从短枝红豆杉 *Taxus brevifolia* Nutt. 树皮中得到紫杉醇(taxol)后,该属植物受到广泛关注,全世界有 11 种,我国有 4 种 1 变种,均不同程度地含有紫杉醇及其类似物。本属植物已列为国家重点保护物种,人工栽培已获成功。

(王晶娟)

第十一章 被子植物类生药

概 述

我国被子植物（angiospermae）已知有 2700 多属，约 3 万种，其中药用种类约 11 000 种，是药用植物最多的类群。大多数生药（包括中药和民间药物）都来自被子植物。

被子植物能有如此众多的种类和极其广泛的适应性，与它们的结构复杂化、完善化，特别是与繁殖器官的结构和生殖过程的特点是分不开的。被子植物具有多种多样的习性和类型。如水生或陆生，自养或寄生，木本或草本，直立或藤本，常绿或落叶，一年生、二年生或多年生等。

本教材按恩格勒分类系统，将被子植物门分为双子叶植物纲和单子叶植物纲。两纲植物的主要区别特征（少数例外）见表 11-1。

表 11-1 双子叶植物和单子叶植物形态比较表

	双子叶植物纲	单子叶植物纲
根系	直根系	须根系
茎	维管束呈环状排列，具形成层	维管束呈散状排列，无形成层
叶	具网状叶脉	具平行或弧形叶脉
花	通常为 5 或 4 基数	3 基数
花粉粒	具 3 个萌发孔	具单个萌发孔
子叶	2 枚	1 枚

第一节 双子叶植物类生药

双子叶植物纲（dicotyledoneae）分为原始花被亚纲（离瓣花亚纲）和后生花被亚纲（合瓣花亚纲）。属于原始花被亚纲的生药包括来源于马兜铃科、蓼科、毛茛科、防己科、木兰科、樟科、蔷薇科、豆科、芸香科、大戟科、五加科、伞形科等植物的生药，而属于后生花被亚纲的生药包括来源于木犀科、马钱科、龙胆科、唇形科、茄科、玄参科、茜草科、葫芦科、桔梗科、菊科等植物的生药。

一、马兜铃科 Aristolochiaceae*

【概述】 多年生草本或藤本。单叶互生；叶片多为心形或盾形，多全缘；无托叶。花两性，单被，辐射对称或左右对称，花被下部合生成管状，顶端 3 裂或向一侧扩大；雄蕊常 6~12；心皮 4~6，合生，子房下位或半下位，4~6 室；中轴胎座。蒴果，种子多数。本科约 8 属 600 种植物；我国有 4 属：细辛属（*Asarum* L.）约 40 种、线果兜铃属（*Thottea* Rottb.）1 种、马蹄香属（*Saruma* Oliv.，中国特有属）仅有 1 种、马兜铃属（*Aristolochia* L.）约 40 种，共 80 余种，其中药用种类约 65 种。

本科重要的生药有细辛属的细辛、杜衡等，马兜铃属的马兜铃、天仙藤、寻骨风等，马蹄香属的马蹄香。

本科植物，气孔不定式。可见分泌细胞（secretory cell），如油细胞（oil cell），尤其是在茎叶的薄壁组织中常见。最具特征性的是：茎中初生射线很宽，因而维管束之间被明显地隔离开，又由于宽大的次生射线的发展,老茎中的木质部束呈现向外的二歧或者多歧分裂状,所形成的维管结构被称为"马兜铃式"结构(aristolochia type)。根茎中有明显的内皮层。

本科植物含有生物碱、挥发油及硝基菲类成分(nitrophenanthrene)等。硝基菲类成分马兜铃酸(aristolochic acid)是马兜铃科植物的特征性化学成分。本科植物大多含有马兜铃酸类或马兜铃内酰胺(aristololactam)类成分,其中马兜铃酸Ⅰ和马兜铃内酰胺Ⅰ为已知对肾细胞具有毒性的成分;长期或大量服用含马兜铃酸的生药可造成积蓄中毒,能导致肾衰竭,使用时应特别注意控制用量。

【重要生药】

细辛＊　Asari Radix et Rhizoma

(英)Asarum Root　(日)サイシン

【基源】　本品为马兜铃科植物北细辛 *Asarum heterotropoides* Fr. Schmidt var. *mandshuricum* (Maxim.) Kitagawa、汉城细辛 *Asarum sieboldii* Miq. var. *seoulense* Nakai 或华细辛 *Asarum sieboldii* Miq. 的干燥根和根茎。

【植物形态】　北细辛　多年生草本。根茎直立或横走,生多数细长的根。叶基生,叶片心形或肾状心形,基部深心形。花钟形,暗紫色,花被裂片由基部向外反卷并与花被筒几乎完全相贴。

【产地】　北细辛产于辽宁、吉林、黑龙江,产量大,多为栽培品,销往全国并出口;汉城细辛亦产于辽宁、吉林、黑龙江,产量小;华细辛主产于陕西、湖北等,产量小。前两种细辛习称"辽细辛"。

【采制】　夏季果熟期或初秋采挖,除净地上部分和泥沙,阴干。

【性状】　①根茎长 1~10cm,直径 2~4mm;表面灰棕色,粗糙,有环形的节,节间长 1~10mm。②根细长,密生节上,长 5~20cm,直径约 1.0mm;表面灰黄色,有纤细支根。③根质脆,易折断,断面平坦,黄白色或白色。④气香而强烈,味辛辣,麻舌(彩图 6)。

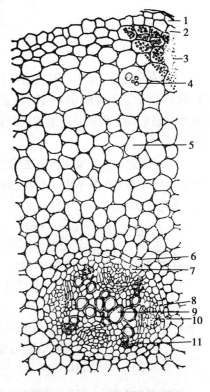

【显微特征】　根横切面:①表皮细胞 1 列,部分残存。②皮层宽,有众多油细胞(oil cell)散在,内含油滴;外皮层细胞 1 列,类长方形,木栓化并微木化。③内皮层明显,可见凯氏点。④中柱鞘细胞 1~2 层,次生组织不发达,初生木质部二原型至四原型。⑤韧皮部束中央可见 1~3 个明显较其周围韧皮部细胞大的薄壁细胞,但其长径显著小于最大导管直径,或者韧皮部中无明显的大型薄壁细胞。薄壁细胞含淀粉粒(图 11-1)。

粉末:淡黄灰色,有浓郁香气,味辛、苦,有较持久的麻舌感。①表面观根外皮层细胞类长方形或类多角形,垂周壁细波状弯曲;②油细胞类圆形,壁薄木栓化,胞腔内常可见绿黄色油状物;③根茎表皮细胞类长方形或类长多角形,垂周壁连珠状加厚,平周壁隐约可见与细胞长轴平行的角质纹理,表皮中可见油细胞;④石细胞(根茎)呈类方形、类长方形等;⑤导管主为网纹、梯纹。

【化学成分】　含挥发油(含量 2.0%~4.5%),油中主要成分为甲基丁香酚(methyleugenol)、细辛醚(asaricin)、榄香脂素(elemicin)、黄樟醚(safrole)。另含去甲乌药碱

图 11-1　北细辛根横切面详图

1.表皮　2.外皮层　3.淀粉粒　4.油细胞　5.皮层　6.内皮层　7.中柱鞘　8.韧皮部　9.后生木质部　10.形成层　11.原生木质部

笔记

(higenamine)、l-细辛脂素(l-asarinin)、l-芝麻脂素(l-sesamin)及辛味物质派立托胺(pellitorine)和N-异丁基十四碳四烯酰胺(N-isobutyldodecatetraenamide)等。用 HPLC 检测,本品(根及根茎)中未发现马兜铃酸Ⅰ(aristolochic acidⅠ)或马兜铃内酰胺Ⅰ(aristololactamⅠ)。

派立托胺

甲基丁香酚　　　　　　　　　　　　　　　黄樟醚

l-细辛脂素

【理化鉴定】 鉴别:取本品粉末制成甲醇提取溶液,以细辛生药和细辛脂素分别为对照药材和对照品,以石油醚(60~90℃)-乙酸乙酯(3:1)为展开剂,共薄层展开,用 1% 香草醛硫酸溶液作为显色剂。供试品色谱中,在与对照药材色谱和对照品色谱相应的位置上,显相同颜色的斑点。

含量测定:照挥发油测定法测定,本品含挥发油不得少于 2.0%(ml/g)。采用 HPLC 法测定,本品中细辛脂素含量不得少于 0.050%。

【药理作用】

作用	实例	有效成分
①镇痛、镇静和解热作用	挥发油对动物具有镇静、镇痛、局部麻醉及降温等作用。长时间(1 小时)煎煮后的煎液亦具有镇痛作用	甲基丁香酚为这些作用的有效成分,细辛醚有镇静作用
②抗炎作用	水煎液对大鼠甲醛性及蛋清性关节炎有效;挥发油对角叉菜胶、组胺等引起的大鼠足肿胀有明显的抑制作用	去甲乌药碱
③平喘、祛痰作用	甲基丁香酚对支气管平滑肌有松弛作用;细辛醚有一定的平喘、祛痰作用	甲基丁香酚;细辛醚
④抑菌作用	乙醇提取物对金黄色葡萄球菌、枯草杆菌、痢疾杆菌、伤寒杆菌有抑制作用;黄樟醚有抗真菌作用	黄樟醚

【功效与主治】 性温,味辛。能祛风散寒,通窍止痛,温肺化饮。用于风寒感冒、头痛、牙痛、鼻塞鼻渊、风湿痹痛、痰饮喘咳等。用量 1~3g。外用适量。

【附】 1. 细辛 3 种原植物的花、果及叶中均含有马兜铃酸,长期大量服用有导致肾衰竭的风险,应防止混入药材。为检查是否有花、果、叶的混入,可采用 HPLC 方法检测细辛药材,不得检出马兜铃酸Ⅰ(不得超过 0.001%)。

2. 2000 年版以前的《中国药典》收载细辛的药用部位均为"全草",由于地上部分含有马兜铃酸的缘故,并考虑到我国古代一直仅用"根"的历史和《日本药局方》(日本药典)仅用"根和根茎"的现状,2005 年版起《中国药典》收载细辛的药用部位改为"根和根茎"。

3. 关于细辛毒性,古人"细辛,若单用末,不可过半钱匕"(此为"细辛不过钱"的最原始说法;即用散剂不可超过 1g)。小鼠(灌胃)LD$_{50}$:根粉末为(生药)2.2g/kg;挥发油为(油)1.8g/kg。但长时间(1 小时)煎煮后的细辛水煎液无毒性。已知毒性成分:黄樟醚。小鼠(灌胃)LD$_{50}$:黄樟醚为 2.3g/kg。黄樟醚具有致癌性。

4. 不少地区以单叶细辛 *Asarum himalaium* Hook. f. et Thoms. ex Klotzsch.、小叶马蹄香 *Asarum ichangense* C.Y. Cheng et C.S. Yang、杜衡 *Asarum forbesii* Maxim. 作细辛或土细辛药用,应注意鉴别。

马兜铃 Aristolochiae Fructus

本品为马兜铃科植物北马兜铃 *Aristolochia contorta* Bunge 或南马兜铃(马兜铃)*Aristolochia debilis* Sieb. et Zucc. 的干燥成熟果实。北马兜铃主产于辽宁、吉林、黑龙江,南马兜铃主产于江苏。果实呈卵圆形,长 3~7cm,直径 2~4cm,表面黄绿色或棕褐色,有纵棱线 12 条;果皮轻而脆,易裂为 6 瓣。果实分 6 室,每室含种子多数,整齐平叠排列;气特异,味微苦。含马兜铃酸(aristolochic acid)Ⅰ(含量 0.06%~0.18%)和马兜铃酸Ⅱ、Ⅲ、Ⅲa、Ⅳa、Ⅶa 以及马兜铃内酰胺(aristololactam)Ⅰ、Ⅱ、Ⅲa,马兜铃次酸(aristolic acid),青木香酸(debilic acid),木兰碱(magnoflorine),香草酸(vanillic acid)等。本品煎液动物灌胃有止咳平喘作用,对金黄色葡萄球菌、肺炎球菌、痢疾杆菌有抑制作用。本品性微寒,味苦;能清肺降气,止咳平喘,清肠消痔;用于肺热咳喘、痰中带血、肠热痔血、痔疮肿痛。用量 3~9g。因马兜铃酸类可导致肾衰竭,长期大量使用本品时,应谨慎。

马兜铃酸Ⅰ 马兜铃内酰胺Ⅰ

【附】 天仙藤 本品为北马兜铃或南马兜铃的干燥地上部分。性温,味苦;能行气活血,通络止痛。本品含马兜铃酸Ⅰ(含量 0.003%~0.04%),长期大量使用时,应谨慎。

二、蓼科 Polygonaceae*

【概述】 多为草本,茎节常膨大。单叶互生,托叶膜质、包围茎节成托叶鞘。花多两性,辐射对称,排成穗状、圆锥状或头状花序;单被,花被片 3~6,常花瓣状,分离或基部合生,宿存;雄蕊多 3~9;子房上位,瘦果或小坚果,包于宿存花被内,常具翅;胚弯生或直立,胚乳丰富。本科约 30 属 1200 余种植物,我国有 15 属 200 余种,其中药用 8 属,约 123 种,全国均有分布。

本科重要生药有大黄、何首乌、虎杖、拳参、萹蓄、金荞麦、辣蓼、杠板归、蓼大青等。

本科植物的叶多为异面型,腺毛广泛存在,有时聚生在叶表面或叶柄的凹陷处,形成花叶蜜腺;蓼属植物的叶常有分泌细胞或分泌腔,呈透明点状;叶薄壁细胞中常见草酸钙簇晶。茎的表皮下常有厚角组织束或厚壁组织束,有的还有小型维管束;木栓组织常发生于表皮下,中柱鞘有厚壁组织,连续成环或成纤维束存在(如萹蓄)。不少种类的地下器官具有异常构造:如①大黄:在髓部散有异型维管束(星点),异型维管束形成层类圆形,木质部在外,韧皮部在内,射线呈星芒状射出;②何首乌:韧皮部散有 4~11 个类圆形异型维管束,形成"云锦状"花纹;③酸模属(*Rumex*)植物有髓维管束;④沙拐枣属(*Calligonum*)植物可见木内韧皮部等。草酸钙簇晶多见,偶见方晶,如大黄的草酸钙簇晶大而多,直径多在 100μm 以上,棱角大多短钝;何首乌中草酸钙簇晶较多,有的与较大的类方形结晶合生。本科植物细胞中常含鞣质,有时存在于茎内壁组织中的特殊囊内。木质部具典型的单纹孔分隔纤维,常附有含晶细胞。

本科植物普遍含有蒽醌类、黄酮类、鞣质及各种苷类成分等。①蒽醌类化合物:广泛存在于蓼科植物中(如大黄属、蓼属、酸模属等),有的呈游离状态,有的结合成苷。游离蒽醌有大黄素(emodin)、大黄素甲醚(physcion)、大黄酸(rhein)、大黄酚(chrysophanol)、芦荟大黄素(aloe-emodin)等。结合蒽醌有番泻苷 A,B,C,D(sennoside A,B,C,D)等,结合蒽醌是泻下有效成分,新鲜植物中含有蒽酚及其衍生物,贮存时间过长则被氧化成蒽醌;两分子蒽酚还可以结合成二蒽酮,如大黄蒽酮 B(reidin B)。蒽醌类化合物具有抗肿瘤活性。②黄酮类化合物:分布于荞麦属(*Fagopyrum*)和蓼属(*Polygonum*)植物中,如芦丁、萹蓄苷(avicularin)、虎杖黄酮苷(reynoutrin)、金丝桃苷等,具有抗炎、抗氧化等活性。③鞣质:在本科植物中普遍存在,如儿茶素、表儿茶素、3-*O*-没食子酰儿茶素等,具有收敛、止血、抗菌作用。④二苯乙烯苷类化合物(即芪类化合物):如 2,3,5,4′- 四羟基二苯乙烯 -2-*O*-β-D- 葡萄糖苷、土大黄苷(rhaponticin)、芪三酚苷(即虎杖苷 polydatin),均具有降血脂等作用。⑤萘及萘醌类化合物:以酸模素(musizin)为代表的萘及萘醌类化合物是酸模属中活性较强的一类化合物,也是酸模属的特征性成分,具有很强的抗真菌活性。⑥吲哚苷:如靛苷(indican),存在于蓼属植物中,水解产生靛蓝。

【重要生药】

大黄 *   **Rhei Radix et Rhizoma**
(英) **Rhubarb** (日) ダイオウ

【基源】 本品为蓼科植物掌叶大黄 *Rheum palmatum* L.、唐古特大黄 *Rheum tanguticum* Maxim. ex Regel 或药用大黄 *Rheum officinale* Baill. 的干燥根及根茎。

【植物形态】 **掌叶大黄** 多年生草本,茎高达 2m。基生叶宽卵形或近圆形,长、宽达 100cm,掌状 5~7 中裂,裂片窄三角形。圆锥花序顶生,花红紫色。瘦果三棱状,具翅。**唐古特大黄** 叶片掌状深裂,裂片再作羽状浅裂。**药用大黄** 叶片掌状浅裂,一般仅达叶片 1/4 处,裂片宽三角形;花白色。

【产地】 **掌叶大黄、唐古特大黄** 主产于甘肃、青海、西藏,海拔 2000~4000m。**药用大黄** 主产于四川、云南、湖北、陕西,海拔 1200m 左右。

【采制】 秋末茎叶枯萎或次春发芽前采挖生长 4 年以上的植物地下部分。除去细根及顶芽,刮去外皮;根茎纵切或横切成瓣状或马蹄状厚片,或加工成圆柱形或卵圆形;粗根切成段。绳穿成串干燥或直接干燥,焙干或阴干。

【性状】 **掌叶大黄** ①根茎呈类圆柱形、圆锥形、卵圆形或不规则块状,长 3~17cm,直径 3~10cm。②(除尽外皮者)表面黄棕色或红棕色,有的可见类白色斜方形网状纹理(由红棕色射线与类白色薄壁组织交织而成)。③质坚实,横断面淡红棕色或黄棕色,颗粒性。皮部极狭。④髓(pith)占根茎横断面绝大部分,可见多数星状或线纹状的星点(star-spots,异型维管束),成环排列或散在;多数星点形成岛状、短线状和网状的黄棕色纹理(习称锦纹)。根木质部发达,具放射状纹理,形成层环明显,无星点。⑤气清香,味苦而微涩,嚼之粘牙而有砂粒感,并使唾液染黄。以外表黄棕、锦纹明显、质坚实、气清香、味苦而微涩者为佳(图11-2,彩图7,彩图8)。

图 11-2　大黄(根茎横剖面)图

【显微特征】　根茎横切面:掌叶大黄　①韧皮射线(phloemray)3~4 列细胞,内含棕色物。韧皮部中有时可见大型黏液腔(mucilage cavity)。形成层环明显。②木质部导管径向稀疏排列,非木化。③髓部宽广,散有多数星点(异型维管束),星点直径 1~4mm(以形成层为准);在根茎上端星点呈环状排列。④星点为外木式维管束,形成层类圆形,射线呈星状射出,含深棕色物,可见黏液腔。星点的木质部中可见蛇盘形导管(coil-like vessel),形似蛇盘状(彩图9)。⑤薄壁细胞中含众多淀粉粒及大型草酸钙簇晶(直径多在100μm 以上)(图11-3,图11-4)。**唐古特大黄**　根茎中韧皮射线 2~3(~8)列细胞,多数射线弯曲。韧皮部的大部分为黏液腔所占有,黏液腔环状排成 2~4 环(图11-3,图11-4)。**药用大黄**　根茎韧皮部中无黏液腔,韧皮射线 1~2(~4)列细胞。

根茎粉末:掌叶大黄　①粉末黄棕色。②草酸钙簇晶众多,直径 20~160(~190)μm,棱角

图 11-3　大黄(根茎)横切面简图

A.掌叶大黄根茎横切面简图　B.唐古特大黄根茎星点横切面简图

1.木栓层　2.黏液腔　3.形成层　4.星点　5.导管　6.偏心型星点　7.同心型星点　8.髓中异型维管束　9.韧皮部　10.射线

图 11-4 大黄(根)横切面图
A.唐古特大黄根横切面简图 B.唐古特大黄根韧皮部横切面详图
1.木栓层 2.韧皮射线 3.黏液腔 4.形成层 5.木射线 6.导管 7.韧皮薄壁细胞

大多短钝。③导管主为具缘纹孔、网纹导管,直径达 140μm,非木化或微木化。④淀粉粒甚多,直径 3~45μm,脐点常呈星状、十字状(图 11-5)。

　　根横切面:3 种大黄根中均无髓,无星点,其余构造与根茎相类似。

　　【化学成分】 含蒽类衍生物,包括蒽醌、蒽酚、蒽酮及其苷类。蒽醌类(anthraquinones):总蒽醌(含量 2%~6%)中包括芦荟大黄素(aloe-emodin)、大黄酚(chrysophanol)、大 黄 素(emodin)、大黄素甲醚(physcion)、大黄酸(rhein)等游离蒽醌类成分以及它们的单、双葡萄糖苷等结合蒽醌类成分。蒽酚和蒽酮类:大黄二蒽酮(rheidin)A、B、C,掌叶二蒽酮(palmidin)A、B、C,以及它们的苷类如番泻苷(sennoside)A(含量 0.6%~2.3%)、B、C、D、E、F,大黄酸苷(rheinoside)A、B、C、D 等。尚含芪类(二苯乙烯类)、鞣质类(含量 3%~5%)等,但不含土大黄苷(rhaponticin)。

图 11-5 掌叶大黄(根茎)粉末图
1.草酸钙簇晶 2.导管 3.淀粉粒

游离蒽醌的化学结构

笔记

成分名称	C_1	C_2	C_3	C_4	C_5	C_6	C_7	C_8
芦荟大黄素 aloe-emodin	OH	H	CH_2OH	H	H	H	H	OH
大黄酚 chrysophanol	OH	H	CH_3	H	H	H	H	OH
大黄素 emodin	OH	H	OH	H	H	CH_3	H	OH
大黄素甲醚 physcion	OH	H	CH_3	H	H	OCH_3	H	OH
大黄酸 rhein	OH	H	COOH	H	H	H	H	OH

	R_1	R_2
大黄二蒽酮 A	OH	COOH
B	H	COOH
C	OCH_3	COOH
掌叶二蒽酮 A	OH	CH_2OH
B	H	CH_2OH
C	OH	CH_3

	R_1	R_2
番泻苷 A	COOH	H(10,10'-二氢为反式)
B	COOH	H(10,10'-二氢为顺式)
C	CH_2OH	H(10,10'-二氢为反式)
D	CH_2OH	H(10,10'-二氢为顺式)
E	COOH	OC·COOH (10,10'-二氢为反式)
F	COOH	OC·COOH (10,10'-二氢为顺式)

大黄酸苷A	R=OH(α-OH)
大黄酸苷B	R=OH(β-OH)
大黄酸苷C	R=H(α-H)
大黄酸苷D	R=H(β-H)

【理化鉴定】 鉴别：1. 本品新断面或粉末遇碱液显红色。或取本品粉末少量进行微量升华(microsublimation)，得黄色菱状针晶(高温则得羽状结晶)，结晶遇氢氧化钠(钾)试液或氨水，溶解并显红色(羟基蒽醌类反应)。

2. 取本品粉末约 0.2g，加入 10% 硫酸 10ml 与三氯甲烷 10ml，回流 15 分钟，放冷，分取三氯甲烷层，加氢氧化钠试液 5ml，振摇，碱液层显红色。

3. 取本品粉末经加甲醇提取和酸化水解后，以石油醚(30~60℃)-甲酸乙酯-甲酸(15∶5∶1)的上层溶液为展开剂，与大黄对照药材及大黄酸对照品液共薄层展开，置紫外光灯下检视，供试品色谱在与对照药材或对照品色谱相应的位置上显 5 个相同橙黄色荧光主斑点或相同橙黄色荧光斑点，经氨气熏后斑点变为红色。

含量测定：采用 HPLC 法测定，本品含总蒽醌以芦荟大黄素、大黄酸、大黄素、大黄酚和大黄素甲醚 5 种成分的总量计，不得少于 1.5%；本品含游离蒽醌以芦荟大黄素、大黄酸、大黄素、大黄酚和大黄素甲醚的总量计，不得少于 0.20%。

【药理作用】

作用	实例	有效成分
①泻下作用	大黄是驰名泻下药。煎剂灌胃对动物具有显著的泻下作用	番泻苷*、大黄酸苷
②抗菌作用	大黄煎剂对葡萄球菌、溶血性链球菌、肺炎球菌等多种细菌均有不同程度的抑制作用	大黄酸、大黄素、芦荟大黄素
③止血作用	大黄用于止血,历史悠久。动物实验表明,可缩短出血和凝血时间,促进血小板聚集和降低抗凝血酶活性	大黄酚、大黄素甲醚、没食子酸、d-儿茶素
④改善肾功能	大黄提取物抑制肾病大鼠病理发展,明显降低血清尿素氮(BUN)和肌酐等	拉丹宁(rhatannin)

*注: 番泻苷本身不直接具有泻下作用,它在口服后经肠内细菌代谢转变为8-葡萄糖大黄酸蒽酮(8-glucosylrheinanthrone)并进一步变成大黄酸蒽酮,后两者才是真正的泻下有效成分,直接作用于大肠

【功效与主治】 性寒,味苦。能泻下攻积,清热泻火,凉血解毒,逐瘀通经,利湿退黄。用于实热积滞便秘、血热吐衄、目赤咽肿、瘀血经闭、跌打损伤等。熟大黄泻下力缓,泻火解毒。大黄炭凉血化瘀止血。用量3~15g;用于泻下不宜久煎。外用适量,研末敷于患处。孕妇慎服。

【资源利用】 《日本药局方》规定汉方药所用"大黄"(ダイオウ)可来源于掌叶大黄、唐古特大黄、药用大黄或朝鲜大黄 *Rheum coreanum* Nakai 4 种植物的干燥根茎和根。

【附】 同属一些植物在部分地区或民间称山大黄、土大黄等而作药用,有时与上述 3 种正品大黄混淆。主要有藏边大黄 *Rheum emodi* Wall.、河套大黄 *Rheum hotaoense* C.Y. Cheng et C.T. Kao、华北大黄 *Rheum franzenbachii* Münt. 及天山大黄 *Rheum wittrochii* Lundstr.。商品中根的比例很大,香气弱,含有游离的和结合的蒽醌类成分,但不含或仅含痕量的大黄酸和番泻苷。由于均含有土大黄苷(rhaponticin)类成分,故其断面在紫外灯下显亮蓝紫色荧光而易与正品大黄(浓棕色荧光)区别。另外,除了藏边大黄根茎中可见个别星点[数目极少且其直径远大于正品大黄,达 6~8mm(以形成层为准)]外,上述其他植物无星点。土大黄的泻下作用很弱,通常外用为收敛止血药,或作兽药和工业染料。

何首乌*　**Polygoni Multiflori Radix**

(英)**Fleece flower Root** (日)カシュゥ

【基源】 本品为蓼科植物何首乌(多花蓼)*Polygonum multiflorum* Thunb. 的干燥块根。

【植物形态】 多年生缠绕草本。根末端肥大呈不整齐块状。茎基部略呈木质,上部多分枝,草质。叶互生,具长柄;叶片心形,全缘,表面光滑无毛;托叶鞘膜质。圆锥花序顶生或腋生,花多数,细小,花被 5 深裂,白色,裂片大小不等。瘦果椭圆形,有三棱,包于宿存的翅状花被内。

【产地】 主产于河南、湖北、广西、广东等省区,销往全国及出口。此外,湖南、山西、浙江等省亦产,但大多自产自销。

【采制】 秋季采挖块根,洗净,切去两端,大个块根可再对半剖开,或切片晒干。生用,或用黑豆汁拌匀,炖或蒸成制首乌。

【性状】 ①块根呈团块状或不规则纺锤形,长 6~15cm,直径 4~12cm。②表面红褐色或红棕色,皱缩不平,有浅沟,并有横长皮孔样突起或连成条纹,两端有细根断痕,呈纤维状。③质坚实而重,横断面淡红棕色,粉性,皮部常有 4~11 个类圆形异型维管束环列,形成"云锦状花纹",中央为一较大的正常维管柱。④气微,味微苦而甘、涩(彩图 10)。

制首乌多为不规则皱缩状的块片，表面黑褐色，凹凸不平，断面角质样，棕褐色或黑色。

【显微特征】　块根横切面：①木栓层为数层细胞，充满棕色物。②韧皮部较宽广，散有异型维管束（复合维管束）4~11个，为外韧型，导管稀少。③中央的维管柱形成层成环，木质部导管较少，周围有管胞和少数木纤维，根中心导管较多，射线宽。④薄壁细胞含草酸钙簇晶，并含淀粉粒（图11-6）。

图11-6　何首乌（块根）横切面简图
1. 木栓层　2. 皮层　3. 异型维管束
4. 形成层　5. 木质部

粉末：①粉末呈棕色。②草酸钙簇晶较多，直径10~80（160）μm，有的簇晶与较大的类方形结晶合生。③淀粉粒众多，单粒类球形，直径4~50μm，脐点星状、点状或三叉状；复粒由2~9分粒组成。④木纤维多成束，细长，直径17~34μm。有斜纹孔或相交成人字形。⑤导管主要为具缘纹孔导管，具缘纹孔细密。另有棕色细胞、木栓细胞、棕色块等（图11-7）。

【化学成分】　①卵磷脂（lecithin）（含量约3.7%）；②蒽醌衍生物（含量约1.1%），主要为大黄酚、大黄素、大黄酸、大黄素甲醚、大黄素-8-O-β-D-葡萄糖苷（该成分具有益智活性）等。③芪类成分（含量0.14%~6.85%），如2,3,5,4'-四羟基二苯乙烯-2-O-β-D-葡萄糖苷（含量约1.2%）（该成分具有抗衰老、降血脂、心血管活性、免疫调节及保肝活性）。④鞣质类，包括儿茶素、表儿茶素、3-O-没食子酰儿茶素、3-O-没食子酰表儿茶素、3-O-没食子酰原矢车菊素B-1(3-O-galloyl-procyanidin B-1)及3,3'-双-O-没食子酰原矢车菊素(3,3'-di-O-galloyl-procyanidin)等。

图11-7　何首乌（块根）粉末图
1. 草酸钙簇晶　2. 棕色细胞　3. 淀粉粒　4. 木纤维
5. 导管　6. 木栓细胞　7. 棕色块

2,3,5,4'-四羟基二苯乙烯-2-O-β-D-葡萄糖苷

笔记

3-*O*-没食子酰原矢车菊素B-1
R₁=α-*O*-galloyl　R₂=β-OH

3,3′-*O*-没食子酰原矢车菊素
R₁=R₂=α-*O*-galloyl

【理化鉴定】 鉴别：1. 取粉末约 0.1g，加 10% 氢氧化钠溶液 10ml，煮沸 3 分钟，冷后滤过。取滤液，加盐酸使成酸性，再加等量乙醚，振摇，醚层应显黄色。分取醚液 4ml，加氨试液 2ml，振摇，氨液层显红色（蒽醌类化合物反应）。

2. 取粉末约 0.2g，加乙醇 5ml，温浸 3 分钟，时加振摇，趁热滤过，放冷。取滤液 2 滴，置蒸发皿中蒸干，趁热加三氯化锑的三氯甲烷饱和溶液 1 滴，显紫红色。

3. 取本品粉末，加乙醇提取，以何首乌对照药材为对照，以三氯甲烷 - 甲醇 (7：3) 展开，置紫外光灯下检视。供试品色谱在与对照药材色谱相应的位置上显相同颜色的荧光斑点。

含量测定：采用 HPLC 法测定，本品中 2,3,5,4′- 四羟基二苯乙烯 -2-*O*-β-D- 葡萄糖苷含量不得少于 1.0%；蒽醌以大黄素和大黄素甲醚的总量计，不得少于 0.10%。

【药理作用】

作用	实例	有效成分
①泻下及抑菌作用	蒽醌苷类具有泻下作用，体外试验表明游离蒽醌对结核杆菌、福氏痢疾杆菌均有抑制作用	蒽醌类
②保肝作用	何首乌总苷能抑制肝脏中的脂质过氧化过程	苷类
③补益作用	何首乌所含卵磷脂为构成神经组织特别是脑髓的主要成分，同时为血细胞及其他细胞膜的主要原料，并能促进红细胞的新生及发育	卵磷脂
④抗衰老作用	何首乌中苷类成分能对抗衰老动物体内超氧化物歧化酶(SOD)活性的降低，并抑制单胺氧化酶 -B(MAO-B)的活性	苷类
⑤抗动脉粥样硬化作用	何首乌能阻止胆固醇在肝内沉积，降低血清胆固醇，而有减轻动脉粥样硬化的作用	苷类

【功效与主治】 性微温。味苦、甘、涩。生首乌能解毒，消痈，截疟，润肠通便。用于疮痈、瘰疬、风疹瘙痒、久疟体虚、肠燥便秘。用量3~6g。制何首乌能补肝肾，益精血，乌须发，强筋骨，化浊降脂。用于血虚萎黄、眩晕耳鸣、须发早白、腰膝酸软、肢体麻木、崩漏带下、高脂血症等。用量 6~12g。

虎杖　Polygoni Cuspidati Rhizoma et Radix

本品为蓼科植物虎杖 (尖头蓼) *Polygonum cuspidatum* Sieb. et Zucc. 的干燥根茎及根。主产于江苏、浙江、安徽、广西等省区。本品多为圆柱形短段或不规则厚片，长 1~7cm，直径 0.5~2.5cm，外皮棕褐色，有纵皱纹和须根痕，切面皮部较薄，木部宽广，棕黄色，射线放射状，皮部与木部较易分离。根茎髓中有隔或呈空洞状。质坚硬。气微，味微苦、涩。含蒽醌类衍生物，包括大黄素 -8-葡萄糖苷 (polygonin)、大黄素甲醚 -8- 葡萄糖苷 (rheochrysin)，以及游离的大黄素、大黄素甲醚、大黄酚等，尚含白藜芦醇 (resveratrol)、虎杖苷 (polydatin，白藜芦醇苷) 等苷类化合物，并含缩合鞣质。煎剂对流感病毒、疱疹病毒、乙脑病毒、脊髓灰质炎病毒有抑制作用，对外伤出血有明显止血及镇痛作用；大黄素及虎杖苷对金黄色葡萄球菌、铜绿假单胞菌均有强烈抑制作用；白藜芦醇能降低血清胆固醇。本品性微寒，味微苦。能利湿退黄，清热解毒，散瘀止痛，止咳化痰。用于湿热黄疸、淋浊、风湿痹痛、水火烫伤、跌打损伤等。用量9~15g。外用适量，制成煎液或油膏涂敷。孕妇慎用。

（蔡少青　王晶娟）

三、苋科 Amaranthaceae

【概述】　本科约65属850种植物，分布于热带和温带。我国约13属39种，其中已知药用植物28种。本科重要生药有牛膝、川牛膝、青葙子、莲子草、刺苋菜、苋菜子、千日红等。本科植物常含甜菜黄素（betaxanthins）和甜菜碱（betaine）；有些植物含皂苷和昆虫变态激素。

【重要生药】

牛膝　Achyranthis Bidentatae Radix

本品为苋科植物重齿牛膝（牛膝）*Achyranthes bidentata* Bl. 的干燥根，又称"怀牛膝"，主产于河南。根细长圆柱形，挺直或稍弯曲，长15~70cm，直径0.4~1.0cm。表面灰黄色或淡棕色，具细微扭曲的纵皱纹、排列稀疏的侧根断痕和细小横向的皮孔样突起。质硬脆，易折断，受潮后变软，断面平坦，淡棕色，略呈角质样而油润；中心维管束木质部较大，黄白色，其周围有多数黄白色点状维管束，断续排成2~4轮同心环。气微，味微甜、涩。根含三萜皂苷，水解后可生成齐墩果酸（oleanolic acid）；甾类化合物有蜕皮甾酮（ecdysterone）、牛膝甾酮（inokosterone）、豆甾烯醇、红苋甾酮（rubrosterone）等；尚含多糖和多种氨基酸。醇浸剂灌胃对大鼠甲醛性关节炎有较明显的抑制作用；皂苷灌胃对大鼠蛋清性关节炎有促进炎肿消退和兴奋子宫平滑肌作用；流浸膏对犬和兔有短暂的降压、利尿、兴奋子宫的作用，并能抑制心脏及肠管的收缩；多糖有抗肿瘤和提高免疫活性。本品性平，味苦、酸；能逐瘀通经，补肝肾，强筋骨，利尿通淋，引血下行。用于经闭、腰膝酸痛、水肿、头痛、眩晕、牙痛、吐血、衄血等。用量5~12g。

【附】　川牛膝：为苋科植物川牛膝（药用杯苋）*Cyathula officinalis* Kuan 的干燥根。主产于四川。根较粗大，直径0.5~3cm；表面黄棕色或灰褐色；质韧，不易折断，断面有4~11轮维管束小点排列成环。根含杯苋甾酮（cyasterone）、异杯苋甾酮（isocyasterone）、5-表杯苋甾酮（5-epicyasterone）等甾类化合物。本品性平，味甘、微苦；能逐瘀通经，通利关节，利尿通淋；用于血滞经闭、风湿痹痛、跌扑损伤、足痿筋挛、尿血血淋等。用量5~10g，孕妇慎用。

（王晶娟）

四、毛茛科 Ranunculaceae*

【概述】　多为草本，少为藤本。单叶或复叶，多互生，少对生；叶片多缺刻或分裂。花多两性，辐射对称或两侧对称；单生或排成聚伞花序、总状花序或圆锥花序等；萼片3至多数，常呈花瓣状；花瓣3至多数或缺；雄蕊多数，螺旋状排列；心皮通常多数或是3~5，分离。聚合瘦果或蓇葖果，稀为浆果。种子具胚乳。本科约有50属，2000余种，分布于北温带。我国有43属，约750种，全国均有分布；其中，已知药用植物400余种。本科的重要生药有黄连、川乌、附子、草乌、白芍、赤芍、升麻、白头翁、威灵仙等。

本科植物根和根茎的主要解剖学特征：维管束常具有"V"字形排列导管；维管束散在，类似于单子叶植物的内部构造，如乌头属、升麻属、类升麻属；乌头属（Aconitum）和银莲花属（Anemone）最外层由皮层细胞特化形成后生皮层或外皮层，铁线莲属（Clematis）可有下皮层。黄连属、乌头属、铁线莲属和唐松草属（Thalictrum）植物常有皮层厚壁细胞。内皮层通常明显。中柱鞘厚壁细胞（石细胞或纤维）常在黄连属、铁线莲属、唐松草属和银莲花属存在，有的形成连续的环带；毛茛属（Ranunculus）某些种的维管束可完全被厚壁组织所包围；维管束外韧型，稀疏排列成环状；乌头属的某些种类有分体中柱。草酸钙簇晶在芍药属中常见，含晶细胞纵向连接，簇晶排列成行。铁线莲属含有砂晶。

本科植物含多种结构类型的化学成分,主要含生物碱和苷类成分。

1. **生物碱类**　在本科植物中分布广泛。异喹啉类生物碱存在于黄连属、唐松草属、北美黄连属(*Hydrastis*)、翠雀属(*Delphinium*)、楼斗菜属(*Aquilegia*)、金梅草属(*Trollius*)等植物。其中,黄连属、唐松草属和翠雀属植物均含小檗碱(berberine)和木兰花碱(magnoflorine);北美黄连属植物仅含小檗碱;楼斗菜属和金梅草属植物仅含木兰花碱。小檗碱有显著的抗菌、消炎作用;木兰花碱有降压作用。厚果唐松草碱(thalicarpine)和唐松草新碱(thalidasine)分布于唐松草属植物中,有明显的抗肿瘤活性。二萜类生物碱,乌头碱(aconitine)、中乌头碱(mesaconitine)、次乌头碱(hypaconitine)和翠雀碱(delphinine),是乌头属和翠雀属植物的特征成分。这类生物碱具有明显的镇痛、局部麻醉和抗炎作用;但毒性大,可导致心律失常。

2. **苷类**　本科植物中有多种类型的苷类成分。毛茛苷(ranunculin)广泛存在于毛茛属、银莲花属、白头翁属(*Pulsatilla*)和铁线莲属植物中,是这些属植物的特征成分。毛茛苷经酶解生成原白头翁素(protoanemonin),不稳定,易聚合成二聚体白头翁素(anemonin)。原白头翁素和白头翁素均有显著的抗菌活性。芍药苷(paeoniflorin)是芍药属的特征成分,存在于牡丹组和芍药组植物。丹皮酚(paeonol)和丹皮酚苷(paeonoside)仅存在于牡丹组。这些成分具有镇痛、解痉、抗炎、增强免疫功能及抑制血小板聚集和抗血栓形成的作用。强心苷是侧金盏花属(*Adonis*)和铁筷子属(*Helleborus*)植物的特征性成分。侧金盏花属植物所含强心苷属于强心甾型,例如,加拿大麻苷(cymarin)、福寿草毒苷(adonitoxin)。铁筷子属植物含海葱甾型强心苷,例如,嚏根草苷(hellebrin)。氰苷存在于扁果草属(*Isopyrum*)、假扁果草属(*Enemion*)、天葵属(*Semiaquilegia*)、楼斗菜属以及唐松草属植物中。

【重要生药】

<h3 style="text-align:center">黄连[*]　Coptidis Rhizoma</h3>

(英) Coptis Root　(日) オウレン

【基源】　本品为毛茛科植物华黄连(黄连)*Coptis chinensis* Franch.、三角叶黄连 *Coptis deltoidea* C.Y. Cheng et Hsiao 或云南黄连 *Coptis teeta* Wall. 的干燥根茎。这三种黄连分别习称"味连""雅连""云连"。

【植物形态】　**华黄连**　多年生草本,高 15~35cm。根茎直立,向上分枝,黄色。叶基生,叶片坚纸质,卵状三角形,3 全裂;中央裂片有细柄,卵状菱形。聚伞花序顶生,花 3~8;萼片 5;花瓣黄绿色,线形或线状披针形;蓇葖果。**三角叶黄连**　根茎不分枝或少分枝,有长节间;叶片稍革质,轮廓三角形;中央裂片三角状,卵形。**云南黄连**　植株较小,根茎单枝,细小;叶片轮廓卵状三角形,裂片间距稀疏;花瓣匙形。

【产地】　味连为栽培品,主产于重庆东北部、四川东部及西部,湖北西部;海拔 1000~1900m。雅连多为栽培,产于四川峨眉、洪雅一带,海拔较味连高。云连野生或栽培,产于云南西北部,产量少,多自产自销。

【采制】　栽培 4~6 年后可采收,以第 5 年采挖较好;一般均在秋末冬初采收。挖出根茎,除去地上部分、泥土及须根,干燥。

【性状】　**味连**　①根茎多簇状分枝,弯曲互抱,形如倒鸡爪状,习称"鸡爪黄连";单枝根茎长 2~7cm,直径 3~8mm。②表面灰黄色或黄褐色,粗糙,有不规则结状突起、须根及须根残基。③有的节间表面平滑如茎杆,习称"过桥",长 1~4cm。④质坚硬,折断面不整齐,皮部橙红色或暗棕色,木部鲜黄色或橙黄色,射线放射状排列,髓部红棕色,有的中空。⑤气微,味极苦。(彩图 11)

雅连　多为单枝,略呈圆柱形,微弯曲,长 4~8cm,直径 5~10mm,"过桥"较长(彩图 12)。

云连　多为单枝,圆柱形弯曲或呈钩状,较细小,长 1.5~5.0cm,直径 1.5~4mm。"过桥"较短(彩图 13)。

笔记

以粗壮、坚实、断面皮部橙黄色、木部鲜黄色或橙黄色为佳。

【显微特征】 根茎横切面：**味连** ①木栓层为数层细胞（其外有表皮，但常脱落）。②皮层较宽，石细胞单个散在或数个成群，鲜黄色。③中柱鞘纤维成束或伴有少数石细胞，均呈黄色。④维管束外韧型，环状排列，射线明显；木质部黄色，木化，木纤维较发达。⑤髓部为薄壁细胞，无石细胞（图11-8，图11-9）。

雅连 皮层及髓部有较多石细胞。

云连 皮层、中柱鞘及髓部均无石细胞。

粉末：味连 棕黄色，味极苦。①石细胞鲜黄色，类圆形、类方形、类多角形或稍延长。②韧皮纤维成束，鲜黄色，纺锤形或长梭形，壁较厚，可见裂缝状、点状纹孔。③木纤维成束，鲜黄色，壁具裂隙状纹孔。④鳞叶表皮细胞绿黄色或黄棕色，略呈长方形，壁微波状弯曲。⑤导管多为孔纹导管，少数为具缘纹孔、螺纹、网纹导管。此外，可见长圆形、肾形、类球形或卵形淀粉粒，木薄壁

图 11-8　味连根茎横切面简图
1. 木栓层　2. 皮层　3. 石细胞　4. 韧皮部
5. 木质部　6. 木化射线　7. 髓

图 11-9　味连根茎横切面详图
1. 表皮　2. 木栓层　3. 石细胞
4. 纤维束　5. 木质部　6. 髓

图 11-10　味连根茎粉末图
1. 石细胞　2. 韧皮纤维　3. 木纤维　4. 鳞叶表皮细胞
5. 导管　6. 木薄壁细胞　7. 淀粉粒　8. 小方晶

细胞和细小草酸钙方晶等(图 11-10;彩图 14)。

雅连　与味连相似,但石细胞较味连多。

云连　无石细胞,无韧皮纤维。

【化学成分】　含多种异喹啉类生物碱,如:小檗碱(berberine,含量 5%~8%)、黄连碱(coptisine)、甲基黄连碱(worenine)、巴马汀(palmatine)、药根碱(jateorrhizine)、木兰花碱(magnoflorine)、表小檗碱(epiberberine)、唐松草碱(thalifoline)等。尚从味连中分离得到黄柏酮(obacunone)和黄柏内酯(obaculactone)等化合物。

	R_1	R_2	R_3	R_4	R_5
小檗碱	O—CH₂—O		OCH₃	OCH₃	H
黄连碱	O—CH₂—O		O—CH₂—O		H
甲基黄连碱	O—CH₂—O		O—CH₂—O		CH₃
巴马汀	OCH₃	OCH₃	OCH₃	OCH₃	H
药根碱	OH	OCH₃	OCH₃	OCH₃	H

【理化鉴定】　鉴别:1. 取黄连细粉 1g,加甲醇 10ml,置水浴上加热至沸腾,放冷,滤过。①取滤液 5 滴,加稀盐酸 1ml 与漂白粉少量,显樱桃红色。②取滤液 5 滴,加 5% 没食子酸乙醇溶液 2~3 滴,置水浴上蒸干,趁热加硫酸数滴,显深绿色(检查小檗碱)。

2. 取粉末或切片,加稀盐酸或 30% 硝酸 1 滴,片刻后镜检,可见黄色针状结晶簇;加热结晶显红色并消失(检查小檗碱的盐酸盐或硝酸盐)。

3. 本品粉末和对照药材的甲醇提取液,与盐酸小檗碱对照品溶液共薄层,以环己烷 - 乙酸乙酯 - 异丙醇 - 甲醇 - 水 - 三乙胺(3:3.5:1:1.5:0.5:1)为展开剂。紫外光灯(365nm)下检视,供试品色谱中,在与对照药材色谱相应的位置上,显 4 个以上相同颜色的荧光斑点;对照品色谱相应的位置上,显相同颜色的荧光斑点。

含量测定:采用 HPLC 法测定,以盐酸小檗碱计(一标多测法,校正因子为 1),味连含小檗碱、表小檗碱、黄连碱和巴马汀分别不得少于 5.5%、0.80%、1.6% 和 1.5%;雅连含小檗碱不得少于 4.5%;云连含小檗碱不得少于 7.0%。

【药理作用】

作用	实例	有效成分
①抗菌、抗病毒及消炎作用	煎剂及小檗碱等成分对革兰阳性和阴性细菌、流感病毒、原虫及真菌类均有较强的抑制作用。小檗碱型季铵碱有显著的抗炎作用	小檗碱、黄连碱、药根碱、巴马汀等
②抗溃疡作用	煎剂及小檗碱对小鼠应激性溃疡均有明显的抗溃疡作用,并能抑制胃液分泌	小檗碱
③降血压作用	小檗碱对实验动物有显著降血压作用,但持续时间较短	小檗碱
④抗心律失常	不同动物造成缺血性心律失常模型表明小檗碱具有广谱抗心律失常作用,且具有正性肌力作用	小檗碱
⑤降血糖作用	煎剂能够有效地防治胰岛素的抵抗;小檗碱能通过肝细胞发挥非胰岛素依赖的降糖作用,但不能增加胰岛素的分泌	小檗碱

【功效与主治】　性寒,味苦。能清热燥湿,泻火解毒。用于湿热痞满、呕吐吞酸、泻痢、黄疸、高热神昏、心火亢盛、心烦不寐、心悸不宁、血热吐衄、目赤、牙痛、痈肿疔疮。用量 2~5g。外用治疗湿疹、湿疮、耳道流脓。外用适量。

【资源利用】《日本药局方》规定汉方药所用"黄连"(オウレン)可来源于日本黄连 *Coptis japonica* Makino、华黄连、三角叶黄连或云南黄连 4 种植物的干燥根茎。

川乌* Aconiti Radix
（英）Aconite Root （日）センウズ

【基源】 本品为毛茛科植物卡氏乌头（乌头）*Aconitum carmichaeli* Debx. 的干燥母根。

【植物形态】 多年生草本，地下块根常2~5个连生在一起，母根瘦长圆锥形，侧生子根短圆锥形。叶互生，叶片卵圆形，掌状3深裂。总状花序顶生，花蓝紫色，萼片5，上萼片高盔状；花瓣2，有长爪。蓇葖果3~5个。

【产地】 主产于四川、陕西。栽培于平地肥沃的砂质土壤。

【采制】 6月中旬至8月中旬采挖，除去地上茎、须根，洗去泥沙，将母根与子根分开，母根晒干后称为"川乌"，子根加工成"附子"。

【性状】 ①呈不规则的圆锥形，稍弯曲，顶端常有残茎，中部多向一侧膨大，长2~7.5cm，直径1.2~3cm。②表面棕褐色或灰棕色，皱缩，有小瘤状侧根及子根脱离后的痕迹。③质坚实，断面类白色或浅灰黄色；横切面可见多角形的形成层环纹。④气微，味辛辣，麻舌，剧毒。以饱满、质坚实、断面色白、有粉性者为佳（图11-11；彩图15）。

【显微特征】 横切面：①后生皮层为数层棕色木栓化细胞；皮层薄壁组织中偶见石细胞，单个散在或数个成群，呈类长方形、方形或长椭圆形，胞腔较大；内皮层不明显。②韧皮部宽阔，散有筛管群；内侧偶见纤维束。③形成层环呈不规则多角形，其内、外侧偶见1至数个异型维管束。④木质部于形成层角隅处较发达，导管多列，呈径向或略呈"V"字形排列。⑤髓部明显。薄壁细胞中均含淀粉粒（图11-12；图11-13）。

图 11-11 川乌与附子药材图
1. 川乌（母根） 2. 附子（子根）

图 11-12 川乌横切面组织简图
1. 后生皮层 2. 皮层 3. 内皮层
4. 韧皮部 5. 筛管群 6. 形成层
7. 木质部 8. 髓 9. 石细胞

图 11-13 川乌横切面组织详图
1. 后生皮层 2. 皮层石细胞
3. 内皮层 4. 筛管群 5. 形成层
6. 导管群 7. 髓

笔记

粉末：灰黄色。①淀粉粒单粒球形、长圆形或肾形，直径 3~22μm，复粒由 2~15 分粒组成。②石细胞近无色或淡黄绿色，类长方形、类方形、多角形或一边斜尖，长 113~280μm，直径 49~117μm，壁厚 4~13μm，壁厚者层纹明显。③后生皮层细胞棕色，有的壁呈瘤状增厚突入细胞腔。④导管淡黄色，多为具缘纹孔，直径 29~70μm，末端平截或短尖，穿孔位于端壁或侧壁，有的导管分子粗短拐曲或纵横连接。

【化学成分】 1. **主含多种二萜生物碱** 其中，双酯型二萜类生物碱的毒性强烈，如乌头碱（aconitine）、新乌头碱（中乌头碱，mesaconitine）、次乌头碱（hypaconitine）、杰斯乌头碱（jesaconitine）、异翠雀碱（isodelphinine）、去氧乌头碱（deoxyaconitine）、丽江乌头碱（foresaconitine）、粗茎乌头碱甲（crassicauline A）等。在其分子结构中，C_8 为乙酰基，C_{14} 为芳酰基（苯甲酰基、茴香酰基或肉桂酰基），是乌头中的主要毒性成分。

	R_1	R_2	R_3	R_4
乌头碱	C_2H_5	OH	Bz	OH
新乌头碱	CH_3	OH	Bz	OH
次乌头碱	CH_3	H	Bz	OH
杰斯乌头碱	C_2H_5	OH	BzOCH$_3$	OH
异翠雀碱	CH_3	H	Bz	H
(Bz=—C_6H_5)				

川乌、附子在加工炮制或加水长时间煮沸过程中，双酯型二萜生物碱水解，首先脱去 C_8 位的乙酰基，生成单酯型二萜生物碱，如苯甲酰乌头碱（benzoylaconine）、苯甲酰新乌头碱（benzoylmesaconine）、苯甲酰次乌头碱（benzoylhypaconine）等。这类成分的毒性显著降低，仅为双酯型二萜生物碱的 1/1000~1/100。单酯型二萜生物碱可进一步水解，脱去 C_{14} 位的芳酰基团，生成相应的醇胺型二萜生物碱，如：乌头胺、新乌头胺和次乌头胺，几乎无毒性，不会引起心律失常。

乌头碱 $\xrightarrow[\text{脱乙酰基}]{\text{水解}}$ 苯甲酰乌头碱 $\xrightarrow[\text{脱苯甲酰基}]{\text{水解}}$ 乌头胺（几无毒，不溶于醚）

2. **水溶性生物碱** 消旋去甲乌药碱（dl-demethylcoclaurine，higenamine）、去甲猪毛菜碱（salsolinol）、尿嘧啶（uracil）、棍掌碱（coryneine）等。

去甲乌药碱   去甲猪毛菜碱   棍掌碱

3. **其他成分** 黄酮类（甘草苷 liquiritin，甘草黄素 liquiritigenin，异甘草素 isoliquiritigenin）、三萜皂苷（介拉素 gracillin）、附子苷（fuzinoside）、附子多糖等。

【理化鉴定】 鉴别：1. 取川乌粉末，加亚铁氰化钾颗粒少许，再加甲酸 1 滴，产生绿色。

2. 川乌的乙醇浸出液，加香草醛和 1mol/L 硫酸溶液少量，在沸水浴上加热 20 分钟，呈红紫色。

3. 本品粉末加氨试液碱化后，乙醚超声提取，挥干溶液；加二氯甲烷溶解，与乌头碱、新乌头碱和次乌头碱对照品溶液共薄层，以正己烷 - 乙酸乙酯 - 甲酸（6.4：3.6：1）为展开剂，喷以稀碘

笔记

化铋钾试液显色;供试品色谱中,在与对照品色谱相应位置上,显相同颜色的斑点。

含量测定:采用 HPLC 法测定,本品中乌头碱、次乌头碱和新乌头碱的总量应为 0.05%~0.17%。

【药理作用】

作用	实例	有效成分
①抗炎作用	川乌提取物灌胃对角叉菜胶和甲醛性大鼠足跖肿胀、棉球肉芽增生、二甲苯致小鼠耳肿胀及腹腔毛细血管通透性增加均有不同程度的抑制作用;川乌总碱可显著抑制大鼠角叉菜胶、鲜蛋清、组胺及 5- 羟色胺引起的足肿胀	总生物碱
②镇痛作用	川乌提取物灌胃对小鼠热板疼痛和家兔 K^+ 皮下致痛、齿髓致痛 3 种疼痛的实验模型均有显著的镇痛作用;川乌总碱在小鼠热板法、醋酸扭体法实验中均有明显的镇痛作用;乌头碱、新乌头碱、次乌头碱等双酯型二萜生物碱均有明显的镇痛作用	总生物碱、双酯型二萜生物碱(乌头碱、新乌头碱、次乌头碱等)
③强心、扩张血管、降血压作用	中乌头胺、次乌头胺、异塔拉定等在离体蛙心灌流实验中表现出强心活性;消旋去甲乌药碱、去甲猪毛菜碱、尿嘧啶、棍掌碱、附子苷等也具有强心作用。川乌制剂和乌头碱具有扩张血管的作用;大鼠静脉注射乌头碱、新乌头碱、次乌头碱可引起暂时性血压下降	中乌头胺、次乌头胺、异塔拉定、消旋去甲乌药碱、去甲猪毛菜碱、尿嘧啶、棍掌碱、附子苷、乌头碱、新乌头碱、次乌头碱
④增强免疫、抗肿瘤作用	附子多糖能增强机体细胞免疫;能诱导肿瘤细胞凋亡和上调抑癌基因的表达,并与阿霉素蛋白磁微球靶向治疗对肿瘤有协同增效作用	附子多糖

注:生川乌剧毒,其煎剂小鼠灌服的 LD_{50} 为 (18 ± 0.034) g/kg;腹腔注射生川乌及制剂对 CFW 小鼠的 LD_{50} 分别为 (11.3 ± 0.03) g/kg 和 (14.56 ± 0.02) g/kg;乌头碱对人的致死剂量为 3~4mg。乌头碱引起中毒时,首先使心搏增强,继而引起传导阻滞而致心律不齐,最后心脏停止于舒张期。乌头碱类引起恒温动物急性中毒的表现为呼吸兴奋、流涎、运动麻痹、末期痉挛、呕吐样开口运动,称为"乌头碱症状"

【功效与主治】 性热,味辛、苦;有大毒。能祛风除湿,温经止痛。用于风寒湿痹、关节疼痛、心腹冷痛、寒疝作痛及麻醉止痛。一般炮制后内服。生品内服宜慎;孕妇禁用;不宜与半夏、瓜蒌、瓜蒌子、瓜蒌皮、天花粉、川贝母、浙贝母、平贝母、伊贝母、湖北贝母、白蔹、白及同用。

【资源利用】《日本药局方》规定汉方药所用"乌头"（ウズ）和"附子"（ブシ）来源于卡氏乌头和日本乌头 *Aconitum japonica* Thunb. 两种植物的干燥块根。

【附】

1. 附子　卡氏乌头的子根入药,称为附子。与川乌同期采挖,除去母根、须根及泥沙的附子称为"泥附子";再分别加工成生附子(片)、盐附子(片)、黑顺片(彩图 16-1)、白附片(彩图 16-2)、淡附片、炮附片(子)、黄附片(彩图 16-3)等。与生川乌相比:生附子呈较规则的圆锥形,较饱满,灰黑色,顶端具凹陷芽痕。化学成分与川乌相似,但中医临床应用有区别:附子性大热,辛、甘;有毒。能回阳救逆,补火助阳,散寒止痛。用于亡阳虚脱、肢冷脉微、心阳不足、胸痹心痛、虚寒吐泻等症。生品内服宜慎;炮制后的附子(片)用量 3~15g,先煎,久煎。

2. 草乌　本品为毛茛科植物北乌头 *Aconitum kusnezoffii* Reichb. 的干燥块根。全国大部分地区均有分布。秋季茎叶枯萎时采挖,除去残茎、须根及泥土,晒干或烘干。生药多为母根,性状与生川乌相似,但北乌头母根表面多皱缩,中部约弯曲,形状不规则,有数个瘤状侧根。成分、功效与生川乌类同;一般炮制后用,生品内服宜慎,孕妇禁用。草乌又是中药麻醉剂组成药物之一。

笔记

白芍 *　Paeoniae Radix Alba
（英）Peony Root　（日）シャクヤク

【基源】　本品为毛茛科植物芍药 *Paeonia lactiflora* Pall. 的干燥根。

【植物形态】　多年生草本，根通常圆柱形。叶互生，茎下部叶为二回三出复叶，枝端为单叶；小叶狭卵形、披针形或椭圆形。花大形，单生于茎枝顶端或腋生；萼片 3~4，叶状；花瓣 10 片或更多，白色、粉红色或紫红色。蓇葖果 3~5 个。

【产地】　白芍多为栽培品，主产于浙江（杭白芍）、安徽（亳白芍）、四川（川白芍）；在河南、山东、陕西、贵州、湖南等地亦有栽培。

【采制】　一般于种植后 3~5 年采收；夏、秋二季采挖，洗净，除去头、尾及须根；按粗细分别放入沸水中煮至断面透心，捞出，浸于冷水中，取出，刮去外皮（也有先刮去外皮再煮至透心的），晒干或整理搓圆后晒干。

【性状】　①呈圆柱形，平直或稍弯曲，两端平截，粗细均匀，长 5~20cm，直径 1~2.5cm。②表面类白色或淡红棕色，平滑或有纵皱纹及须根痕，偶有未除尽的棕褐色外皮。③质坚实，不易折断，横断面较平坦，角质样，类白色或微棕红色；形成层环明显，木部射线放射状。④气微，味微苦、酸（彩图 17，彩图 18）。以条粗、质坚实、无白心或裂隙者为佳。

【显微鉴别】　横切面：①木栓层偶有残存，6~10 层木栓细胞；皮层窄。②韧皮部筛管于近形成层处较明显。③形成层呈微波状环。④木质部宽广，约占根半径的 3/4，导管于近形成层处成群或被木纤维间隔而径向散在；木射线较宽；中央初生木质部不明显。⑤薄层细胞中含糊化的淀粉粒团块，有的含草酸钙簇晶（图 11-14；彩图 19）。

粉末：黄白色。①淀粉粒多已糊化，有的轮廓隐约可见；含糊化淀粉粒的薄壁细胞无色，类圆形、类长方形或圆多角形。②草酸钙簇晶直径 11~35μm，存在于薄壁细胞中，排列成行，有的 1 个细胞中含 2 或数个簇晶。③纤维管胞长梭形，边缘稍不平整，直径约 44μm，有的胞腔内充塞微粒状草酸钙结晶。④具缘纹孔导管

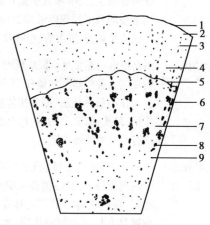

图 11-14　白芍横切面简图

1. 木栓层　2. 栓内层　3. 筛管群　4. 韧皮射线　5. 形成层
6. 木质部　7. 木射线　8. 木纤维束　9. 草酸钙簇晶

图 11-15　白芍粉末图

1. 含糊化淀粉粒细胞　2. 草酸钙簇晶　3. 木纤维（a. 纤维管胞　b. 韧型纤维）　4. 导管　5. 薄壁细胞

和网纹导管,直径 20~65μm。⑤薄壁细胞壁略呈连珠状增厚,纹孔隐约可见(图 11-15;彩图 20)。

【化学成分】 ①单萜类及其苷:主含芍药苷(paeoniflorin,含量 1.6%~5.7%),并含少量羟基芍药苷(oxypaeoniflorin)、苯甲酰芍药苷(benzoylpaeoniflorin)、苯甲酰羟基芍药苷(benzoyloxypaeoniflorin)、芍药内酯苷(albiflorin)、丹皮酚原苷(paeonolide)、丹皮酚苷(paeonoside)、芍药苷元酮等。②三萜类及其苷类:齐墩果酸(oleanolic acid)、白桦脂酸(betulinic acid)、常春藤皂苷元(hederagenin)等。③其他成分:含苯甲酸(1%)、没食子酸、儿茶素、牡丹酚、1,2,3,4,6-五没食子酰葡萄糖(1,2,3,4,6-pentagalloyl glucose)、β-谷甾醇、胡萝卜苷(daucosterol)、氨基酸、蛋白质、脂肪酸等多种类型的成分。

	R_1	R_2
芍药苷	H	H
羟基芍药苷	OH	H
苯甲酰芍药苷	H	C_6H_5-CO-
苯甲酰羟基芍药苷	OH	C_6H_5-CO-

芍药内酯苷

丹皮酚原苷(Ara=arabinose,阿拉伯糖)

芍药苷元酮

(Z)-(1S,5R)-β-蒎烯-10-基-β-巢菜糖苷

【理化鉴定】 鉴别:1. 取粉末 2g,加稀硫酸 10ml,混匀,加热蒸馏;取馏液 2ml,加乙醚 2ml萃取;取醚层,置试管中,水浴蒸除乙醚,继续缓缓加热,试管壁上有结晶性的升华物(苯甲酸)。

2. 于生药的横切面上加三氯化铁试液,显蓝色,以形成层及木薄壁细胞部分较为显著(鞣质)。

3. 本品粉末的乙醇提取液与芍药苷对照品溶液共薄层,以三氯甲烷-乙酸乙酯-甲醇-甲酸(40:5:10:0.2)为展开剂,喷以 5% 香草醛硫酸溶液,加热显色。供试品色谱中,在与对照品色谱相应的位置上,显相同的蓝紫色斑点。

含量测定:采用 HPLC 法测定,本品中芍药苷的含量不得少于 1.6%。

【药理作用】

作 用	实 例	有效成分
①保肝作用	白芍水提取物对 d-半乳糖胺和黄曲霉毒素 B_1 致大鼠肝损伤有保护作用;白芍总苷对四氯化碳致小鼠肝损伤有保护作用	白芍总苷
②镇静、镇痛作用	小鼠腹腔注射芍药苷能减少自发活动,延长戊比妥钠的睡眠时间,减少小鼠醋酸引起的扭体反应次数,降低热板痛阈值	芍药苷

笔记

续表

作　用	实　例	有效成分
③扩张血管作用	芍药煎剂对兔耳血管收缩有扩张作用;芍药苷对犬的冠状血管及后肢血管有扩张作用	芍药苷
④解痉作用	芍药能抑制副交感神经的兴奋性而有解痉作用。芍药苷对豚鼠、大鼠的离体肠管和在体胃运动,以及大鼠子宫平滑肌均有抑制作用,并能拮抗催产素引起的收缩	芍药苷
⑤提高识别和记忆能力	芍药苷能改善东莨菪碱所致的大鼠空间辨别能力障碍;白芍总苷能增强正常小鼠的学习和短时记忆,而不影响长时记忆	白芍总苷;芍药苷

【功效与主治】　性微寒,味苦、酸。能养血调经,敛阴止汗,柔肝止痛,平抑肝阳。用于血虚萎黄、月经不调、自汗、盗汗、胁痛、腹痛、四肢挛痛、头痛眩晕。用量 6~15g。不宜与藜芦同用。

【附】　赤芍　芍药和同属植物川赤芍 *Paeonia veitchii* Lynch. 的干燥根,不经煮(蒸),不去外皮,晒干后入药,称为赤芍。多野生;主产于内蒙古、辽宁、河北、四川等地。表面棕褐色,粗糙,有纵沟纹、须根痕和横长的皮孔样突起,有的外皮易脱落;质硬而脆,易折断,断面粉白色或粉红色,木部放射状纹理明显(彩图 21)。气微香,味微苦、酸涩。化学成分和药理作用与白芍类似,但中医用药功效有所不同:本品性微寒,味苦;能清热凉血,散瘀止痛;用于热入营血、温毒发斑、吐血衄血、目赤肿痛、肝郁胁痛、经闭痛经等症。

威灵仙　Clematidis Radix et Rhizoma

本品为毛茛科植物中华威灵仙(威灵仙)*Clematis chinensis* Osbeck、棉团铁线莲 *Clematis hexapetala* Pall. 或东北铁线莲 *Clematis manshurica* Rupr. 的干燥根及根茎。秋季采挖,除去泥沙,晒干。主产于江苏、浙江、江西、东北、内蒙古等。中华威灵仙根茎呈柱状,长 1.5~10cm,直径 0.3~1.5cm;表面淡棕黄色;顶端残留茎基;质较坚韧,断面纤维性;下侧着生多数细长的根。根细长圆柱形,稍弯曲,长 7~15cm,直径 1~3mm;表面黑褐色,有微细纵纹,有的皮部脱落露出黄白色木部;质硬脆,易折断,断面皮部较广,木部黄色、类方形,皮部与木部间常有裂隙。气微,味淡。本属植物中主要含齐墩果酸型三萜皂苷(苷元多为齐墩果酸或常春藤皂苷元)、白头翁素(anemonin)、白头翁内酯(原白头翁素,protoanemonin)。中华威灵仙根中还含威灵仙皂苷、铁线莲糖苷(clematichinenoside)、胡中糖苷 B(huzhongoside B)、威灵仙糖苷甲(clemochinenoside A)等成分。本品具有解热、抗痛风及抗组胺作用;对金黄色葡萄球菌、志贺痢疾杆菌及奥杜盎小芽孢癣菌有抑制作用;能增加尿酸盐排泄;总皂苷对小鼠 S_{180} 瘤有一定抑制作用。本品性温,味辛、咸。能祛风除湿,通络止痛;用于风湿痹痛、肢体麻木、筋脉拘挛、屈伸不利。用量 6~10g。

五、小檗科 Berberidaceae

【概述】　草本或小灌木。花两性,辐射对称;萼片与花瓣相似,2~4 轮,每轮常 3 片;雄蕊常 3~9,常与花瓣对生;子房上位,常 1 心皮,浆果或蒴果。本科约 17 属 650 种,多分布于北温带。我国有 11 属,300 余种,其中药用种类 140 余种,分布全国各地。重要生药有淫羊藿、三颗针、功劳木、八角莲、桃儿七、红毛七、山荷叶等。

本科植物中常含有草酸钙结晶,方晶存在于木本植物,簇晶存在于草本植物。

本科植物多含异喹啉型生物碱,有的成分具有显著生物活性,如小檗属(*Berberis*)、十大功劳属(*Mahonia*)植物中的小檗碱(berberine)具有抗菌、消炎、降压作用;小檗胺(berbamine)有升高白细胞的作用;木兰花碱(magnoflorine)有降压和松弛横纹肌作用;小檗红碱(berberubine)有抗癌活性。此外,鬼臼属(*Podophyllum*)、八角莲属(*Dysosma*)、山荷叶属(*Diphylleia*)植物含多木脂

笔记

素类衍生物。其中,鬼臼毒素(podophyllotoxin)具抗癌活性。淫羊藿属(*Epimedium*)含黄酮类化合物;淫羊藿苷(icariin)具有扩张冠状动脉、降低血流阻力的作用。

【重要生药】

淫羊藿*   **Epimedii Folium**

(英)**Epimedium Herb** (日)インヨウカク

【基源】 本品为小檗科植物心叶淫羊藿(淫羊藿)*Epimedium brevicornum* Maxim.、箭叶淫羊藿 *Epimedium sagittatum*(Sieb. et Zucc.)Maxim.、柔毛淫羊藿 *Epimedium pubescens* Maxim. 或朝鲜淫羊藿 *Epimedium koreanum* Nakai 的干燥叶。

【植物形态】 心叶淫羊藿 多年生草本,根茎长,横走。茎有棱。通常无基生叶;茎生叶2枚生于茎顶,二回三出复叶;小叶片宽卵形或近圆形,先端锐尖,基部心形,边缘有短刺状锯齿。聚伞状圆锥花序顶生,花序轴及花梗被腺毛;花白色,直径约8mm。蓇葖果纺锤形。种子1~2粒,褐色(图11-16)。

【产地】 心叶淫羊藿主产于甘肃、陕西、河南、山西。箭叶淫羊藿主产于湖北、浙江。柔毛淫羊藿主产于四川、陕西南部等地。朝鲜淫羊藿主产于辽宁、吉林、黑龙江等地。淫羊藿生药以四川、甘肃、陕西、辽宁产量大。

【采制】 夏、秋茎叶茂盛时采收,晒干或阴干。

【性状】 心叶淫羊藿 ①二回三出复叶;小叶片卵圆形,长3~8cm,宽2~6cm;先端微尖,顶生小叶基部心形,两侧小叶较小,偏心形,外侧较大,呈耳状,边缘具黄色刺毛状细锯齿。

图11-16 淫羊藿原植物图
A.心叶淫羊藿 B.朝鲜淫羊藿 C.箭叶淫羊藿
1.果枝 2.复叶或小叶 3.花 4.果实 5.根茎

②叶片上表面黄绿色,下表面灰绿色。③主脉7~9条,基部有稀疏细毛,细脉两面突起,网脉明显。小叶柄长1~5cm。叶片近革质。④气微,味微苦。

箭叶淫羊藿 一回三出复叶,小叶长卵形至卵状披针形,长4~12cm,宽2.5~5cm;先端渐尖,两侧小叶基部明显偏斜,外侧呈箭形,下表面疏被粗短白色伏毛或近无毛。叶片革质。

柔毛淫羊藿 一回三出复叶;小叶下表面及叶柄密被绒毛状柔毛。

朝鲜淫羊藿 二回三出复叶;小叶较宽大,长4~10cm,宽3.5~7.5cm,先端长尖,基部深心形,两侧小叶基部明显不对称,下表面疏生棕黄色柔毛,中脉上较密;叶片较薄。

生药以色青绿、无枝梗、叶完整不碎者为佳(彩图22)。

【显微特征】 叶表面制片:心叶淫羊藿 ①上、下表皮细胞垂周壁深波状弯曲,沿叶脉有异型细胞纵向排列,长形,壁薄,内含1至多个草酸钙柱晶。②下表皮气孔众多,不定式;有的可见非腺毛,基部数个细胞,向上渐长,上端有的呈钩状或波状弯曲。③叶片基部薄壁细胞中含簇晶,也可见方晶及砂晶(图11-17)。

箭叶淫羊藿 上下表皮细胞较小;下表皮气孔较密,具有多数非腺毛脱落形成的疣状突起,有的可见非腺毛。

柔毛淫羊藿 下表皮气孔较稀疏,具有多数细长的非腺毛。

朝鲜淫羊藿 下表皮气孔和非腺毛均易见。

笔记

图 11-17 淫羊藿叶横切面简图和粉末图

A.叶横切面简图 B.粉末图 a.心叶淫羊藿 b.朝鲜淫羊藿 c.箭叶淫羊藿 d.柔毛淫羊藿
1.上表皮 2.栅栏组织 3.海绵组织 4.下表皮 5.厚角组织 6.维管束 7.非腺毛 8.草酸钙结晶
9.乳头状突起 10.下表皮和气孔 11.异型细胞(有的有分枝) 12.非腺毛有溢缩或膨大

【化学成分】 含多种黄酮类化合物(总黄酮含量1.0%~8.8%),主要有:淫羊藿苷(icariin)、朝藿定A,B,C(epimedin A,B,C)、箭藿苷A,B,C(sagittatoside A,B,C)、宝藿苷Ⅰ(baohuoside Ⅰ)、淫羊藿次苷Ⅰ,Ⅱ(icariside Ⅰ,Ⅱ)、淫羊藿新苷A(epimedoside A)、大花淫羊藿苷A,B,C,F(ikarisoside A,B,C,F)、等。此外,尚含多糖、木脂素、挥发油、蜡醇、植物甾醇、鞣质、油脂及软脂酸、硬脂酸、油酸、亚油酸等成分。

淫羊藿苷   R=CH$_3$
淫羊藿新苷A   R=H
Rha = 鼠李糖

【理化鉴定】 鉴别:1.取本品粉末0.5g,加乙醇10ml,温浸数分钟,滤过;取滤液进行盐酸-镁粉反应,显红色(检查黄酮)。

2.本品粉末的乙醇提取液,与淫羊藿苷对照品溶液共薄层,以乙酸乙酯-丁酮-甲酸-水(10:1:1:1)为展开剂。紫外灯(365nm)下检视,供试品色谱中,在与对照品色谱相应的位置上,显相同的暗红色斑点;喷以三氯化铝试液,再置紫外光灯(365nm)下检视,显相同的橙红色荧光斑点。

含量测定：采用紫外-可见分光光度法测定,本品总黄酮含量以淫羊藿苷计,不得少于5.0%。用 HPLC 方法测定,淫羊藿苷的含量不得少于 0.50%。

【药理作用】

作用	实例	有效成分
①壮阳作用	流浸膏对犬能促进精液分泌;用小鼠前列腺、精囊、肛提肌增重的方法试验,表明提取液有雄性激素样作用。淫羊藿苷可促进幼年小鼠附睾和精囊腺的发育	淫羊藿苷
②增强免疫作用	多糖和总黄酮可显著提高小鼠巨噬细胞的吞噬功能;淫羊藿苷可使小鼠脾细胞数增加,增强 T 细胞功能	多糖、总黄酮;淫羊藿苷
③降血压、降血脂作用	煎剂对兔、猫、大鼠有降压作用;总黄酮对正常大鼠和应激性高血压大鼠平均动脉血压均有降低作用;淫羊藿苷可抑制阻断兔双侧颈总动脉引起的血压升高;淫羊藿苷可降低高脂血症大鼠血脂	总黄酮;淫羊藿苷
④抗菌、抗病毒作用	煎剂对脊髓灰质炎病毒以及白色葡萄球菌、金黄色葡萄球菌有显著抑制作用;对一些肠道病毒也具抑制作用	
⑤抗氧化、抗衰老	总黄酮小鼠灌胃能恢复 D-半乳糖致亚急性衰老模型小鼠 T、B 淋巴细胞增殖反应的功能,提高肝脏总超氧化物歧化酶活性,减少肝脏脂质过氧化物及心、肝组织脂褐素的形成,延缓衰老	总黄酮

【功效与主治】 性温,味辛、甘。能补肾阳,强筋骨,祛风湿。用于肾阳虚衰、阳痿遗精、筋骨痿软、风寒湿痹、麻木拘挛。用量 6~10g。

【资源利用】 同属植物巫山淫羊藿 *Epimedium wushanense* T.S. Ying 的叶在 2005 年版《中国药典》中作为淫羊藿药材的原植物之一。由于含淫羊藿苷明显低于其他 4 种原植物(淫羊藿、箭叶淫羊藿、柔毛淫羊藿和朝鲜淫羊藿),而朝藿定 C 的含量则显著高于其他 4 种原植物,故在 2010 年版和 2015 年版《中国药典》中,均将其单列为“巫山淫羊藿”。本品为三出复叶,小叶片披针形至狭披针形,长 9~23cm,宽 1.8~4.5cm,先端渐尖或长渐尖,边缘具刺齿,侧生小叶基部的裂片偏斜,内边裂片小,圆形,外边裂片大,三角形,渐尖。下表面被绵毛或秃净。近革质。气微,味微苦。含朝藿定 C 的含量不得少于 1.0%。

六、木通科 Lardizabalaceae

【概述】 本科植物约 9 属 50 种,分布于喜马拉雅区至日本和智利。我国有 7 属 42 种;主要分布于长江以南各省区。重要生药有木通、大血藤等。

【重要生药】

木通 Akebiae Caulis

本品为木通科植物五叶木通(木通)*Akebia quinata* (Thunb.) Decne.、三叶木通 *Akebia trifoliata* (Thunb.) Koidz. 或白木通 *Akebia trifoliate* (Thunb.) Koidz. var. *australis* (Diels) Rehd. 的干燥藤茎。主产于江西、四川、湖北、湖南、广西等地。藤茎圆柱形,常稍扭曲,长 30~70cm,直径 0.5~2cm。表面灰棕色至灰褐色,外皮粗糙而有许多不规则裂纹及纵沟纹,具突起的圆形或横向长圆形皮孔。节部膨大或不明显,具侧枝断痕。体轻,质较坚韧,不易折断,断面不整齐,皮部易于木部分离。皮部较厚,黄棕色,可见淡黄色颗粒状小点;木部黄白色,导管孔细密排列不规则,射线浅黄色至淡棕色呈放射状排列(车轮纹);髓小或有时中空,黄白色或黄棕色。气微,味微苦而涩。含木通皂苷(akeboside),苷元为常春藤苷元(hederagenin)或齐墩果酸。本品含木通苯乙醇苷 B 的

笔记

含量不得少于 0.15%。本品具有利尿作用，人体试验口服 3g（3 次）可使尿量增加。对多种革兰阳性菌、痢疾杆菌、伤寒杆菌以及一些致病性真菌有抑制作用。木通皂苷有抗炎、抑制胃酸分泌、抗应激性溃疡作用。本品性寒，味苦。能利尿通淋，清心除烦，通经下乳。用于淋证、水肿、心烦尿赤、口舌生疮、经闭乳少、湿热痹痛。

【附】 1. 川木通　为毛茛科植物小木通 *Clematis armandii* Franch. 或绣球藤 *Clematis montana* Buch.-Ham. 的干燥藤茎。主产于四川、贵州、湖南等地。呈长圆柱形，略扭曲；表面黄棕色或黄褐色，有纵沟及棱线；节处膨大，有叶痕及侧枝痕；残存外皮易撕裂。质坚硬，不易折断。横切面木部淡黄棕色或浅黄色，有黄白色放射状纹理及裂隙，布满导管小孔；髓部较小，类白色或黄棕色。显微特征：中柱鞘纤维束连成波状环带，无石细胞；薄壁细胞中不含淀粉粒及草酸钙结晶。含齐墩果酸、*β*- 香树脂醇、*β*- 谷甾醇、常春藤皂苷以及木脂素类成分。功效、主治与木通类同。

2. 关木通　为马兜铃科植物东北马兜铃（关木通）*Aristolochia manshuriensis* Kom. 的干燥藤茎。呈长圆柱形，平直或稍扭曲；表面类黄色或淡棕黄色，较平滑，节部稍膨大。体轻质坚，不易折断。横切面黄白色或黄色；皮较深，木部占大部分，木射线明显；导管密布，孔洞大，从一端吹气可畅通，多层整齐环状排列；髓部不明显。但因含多种马兜铃酸（aristolochic acid）类成分，有肾毒性，可导致肾衰竭，自 2005 年版《中国药典》起已取消其药用标准，不再作药用。

（吕光华）

七、防己科 Menispermaceae*

【概述】 多年生草质或木质藤本。根有的肥大成块根。单叶互生。花单性，雌雄异株，辐射对称，多排列成聚伞花序或圆锥花序；萼片、花瓣常各 6 枚，2 轮；雄蕊多为 6 枚；心皮 3~6，离生，子房上位，1 室，1 胚珠。核果。

本科约 70 属 400 余种，分布于热带和亚热带。我国有 19 属约 70 种，多数可作药用，南北均有分布。主要属有千金藤属（*Stephania*）、木防己属（*Cocculus*）、蝙蝠葛属（*Menispermum*）、青牛胆属（*Tinospora*）、防己属（*Sinomenium*）、锡生藤属（*Cissampelos*）、轮环藤属（*Cyclea*）、秤钩风属（*Diploclisia*）等。重要生药有粉防己、北豆根、千金藤、青风藤、金果榄、地不容、锡生藤、木防己、黄藤等。

本科植物常有异常组织构造，多由维管束外方的束外形成层向外形成 1 至多个同心性或偏心性环状排列的维管束。各种类型的草酸钙结晶多见。

本科植物普遍含有苄基异喹啉类生物碱。主要的生物碱类型有：①*l*- 苄基异喹啉（*l*-benzylisoquinoline）型，存在于木防己属及千金藤属植物；②双苄基异喹啉（bisbenzylisoquinoline）型，在锡生藤属、木防己属、蝙蝠葛属、防己属、轮环藤属、千金藤属及青牛胆属等近 10 个属的植物中均有分布，如粉防己碱（汉防己甲素，*d*-tetrandrine）、蝙蝠葛碱（dauricine）和锡生藤碱（hayatine），具有显著的镇痛、抗炎、降压及肌肉松弛等作用；③阿朴啡（aporphine）型，在防己属等约 5 个属的植物中存在，如青藤碱（tuduranine），有清热消炎作用；④吗啡烷（morphinane）型，主要存在于防己属及千金藤属植物，如防己碱（sinomenine），有镇痛作用；⑤原小檗碱（protoberberine）型，在锡生藤属、蝙蝠葛属、防己属、千金藤属、黄藤属（*Fibraurea*）及青牛胆属植物中均有分布，如 *l*- 四氢巴马亭即颅痛定（*l*-tetrahydropalmatine，rotundine），有明显的镇痛、镇静作用；⑥原阿片碱（protopine）型，在防己属植物中有发现。

【重要生药】

防己 *　Stephaniae Tetrandrae Radix
（英）Fourstamen Stephania Root　（日）ボウイ

【基源】 本品为防己科植物粉防己（石蟾蜍）*Stephania tetrandra* S. Moore 的干燥根。

【植物形态】 多年生落叶缠绕藤本。根圆柱形。叶宽三角状卵形,先端钝,基部截形或略呈心形,两面被短柔毛,掌状脉5条。花小,雄花序为头状聚伞花序,排列成总状,雄花萼片4,花瓣4,雄蕊4,雌花集成短缩的聚伞花序。核果球形,熟时红色。

【产地】 主产于浙江、安徽、江西、湖北、湖南,常称粉防己。

【采制】 秋季采挖,洗净,除去粗皮,晒至半干,切段或纵剖开,干燥。

【性状】 ①呈不规则圆柱形,或剖切成半圆柱形或块状,常弯曲,弯曲处有深陷的横沟而呈结节状,长5~10cm,直径1~5cm。②表面淡灰黄色,可见残存的灰褐色栓皮,有细皱纹,具明显横向的皮孔样突起,长达2.5cm,有时皮部脱落,露出弯曲的导管束条纹,纵剖面黄白色,有导管束条纹。③质坚实,断面平坦细腻,灰白色,粉性,木部占大部分,导管束作放射状排列。④气微,味苦(彩图23)。

【显微特征】 根横切面:①木栓细胞有时可见,黄棕色。②栓内层散有石细胞,2~3个成群或单个散在,常切向排列,石细胞呈类方形或多角形,壁稍厚,胞腔明显。③韧皮部较宽,筛管群束状。形成层成环。④木质部占根的大部分,导管稀疏成群,径向排列成放射状,导管旁伴有木纤维,射线宽。⑤薄壁细胞中充满淀粉粒,并含细小草酸钙方晶及柱晶(图11-18)。

图11-18 防己组织特征图和粉末特征
A. 粉防己根横切面简图 B. 广防己根横切面简图 C. 粉防己根横切面详图 D. 粉防己根粉末图
1. 木栓层 2. 皮层 3. 石细胞 4. 射线 5. 韧皮部 6. 形成层 7. 木质部 8. 草酸钙方晶 9. 石细胞带 10. 草酸钙簇晶 11. 异型维管束 12. 颓废细胞 13. 淀粉粒 14. 纤维 15. 木薄壁细胞 16. 导管

粉末:类白色或淡黄白色。①淀粉粒单粒类圆形。②石细胞类圆形或类方形,壁稍厚,纹孔及孔沟明显。③纤维细长梭形,壁稍厚,有单斜纹孔或交叉成十字形。④导管为具缘纹孔导管和网纹导管。⑤木薄壁细胞长方形或长梭形,壁不均匀连珠状增厚,纹孔较大。另有少量草酸钙小结晶和木栓组织(图11-18)。

【化学成分】 含多种异喹啉类生物碱,主要有粉防己碱(汉防己甲素,tetrandrine)、防己诺林碱(汉防己乙素,fangchinoline)、轮环藤酚碱(cyclanoline),以及小檗胺(berbamine)等。

粉防己碱　　　$R_1=R_2=CH_3$
防己诺林碱　　$R_1=H, R_2=CH_3$
小檗胺　　　　$R_1=CH_3, R_2=H$

轮环藤酚碱

【理化鉴定】　鉴别：取本品粉末经乙醇回流提取后，与粉防己碱和防己诺林碱混合对照品溶液共薄层展开，喷以稀碘化铋钾试液，供试品色谱在与对照品色谱相应的位置上显相同颜色的斑点。

含量测定：采用 HPLC 法测定，本品含粉防己碱和防己诺林碱的总量不得少于 1.6%。

【药理作用】

作用	实例	有效成分
①镇痛、抗炎和抗过敏作用	在电刺激小鼠尾部法及热板法实验中有镇痛作用，粉防己碱最小镇痛剂量为吗啡的 10 倍；对大鼠甲醛性关节炎具有一定的抗炎作用；具有广泛的抗过敏作用	粉防己总碱、粉防己碱、防己诺林碱
②肌肉松弛、降压作用	"汉肌松"即防己总生物碱的碘甲烷或氯甲烷衍生物，对横纹肌有松弛作用	总生物碱、轮环藤酚碱
③抗肿瘤作用	对大鼠肉瘤 W256 有显著抑制作用。可诱导 M5 型患者白血病细胞的自噬和分化，治疗急性早幼粒细胞白血病	生物碱、粉防己总碱
④抗病毒作用	抗埃博拉病毒和 HIV	粉防己碱

【功效】　性寒，味苦。能祛风止痛，利水消肿。用于风湿痹痛、水肿脚气、小便不利、湿疹疮毒。用量 5~10g。

【资源利用】《日本药局方》规定汉方药中的"防己"（ボウイ）来源于 *Sinomenium acutum* Rehd. et Wilson 青风藤的干燥茎和根茎（与中药青风藤的原植物相同，但增加了根茎。）

【附】　1. 木防己　为防己科植物木防己 *Cocculus trilobus*（Thunb.）DC. 的根。呈圆柱形，稍扁，波状弯曲，直径约 1.5cm，表面灰棕至黑棕色，略为凹凸不平，有明显的纵沟及少数横皱纹；质坚硬，断面黄白色，皮部窄，导管孔放射状排列，木射线宽。含木兰花碱（magnoflorine）、木防己碱（trilobine）、高防己碱（homotrilobine）、木防己胺（trilobamine）、木防己新碱（coclobine）等。功效与防己类同，曾作防己用，应注意鉴别。

2. 广防己　为马兜铃科植物广防己 *Aristolochia fangchi* Y.C. Wu ex L.D. Chou et S.M. Hwang 的根。呈圆柱形或半圆柱形，略弯曲，表面未去净粗皮的灰棕色，粗糙，有纵沟纹，质坚硬。断面灰黄色，有明显车轮纹，或呈片状突起。因含有肾毒性成分马兜铃酸，可导致肾衰竭，2005 年版起《中国药典》已取消其药用标准，不得再作药用。

北豆根　Menispermi Rhizoma

本品为防己科植物蝙蝠葛 *Menispermum dahuricum* DC. 的干燥根茎。主产于东北地区。根茎呈细长圆柱形,常弯曲或分枝,长至 50cm,直径 2~8mm,表面黄棕色至暗棕色,外皮常呈层状或片状脱落,多有弯曲细根;质韧,折断面纤维性,中心有髓。含总生物碱(1.7%~2.5%),主要是双苄基异喹啉类生物碱蝙蝠葛碱(dauricine)和蝙蝠葛苏林碱(daurisoline)。蝙蝠葛碱具有抗心律失常、降压、抑制血小板聚集、抗炎和镇痛作用;蝙蝠葛苏林碱可对抗动物脑缺血;蝙蝠葛碱和蝙蝠葛苏林碱均具有肌松作用,对肿瘤多药耐药也有逆转作用。本品性寒,味苦,有小毒。能清热解毒,祛风止痛。用于咽喉肿痛、热毒泻痢、风湿痹痛。用量 3~9g。

八、木兰科　Magnoliaceae*

【概述】　木本,稀藤本,体内常具油细胞。单叶互生,通常全缘,托叶大而早落,托叶环(痕)明显。花单生,辐射对称;花被 3 基数,多为 6~12;雄蕊和雌蕊多数,螺旋排列在延长的花托上;子房上位。聚合蓇葖果或聚合浆果。

本科约 20 属,300 种,主要分布于亚洲和美洲的热带、亚热带地区。我国有 14 属,160 余种,已知药用植物约 90 种,主产于长江流域及以南地区。主要有木兰属(*Magnolia*)、五味子属(*Schisandra*)、南五味子属(*Kadsura*)、八角属(*Illicium*)、鹅掌楸属(*Liriodendron*)、含笑属(*Michelia*)等。重要生药有厚朴、五味子、南五味子、辛夷、八角茴香等。

本科植物茎中的木栓层发生于表皮、下皮或皮层的外侧;常有黏液细胞、油细胞和草酸钙小方晶;木质部中导管单个散在或组成小群,端壁多单穿孔,也可见梯状穿孔;射线宽 3~4 列细胞,偶见单列,同型或异型;纤维多有具缘纹孔。

本科植物的化学成分主要有 4 类:①挥发油,普遍存在,是区别于毛茛科植物的特征性成分,主要含芳香族衍生物或倍半萜类,如厚朴酚(magnolol)、茴香醚(anethole)、丁香酚(eugenol)等;②生物碱,为苄基异喹啉类生物碱,如木兰箭毒碱(magnocuraine)、木兰花碱(magnoflorine)等,主要分布于木兰属和含笑属植物,具有抗菌消炎、利尿降压、松弛肌肉等作用;③倍半萜内酯,如八角属中的莽草毒素(anisatine),有毒性,含笑属植物中的多种倍半萜内酯则有抗肿瘤活性;④木脂素,如五味子醇甲(schizandrin)等一系列联苯环辛烯类(dibenzocyclooctadiene)木脂素,是五味子属和南五味子属植物的特征性化学成分,具有保肝降酶等多种生物活性。

【重要生药】

厚朴*　Magnoliae Officinalis Cortex
(英)Magnolia Bark　(日)コウボク

【基源】　本品为木兰科植物药用厚朴(厚朴)*Magnolia officinalis* Rehd. et Wils. 或凹叶厚朴 *Magnolia officinalis* Rehd. et Wils. var. *biloba* Rehd. et Wils. 的干燥干皮、根皮及枝皮。

【植物形态】　**药用厚朴**　落叶乔木,树皮厚,紫褐色。叶革质,倒卵形或倒卵状椭圆形,先端钝圆或短尖,全缘或略波状。花单生于幼枝顶端,白色,花被片 9~12;雄蕊和雌蕊均多数,螺旋状排列于延长的花托上。聚合蓇葖果椭圆状卵形。

凹叶厚朴　灌木状乔木,叶先端凹陷,形成 2 圆裂。

【产地】　主产于四川、湖北、浙江、福建、湖南。以四川、湖北所产质量最佳,称"紫油厚朴";浙江产者质量亦好,称"温朴"。

【采制】　4~6 月剥取根皮及枝皮直接阴干;干皮置沸水中微煮后,堆置阴湿处"发汗"至内表面变紫褐色或棕褐色,蒸软,取出,卷成筒状,干燥。

【性状】　**干皮**　①呈卷筒状或双卷筒状,长 30~35cm,厚 2~7mm,习称"筒朴";近根部的一

图 11-19　厚朴生药外形

图 11-20　药用厚朴（干皮）横切面简图
1. 木栓层　2. 栓内层（石细胞层）　3. 石细胞群
4. 射线　5. 韧皮部　6. 油细胞　7. 纤维束

端展开如喇叭口，习称"靴筒朴"。②外表面灰棕色至灰褐色，粗糙，栓皮呈鳞片状，有椭圆形或梭形的皮孔及不规则纵皱纹，刮去栓皮的显黄棕色，较平滑；内表面紫棕色，有细密纵向纹理，用指甲刻划显油痕。③质坚硬，不易折断，折断面外侧呈颗粒状，可见光亮的小结晶，内皮纤维性，可成层剥离。④气香，味辛辣、微苦（图 11-19；彩图 24）。

　　根皮（根朴）　呈单筒状或不规则块片，有的弯曲，习称"鸡肠朴"，质硬，较易折断。

　　枝皮（枝朴）　呈单筒状，长 10~20cm，厚 1~2mm，质脆，易折断。

　　【显微特征】　干皮横切面：厚朴　①木栓细胞数层，有的可见落皮层；栓内层为 2~4 层石细胞。②皮层散有石细胞群，有的石细胞分枝状，油细胞散在，椭圆形，壁木化，内含油状物。③韧皮部射线宽 1~2（~3）列细胞，向外渐变宽；油细胞较多，单个散在或 2~5 个成群；韧皮纤维束众多，略切向断续排列成层。④薄壁细胞稀含细小草酸钙方晶，并含淀粉粒（图 11-20，图 11-21）。

　　粉末：药用厚朴　棕色。①石细胞呈分枝状者较大，长约至 220μm，呈类长圆形、类多角形者直径 11~58μm。②纤维多成束，直径 15~32μm，壁极厚，木化，孔沟不明显。③油细胞多单个散在，类圆形或椭圆形，直径 64~86μm，壁稍厚，木化，含有黄棕色油滴状物。④筛管分子端壁复筛板的筛域较大，筛孔明显，侧壁上也有小形筛域。此外，偶见细小草酸钙方晶及木栓细胞（图 11-22）。

　　凹叶厚朴　分枝状石细胞长约至 326μm；纤维边缘作锯齿状者较易见；油细胞较少见，直径约至 100μm。

　　【化学成分】　主含木脂素类成分厚朴酚（magnolol）、和厚朴酚（honokiol），以及四氢厚朴酚、异厚朴酚；另含挥发油（约 1%），主成分为 β- 桉油醇（β-eudesmol）、荜澄茄醇（cadinol）、对聚伞花素（p-cymene）；此外，尚含木兰箭毒碱（magnocurarine）、木兰花碱（magnoflorine）等生物碱（约 0.07%）、皂苷（约 0.45%）、鞣质以及微量烟酸等。

厚朴酚　　R₁=OH　R₂=H
和厚朴酚　R₁=H　　R₂=OH

木兰箭毒碱

笔记

图 11-21　药用厚朴（干皮）横切面详图
1. 木栓层　2. 栓内层（石细胞层）　3. 油细胞
4. 石细胞　5. 射线　6. 韧皮部　7. 纤维束

图 11-22　厚朴粉末图
1. 石细胞　2. 纤维　3. 油细胞　4. 筛管分子
5. 木栓细胞　6. 草酸钙方晶

【理化鉴定】　鉴别：取本品粉末经甲醇振摇提取后，与厚朴酚及和厚朴酚混合对照品液共薄层展开，喷以 1% 香草醛硫酸试液，加热至显色清晰，供试品色谱在与对照品色谱相应的位置上显相同颜色的斑点。

含量测定：采用 HPLC 法测定，本品含厚朴酚与和厚朴酚的总量不得少于 2.0%。

【药理作用】

作用	实例	有效成分
①中枢抑制作用	腹腔注射可抑制小鼠的自发活动，并能对抗甲基苯丙胺或阿朴吗啡引起的兴奋作用	厚朴酚、和厚朴酚
②肌肉松弛作用	厚朴酚与异厚朴酚具有特殊而持久的中枢性肌肉松弛活性。木兰箭毒碱能使运动神经末梢麻痹，引起全身松弛性运动麻痹现象	厚朴酚、异厚朴酚、木兰箭毒碱
③调节平滑肌作用	水提物对兔离体肠管及支气管均有兴奋作用；对小鼠及豚鼠离体肠管，小剂量时兴奋，大剂量时抑制	
④抗溃疡作用	对 Shay 幽门结扎、水浸应激性溃疡等所致的胃溃疡均有抑制效	厚朴酚
⑤抗肿瘤作用	抑制多种肿瘤细胞增殖，并诱导细胞发生凋亡	厚朴酚、和厚朴酚
⑥防治心肌肥大	减轻已患有心脏肥大的小鼠的症状，也能预防易感小鼠出现心肌肥大的症状	和厚朴酚

笔记

【功效与主治】 性温,味苦、辛。能燥湿消痰,下气除满。用于湿滞伤中、脘痞吐泻、食积气滞、腹胀便秘、痰饮喘咳。用量 3~10g。

辛夷　Magnoliae Flos

本品为木兰科植物望春花 *Magnolia biondii* Pamp.、玉兰 *Magnolia denudata* Desr. 或武当玉兰 *Magnolia sprengeri* Pamp. 的干燥花蕾。主产于四川、河南、湖南。花蕾呈倒圆锥形,似毛笔头,长 1~4cm,直径 0.8~2cm。苞片 2~3 层,每层 2 片,两层苞片间有小鳞芽,苞片外表面密被灰白色至黄绿色茸毛,内表面紫棕色,无毛。花被片 9 或 10~15,棕色,外轮 3 片呈萼片状。雄蕊和雌蕊多数,螺旋状排列。体轻,质脆,易碎。有特殊香气,味辛、凉、稍苦。含挥发油(1%~5%),主要含桉油精(cineole)、丁香油酚(eugenol)、胡椒酚甲醚(chavicol methylether)、枸橼醛等;另含木兰脂素(magnolin),不少于 0.40%。药理实验表明本品有收缩鼻黏膜血管、降血压、兴奋子宫、抗白色念珠菌及皮肤真菌的作用。本品性温,味辛。能散风寒,通鼻窍。用于风寒头痛、鼻塞流涕、鼻鼽、鼻渊。用量 3~10g。

五味子*　Schisandrae Chinensis Fructus
(英)Chinese Magnoliavine Fruit　(日)ゴミシ

【基源】 本品为木兰科植物中华五味子(五味子)*Schisandra chinensis* (Turcz.) Baill. 的干燥成熟果实,习称"北五味子"。

【植物形态】 落叶木质藤本。叶于幼枝上互生,于老茎的短枝上簇生,叶柄幼时红色;花单性异株,单生或簇生于叶腋,有长柄,下垂;花被片 6~9;雄花雄蕊 4~6;雌蕊心皮 17~40,覆瓦状排列于花托上,花后花托显著延长。聚合果呈穗状,浆果球形,肉质,成熟后深红色。花期 5~7 月,果期 5~11 月。

【产地】 主产于辽宁、黑龙江、吉林等省。

【采制】 秋季采摘成熟果实,晒干或蒸后晒干,除去果梗及杂质。

【性状】 ①果实呈皱缩或压扁的不规则球形,直径 5~8mm。②表面红色、紫红色或暗红色,显油润,有网状皱纹;有的表面呈黑红色或出现"白霜"。③果肉柔软。④种子 1~2 粒,肾形,长 4~5mm,宽 3~4mm,表面棕黄色,有光泽,种脐黑色,种皮硬脆,种仁淡黄色,富油质。⑤果肉味酸;种子破碎后有香气,味辛、微苦(彩图 25)。

【显微特征】 果实横切面:①外果皮细胞壁稍厚,外被角质层,间有油细胞;中果皮薄壁组织散有小形外韧型维管束;内果皮细胞形小。②种皮最外层为 1 层栅状石细胞,其下 3~4 层石细胞类圆形,较大;石细胞层下为数层薄壁细胞,种脊部位有维管束;油细胞层由 1 层长方形油细胞组成,含棕黄色挥发油;再下为 3~5 层小形细胞;内表皮细胞壁稍厚。③胚乳细胞含脂肪油滴及糊粉粒(图 11-23)。

粉末:暗紫色。①种皮外表皮石细胞表面观多角形或长多角形,直径 18~50μm,壁厚 6~10μm,孔沟极细密。②种皮内层石细胞呈类多角形、类圆形或不规则形,直径达 83μm,壁厚达 20μm,纹孔较大而密。③果皮外表皮细胞表面观类多角形,垂周壁连珠状增厚,角质线纹明显,油细胞散在于表皮中,类圆形,直径达 50μm,内含挥发油滴。此外,有中果皮薄壁细胞、纤维、淀粉粒、内胚乳细胞等(图 11-23)。

【化学成分】 含木脂素类(约 5%),主要为联苯环辛烯类木脂素,包括五味子醇甲(五味子素,schizandrin)、五味子醇乙(戈米辛 A,gomisin A)、五味子甲素(去氧五味子素,deoxyschizandrin)、五味子乙素(schizandrin B)、五味子丙素(schizandrin C)、五味子酚(schisanhenol)、戈米辛 J(gomisin J)等;另含前戈米辛(pregomisin)等 2,3- 二甲基 -1,4- 二芳基丁烷类木脂素。果实完全成熟后,种皮中木脂素含量最高。此外,还含有多糖类、三萜类。

图 11-23 五味子组织图及粉末图

A. 横切面组织简图 B. 横切面组织详图 C. 粉末图

1. 外果皮 2. 中果皮 3. 中果皮维管束 4. 内果皮 5. 种皮外层石细胞
6. 种皮内层石细胞 7. 纤维束 8. 种脊维管束 9. 油细胞 10. 薄壁细胞
11. 种皮内表皮细胞 12. 胚乳 13. 种子 14. 纤维 15. 淀粉粒

种子含挥发油约2%,果肉含挥发油少量,油中主成分为 α-、β- 恰米烯(α-,β-chamigrene)。此外,尚含苹果酸(11%)、枸橼酸(8%)、酒石酸(0.8%)、原儿茶酸、维生素 C 等。

	R_1	R_2	R_3	R_4	R_5	R_6
五味子甲素	CH_3	CH_3	CH_3	CH_3	CH_3	H
五味子乙素	—CH_2—		CH_3	CH_3	CH_3	H
五味子酚	CH_3	CH_3	H	CH_3	CH_3	H
五味子醇甲	CH_3	CH_3	CH_3	CH_3	CH_3	OH
五味子醇乙	CH_3	CH_3	CH_3	—CH_2—		OH

【理化鉴定】 鉴别:取本品粉末经三氯甲烷回流提取后,与五味子对照药材及五味子甲素对照品共薄层展开,置紫外光灯(254nm)下检视,供试品色谱在与对照药材和对照品色谱相应的位置上显相同颜色的斑点。

含量测定:采用 HPLC 法测定,本品含五味子醇甲不得少于 0.40%。

笔记

【药理作用】

作用	实例	有效成分
①适应原样作用	能增强机体对非特异性刺激的抵抗能力、延长烫伤小鼠和大鼠存活时间、抗应激性胃溃疡、延长小鼠异体移植心肌存活期	五味子醇甲
②抗肝损伤作用	对四氯化碳所致兔、大鼠肝损害谷丙转氨酶升高有明显的降低作用	木脂素类成分
③抗氧化作用	提取物和木脂素类成分对氧自由基引起的损伤有明显保护作用	五味子酚等木脂素
④中枢调节作用	能改善人的智力活动	五味子醇甲
⑤呼吸兴奋作用	水提物静脉注射,对正常兔、麻醉兔和犬都有明显的呼吸兴奋作用,能对抗吗啡的呼吸抑制作用	
⑥强心、降压作用	水、稀醇、醇浸出物可通过环核苷酸途径改善心脏功能,对蛙心有强心作用,对犬、猫、兔等有降压作用,对去甲肾上腺素引起的收缩具有抑制作用	戈米辛J等木脂素

【功效与主治】　性温,味酸、甘。能收敛固涩,益气生津,补肾宁心。用于久嗽虚喘、梦遗滑精、遗尿尿频、久泻不止、自汗盗汗、津伤口渴、内热消渴、心悸失眠。用量 2~6g。

【附】　南五味子　本品为华中五味子 *Schisandra sphenanthera* Rehd. et Wils. 的干燥成熟果实。主产于河南、陕西、甘肃。本品呈球形或扁球形,直径 4~6mm,表面棕色至暗棕色,无光泽,果肉干瘪、皱缩,油性小,常紧贴于种子上,种皮薄而脆。中果皮细胞中有草酸钙簇晶,直径 8~64μm;并有方晶,直径 16~22μm。主要含五味子酯甲、五味子甲素以及安五脂素(anwulignan)等木脂素类成分,其化学成分及其含量因产地不同而存在明显差异,但五味子酯甲含量不得低于 0.20%。功效同五味子。

九、樟科 Lauraceae

【概述】　多木本。多具有油细胞,有香气。单叶,多为互生,常革质,全缘,无托叶。花3基数,多为单被,2轮;雄蕊 3~12,花药瓣裂;子房上位,3 心皮合生,1 室 1 胚珠。核果或呈浆果状。种子 1 粒。

本科 40 多属,2000 余种,分布于热带及亚热带地区。我国有 20 属,1400 多种,主要分布于长江以南各省区。主要的属有樟属(*Cinnamomum*)、山胡椒属(*Lindera*)、木姜子属(*Litsea*)等。重要生药有肉桂、桂枝、乌药和荜澄茄。

本科植物多含挥发油和生物碱。挥发油中常见成分有樟脑(camphor)、桂皮醛(cinnamyl aldehyde)、丁香酚(eugenol)及桉叶素(cineole)等,均有重要药用价值。所含生物碱主要为异喹啉类生物碱。

【重要生药】

肉桂 * Cinnamomi Cortex

(英) **Cinnamon Bark** (日) ケイヒ

【基源】　本品为樟科植物桂树(肉桂)*Cinnamomum cassia* Presl. 的干燥树皮。

【植物形态】　常绿乔木,芳香。树皮灰褐色,幼枝多有四棱,被灰黄色茸毛。叶革质,上面绿色,平滑而有光泽,中脉及侧脉明显凹下,下面有疏柔毛,具离基三出脉。圆锥花序腋生;花小,白色。浆果紫黑色,椭圆形。多为栽培品。

【产地】　主产于广西、广东、云南。

笔记

【采制】　多于秋季剥取树皮，阴干，但加工方法多样。剥取栽培5~6年的树皮和枝皮，晒1~2天，卷成圆筒状，阴干，称"油桂筒"(广条桂)；剥取10余年生的树皮，将两端削成斜面，夹在木制的凹凸板中晒干，称"企边桂"；将老树干离地30cm处，作环状剥皮，放木夹内晒至九成干，取出纵横堆叠，加压，干燥，称"板桂"；桂皮加工过程中余下的边条，削去外部栓皮，称"桂心"；块片称"桂碎"。

【性状】　①"企边桂"呈两侧略内卷的浅槽状，两端斜削，"油桂筒"多呈卷筒状，长30~40cm，宽或筒径3~10cm，厚2~8mm。②外表面灰棕色，稍粗糙，有多数微突起的皮孔及少数横裂纹，并有灰色地衣斑块；内表面棕红色，平滑，有细纵纹，刻划显油痕。③质坚实而脆，折断面颗粒性，外层棕色，内层红棕色而油润，近外层有一条淡黄色切向线纹(石细胞环带)。④香气浓烈特异，味甜、辣(彩图26)。

【显微特征】　树皮横切面：①木栓层为数列细胞。最内层木栓细胞的外壁增厚，木化。②皮层较宽厚，散在有石细胞、油细胞及黏液细胞。③中柱鞘部位有石细胞群，排列成近于连续的环带，外侧伴有纤维束，石细胞外壁较薄。④韧皮部约占皮厚的1/2，射线宽1~2列细胞，含细小草酸钙针晶，纤维常单个稀疏散在或2~3个成束；油细胞随处可见，较韧皮薄壁细胞稍大；有黏液细胞。⑤薄壁细胞含淀粉粒(图11-24)。

　　粉末：红棕色。①纤维大多单个散在，呈长梭形，边缘微波状或有凹凸，长195~920μm，直

图 11-24　肉桂(树皮)组织和粉末图
A. 横切面简图　B. 横切面详图　C. 粉末图
1. 木栓层　2. 皮层　3. 纤维束　4. 石细胞群　5. 油细胞　6. 纤维　7. 韧皮部　8. 射线
9. 淀粉粒　10. 草酸钙针晶　11. 颓废筛管群　12. 黏液细胞

径约至 50μm,壁极厚,孔沟不明显。②石细胞类方形或类圆形,直径 32~88μm,壁厚,有的一面菲薄。③油细胞类圆形或长圆形,直径 45~108μm。④草酸钙针晶较细小,散在于射线细胞中。⑤木栓细胞多角形,含有红棕色物质(图 11-24)。

【化学成分】　含挥发油(1%~2%),油中主成分为桂皮醛(cinnamyl aldehyde),占 50%~95%,并含少量乙酸桂皮酯(cinnamyl acetate)、丁香酚、桂皮酸、乙酸苯甲酯等;多酚类成分包括多种儿茶素、表儿茶素类单体成分及其糖苷,如表儿茶素、表儿茶素 -3-O-β-D- 吡喃葡萄糖苷等;另含二萜类成分锡兰肉桂醇(cinnazeylanol)、乙酰锡兰肉桂醇(锡兰肉桂宁,cinnazeylanine)、肉桂醇(cinncassiol)及其葡萄糖苷。

桂皮醛　　　　　　　　　乙酸桂皮酯

【理化鉴定】　鉴别：1. 取粉末加三氯甲烷浸渍,吸取三氯甲烷液 2 滴于载玻片上,待挥干,滴加 10% 盐酸苯肼试液 1 滴,显微镜下可见桂皮醛苯腙杆状结晶。

2. 取本品粉末经乙醇冷浸提取后,与桂皮醛对照品液共薄层展开,喷以二硝基苯肼乙醇试液,供试品色谱在与对照品色谱相应的位置上显相同颜色的斑点。

含量测定：照挥发油测定法测定,本品含挥发油不得少于 1.2%(ml/g);采用 HPLC 法测定,本品含桂皮醛不得少于 1.5%。

【药理作用】

作用	实例	有效成分
①壮阳作用	水提物、挥发油可改善阳虚模型动物的阳虚证	
②解热镇痛作用	小鼠压尾法或腹腔注射醋酸扭体法表明有镇痛作用;对热板法刺激引起发热的家兔,有解热作用	桂皮醛
③扩血管作用	具有中枢性及末梢性扩张血管作用	桂皮醛
④抗溃疡作用	煎剂有显著的抗胃溃疡作用	
⑤抗癌作用	抑制白血病细胞增殖,诱导皮肤癌细胞凋亡	2′- 羟基肉桂醛

【功效与主治】　性大热,味辛、甘。能补火助阳,引火归原,散寒止痛,温通经脉。用于阳痿宫冷、腰膝冷痛、肾虚作喘、虚阳上浮、眩晕目赤、心腹冷痛、虚寒吐泻、寒疝腹痛、痛经经闭。用量 1~5g。

【附】　桂枝　本品为肉桂(桂树)的干燥嫩枝。春、夏两季采收。呈长圆柱形,多分枝。最细枝略呈四棱形,长 30~75cm,粗端直径 0.3~1cm;表面棕色至红棕色,微有光泽,有纵棱线、细皱纹及小疙瘩状的叶痕、枝痕、芽痕,皮孔点状;较粗枝皮部作环状横裂,细枝皮部易剥落而露出红棕色木部;断面皮部薄,红棕色,可见一淡色石细胞环带,木部黄白色至淡棕黄色,髓部略呈方形;气清香,味甜、微辛。含桂皮醛不少于 1.0%。本品性温,味辛、甘。能发汗解肌,温通经络,助阳化气,平冲降气。用于风寒感冒、脘腹冷痛、血寒经闭、关节痹痛、痰饮、水肿、心悸、奔豚。用量 3~10g。

乌药　Linderae Radix

本品为樟科植物聚合山胡椒(乌药)*Lindera aggregata* (Sims) Kosterm. 的干燥块根。呈纺锤形或圆柱形,略弯曲,有的中部收缩呈连珠状,长 6~15cm,直径 1~3cm。表面黄棕色或黄褐色,

笔记

有细纵皱纹及侧根痕,皮部易脱落而露出纤维状导管束。本品常横切成 0.2~2mm 厚的薄片,切面黄白色或淡黄棕色,中心颜色较深,射线放射状,可见年轮环纹。含多种倍半萜类成分,如香樟烯 (lindestrene)、乌药醇 (linderenol)、乌药酮 (linderenone)、异乌药内酯 (isolinderalactone)、乌药醚内酯 (linderane)、乌药烯 (linderene)、乌药内酯 (linderalactone),并含乌药酸 (linderic acid)、龙脑、乌药薁 (linderazulene) 等。本品含乌药醚内酯不得少于 0.030%。对金黄色葡萄球菌、甲型溶血性链球菌、伤寒杆菌、变形杆菌有抑制作用;挥发油有兴奋大脑皮质、促进呼吸、兴奋心肌、加速血液循环、升高血压及发汗作用。本品性温,味辛,有清凉感。能行气止痛,温肾散寒。用于寒凝气滞、胸腹胀痛、气逆喘急、膀胱虚冷、遗尿尿频、疝气疼痛、经寒腹痛等。用量 6~10g。

十、罂粟科 Papaveraceae

【概述】 草本,体内常含乳汁或黄色液汁。花两性,单生或成总状、聚伞、圆锥等花序;萼片 2,早落,花瓣 4~6;雄蕊多数;子房上位,1 室,侧膜胎座,胚珠多数。蒴果,孔裂或瓣裂。

本科 40 余属,600 多种,主要分布于北温带。我国有 20 属,近 300 种,已知药用的 130 余种,南北均有分布。主要的属有罂粟属 (Papaver)、紫堇属 (Corydalis)、白屈菜属 (Chelidonium)、博落回属 (Macleaya) 等。重要生药有延胡索、阿片、夏天无、白屈菜、博落回等。

本科植物普遍含有生物碱,以异喹啉类生物碱为主,几乎均含原阿片碱 (protopine)。许多生物碱具有重要的药用价值,如罂粟中的吗啡 (morphine) 能镇痛,可待因 (codeine) 能止咳,罂粟碱 (papaverine) 能解痉,但多易成瘾。紫堇属 (Corydalis) 植物中的延胡索乙素 (dl-tetrahydropalmatine) 具有镇痛、镇静作用。

【重要生药】

延胡索 * (元胡) Corydalis Rhizoma
(英) Corydalis Tuber (日) エンゴサク

【基源】 本品为罂粟科植物延胡索 Corydalis yanhusuo W.T. Wang 的干燥块茎。

【植物形态】 多年生草本。块茎类球形。叶互生,二回三出复叶,第二回往往呈深裂状。总状花序顶生或与叶对生;花瓣 4,外轮 2 片稍大,上部 1 片尾部延伸成距,内轮 2 片较狭小;雄蕊 6,花丝连合成两束。蒴果线形。

【产地】 主产于浙江东阳、磐安。主要栽培于浙江,湖北、湖南、江苏等地也有种植。

【采制】 5~6 月植株枯萎 5~7 天后采挖块茎,除去地上部分及须根,搓掉浮皮,洗净,入沸水中煮 3~6 分钟,至块茎内部无白心时为度,捞出晒干。

【性状】 ①呈不规则扁球形,有的呈倒圆锥形,直径 0.5~1.5cm。②表面黄色或黄褐色,有不规则网状细皱纹,外皮有时未脱落而显灰棕色,上端有略凹陷的茎痕,底部中央略凹呈脐状,有数个圆锥状小凸起(根痕)。③质硬而脆,碎断面黄色,角质样,有蜡样光泽。④气微,味苦(彩图 27)。

【显微特征】 块茎横切面:①皮层细胞 10 余层,淡黄色,扁平,最外侧的 2~3 层细胞常为厚壁性的下皮细胞,壁木化,具细密纹孔。②韧皮部宽广,筛管与管状分泌细胞伴生,成环状散列。③木质部常分成 4~7 小束,疏列成环状。④中央有较宽广的髓(图 11-25,图 11-26)。

粉末:绿黄色。①含糊化淀粉粒薄壁细胞淡黄或

图 11-25 延胡索(块茎)横切面简图
1.皮层 2.韧皮部 3.筛管与分泌细胞 4.木质部 5.髓

笔记

图 11-26　延胡索(块茎)横切面详图
1. 下皮厚壁组织　2. 韧皮部　3. 形成层
4. 导管　5. 髓

图 11-27　延胡索粉末图
1. 含糊化淀粉粒薄壁细胞　2. 下皮厚壁细胞　3. 石细胞
4. 导管

几无色,类多角形、类方形或类圆形,直径 48~112μm,糊化淀粉粒隐约可见,用水合氯醛液透化后,留有网格样痕迹。②下皮厚壁细胞多角形、类方形或长条形,直径 48~96μm,壁厚 3~5μm,念珠状增厚,木化,纹孔细密。③石细胞单个散在或少数成群,淡黄绿色,类多角形、类方形、长圆形或纺锤形,直径 24~61μm,长 88~160μm,壁厚 8~16μm。此外可见管状分泌细胞和导管(图11-27)。

【化学成分】 含 20 多种异喹啉类生物碱(总含量 0.4%~0.6%)。主要有延胡索甲素(*d*- 紫堇碱,*d*-corydaline,0.12%)、乙素(*dl*- 四氢巴马亭,*dl*-tetrahydropalmatine,0.05%)、丙素(原鸦片碱,protopine)、丁素(*l*- 四氢黄连碱,*l*-tetrahydrocoptisine)、戊素(*dl*- 四氢黄连碱)、己素(*l*- 四氢非洲防己碱,*l*-tetrahydrocolumbamine)、庚素(*d*- 紫堇鳞茎碱,*d*-corybulbine)等。另有黄连碱(coptisine)、去氢延胡索甲素(dehydrocorydaline)、*d*- 海罂粟碱(*d*-glaucine)、非洲防己碱(columbamine)、紫堇单酚碱(corydalmine)、去氢紫堇单酚碱(dehydrocorydalmine)、元胡球茎碱(bulbocapnine)等。

	R_1	R_2	R_3	R_4	R_5
延胡索甲素	CH_3	CH_3	CH_3	CH_3	CH_3
延胡索乙素	CH_3	CH_3	CH_3	CH_3	H
延胡索丁素	—CH_2—		—CH_2—		H
延胡索己素	H	CH_3	CH_3	CH_3	H
延胡索庚素	CH_3	H	CH_3	CH_3	CH_3
紫堇单酚碱	CH_3	CH_3	CH_3	H	H

笔记

【理化鉴定】 鉴别：取本品粉末经甲醇超声提取、乙醚萃取后，与延胡索对照药材及延胡索乙素对照品共薄层展开，碘熏后，在紫外光灯（365nm）下检视，供试品色谱在与对照药材或对照品色谱相应位置上显相同颜色的荧光斑点。

含量测定：采用 HPLC 法测定，本品含延胡索乙素不得少于 0.050%。

【药理作用】

作用	实例	有效成分
①镇痛作用	生物碱普遍具有镇痛作用，总碱镇痛效价为吗啡的 40%，以乙素（左旋体）作用较强，各种剂型中以醇浸膏及醋制流浸膏作用最强，毒性以醋制剂最强	延胡索甲素、乙素等生物碱
②镇静、安定作用	较大剂量时对兔、犬、猴有明显的催眠作用	延胡索乙素的左旋体
③抗胃溃疡作用	去氢延胡索甲素有显著的抗大鼠实验性胃溃疡作用；丙素对幽门结扎性溃疡，乙素对饥饿引起的溃疡均有轻度抑制作用；各成分对胃液分泌均有抑制作用	去氢延胡索甲素、延胡索丙素、乙素
④内分泌调节作用	促进大鼠垂体分泌促肾上腺皮质激素，使甲状腺重量明显增加，对小鼠动情周期也有明显抑制作用	延胡索乙素
⑤改善脑缺血作用	对于小鼠脑缺血再灌注损伤引起的血脑屏障破坏及后续脑水肿、神经损伤等症状均有改善作用	延胡索乙素

【功效与主治】 性温，味辛、苦。能活血，利气，止痛。用于胸胁和脘腹疼痛、胸痹心痛、经闭痛经、产后瘀阻、跌打肿痛。用量 3~10g。

阿片 Opium

本品为罂粟科植物罂粟 *Papaver somniferum* L. 的未成熟蒴果经割破果皮后渗出的乳汁干燥制成。为棕色或暗棕色膏状物，新鲜品略柔软，存放日久则变坚硬或脆；臭特殊，味极苦。含有数十种生物碱，总量约20%，大多与罂粟酸（meconic acid）结合成盐存在，主要为吗啡（morphine），含量 5.6%~12.8%，其次为可待因（codeine）、那可丁（narcotine）、罂粟碱（papaverine）、蒂巴因（thebain）、那碎因（narceine）。本品用作中枢神经抑制剂，有镇痛、镇咳、镇静、抑制呼吸及抑制肠蠕动作用。制剂有阿片粉、阿片酊、阿片流浸膏等。

（齐炼文）

十一、十字花科 Cruciferae（Brassicaceae）

【概述】 草本。单叶互生。花两性，辐射对称，多排成总状花序；萼片 4，2 轮；花瓣 4，十字形排列；雄蕊 6，2 短 4 长，为四强雄蕊；子房上位，心皮 2，合生，由假隔膜分为 2 室，侧膜胎座，胚珠 1 至多数。长角果或短角果，多 2 瓣开裂。种子无胚乳。本科植物约 350 属，3200 种，广布世界各地，主产北温带。我国有 96 属，约 430 种，已知药用的约 75 种，分布全国各地。

本科重要的生药有板蓝根、大青叶、芥子、独行菜、莱菔子。

本科多数植物含有含硫苷 - 芥子苷（sinigrin）类成分，芥子碱在本科植物中分布广泛，有些植物含有吲哚苷和强心苷。种子多含丰富的脂肪油。

【重要生药】

板蓝根* Isatidis Radix
（英）Indigowoad Root （日）バンランコン

【基源】 本品为十字花科植物菘蓝 *Isatis indigotica* Fort. 的干燥根。

笔记

【植物形态】　二年生草本，主根圆柱形。叶互生，基生叶具柄，叶片长圆状椭圆形；茎生叶长圆形或长圆状披针形，基部抱茎。复总状花序生于枝端，花黄色。长角果矩圆形。

【产地】　各地有栽培。主产于河北、北京、黑龙江、河南、江苏，多自产自销。

【采制】　10~11月经霜后挖根，带泥暴晒至半干，扎把，去泥，理直后晒干。

【性状】　①呈圆柱形，稍扭曲，长10~20cm，直径0.5~1cm。②表面淡灰黄色或淡棕黄色，有纵皱纹、横长皮孔样突起及支根痕；根头稍膨大，可见暗绿色或暗棕色轮状排列的叶柄残基和密集的疣状突起。③体实，质略软，断面皮部黄白色，木部黄色。④气微，味微甜、后苦涩（彩图28）。

以条长、粗大、质坚实者为佳。

【显微特征】　根横切面：①木栓层为数层细胞。栓内层狭。②韧皮部宽广，射线明显。③形成层成环。④木质部导管黄色，类圆形，直径约至80μm；有木纤维束。薄壁细胞含淀粉粒（图11-28）。

【化学成分】　含靛蓝（indigotin或indigo）、靛玉红（indirubin）、(R, S)-告依春（epigoitrin）、芥子苷（sinigrin）、吲哚苷（indoryl glucoside）、2-羟基-3-丁烯基硫氰酸酯（2-hydroxy-3-butenyl thiocyanate）、腺苷（adenosine）、多种氨基酸等。据实验报道，幼根含芥苷、新芥苷及菘蓝苷、靛玉红、糖类。

图11-28　菘蓝根横切面简图

1. 木栓层　2. 栓内层　3. 韧皮射线　4. 韧皮部　5. 导管　6. 木射线　7. 木纤维

靛蓝　　　　靛玉红　　　　(R,S)-告依春

【理化鉴定】　鉴别：1. 取本品粉末加稀乙醇经超声处理，滤过，滤液蒸干，残渣溶于乙醇，作为供试品溶液。分别另取板蓝根对照药材及精氨酸对照品同法制成对照液。分别取以上3种溶液在同一薄层板上展开，喷以茚三酮试液，加热至斑点显色清晰。供试品色谱中，在与对照药材色谱和对照品色谱相应的位置上，显相同颜色的斑点。

2. 另取本品粉末加甲醇经超声处理提取后，与板蓝根对照药材及(R,S)-告依春对照品液共薄层展开，置紫外光灯下检视，供试品色谱中，在与对照药材色谱和对照品色谱相应的位置上，显相同颜色的斑点。

含量测定：采用HPLC法测定，本品中含(R,S)-告依春（C_5H_7NOS）不得少于0.020%。

【药理作用】

作用	实例	有效成分
①抗病毒作用	动物实验对流感病毒和乙肝病毒有抑制作用	(R,S)告依春、靛玉红
②抗菌作用	板蓝根多个部位，对革兰阳性和阴性细菌都有抑制作用，包括金黄色葡萄球菌、肺炎双球菌、甲型链球菌、流感嗜血杆菌、大肠埃希菌等多种致病菌及钩端螺旋体	
③解热和抗炎作用	动物实验，板蓝根提取物有显著的解热作用和抗炎作用	

笔记

【功效与主治】 性寒,味苦。清热解毒,凉血利咽。用于温疫时毒、发热咽痛、温毒发斑、烂喉丹痧、大头瘟疫、丹毒等。用量 9~15g。

【附】 大青叶 本品为菘蓝的干燥叶。产地同板蓝根。本品多皱缩卷曲,有的破碎。完整叶片展平后呈长椭圆形至长圆状倒披针形,长 5~20cm,宽 2~6cm;上表面暗绿色,全缘或微波状,先端钝,基部狭窄下延至叶柄呈翼状;叶柄长 4~10cm,淡棕黄色。质脆。气微,味微酸、苦、涩。粉末绿褐色。本品显微特征:①下表皮细胞垂周壁稍弯曲,略呈连珠状增厚;②气孔不等式,副卫细胞 3~4 个;③叶肉组织分化不明显,叶肉细胞中含蓝色颗粒状物,亦含有橙皮苷样结晶。鲜叶含大青素 B(isatan B),含量约 1%;大青素 B 易被弱碱水解,生成吲哚醇,继而氧化成靛蓝(indigo)。全植物含芸苔葡萄糖硫苷(glucobrassicin)、新芸苔葡萄糖硫苷(neoglucobrassicin)、1-磺基芸苔葡萄糖硫苷及游离的吲哚醇。本品含靛玉红不得少于 0.020%。本品性寒,味苦。清热解毒,凉血消斑。

大青素B

[O]吲哚醇

靛蓝

青黛 本品为爵床科植物马蓝 *Baphicacanthus cusia*(Nees)Bremek.、蓼科植物蓼蓝 *Polygonum tinctorium* Ait. 或十字花科植物菘蓝的叶或茎叶经水提、石灰处理等加工所制得的干燥粉末、团块或颗粒。深蓝色,质轻,易飞扬;或呈不规则多孔性的团块、颗粒,用手捻即成细末。微有草腥气,味淡。主含靛蓝 2.0%,靛玉红(indirubin)0.13% 等。其中靛玉红有抗癌活性,也有人工合成的。青黛性寒,味咸。清热解毒,凉血消斑,泻火定惊。

南板蓝根 本品为爵床科植物马蓝 *Baphicacanthus cusia*(Nees)Bremek. 的干燥根茎和根。以福建应用较多。根茎圆柱形,有时分叉,着生略弯曲的根,有残留的地上茎。薄壁细胞中含钟乳体。

芥子 Sinapis Semen,Brassicae Semen

本品为十字花科植物白芥 *Sinapis alba* L. 或芥(芥菜)*Brassica juncea*(L.)Czern. et Coss. 的干燥成熟种子,前者习称"白芥子",后者习称"黄芥子"。各地均有栽培。白芥子呈球形,直径 1.5~2.5mm;表面灰白色至淡黄色,具细微网纹,一端有明显点状种脐;种皮薄而脆,破开后内有白色折叠的子叶,油性;气微,味辛辣。黄芥子,较小,直径 1~2mm;表面黄色至棕黄色,少数呈暗红棕色;研碎后加水浸湿,可产生辛烈的特异臭气。白芥子主含白芥子苷(sinalbin),尚含芥子酶(myrosin)、芥子碱(sinapine)及多量脂肪油,并含 4-羟基苯甲酰胆碱(4-hydroxybenzoylcholine)及 4-羟基苯甲胺(4-hydroxy-benzylamine)。黄芥子含芥子苷(sinigrin)、芥子酶、芥子酸(sinapic acid)及芥子碱等。本品含芥子碱以芥子碱硫氰酸盐计,不得少于 0.50%。本品性温,味辛;能温肺豁痰利气,散结通络止痛;用于寒痰喘咳、胸胁胀痛、痰滞经络,关节麻木、疼痛、痰湿流注,阴疽肿毒。用量 3~9g;外用适量。

笔记

十二、景天科 Crassulaceae

【概述】　多年生肉质草本或亚灌木。多单叶,互生或对生,有时轮生。花多两性,辐射对称,多排成聚伞花序,有时总状花序或单生;萼片4~5;花瓣4~5;雄蕊与花瓣同数或为其倍数;子房上位,心皮4~5,离生或仅基部合生,每心皮基部具1小鳞片,胚珠多数。蓇葖果。本科约35属,1600种,广布全球,多为耐旱植物。我国有10属,近250种,已知药用的70种。

本科重要的生药有红景天、土三七(景天三七)、垂盆草、瓦松和石莲等。

本科植物含有多种苷类,如红景天苷(rhodioloside)、垂盆草苷(sarmentosin)。前者能提高机体抵抗力,后者有降低谷丙转氨酶作用。其他尚含黄酮类、香豆素类、有机酸等。本科某些植物地下茎有异型维管束(如红景天属 Rhodiola)。

【重要生药】

红景天　Rhodiolae Crenulatae Radix et Rhizoma

本品为景天科植物大花红景天 Rhodiola crenulata (Hook. f. et Thoms) H. Ohba 的干燥根和根茎。秋季花茎凋枯后采挖,除去粗皮,洗净,晒干。本品根茎呈圆柱形,粗短,略弯曲,少数有分枝,长5~20cm,直径2.9~4.5cm。表面棕色或褐色,粗糙有褶皱,剥开外表皮有一层膜质黄色表皮且具粉红色花纹;宿存部分老花茎,花茎基部被三角形或卵形膜质鳞片;节间不规则,断面粉红色至紫红色,有一环纹,质轻,疏松。主根呈圆柱形,粗短,长约20cm,上部直径约1.5cm,侧根长10~30cm;断面橙红或紫红色,有时具裂隙。气芳香,味微苦涩,后甜。本品根横切面:①木栓层5~8列细胞,栓内层细胞椭圆形、类圆形。②中柱占极大部分,有多数维管束排列成2~4轮环,外轮维管束较大,为外韧型;内侧2~3轮维管束渐小,为周木型。根茎横切面:①老根茎有2~3条木栓层带,嫩根茎无木栓层带。木栓层为数列细胞,栓内层不明显。②皮层窄。③中柱维管束为大型的周韧型维管束,放射状环列。④髓部宽广,散生周韧型的髓维管束。⑤薄壁细胞含有棕色分泌物。本品含有红景天苷(rhodioloside)、酪醇(tyrosol)等化学成分。本品含红景天苷($C_{14}H_{20}O_7$)不得少于0.50%。药理研究表明注射红景天苷能增强大鼠脑干网状结构的兴奋性,并能促进蛋白质合成;本品流浸膏能增强动物抗疲劳能力;本品提取液具有降低小鼠对电离辐射的敏感性,减轻 γ- 射线对细胞染色体损伤的作用。本品性平,味甘、苦;能益气活血,通脉平喘。用于气虚血瘀、胸痹心痛、中风偏瘫、倦怠气喘。用量3~6g。

十三、杜仲科 Eucommiaceae

【概述】　落叶乔木,枝、叶折断时有银白色胶丝。叶互生,单叶,边缘有锯齿。花单性异株,无被,先叶或与叶同时开放;雄花密集成头状花序状,有短柄,具小苞片,雄蕊4~10,常为8;雌花单生,有苞片,具短花梗,子房上位,心皮2,合生,1室,胚珠2。翅果,含种子1粒。本科仅1属1种:杜仲树,中国特有,分布于我国中部及西南各省区,各地有栽培。在自然状态下,生长于海拔300~500m的低山、谷地或低坡的疏林里。

【重要生药】

杜仲　Eucommiae Cortex

本品为杜仲科植物杜仲树(杜仲)Eucommia ulmoides Oliv. 的干燥树皮。主产于湖北、四川、贵州、陕西。树皮呈板片状,或两边稍向内卷,大小不一,厚3~7mm。外表面淡棕色或灰褐色,有明显的皱纹或纵裂槽纹,未去粗皮者可见明显的皮孔,刮去部分栓皮者表面较平坦。内表面紫褐色,光滑。质脆,易折断,断面有细密、银白色、富延展性的橡胶丝相连;气微,味稍

笔记

苦。含杜仲胶（属于硬性橡胶类,含量约20%）;木脂素类:右旋丁香树脂素（syringaresinol）及其苷、右旋松香脂素（pinoresinol）、杜仲素A（eucommin A）等;环烯醚萜类:松脂醇二葡萄糖苷（pinoresinol diglucoside）、桃叶珊瑚苷（aucubin）、杜仲苷（ulmoside）、京尼平（genipin）等;三萜类如白桦脂醇（betulin）、熊果酸等;有机酸类如咖啡酸、绿原酸等。杜仲的主要降压成分是松脂醇二葡萄糖苷。本品含松脂醇二葡萄糖苷（$C_{32}H_{42}O_{16}$）不得少于0.10%。本品性温,味甘;能补肝肾,强筋骨,安胎。用于肝肾不足、腰膝酸痛、筋骨无力、头晕目眩、妊娠漏血、胎动不安。用量6~10g。

十四、蔷薇科 Rosaceae

【概述】　草本、灌木或乔木。单叶或复叶,多互生,常具托叶。花两性,辐射对称,单生或排成伞房、圆锥等花序;花托呈各种类型:凸起、平展或下凹;花萼下部与花托愈合成盘状、杯状、坛状、壶状的萼筒;萼片、花瓣多各为5,雄蕊常多数;子房上位或下位,心皮1至多数,分离或合生,每室胚珠1~2。蓇葖果、瘦果、核果及梨果,通常具宿萼。种子无胚乳。

本科124属,3300多种,分布全球,以北温带为多。我国产51属,1100种,已知药用的360种,各地均有分布。

本科重要的生药有金樱子、地榆、苦杏仁、乌梅、桃仁、山楂、枇杷叶和木瓜等。

本科植物含有多种活性成分:**氰苷**,如苦杏仁苷（amygdalin）有止咳祛痰作用,存在于枇杷属（*Eriobotry*）、梅属（*Prunus*）、梨属（*Pyrus*）等植物中。**多元酚类**,如仙鹤草酚（agrimophol）有驱绦虫作用,存在于龙芽草属（*Agrimonia*）中。**黄酮类**,如山楂属（*Crataegus*）含有槲皮素（quercetin）、金丝桃苷（hyperin）。其他尚含有皂苷、有机酸等。

【重要生药】

山楂 * 　Crataegi Fructus
（英）Hawthorn Fruit　（日）サンザシ

【基源】　本品为蔷薇科植物山里红 *Crataegus pinnatifida* Bunge var. *major* N.E. Br. 或羽裂山楂（山楂）*Crataegus pinnatifida* Bunge 的干燥成熟果实。习称"北山楂"。

【植物形态】　**山里红**　落叶小乔木,叶互生;托叶镰形,较大;叶片广卵形或菱状卵形,5~9羽状浅裂。伞房花序生于枝端或上部叶腋,花白色或稍带红晕。梨果球形,直径达2.5cm,深亮红色,有黄白色小斑点,花萼宿存。

羽裂山楂　叶3~5羽状深裂,裂片卵状披针形;果实直径1~1.5cm,深红色。

【产地】　主产于山东,产量大,品质佳,销全国并出口。北方常见栽培。

【采制】　秋季果实成熟时采收。切片,干燥。

【性状】　①果实呈类球形,直径1~2.5cm。②表面深红色,有光泽,布有细小白色斑点,顶端有凹窝,边缘有宿萼,基部有细果柄或柄痕;果核5枚,弓形。③通常横切成圆形片,皱缩不平,直径1~2.5cm,厚0.2~0.4cm。④果肉深黄色至淡棕色。中部横切片具5粒浅黄色果核,但多脱落而中空。⑤气微清香,味酸、微甜（彩图29）。

以片大、皮红、肉厚、核少者为佳。

【显微特征】　粉末:暗红棕色至棕色。①石细胞单个散在或成群,无色或淡黄色,类多角形、长圆形、类三角形或不规则形,直径19~125μm,壁厚达20~50μm,孔沟及层纹明显,有的胞腔内含深棕色物。②果皮表皮细胞表面观呈类圆形或类多角形,壁稍厚,胞腔内常含红棕色或黄棕色物。③果肉薄壁细胞内含草酸钙方晶或簇晶,方晶直径10~50μm,草酸钙簇晶直径20~50μm,棱角较钝。④纤维直径10~40μm,胞腔多狭窄。⑤果皮表皮细胞内含黄棕色至红棕色物,角质层厚（图11-29）。

笔记

【化学成分】 有机酸类 三萜类成分：熊果酸(ursolic acid)、齐墩果酸(oleanolic acid)；其他酸类成分：山楂酸(crataegolic acid, maslinic acid)、苹果酸(malic acid)、枸橼酸(citric acid)、绿原酸、酒石酸、琥珀酸、咖啡酸、柠檬酸(及其甲酯)、棕榈酸、硬脂酸、油酸、亚油酸及亚麻酸。

山楂酸

图 11-29 山楂粉末图
1. 石细胞 2. 草酸钙簇晶及方晶 3. 纤维 4. 果皮表皮细胞 5. 果肉薄壁细胞 6. 淀粉粒

黄酮类 槲皮素(quercetin)、牡荆素(vitexin)、芦丁(rutin)、牡荆素-4'-鼠李苷、金丝桃苷(hyperoside)。

其他成分 苦杏仁苷、表儿茶素(l-epicatechin)、皂苷、维生素C、核黄素、胡萝卜素、鞣酐等。

有机酸为消食导滞有效成分，黄酮类为防治心血管病及降血脂的有效成分，山楂三萜酸为降血压、降血脂和强心的有效成分。

【理化鉴定】 鉴别：取本品粉末的乙酸乙酯超声提取液为供试品溶液。以熊果酸对照品为对照，以甲苯-乙酸乙酯-甲酸(20∶4∶0.5)为展开剂，以硫酸乙醇溶液显色、紫外光灯下检视。供试品色谱中，在与对照品色谱相应的位置上，显相同的紫红色斑点；紫外光灯下显相同的橙黄色斑点。

含量测定：采用酸碱滴定法测定，本品，含有机酸以枸橼酸计，不得少于5.0%。

【药理作用】

作用	实例	有效成分
①对心脏的作用	多种提取物有一定的强心和降压作用。总黄酮有增加冠脉流量、抗实验性心肌缺氧、抗心律不齐等作用。牡荆素鼠李苷有保护心肌损伤作用	总黄酮、牡荆素鼠李苷
②降血脂作用	浸膏可使家兔血中胆固醇及甘油三酯含量明显降低	总黄酮
③助消化作用	脂肪酶可促进脂肪分解；山楂酸等可提高蛋白分解酶的活性，有帮助消化的作用	有机酸、山楂酸
④抗菌作用	煎剂和乙醇提取物对福氏痢疾杆菌、宋内痢疾杆菌等有抗菌作用。山楂核提取物对大肠埃希菌、金黄色葡萄球菌、白念珠菌等有杀灭作用	
⑤防癌作用	可通过抑制肿瘤细胞 DNA 的生物合成，从而阻止肿瘤细胞的分裂繁殖。山楂提取液能阻止亚硝胺的合成	总黄酮

笔记

【功效与主治】 性微温；味酸、甘。消食健胃，行气散瘀，化浊降脂。用于肉食积滞、胃脘胀满、泻痢腹痛、高脂血症等。焦山楂消食导滞作用增强，用于肉食积滞、泻痢不爽。用量

9~12g。

　　【附】　野山楂　本品为蔷薇科植物野山楂 *Crataegus cuneata* Sieb. et Zucc. 的干燥成熟果实，习称"南山楂"。南山楂主产于浙江、湖南、河南等地。采收后，置沸水中略烫后干燥或直接干燥。果实类球形或梨形，直径0.8~1.4cm，有的压成饼状；表面棕色至棕红色，有细密皱纹。味微酸、涩。含槲皮素、绿原酸、咖啡酸、齐墩果酸等。功效同山楂。

<h2 style="text-align:center">苦杏仁 * Armeniacae Semen Amarum</h2>

（英）Bitter Apricot Seed　（日）キョウニン

　　【基源】　本品为蔷薇科植物野杏(山杏) *Prunus armeniaca* L. var. *ansu* Maxim.、西伯利亚杏 *Prunus sibirica* L.、东北杏 *Prunus mandshurica*（Maxim.）Koehne 或杏 *Prunus armeniaca* L. 的干燥成熟种子。

　　【植物形态】　野杏(山杏)　落叶乔木，叶互生。花常 2 朵并生，先叶开放，粉红色。核果近球形，果核具网纹，有薄而锐的边缘；种子 1 枚。

　　【产地】　我国北方大部分地区均产，以内蒙古、辽宁、河北、吉林产量最大，行销各地并出口。

　　【采制】　夏季果实成熟后采收，除去果肉，打碎果核，取出种子，晒干。

　　【性状】　①种子呈扁心形，长 1~1.9cm，宽 0.8~1.5cm，厚 0.5~0.8cm。②表面黄棕色至深棕色，一端尖，另一端钝圆、肥厚，左右不对称。③尖端一侧有短线形种脐，圆端合点处向上具多数深棕色的脉纹。④种皮薄，子叶 2 枚，乳白色，富油性。⑤气微，味苦(图 11-30，彩图 30)。

图 11-30　苦杏仁药材图

A. 外形　B. 横断面　C. 纵剖面

1. 种脐　2. 种脊　3. 合点　4. 种皮
5. 子叶　6. 胚　7. 空隙

　　以颗粒饱满、完整、味苦者为佳。

　　【显微特征】　种子横切面：①种皮表皮细胞 1 层，间有近圆形橙黄色石细胞，常单个或 3~5 个成群，突出表皮外，埋于表皮的部位有大的纹孔。②表皮下为多层薄壁细胞，有小型维管束。③外胚乳为 1 层颓废细胞；内胚乳细胞含糊粉粒及脂肪油。④子叶薄壁细胞亦含糊粉粒及脂肪油(图 11-31)。

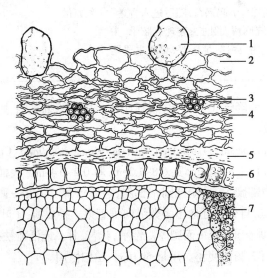

图 11-31　苦杏仁横切面组织图

1. 石细胞　2. 表皮　3. 维管束　4. 薄壁细胞
5. 外胚乳　6. 内胚乳　7. 子叶

图 11-32　苦杏仁种皮粉末图

1. 石细胞　2. 种皮表皮细胞

野杏种子粉末：黄白色。①种皮石细胞单个散在或数个成群，黄棕色至棕色，表面观呈类长圆形、类多角形或贝壳形，直径 25~150μm，纹孔大而密；侧面观大多呈贝壳形、卵圆形或类圆形，底部较宽，18~60μm，壁厚 3~5μm，层纹无或少见，孔沟甚密，上部壁厚 5~10μm，层纹明显，孔沟少。②种皮外表皮薄壁细胞浅橙黄色或棕黄色，类圆形，多皱缩，细胞界限不清，常与种皮石细胞相连。③子叶细胞含糊粉粒及油滴；较大的糊粉粒中有细小草酸钙簇晶，直径 2~6μm。此外有内胚乳细胞、螺纹导管等（图 11-32）。

【化学成分】 含苦杏仁苷（含量约 3%），脂肪油（含量约 50%），并含苦杏仁酶（emulsin）。苦杏仁酶为多种酶的混合物，包括苦杏仁苷酶（amygdalase）、樱叶酶（prunase）、醇腈酶（oxynitrilase），以及可溶性蛋白质。种子研碎后加水放置，苦杏仁苷受苦杏仁酶的作用，生成氢氰酸、苯甲醛和葡萄糖。

【理化鉴定】 鉴别：1. 取本品数粒，捣碎，置试管中，加水数滴使湿润，试管中悬挂一条在碳酸钠溶液中湿润的三硝基苯酚试纸条，用软木塞塞紧，置温水浴中，10 分钟后，试纸显砖红色（苦味酸钠反应）。

2. 取本品粉末以二氯甲烷提取，其残渣的甲醇提取液为供试品溶液。以苦杏仁苷对照品为对照，以三氯甲烷 - 乙酸乙酯 - 甲醇 - 水（15：40：22：10）为展开剂，以磷钼酸的硫酸乙醇溶液显色。供试品色谱中，在与对照品色谱相应的位置上，显相同颜色的斑点。

含量测定：采用 HPLC 分析方法测定，本品中含苦杏仁苷（$C_{20}H_{27}NO_{11}$）不得少于 3.0%。

【药理作用】

作用	实例	有效成分
①止咳平喘作用	苦杏仁是驰名的止咳平喘药。其煎剂有显著的降气、止咳、平喘作用	苦杏仁苷的分解产物氢氰酸
②对消化系统的作用	苦杏仁苷的分解产物苯甲醛能抑制胃蛋白酶而影响消化功能	苦杏仁苷的分解产物苯甲醛
③抗肿瘤作用	热水提取物粗制剂对人子宫颈癌 JTC-26 株的抑制率为 50%~70%；小鼠自由摄食苦杏仁，可抑制艾氏腹水癌的生长，并使生存期延长	氢氰酸、苯甲醛、苦杏仁苷
④毒副作用	口服大量苦杏仁易产生中毒。首先作用于延髓的呕吐、呼吸、迷走神经及血管运动等中枢，引起兴奋，随后进入昏迷、惊厥，继而整个中枢神经系统麻痹而死亡；表现有眩晕、头痛、呼吸急促、呕吐、心悸、发绀、昏迷、惊厥等，急救主要用亚硝酸盐和硫代硫酸钠	苦杏仁苷的分解产物氢氰酸

【功效与主治】 性微温，味苦，有小毒。能降气止咳平喘，润肠通便。用于咳嗽气喘、胸满痰多、肠燥便秘。用量 5~10g。内服不宜过量。

【附】 桃仁 本品为蔷薇科植物桃 *Prunus persica*（L.）Batsch 或山桃 *Prunus davidiana*（Carr.）Franch. 的干燥成熟种子。桃仁呈扁长卵形，长 1.2~1.8cm，宽 0.8~1.2cm，厚 0.2~0.4cm。表面黄棕色至红棕色，密布颗粒状突起。一端尖，中部膨大，另端钝圆稍偏斜，边缘较薄。尖端一侧有短线形种脐，圆端有颜色略深不甚明显的合点，自合点处散出多数纵向维管束。种皮薄，子叶 2，类白色，富油性。气微，味微苦。山桃仁呈类卵圆形，较小而肥厚。性平，味苦、甘。能活血祛瘀，润肠通便，止咳平喘。用于经闭痛经、跌打损伤、肠燥便秘。用量 5~10g。孕妇慎用。

木瓜 Chaenomelis Fructus

本品为蔷薇科植物贴梗海棠 *Chaenomeles speciosa*（Sweet）Nakai 的干燥近成熟果实，习称"皱

笔记

皮木瓜"。主产于四川、湖北、安徽、浙江。果实呈长圆形,多纵剖成两半,长 4~9cm,宽 2~5cm,厚 1~2.5cm。外表面紫红色或红棕色,有不规则的深皱纹;剖面边缘向内卷曲,果肉红棕色,中心部分凹陷,棕黄色;种子扁长三角形,多脱落。质坚硬。气微清香,味酸。含皂苷、黄酮类、维生素 C 和苹果酸、酒石酸、枸橼酸等大量有机酸。鲜果含过氧化氢酶等多种酶,种子含氢氰酸。本品含齐墩果酸和熊果酸的总量不得少于 0.50%。煎剂给小鼠灌胃,对蛋清性关节炎有消肿作用。本品性温,味酸。能舒筋活络,和胃化湿。用于腰膝关节酸肿疼痛、暑湿吐泻、转筋挛痛、脚气水肿。用量 6~9g。

枇杷叶 Eriobotryae Folium

本品为蔷薇科植物枇杷 *Eriobotrya japonica* (Thunb.) Lindl. 的干燥叶。主产于华东、中南、西南地区。叶片长圆形或倒卵形,长 12~30cm,宽 4~9cm。先端尖,基部楔形,边缘有疏锯齿,近基部全缘。上表面灰绿色、黄棕色或红棕色,较光滑;下表面密被黄色绒毛,主脉于下表面显著突起,侧脉羽状;叶柄极短,被棕黄色绒毛。叶革质而脆,易折断。气微,味微苦。除去绒毛后,生用或蜜炙后使用。含苦杏仁苷、皂苷、熊果酸、齐墩果酸、维生素 B_1 和 C、鞣质、有机酸。鲜叶含挥发油(含量 0.04%~0.1%),主成分为反式苦橙油醇(*trans*-nerolidol)、反 - 反式麝子油醇(*trans*-*trans*-farnesol)等。本品含齐墩果酸和熊果酸的总量不得少于 0.70%。水煎液对金黄色葡萄球菌、肺炎球菌、痢疾杆菌等有抑制作用。本品性微寒,味苦。能清肺止咳,降逆止呕。用于肺热咳嗽、气逆喘急、胃热呕逆、烦热口渴。用量 6~10g。

(高建平)

十五、豆科 Leguminosae(Fabaceae)*

【概述】 茎直立或蔓生,根部常有根瘤。叶常互生;多为羽状或掌状复叶;多具托叶和叶枕(叶柄基部膨大的部分),雄蕊多为 10 枚,常成二体雄蕊(9+1,稀 5+5);心皮 1,子房上位,1 室,边缘胎座,胚珠 1 至多数。荚果。种子无胚乳。豆科为种子植物第三大科,仅次于菊科和兰科,约 650 属,18 000 余种。我国有 160 余属,1680 种和变种,已知药用的 109 属,约 600 种。本科重要生药有甘草、黄芪、番泻叶、葛根、苦参、鸡血藤、山豆根、槐米、决明子、合欢皮等。

根据花部特征,豆科可分为三个亚科:含羞草亚科(Mimosoideae)、云实亚科(苏木亚科)(Caesalpinioideae)和蝶形花亚科(Papilionoideae)。在哈钦松和克朗奎斯特等分类系统中将本科分立为三个科:含羞草科(Mimosaceae)、云实科(苏木科)(Caesalpiniaceae)和蝶形花科(Papilionaceae)。

植物组织中常可见薄壁细胞内含草酸钙方晶,也有含簇晶。另多见晶纤维。

豆科植物含多种类型的化学成分,药用成分以黄酮类、生物碱及皂苷为主。**黄酮类**:在豆科中分布很广,几乎包罗了各种类型,有些为豆科所特有,有些具有重要的生理活性。如甘草中的甘草苷(liquiritin)、异甘草苷(isoliquiritin)和葛根中的大豆苷(daidzin)均有解痉作用;槐花米中的芦丁能使毛细血管的通透性恢复正常;葛根中的葛根素(puerarin)能扩张冠状动脉。**生物碱**:主要分布于蝶形花亚科中,以吡啶类和吲哚类生物碱为主,前者如苦参碱(matrine),有抗癌作用;后者如毒扁豆碱(physostigmine),可用于治疗青光眼。**三萜皂苷**:豆科植物黄芪中含有三萜皂苷,其苷元多为环黄芪醇(cycloastragenol)、黄芪甲苷(astragaloside Ⅳ)、黄芪皂苷Ⅰ(astragaloside Ⅰ),有降压、抗炎、镇静和调节代谢的作用。**其他成分**:含有蒽醌类(如决明属植物中的番泻苷 sennosides)、香豆素、鞣质等。

【重要生药】

黄芪 * Astragali Radix
（英）Milkvetch Root （日）オウギ

【基源】 本品为豆科植物蒙古黄芪 *Astragalus membranaceus*（Fisch.）Bunge var. *mongholicus*（Bunge）Hsiao 或膜荚黄芪 *Astragalus membranaceus*（Fisch.）Bunge 的干燥根。

【植物形态】 **蒙古黄芪** 多年生草本。小叶 12~18 对；小叶片宽椭圆形、椭圆形或长圆形，托叶披针形。花冠淡黄色，旗瓣长圆状倒卵形，翼瓣及龙骨瓣均有长爪；子房光滑无毛。荚果膜质，直径 11~15mm，基部有长柄，均无毛。

膜荚黄芪 茎被白色柔毛。小叶 6~13 对；小叶片椭圆形至长椭圆形或椭圆状卵形至长圆状卵形，托叶卵形至披针状线形。翼瓣及龙骨瓣均具长爪及短耳；子房被柔毛。荚果被黑色或黑白相间的短伏毛。

【产地】 蒙古黄芪主产于黑龙江、山西、内蒙古、甘肃等省区。膜荚黄芪主产于黑龙江、山西、内蒙古、陕西、宁夏、甘肃、新疆等省区。质量以栽培的蒙古黄芪为好，销全国并大量出口。产于山西绵山者，习称"绵芪"或"西黄芪"；产于黑龙江、内蒙古者，称"北黄芪"。

【采制】 春、秋两季均可采挖，以秋季采挖者质较佳。挖出后除净泥土及须根，切去根头，晒至六七成干，分出大小，理直，捆成小捆，再晒干。

炮制 蜜黄芪 将黄芪润透，切成约 2.5mm 厚片，按常法用蜜水炒至深黄色，放凉后不粘手时为度，取出，摊凉散热，干燥。每 100kg 生黄芪片，用炼蜜 25kg。

【性状】 **蒙古黄芪** ①根呈长圆柱形，单枝或有分枝，长 30~90cm，直径 1~3.5cm。②表面淡棕色或淡棕褐色，有不规则细纵纹及稀疏须根痕。③质坚实，体较重，不易折断，断面纤维性，并显粉性，皮部稍松，白色或淡黄白色，木部较紧结，黄色，有多数放射状弯曲纹理及裂隙，菊花心明显。④老根中心多枯朽或空洞状，褐色。⑤气微，味微甜，嚼之微有豆腥味（图 11-33，彩图 31，彩图 32）。

一般以条粗长、皱纹少、质坚而绵、断面色黄白、粉性足、味甜者为佳。

【显微特征】 **横切面：**①木栓层为数层木栓细胞；栓内层为 3~5 层细胞，切向壁稍厚。②韧皮部射线外侧常弯曲，有裂隙；韧皮部纤维成束或单个散在，壁厚，木化或微木化，与筛管群交互排列；近栓内层处有时可见石细胞及纵向管状木栓组织。③形成层成环。④木质部导管单个散在或 2~3 个相集，直径 18~160μm；导管间有木纤维束；射线中有时可见单个或 2~4 个成群的石细胞。⑤薄壁细胞含淀粉粒（图 11-34）。

粉末：黄白色。①纤维多成束，细长，直径 8~30μm，壁厚，表面有纵裂纹，初生壁常与次生壁分离，两端常断裂成须状，或较平截。②具缘纹孔导管无色或橙黄色，直径 24~160μm，具缘纹孔排列紧密，亦有网纹导管。③石细胞少见，圆形、长圆形或不规则形，壁极厚，层纹可见，孔沟稀少。④木栓细胞淡黄绿色，表面观呈多角形或类方形，垂周壁薄，有的细波状弯曲。⑤淀粉粒较多，单粒类圆形、椭圆形或类肾形，直径 3~13μm，复粒由 2~4 分粒组成（图 11-35）。

图 11-33 黄芪药材图
1. 完整药材 2. 饮片

图 11-34　黄芪(根)横切面简图

1. 木栓层　2. 栓内层　3. 石细胞　4. 管状木栓组织　5. 韧皮射线　6. 韧皮纤维束　7. 形成层　8. 导管　9. 木纤维束　10. 木射线

图 11-35　蒙古黄芪(根)粉末图

1. 纤维　2. 导管　3. 淀粉粒　4. 木栓细胞　5. 厚壁细胞

【化学成分】　皂苷类：含黄芪皂苷(astragaloside)Ⅰ~Ⅷ、异黄芪皂苷Ⅰ、Ⅱ及大豆皂苷Ⅰ等。除大豆皂苷Ⅰ、黄芪皂苷Ⅷ以大豆皂苷元 B 为苷元外，其余如黄芪皂苷Ⅰ、Ⅱ、Ⅳ等都是以 9,19- 环羊脂烷型的四环三萜类即环黄芪醇(cycloastragenol)为苷元。黄酮类：含山奈酚、槲皮素、异鼠李素、鼠李柠檬素多种黄酮苷元以及山奈素 -4- 甲醚 -3- 葡萄糖苷,异鼠李素 -3-β-D- 葡萄糖苷和异槲皮苷等黄酮苷,另外还含有芒柄花黄素、3′- 羟基芒柄花黄素(毛蕊异黄酮,calycosin)、黄芪异黄烷苷[3S-(-)-mucronulatol-7-O-glucopyranoside]。膜荚黄芪还含有 2′, 4′- 二羟基 -5,6- 二甲氧基异黄烷(2′, 4′-dihydroxy -5,6-dimethoxyisoflavane)、7,3′- 二羟基 -4′, 5′- 二甲氧基异黄烷等。多糖类：含葡聚糖 AG-1、AG-2,均具有免疫促进作用;尚含黄芪多糖(astragalan)Ⅰ、Ⅱ、Ⅲ,其中Ⅱ和Ⅲ为葡聚糖,Ⅰ和Ⅱ有增强免疫活性作用。又含酸性多糖 AMon-S,由 L- 阿拉伯糖 -D- 半乳糖 -D- 半乳糖醛酸 -D- 葡萄糖醛酸(18∶18∶1∶1)组成,亦有增强免疫功能作用。

　　另外含氨基酸、微量元素、生物碱、甾醇类物质等。黄芪豆腥味浓淡与正己醛含量呈显著正相关。

	R₁	R₂	R₃	R₄
黄芪皂苷Ⅰ	Glc	H	Ac	Ac
黄芪皂苷Ⅱ	Glc	H	Ac	H
黄芪皂苷Ⅲ	H	H	Glc	H
黄芪皂苷Ⅳ	Glc	H	H	H
黄芪皂苷Ⅴ	H	Glc	Glc	H
黄芪皂苷Ⅵ	Glc	H	Glc	H
黄芪皂苷Ⅶ	Glc	Glc	H	H

黄芪皂苷Ⅷ R=Xyl
大豆皂苷Ⅰ R=Gal

Rha—²R²GlcA—O

CH₂OH

OH

芒柄花黄素 R=H
毛蕊异黄酮 R=OH

7,3′-二羟基-4′,5′-二甲氧基异黄烷

【理化鉴定】 鉴别：1. 取本品粉末 3g，加水 30ml，浸渍过夜，滤过，取滤液 1ml，加 0.2% 茚三酮溶液 2 滴，在沸水中加热 5 分钟，冷后呈紫红色（氨基酸、多肽反应）。

2. 取上项水溶液 1ml，于 60℃水浴中加热 10 分钟，加 5% α- 萘酚乙醇溶液 5 滴，摇匀，沿管壁缓缓加入浓硫酸 0.5ml，在试液与硫酸交界处出现紫红色环（糖、多糖反应）。

3. 取本品粉末 2g，加甲醇 10ml，放置过夜，滤过。取滤液 1ml，在水浴上蒸干，用少量冰醋酸溶解残渣。加醋酸酐 - 浓硫酸试剂（19：1）0.5ml，颜色由黄变为红色→青色→污绿色（甾醇反应）。

4. 取本品粉末的甲醇回流液，过中性氧化铝柱，甲醇洗脱物水溶液的正丁醇萃取物，用甲醇溶解，与黄芪甲苷（黄芪皂苷Ⅳ）对照品溶液，以三氯甲烷 - 甲醇 - 水（13：7：2）的下层溶液为展开剂，共薄层展开，10% 硫酸乙醇液显色。供试品色谱中，在与对照品色谱相应的位置上，日光下显相同的棕褐色斑点；紫外光灯（365nm）下显相同的橙黄色荧光斑点。

含量测定：采用 HPLC 法测定，本品含黄芪甲苷（黄芪皂苷Ⅳ）不得少于 0.040%，毛蕊异黄酮葡萄糖苷不得少于 0.020%。

重金属及有害元素 照铅、镉、砷、汞、铜测定法（《中国药典》2015 年版通则 2321 原子吸收分光光度法或电感耦合等离子体质谱法）测定，铅不得过 5mg/kg；镉不得过 0.3mg/kg；砷不得过 2mg/kg；汞不得过 0.2mg/kg；铜不得过 20mg/kg。

有机氯农药残留量 照农药残留量测定法（《中国药典》2015 年版通则 2341 有机氯类农药残留量测定法——第一法）测定，总六六六（BHC）不得过 0.2mg/kg；总滴滴涕（DDT）不得过 0.2mg/kg；五氯硝基苯（PCNB）不得过 0.1mg/kg。

【药理作用】

作用	实例	有效成分
①调节免疫功能	黄芪水煎剂及口服液能明显提高小鼠网状内皮系统的吞噬功能，可促进兔和小鼠巨噬细胞的吞噬功能	黄芪多糖及黄芪皂苷甲
②抗衰老和抗应激作用	能明显延长人胚肺二倍体细胞、人胚肾细胞及小鼠肾细胞的寿命；有适应原样作用，能抗疲劳、抗低压和中毒性缺氧，抗高温、低温等	黄芪多糖

续表

作用	实例	有效成分
③肾保护、肝保护作用	黄芪注射液及黄芪粉能减轻各种实验性肾炎引起的肾脏病变,黄芪多糖Ⅰ、Ⅱ及黄芪皂苷能改善大鼠蛋白质代谢紊乱,增加肾病综合征大鼠血浆蛋白水平;能减轻CCl₄、内毒素、半乳糖等引起的肝损伤	黄芪多糖及皂苷
④抗心肌缺血作用	对兔失血性休克有保护作用,能使离体心脏的功能和冠脉血流量明显增加	总黄酮
⑤抗氧化作用	黄芪水提物能改善脂质谱,抑制过氧化,增强抗氧化酶活性,清除自由基,降低合并高血脂的冠心病风险	总黄酮

【功效与主治】 味甘,性微温。能补气升阳,固表止汗,利水消肿,生津养血,行滞通痹,托毒排脓,敛疮生肌。用于气虚乏力,食少便溏,中气下陷,久泻脱肛,便血崩漏,表虚自汗,气虚水肿,内热消渴,血虚萎黄,半身不遂,痹痛麻木,痈疽难溃,久溃不敛。用量9~30g,煎服。补气宜炙用,止汗、利尿、托毒排脓生肌宜生用。

【资源利用】 ①红芪:岩黄芪属植物多序岩黄芪(*Hedysarum polybotrys* Hand.-Mazz.)的根,主产于甘肃南部;台湾地区规定"黄芪"来源于本植物;②金翼黄芪(*Astragalus chrysopterus* Bunge)的根,河北称小黄芪,甘肃南部称小白芪入药;③梭果黄芪(*Astragalus ernestii* Comb.)或多花黄芪(*Astragalus floridulus* Benth.)的根,四川作川绵芪或白绵芪入药。

<h3 style="text-align:center">甘草* Glycyrrhizae Radix et Rhizoma</h3>
(英)Licorice (日)カンゾウ

【基源】 本品为豆科植物乌拉尔甘草(甘草)*Glycyrrhiza uralensis* Fisch.、胀果甘草 *Glycyrrhiza inflata* Bat. 或光果甘草 *Glycyrrhiza glabra* L. 的干燥根及根茎。

【植物形态】 **乌拉尔甘草** 根茎圆柱状,多横走;主根长,粗大,外皮红棕色至暗褐色。茎被白色短毛及腺鳞或腺状毛。小叶5~17枚,边缘全缘,有时微呈波状,多少反卷;两面被腺鳞及白毛。总状花序腋生;雄蕊10,二体(9+1);荚果扁平,窄长,弯曲呈镰刀状或环状,多数紧密排列成球状,密被绒毛腺瘤,黄褐色刺状腺毛或少数非腺毛。

胀果甘草 植物体局部常被密集成片的淡黄褐色鳞片状腺体,无腺毛。小叶3~7,边缘波状,上面暗绿色,具黄褐色腺点,下面有似涂胶状光泽。荚果短小而直,膨胀,无腺毛。

光果甘草 植物体密被淡黄褐色腺点和鳞片状腺体,不具腺毛。小叶片约19片,窄长平直,上面无毛或有微柔毛,下面密被淡黄色腺点。荚果扁而直,多为长圆形,无毛。

【产地】 乌拉尔甘草主产于内蒙古、甘肃、新疆、黑龙江等地。按产地分为西甘草和东甘草。西甘草产于内蒙古、陕西、甘肃、青海、新疆,东甘草产于黑龙江、吉林、辽宁、河北、山西等地。甘草多分布于海拔250~1400m,土壤为中性或微碱性,以内蒙古鄂尔多斯(原伊克昭盟)、巴彦淖尔及阿拉善旗与甘肃、宁夏交界的部分地区一带所产者质量最佳。近年来以新疆产量为最大,内蒙古、宁夏次之。光果甘草主产于新疆、欧洲等地,习称"欧甘草"或"洋甘草"。胀果甘草主产于新疆、甘肃,习称"新疆甘草"。

【采制】 春、秋两季皆可采挖,以秋季产者为佳。将挖取的根和根茎切去地上部分与须根,洗净,按根粗细、大小分等级捆好,干燥风干,干后包装。亦有将外面栓皮削去,切成长段晒干者,称为"粉甘草"。

【性状】 **乌拉尔甘草** ①根呈长圆柱形,长30~100cm,直径0.6~3.5cm。②表面红棕色,或灰棕色,有明显的皱纹、沟纹及横长的皮孔突起,并有稀疏的细根痕,外皮松紧不等,两端切面中央稍下陷。③质坚实而重,断面纤维性,黄白色,粉性,形成层环纹明显,有放射状纹理,有裂隙。④根茎表面有芽痕,横切面中心有髓。⑤气微,味甜(彩图33,彩图34)。

胀果甘草　①根和根茎外皮粗糙,多灰棕色或灰褐色。②质坚硬。③断面淡黄色或黄色,纤维性,粉性小。④味甜或带苦。根茎不定芽多而粗大。

光果甘草　①根茎及根质地较坚实。②表面灰棕色,外皮不粗糙,皮孔细而不明显。③断面纤维性,裂隙较少。④气微,味甜。

一般以外皮细紧、色红棕、质坚实、断面黄白色、粉性足、味甜者为佳。

【显微特征】根横切面:乌拉尔甘草①木栓层为数层棕色细胞(粉甘草栓皮已除去)。栓内层较窄。②韧皮部射线宽广,多弯曲,常现裂隙;纤维多成束,非木化或微木化,其周围薄壁细胞中常含草酸钙方晶,形成晶鞘纤维。筛管群常因压缩而变形。③束内形成层明显。④木质部射线宽3~5列细胞;导管较多,直径约至160μm,常单个或2~3个成群。木纤维成束,周围薄壁细胞中也含草酸钙方晶。⑤薄壁细胞中含有淀粉粒(图11-36,图11-37)。

图11-36　乌拉尔甘草(根茎)横切面组织简图
1.木栓层　2.韧皮纤维束　3.形成层　4.木质部
5.射线

胀果甘草　韧皮部及木质部的射线细胞多皱缩而形成裂隙。

光果甘草　横切面韧皮部射线平直,不偏弯,裂隙少。

粉末:乌拉尔甘草根及根茎　棕黄色。①纤维成束或分离,直径8~14μm,壁厚,胞腔狭窄,微木化,周围薄壁细胞含草酸钙方晶,形成晶纤维。②草酸钙方晶多见,方晶直径30μm。③具缘纹孔导管直径较大,常破碎,稀有网纹导管。④木栓细胞红棕色,多角形,微木化,有的含形状不一的棕色块状物。⑤淀粉粒众多,多为单粒,卵圆形或椭圆形,长3~20μm,脐点呈点状。另可见橙红色色素块,散在(图11-38)。

图11-37　乌拉尔甘草(根)横切面组织详图
1.颓废筛管群　2.纤维束　3.筛管群　4.韧皮薄壁细胞　5.形成层　6.草酸钙方晶　7.射线　8.导管　9.木薄壁细胞　10.淀粉粒

【化学成分】　三萜类成分　乌拉尔甘草根和根茎含甘草皂苷(glycyrrhizin)，系甘草酸(glycyrrhizic acid)的钾、钙盐，为甘草的甜味成分，甘草酸水解后得两分子的葡萄糖醛酸和一分子的18β-甘草次酸(18β-glycyrrhetic acid)。根中还含有24-羟基甘草次酸。光果甘草的根和根茎除甘草酸、甘草次酸之外，尚含去氧甘草次酸Ⅰ(deoxyglycyrrhetic acidⅠ)、去氧甘草次酸Ⅱ(deoxyglycyrrhetic acidⅡ)、18α-羟基甘草次酸(18α-hydroxyglycyrrhetic acid)、异甘草次酸(liquiritic acid)、甘草萜醇(glycyrrhetol)、甘草内酯(gabrolide)等。

黄酮类成分　甘草苷(liquiritin)、甘草苷元(甘草素，liquiritigenin)、异甘草苷(isoliquiritin)、异甘草苷元(isoliquiritigenin)、新甘草苷(neoliquiritin)、新异甘草苷(neoisoliquiritin)、异甘草呋喃糖苷(licurazid)、鼠李糖异甘草苷(rhamnoisoliquiritin)等。光果甘草的根和根茎中尚含甘草黄酮A(licoflavone A)、甘草查耳酮(licochalcone)A及B、甘草异黄酮B(licoisoflavone B)、甘草异黄烷酮(licoisoflavanone)、光果甘草宁(glabranin)、光甘草定(glabridin)等。

图11-38　乌拉尔甘草(根及根茎)粉末图
1. 纤维及晶纤维　2. 导管　3. 草酸钙方晶　4. 淀粉粒　5. 木栓细胞　6. 色素块　7. 射线细胞

其他成分　含7-甲氧基香豆素(herniarin)、伞花内酯(7-羟基香豆素，umbelliferone)等。

18β-甘草次酸

甘草酸

【理化鉴定】　鉴别：1. 取本品粉末少量，置白瓷板上，加80%硫酸溶液数滴，均显黄色，渐变为橙黄色(甘草皂苷反应)。

2. 取本品粉末加乙醚回流、甲醇提取后经正丁醇萃取、甲醇溶解，与甘草对照药材和甘草酸单铵盐对照品溶液，以乙酸乙酯-甲酸-冰醋酸-水(15∶1∶1∶2)为展开剂，共薄层展开，喷以10%硫酸乙醇溶液加热，置紫外光灯下(365nm)下检视。供试品色谱在与对照药材色谱相应的位置上，显相同颜色的荧光斑点；在与对照品色谱相应的位置上，显相同的橙黄色荧光斑点。

含量测定：1. 采用HPLC法测定，本品含甘草酸不得少于2.0%，含甘草苷不得少于0.5%。

2. 有机氯农药残留量的测定　气相色谱法。滴滴涕(总DDT)和六六六(总BHC)均不得过

0.2mg/kg,五氯硝基苯(PCNB)不得过 0.1mg/kg。

3. 重金属残留的检测　照铅、镉、砷、汞、铜测定法(2015 年版《中国药典》通则 2321 原子吸收分光光度法或电感耦合等离子体质谱法)测定,铅不得过 5mg/kg;镉不得过 0.3mg/kg;砷不得过 2mg/kg;汞不得过 0.2mg/kg;铜不得过 20mg/kg。

【药理作用】

作用	实例	有效成分
①抗溃疡作用	对大鼠结扎幽门及组胺诱导的犬胃溃疡有明显抑制作用;甘草流浸膏灌胃后能直接吸附胃酸,对正常犬及实验性溃疡大鼠能降低胃酸	甘草苷元、异甘草苷元等
②盐皮质激素样作用	对健康人及多种动物都有促进储水、留钠和排钾的作用	甘草皂苷及甘草次酸
③糖皮质激素样抗炎作用	对大鼠甲醛性关节炎和棉球肉芽肿炎症有明显的抑制作用。甘草能通过抑制前炎症细胞因子及炎症介质的合成与释放,提高吞噬细胞的吞噬功能、影响抗体产生、调节淋巴细胞数量和功能、提高免疫调节功能,发挥抗炎、抗变态反应作用	甘草黄酮类化合物(如异甘草素、异甘草苷、甘草素、甘草查耳酮 A、光甘草定、甘草醇等)、甘草多糖和甘草酸
④镇咳祛痰作用	具有显著的中枢镇咳作用,其中作用最强的是甘草次酸胆碱盐,皮下注射 1mg/kg 就能抑制 80% 的咳嗽发作	18β- 甘草次酸及其衍生物
⑤解毒作用	对某些药物中毒、食物中毒,体内代谢产物中毒有解毒能力	甘草皂苷

【功效与主治】　味甘,性平。能补脾益气,清热解毒,祛痰止咳,缓急止痛,调和诸药。用于脾胃虚弱、倦怠乏力、心悸气短、咳嗽痰多、脘腹、四肢挛急疼痛、痈肿疮毒,缓解药物毒性、烈性。用量 2~10g。煎服。清热应生用,补中宜炙用。反大戟、芫花、甘遂、海藻。

番泻叶 *　Sennae Folium

【基源】　本品为豆科植物狭叶番泻 Cassia angustifolia Vahl 或尖叶番泻 Cassia acutifolia Delile 的干燥叶。

【植物形态】　狭叶番泻　矮小灌木。小叶 4~8 对,小叶片卵状披针形至线状披针形,先端急尖,且有锐刺,基部稍不对称,无毛或几无毛。总状花序腋生,雄蕊 10 枚,花药基部箭形;雌蕊弯曲如镰,被疏毛。荚果呈扁平长方形,背缝线顶端具明显的尖突。含种子 8 枚。

尖叶番泻　与狭叶番泻不同处:小叶多为长卵形,先端急尖或有棘尖,叶基不对称,叶背面灰绿色。花较小。荚果较宽,宽 2~2.5cm,先端的尖突微小而不明显,含种子 6~7 枚。

【产地】　狭叶番泻叶主要产于印度南端的丁内未利(Tinnevelly),产量最大,故商品名又称"印度番泻叶"或"丁内未利番泻叶"。尖叶番泻叶主产于埃及,由埃及的亚历山大港输出,故称"埃及番泻叶"或"亚历山大番泻叶"。现我国广东、海南及云南西双版纳等地也有栽培。

【采制】　狭叶番泻叶在开花前摘取叶片,阴干,分级,用水压机打包。尖叶番泻叶在 9 月果实将成熟时,剪取枝条,摘下叶片、果实(多药用)晒干,按全叶与碎叶分别包装。

【性状】　狭叶番泻叶:①小叶片长卵形、卵形或披针形,长 1.5~5cm,宽 0.4~2cm,叶端急尖,叶基不对称,全缘。上下表面绿黄色,下表面稍浅。上下表面均无毛或近于无毛,叶脉突出。②叶革质。③气微弱而特异,味微苦,稍有黏性(彩图 35)。

尖叶番泻叶:①叶片披针形或长卵形,略卷曲,叶端短尖或微凸,两面均有细短毛茸。②质地较薄、脆。③无特殊气味,尝之微涩而稍带苦。

一般以叶片大而完整、色绿者为佳。

笔记

【显微特征】 叶横切面：①表皮细胞 1 列，常含黏液质，外被角质层；上下表皮均有气孔和单细胞非腺毛。②叶肉组织为等面叶型。上表面的栅栏细胞 1 列通过主脉；下表面的不通过主脉，海绵细胞中常含有草酸钙簇晶。③主脉维管束外韧型，上、下两侧均有微木化的中柱鞘纤维束，且纤维外侧的薄壁细胞中含草酸钙方晶，形成晶鞘纤维（图 11-39，图 11-40）。

图 11-39　番泻叶组织图

A.叶上表面　B.叶下表面　C.叶主脉横切面简图

1.非腺毛　2.气孔　3.上表皮　4.栅栏组织　5.草酸钙结晶　6.木质部　7.韧皮部　8.纤维鞘　9.厚角组织

粉末：淡绿色或黄绿色。①晶鞘纤维多，草酸钙方晶的直径为 12~15μm。②具单细胞非腺毛，壁厚，有疣状突起，基部稍弯曲，长 100~350μm，直径 12~25μm。③表皮细胞表面观呈多角形，垂周壁平直；气孔平轴式，副卫细胞多为 2 个，少有 3 个。④草酸钙簇晶较多，直径 9~20μm，存于海绵组织中，棱角尖锐。

【化学成分】 **二蒽酮苷类**：主要为番泻叶苷 A，B，C，D（sennoside A，B，C，D；A 与 B，C 与 D 分别互为差向异构体）、芦荟大黄素双蒽酮苷（aloe-emodin dianthrone glucoside），以番泻苷 A，B 为主。**游离蒽醌及其苷类**：大黄酸葡萄糖苷（rhein monoglucoside）、芦荟大黄素葡萄糖苷（aloe-emodin monoglucoside）及少量的大黄酸（rhein）、芦荟大黄素（aloe-emodin）、大黄酚（chrysophanol）等。**其他成分**：尚含黄酮类如番泻叶山奈苷（kaempferin）、山奈酚（kaempferol）、

图 11-40　番泻叶中脉横切面组织详图

1.非腺毛　2.上表皮细胞　3.栅栏细胞
4.草酸钙方晶　5.草酸钙簇晶　6.纤维
7.导管　8.韧皮部细胞　9.下表皮细胞
10.厚角细胞

笔记

异鼠李素(isorhamnetin)等;挥发油,以及蜂花醇(myricyl alcohol)、水杨酸(salicylic acid)、硬脂酸(stearic acid)、棕榈酸(palmitic acid)、植物甾醇等。

番泻苷A: R=COOH
番泻苷C: R=CH₂OH

番泻苷B: R=COOH
番泻苷D: R = CH₂OH

【理化鉴定】 鉴别:1. 吸取本品粉末的稀醇浸出液,滴于滤纸上,晾干,置紫外光灯(365nm)下观察,可见棕红色荧光(蒽醌类反应)。

2. 取本品粉末 25mg,加水 50ml、盐酸 2ml,置水浴中加热 15 分钟,放冷,加乙醚 40ml,振摇提取,分取醚层,过无水硫酸钠层脱水,滤过,取滤液 5ml,蒸干,放冷,加氨试液 5ml,溶液呈黄色或橙色,置水浴加热 2 分钟后,显紫红色(蒽醌类反应)。

3. 取本品经乙醇提取、石油醚脱脂后残渣的乙醇溶解液作为供试品溶液,与番泻叶对照药材制成的对照品溶液,以乙酸乙酯 - 正丙醇 - 水(4∶4∶3)为展开剂,共薄层展开,置紫外光灯(365nm)下观察。供试品色谱在与对照药材色谱相应的位置上,显相同颜色的荧光斑点;喷 20%硝酸溶液,加热约 10 分钟后,放冷,再喷以 5% 氢氧化钾的稀乙醇溶液,供试品色谱在与对照药材色谱相应的位置上,显相同颜色的斑点。

含量测定: 采用 HPLC 法测定,本品按干燥品计算,含番泻苷 A 和番泻苷 B 两种成分的总量不得少于 1.1%。

【药理作用】

作用	实例	有效成分
①泻下作用	较其他蒽醌类的泻下作用更强,用于急性便秘,刺激大肠引起泻下时,可能伴有腹痛	番泻苷 A、B、C、D
②抑菌作用	蒽醌类对多种细菌(葡萄球菌、大肠埃希菌等)及皮肤真菌有抑制作用	大黄酸、大黄素、芦荟大黄素

【功效与主治】 味甘、苦,性寒。有泻热行滞、通便、利水的功能。用于热结积滞、便秘腹痛、水肿胀满。用量 2~6g。入煎剂宜后下,或泡服。体虚及孕妇忌服。

【附】 1. **卵叶番泻叶** 本品为同属植物卵叶番泻 *Cassia obovate* Colladon. 的干燥小叶。主产于埃及、意大利,习称"意大利番泻叶"。小叶片呈倒卵形,先端具棘刺,被短毛。下表皮细胞呈乳头状凸起。可供药用。含蒽醌总量约 3.8%。

2. **耳叶番泻叶** 本品为同属植物耳叶番泻 *Cassia auriculate* L. 的干燥小叶。为进口番泻叶中常混有的伪品。小叶片呈卵圆形或倒卵圆形,长 1~2.5cm,宽 0.5~1.5cm,先端钝圆或略凹下且具短刺,基部对称或不对称;表面灰黄绿色或红棕色,密被灰白色长茸毛,稍薄,多不平展,易碎,无迭压线。叶肉组织为异面叶型,上表面具栅栏细胞 2 列,细胞长 50~60μm;非腺毛细长,表面较光滑,基部多平直,长约 240~650μm;草酸钙簇晶少而小或无,直径 10~15μm。本品含蒽苷极少,不具泻下作用,不可供药用。

笔记

葛根　Puerariae Lobatae Radix

本品为豆科植物野葛 *Pueraria lobata*(Willd.)Ohwi 的干燥根。主产于湖南、河南、浙江等省。药材多呈圆柱形,饮片为斜切、纵切或横切的片块,长 4~35cm,直径 4~14cm,厚 0.5~1cm;表面黄白色或淡棕色,有时可见残存淡棕色外皮。切面粗糙,纤维性强;横切片可见由纤维及导管所形成的同心性环层;质轻而松;气微,味淡。粉末中可见众多的晶纤维,含晶细胞壁木化增厚,石细胞较少。葛根的有效成分为黄酮类化合物,主要有大豆苷元(daidzein)、大豆苷(daidzin)、葛根素(puerarin)、大豆苷元 -4′,7- 二葡萄糖苷、7- 木糖苷葛根素(7-xyloside puerarin)、4′,6″- 二乙酰基葛根素(4′,6″-*O*-diacetyl puerarin)等。本品采用 HPLC 方法测定含量,含葛根素($C_{21}H_{20}O_9$)不得少于 2.4%。静脉注射葛根黄酮能降低麻醉犬的血压和脑血管阻力,高血压犬口服后血压亦轻度下降,并对去甲肾上腺素的升压反应和乙酰胆碱的降压反应减弱;另外,能增加麻醉犬的冠状动脉血流量,降低血管阻力,减少心肌耗氧量,对抗垂体后叶素引起的冠脉血管痉挛;改善实验性心肌梗死犬的心肌代谢。葛根能改善高血压患者的项强、头晕、头疼、耳鸣等症状,缓解冠心病患者的心绞痛症状。本品味甘、辛,性凉;能解表退热,生津止渴,透疹,升阳止泻。用于治疗表证发热、无汗、口渴、头痛项强、麻疹不透、泄泻、痢疾。用量 10~15g。退热生用,止泻煨熟用。

【附】 **粉葛** 为同属植物甘葛藤 *Pueraria thomosonii* Benth. 的干燥根。本品多除去外皮,截段或再纵剖成两瓣,干燥。为纵切或斜切的厚片或为圆柱形、半圆柱形,表面黄白色或淡棕色。横切面可见由纤维形成的浅棕色同心性环纹,纵切面可见由纤维形成的数条纵纹。纤维性较弱,质坚硬而重,富粉性,气微,味微甜。本品采用 HPLC 方法测定,含葛根素不得少于 0.30%。效用同葛根。

山豆根　Sophorae Tonkinensis Radix et Rhizoma

本品为豆科植物越南槐 *Sophora tonkinensis* Gapnep. 的干燥根及根茎。主产于广西、广东、云南、贵州等地。根茎呈不规则块状,横向延长,具结节,顶端常残留茎基或茎痕,其下着生根数条。根呈长圆柱形,有分枝,略弯曲,长短不等,直径 0.3~0.7cm。表面棕色至黑棕色,有纵皱纹及横长皮孔样突起。质坚硬,难折断,断面略平坦,皮部浅棕色,木部淡黄色。微有豆腥气,味极苦。本品含有草酸钙方晶,并有晶纤维。主要含苦参碱(matrine)、氧化苦参碱(oxymatrine)、*N-* 甲基金雀花碱(*N*-methylcytisine)、安那吉碱(anagyrine)等生物碱及广豆根素(sophoranone)、环广豆根素(sophoranochromene)、广豆根酮(sophoradin)、环广豆根酮(sophoradochromene)、紫檀素(pterocarpine)、*l-* 三叶豆紫檀苷(trifolirhizin)、*l-* 山槐素(maackiain)等黄酮类成分。本品以 HPLC 方法测定含量,含苦参碱和氧化苦参碱的总量不得少于 0.7%。动物实验表明有抗肿瘤作用,氧化苦参碱对肿瘤含氧细胞具有选择性杀灭作用。山豆根总碱能显著增加豚鼠离体心脏冠状动脉流量。山豆根水煎液对小鼠应激性溃疡有显著疗效。本品味苦,性寒;有毒。有清热解毒、消肿利咽的功效,用于火毒蕴结、乳蛾喉痹、咽喉肿痛、齿龈肿痛、口舌生疮。用量 3~6g。

十六、芸香科 Rutaceae

【概述】 乔木或灌木。叶或果实上常有透明油点(腺点),多含挥发油。复叶或单身复叶。花辐射对称,两性,雄蕊与花瓣同数或为其倍数,花盘发达;子房上位,心皮 2~5 或更多。蓇葖果、蒴果、核果或柑果。本科约 150 属,1600 种,分布于热带、亚热带和温带。我国有 22 属,120 余种,已知药用的 100 余种,主产于南方。本科重要的生药有黄柏、吴茱萸、陈皮、枳实、枳壳、花椒等。

笔记

本科植物体普遍具有油室或油细胞,有的种类薄壁细胞常含橙皮苷结晶。

本科植物主要含挥发油、黄酮类、生物碱、香豆素及木脂素类。不少成分具有强烈的生物活性,或具有分类学意义。**生物碱**在芸香科中普遍存在,一些呋喃喹啉类、吡喃喹啉类和吖啶酮类的生物碱几乎只限存在于该科植物。异喹啉类生物碱常存在于黄柏属(*Phellodendron*)、花椒属(*Zanthoxylum*)、吴茱萸属(*Evodia*)等植物中。**黄酮类**成分在本科中也有广泛分布,柑橘属(*Citrus*)中的橙皮苷(hesperidin)能降低血管脆性,防止微血管出血,并能降低血中胆固醇。

【重要生药】

黄柏* Phellodendri Chinensis Cortex
(英)Corktree Bark (日)オウバク

【基源】　本品为芸香科植物黄皮树 *Phellodendron chinense* Schneid. 的干燥树皮。习称"川黄柏"。

【植物形态】　乔木。树皮外层暗灰棕色,内层深黄色,有黏性。小枝通常暗红棕色或紫棕色。小叶 7~15 片,通常两侧不对称,密被长柔毛。花单性,雌雄异株,雄花有雄蕊 5~6,长于花瓣。果轴及果枝粗大,常密被短毛;浆果状核果球形,密集成团,熟后紫黑色。

【产地】　主产于四川、贵州等省区,陕西、湖南、湖北、云南、甘肃、广西等地亦产。

【采制】　通常在 3~6 月间剥取树皮,选 10 年以上的树,轮流相间剥取,剥皮处能够新生树皮,可再次剥取。将剥下的树皮晒至半干,压平,刮净外层栓皮至露出黄色内皮为度,刷净晒干。存放在干燥通风处,防止发霉变色。

【性状】　①呈板片状或浅槽状,长宽不一,厚 1~6mm。②外表面黄褐或黄棕色,平坦或具纵沟纹,有的可见皮孔痕及残存的灰褐色粗皮。内表面暗黄或淡棕色,具细密的纵皱纹。③体轻,质硬,断面纤维性,呈裂片状分层,深黄色。④气微,味极苦,嚼之有黏性(彩图 36)。

一般以皮厚、断面色黄者为佳。

【显微特征】　横切面:①残存的木栓层内含棕色物质。栓内层比较狭窄。②皮层散有多数纤维束及石细胞群;石细胞大多分枝状,壁甚厚,层纹明显,木化。③韧皮部占树皮的大部分,外侧有多数石细胞,纤维束切向排列呈断续的层带,纤维束周围薄壁细胞中常含草酸钙方晶,射线常弯曲,宽 2~4 列细胞,薄壁细胞含细小淀粉粒,黏液细胞随处可见(图 11-41,图 11-42)。

粉末:黄色或深黄色。①纤维鲜黄色,多成束,稀单个散在,多碎断,直径 16~38μm。②纤维束周围细胞中含有草酸钙方晶,形成晶纤维,含晶细胞壁木化,壁厚,层纹明显,草酸钙方晶众多。③分枝状石细胞形大较多见,鲜黄色,长径可达 250μm,直径 35~128μm,壁甚厚,层纹明显,孔沟短线形或不明显。④黏液细胞较易察见,类球形,直径可至 85μm。⑤木栓细胞淡黄棕色,表面观呈多角形(图 11-42)。

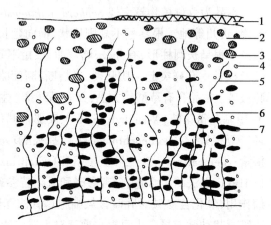

图 11-41　黄柏横切面组织简图
1. 木栓层　2. 皮层　3. 石细胞　4. 黏液细胞
5. 韧皮射线　6. 韧皮部　7. 纤维束

【化学成分】　含多种生物碱,主要为小檗碱(berberine,含量 4%~8%)、黄柏碱(phellodendrine)、木兰碱(magnoflorine)、掌叶防己碱(巴马亭 palmatine)、药根碱(jatrorrhizine)等。另含黄柏酮(obakunone)、黄柏内酯(limonin,柠檬苦素)、白鲜内酯,以及黄柏新苷(phellochinin A)、青荧光酸、豆甾醇等成分。

图 11-42　黄柏横切面组织详图和粉末图

A. 横切面详图　B. 粉末图

1. 木栓层　2. 石细胞　3. 皮层　4. 纤维束　5. 射线　6. 韧皮部　7. 黏液细胞　8. 草酸钙方晶　9. 韧皮纤维束　10. 关黄柏石细胞　11. 川黄柏石细胞　12. 淀粉粒　13. 晶纤维

黄柏碱

黄柏酮

【理化鉴定】　鉴别：1. 取本品粉末约 1g,加乙醚 10ml,振摇后滤过,滤液挥干,残渣加冰醋酸 1ml 使溶解,再加硫酸 1 滴,放置,溶液显紫棕色(黄柏酮反应)。

2. 取本品粉末约 1g,加乙醇 10ml,振摇数分钟,滤过。滤液蒸去乙醇,加硫酸 1ml,沿管壁加氯气饱和的水溶液(临时配制)1ml,在两液交界面显红色环(小檗碱反应)。

3. 取本品粉末加入少量水中搅拌时,液体因黏液之故而呈胶状。

4. 取本品粉末、黄柏对照药材 1% 醋酸甲醇提取液和盐酸小檗碱对照品溶液,以三氯甲烷 - 甲醇 - 水(30∶15∶4)的下层溶液为展开剂,共薄层展开,喷以稀碘化铋钾试液。供试品色谱中,在与对照药材色谱和对照品色谱相应的位置上,显相同颜色的斑点。

含量测定：采用 HPLC 法测定,本品含小檗碱不得少于 3.0%;含黄柏碱不得少于 0.34%。

笔记

【药理作用】

作用	实例	有效成分
①抗菌作用	体外试验对金黄色葡萄球菌、肺炎球菌、白喉杆菌、草绿色链球菌、痢疾杆菌、人型结核杆菌等均有较强的抑制作用。对堇色毛菌、絮状表皮癣菌、许兰毛菌、奥杜盎小孢子菌及腹股沟表皮癣菌等多种致病性皮肤真菌亦有抑制作用	小檗碱
②降压作用	对麻醉动物静脉或腹腔注射,可产生显著而持久的中枢性降压作用	
③抑制中枢神经系统	对中枢神经系统有抑制作用,小鼠的自发活动、各种反射均受到抑制	黄柏碱
④免疫抑制作用	有抑制细胞免疫反应的作用	黄柏碱和木兰花碱
⑤其他作用	可增强离体兔肠振幅;增强其张力及振幅,抑制肠管蠕动	黄柏酮、黄柏内酯

【功效与主治】 味苦,性寒。能清热燥湿,泻火除蒸,解毒疗疮。用于湿热泻痢、黄疸、带下、热淋、脚气、痿躄、骨蒸劳热、盗汗、遗精;外治疮疡肿毒、湿疹、瘙痒、口疮、黄水疮、烧伤、烫伤等病症。用量 3~12g;外用适量。

【附】 关黄柏 为同科植物黄檗 *Phellodendron amurense* Rupr. 的干燥树皮;2000 年版以前的《中国药典》中与黄皮树共同作为"黄柏"的原植物来源。本品树皮呈板片状或浅槽状,栓皮已大部刨去,厚 2~4mm,残留的栓皮灰白色,较厚,有弹性。外表面绿黄色,有不规则纵脊和沟纹,内表面灰黄绿色及黄棕色。体轻质坚韧,折断面呈纤维性,鲜黄色或黄绿色,有的呈裂片状分层。粉末中石细胞直径 35~80μm。气微,味极苦,有黏性。用 HPLC 方法测定,本品含小檗碱不得少于 0.60%,含巴马汀不得少于 0.30%。功效同黄柏。

枳实 Aurantii Fructus Immaturus

本品为芸香科植物酸橙 *Citrus aurantium* L. 及其栽培变种或甜橙 *Citrus sinensis* Osbeck 的干燥幼果。主产于四川(川枳实)、湖南(湘枳实)、江西(江枳实)、湖北、贵州等省。果实半球形或圆球形,直径 0.5~2.5cm(少数有 5cm)。外表面绿黑色或褐棕色,较粗糙,散有众多小油点(油室),中央有圆盘状果柄痕或明显的花柱基痕。横剖面中果皮黄白色或淡棕色,微向上凸起,厚 5~8mm,边缘有 1~2 列黑棕色凹陷小点(油室)。瓤囊 9~11 瓣,棕褐色,中轴宽 3~5mm。气清香,味苦,微酸。粉末薄壁细胞中含草酸钙方晶,含橙皮苷结晶,有油室。含挥发油、对羟福林(辛弗林 synephrine)、N- 甲基酪胺(N-methyl tyramine),以及橙皮苷和新橙皮苷(neohesperidin)。此外尚含柠檬酸、维生素 C、维生素 P 等。采用 HPLC 方法测定,本品含辛弗林不得少于 0.30% 。水煎剂对小鼠及兔离体肠管有抑制作用;挥发油表现出一定的镇痛作用,并能预防大鼠幽门结扎性溃疡的形成;麻醉犬静脉注射酸橙枳实注射液(相当于生药 1.5g/kg),能收缩外周血管,增加总外周阻力,收缩压及舒张压均明显升高,血压上升幅度前者大于后者;枳实对豚鼠离体心脏和心肺制备装置、猫心乳头肌及在体犬心脏有加强心肌收缩力和增加心输出量的作用。本品味苦、辛、酸,性寒。有破气消积,化痰散痞功能。用于积滞内停,痞满胀痛,泻痢后重,痰滞气阻,胸痹,结胸,脏器下垂等。用量 3~10g。

【附】 枳壳 酸橙及其栽培变种的干燥未成熟果实入药,称为枳壳。药材呈半圆球形,翻口似盆状,直径 3~5cm。外果皮棕褐色至褐色,有颗粒状突起,散有凹点状油室;切面中果皮黄白色,厚 0.4~1.3cm,瓤囊 7~12 瓣,汁囊干缩呈棕色,内藏种子。质地坚硬,不易折断。功效与枳实类同。

十七、橄榄科 Burseraceae

【概述】 本科约 16 属,550 种,分布于热带和亚热带。我国有 3 属,13 种,主产于华南和西南南部。本科重要的生药有乳香、没药等。

【重要生药】

乳香　Olibanum

本品为橄榄科植物乳香树 *Boswellia carterli* Birdw. 及同属数种植物 *Boswellia bhaw-dajiana* Birdw. 巴瓦乳香树树皮渗出的树脂。主产于红海沿岸的索马里、埃塞俄比亚等地。本品呈长卵形滴乳状、类圆形颗粒或粘连成大小不等的不规则块状物。大者长达 2cm(乳香珠)或 5cm(原乳香)。表面黄白色,半透明,被有黄白色粉末,久存则颜色加深。质脆,破碎面有玻璃样或蜡样光泽。具特异香气,味微苦。嚼之黏附牙齿,唾液成为乳状。本品遇热则变软,烧之微有香气(但不应有松香气),冒黑烟,并遗留黑色残渣。与少量水共研,能形成白色乳状液。以色淡黄、颗粒状、半透明、无杂质、气芳香为佳。含树脂 60%~70%、树胶 27%~35%、挥发油 3%~8%。树脂主要含游离 α-,β- 乳香脂酸(α,β-boswellic acid)33%、结合乳香脂酸 1.5%、乳香树脂烃(olibanoresene)33% 等。树胶主要含多聚糖。挥发油中含 α- 水芹烯(α-phellandrene)、二戊烯、α- 樟脑烯醛(α-camphorenealdehyde)、d- 马鞭草烯醇(d-verbenol)和马鞭草烯酮(verbenone)等。本品味辛、苦,性温。能活血定痛,消肿生肌。用于胸痹心痛、胃脘疼痛、痛经经闭、产后瘀阻、癥瘕腹痛、风湿痹痛、筋脉拘挛、跌打损伤、痈肿疮疡。用量 3~5g。孕妇慎用。

没药　Myrrha

本品为橄榄科植物地丁树(没药) *Commiphora myrrha* Engl. 或哈地丁树 *Commiphora molmol* Engl. 的干燥树脂。主产于非洲东北部索马里、埃塞俄比亚以及阿拉伯半岛南部。以索马里所产没药质量最佳。油胶树脂呈不规则颗粒状或黏结成团状,直径 1~3cm,有的可达 10cm。表面黄色至棕色,有时表面黄棕色相间。质地硬;破碎面不规则颗粒状,无光泽,打碎后的薄片有亮光或半透明。气微芳香而特异,味苦,嚼时粘牙。加水共研,形成黄棕色乳状液。以黄棕色、破碎面微透明、显油润、香气浓、味苦、无杂质为佳。含有挥发油 7%~17%,树脂 25%~40%,树胶 57%~61%。含丁香酚(eugenol)、间苯甲基酚(m-cresol)、对位异丙基苯甲醛及蒎烯等。没药树脂(myrrhin)主要含树脂酸,大部分可溶于乙醚,有 α-,β- 及 γ- 没药酸(commiphoric acid)、次没药脂酸(commiphorinic acid)及二种酚性树脂,其中一种树脂可产生原儿茶酸(protocatechuic acid)及焦儿茶素(pyrocatechin);难溶于乙醚部分有 α-,β- 罕没药酸(α,β-heerabomyrrholic acid)。树胶中含蛋白质 18% 和糖 64%。没药的水浸剂(1∶2)在体外对多种致病真菌,如堇色毛癣菌、同心性毛癣菌、许兰黄癣菌等有抑制作用;树脂能降低雄兔高胆甾醇血症的血胆甾醇含量,防止斑块形成;没药中所含倍半萜、二萜、三萜及木质素等成分还表现出很强的抗肿瘤活性。本品味苦、辛,性平。有散瘀定痛、消肿生肌的功能。用于瘀血心腹诸痛、跌打伤痛、痹痛拘挛、痈疽肿痛或溃久不敛。用量 3~5g。外用适量研后敷患处。孕妇忌服。

十八、楝科 Meliaceae

【概述】 木本,多为羽状复叶。花多两性,辐射对称,集成圆锥花序;花瓣 4~5;雄蕊 8~10,花丝合生成管状;具花盘或缺;子房上位,心皮 2~5,合生,2~5 室,每室胚珠 1~2,稀更多。蒴果、浆果或核果。本科约 50 属,650 种,主要分布于热带和亚热带。我国有 17 属,约 40 种,已知药用的 20 余种,主产于长江以南地区。本科重要的生药有苦楝皮、川楝子等。

本科植物组织中多有晶纤维,薄壁细胞中含有草酸钙方晶及簇晶。

本科植物含有三萜类化合物及香豆素。楝、川楝的树皮和根皮中含有的三萜类成分,如川楝素(toosendanin),具有驱蛔作用;含有洋椿苦素(cedrelone)、米仔兰醇(aglaiol);生物碱类如米仔兰碱(odorine)、米仔兰醇碱(odorinol)等。

【重要生药】

川楝子　Toosendan Fructus

本品为楝科植物川楝 *Melia toosendan* Sieb. et Zucc. 的干燥成熟果实。主产于四川、云南等。核果类球形或椭圆形,直径 2~3.2cm,表面棕黄色或棕色,有光泽,皱缩或略有凹陷,具红棕色小点,顶端有点状柱基残痕,基部凹陷处有果柄痕。外层果皮薄,革质,与果肉间常有空隙,果肉淡黄色,质松,遇水湿润显黏性。果核坚硬木质,球形或卵形,有 6~8 条隆起的棱线,内分 6~8 室,每室含黑棕色长圆形的种子 1 粒。种子表面具细小突起,富油质。气特异,味酸苦。以个大、外皮金黄色、肉黄白色、饱满、有弹性者为佳。含川楝素、生物碱、山柰醇、树脂及鞣质。药理实验表明本品对金黄色葡萄球菌及实验真菌有抑制作用,具有显著的镇痛,抗炎作用;川楝素具有抗肿瘤细胞作用,主要与胞内 Ca^{2+} 超载和线粒体途径诱发的细胞凋亡有关。本品味苦,性寒,有小毒。有疏肝泻热,行气止痛,杀虫功能。用于肝郁化火,胸胁、脘腹胀痛,疝气疼痛,虫积腹痛。用量 5~10g。

十九、远志科 Polygalaceae

【概述】　单叶,互生,全缘。花两性,两侧对称;萼片 5,不等长,最内 2 片较大,常呈花瓣状;花瓣 5 或 3,大小不等,最下面 1 片呈龙骨状,其顶部常有鸡冠状附属物;雄蕊 4~8,花丝合成鞘状;子房上位,心皮 1~3,合生。蒴果、翅果或坚果。种子常有毛。本科 13~17 属,约 1000 种,广布热带和亚热带。我国有 5 属,50 余种,已知药用的近 30 种,南北均有分布。属于本科植物的生药有:远志、瓜子金等。

本科植物常含三萜皂苷,如远志根中含有的远志皂苷 A~G(onjisaponin A~G),远志皂苷元(tenuigenin),瓜子金皂苷(polygalasaponin)等;醇类有远志醇(polygalitol)等;生物碱如远志碱(tenuidine)。

【重要生药】

远志　Polygalae Radix

本品为远志科植物远志 *Polygala tenuifolia* Willd. 或卵叶远志 *Polygala sibirica* L. 的干燥根。主产于山西、陕西、吉林、河南等地。以山西产量大,陕西的质量好。根呈圆柱形,稍弯曲,长 3~15cm,直径 3~8mm,表面灰黄棕色,有较密并深陷的纵横皱纹及横裂纹;质脆,易折断,断面木部黄白色,易与皮部剥离;也有在加工时将木部除去,形成筒状,称为"远志筒"或"远志肉";气微,味苦、微辛、涩,有刺喉感。以根粗、肉厚、皮细者为佳。含远志皂苷 A~G(onjisaponin A~G),寡糖多酯成分 tenuifoliose A~P,蔗糖多酯成分 sibiricose A_1~A_6,苯丙烷类蔗糖酯 tenuifoliside A~E;还含有叫酮类成分 7-羟基 -1,2,3-三甲氧基叫酮(onjixanthone Ⅰ)、1,3,6-三羟基 -2,7-二甲氧基叫酮(onjixanthone Ⅱ)、3-羟基 -2,8-二甲氧基叫酮、3-羟基 -1,2,7-三甲氧基叫酮、1,7-二甲氧基 -2,3-亚甲二氧基叫酮、6,8-二羟基 -1,2,4-三甲氧基叫酮、6,8-二羟基 -1,2,3-三甲氧基叫酮等。本品水溶液强力振摇,产生持续性泡沫,10 分钟内不消失。本品用 HPLC 方法测定,含细叶远志皂苷不得少于 2.0%,含远志叫酮Ⅲ不得少于 0.15%,含 3,6'-二芥子酰基蔗糖不得少于 0.50%。药理实验表明,远志皂苷具有祛痰镇咳作用;远志根皮、远志根和根部木心均有镇静和抗惊厥作用;远志水煎剂具有抗衰老、促进动物体力和智力、抗痴呆和脑保护活性;另外,本品还具有降压、抗心肌缺血、抗肿瘤、抗抑郁、抑菌等作用。本品味苦、辛,性温。有安神益智、祛痰、消肿的功能。用于心肾不交引起的失眠多梦、健忘惊悸、神志恍惚、咳痰不爽、疮疡肿毒、乳房肿痛等症。用量 3~10g。

二十、大戟科 Euphorbiaceae

【概述】 木本或草本,常含有乳汁。叶基部常有腺体。花单性。雌雄同株或异株;排成穗状、总状、聚伞或杯状聚伞花序;无花瓣或稀有花瓣;有花盘或腺体;子房上位,心皮3,组成3室,每室胚珠1~2。蒴果,少数为浆果或核果。种子具胚乳。本科约320属,8900种,广布于全世界,主产于热带。我国约有75属,406种,已知药用的约160种。本科重要的生药有巴豆、大戟、一叶萩、甘遂、叶下珠等。

本科植物常具有节乳管。

本科植物多有不同程度的毒性,化学成分复杂,主要有生物碱、氰苷、硫苷、二萜(多含于乳汁和种子中)、三萜类成分(普遍存在于叶、茎、根和乳汁中)。生物碱中的一叶萩碱(securinine)能兴奋中枢神经,美登木素类生物碱有抗癌活性。种子中含有大量的脂肪油和蛋白质,多具毒性,如毒性球蛋白、巴豆毒素(crotin)、蓖麻毒素(ricin)等。二萜类成分多有强烈的生理活性或刺激性作用,并有较重要的分类学意义。

【重要生药】

巴豆 *Crotonis Fructus*

本品为大戟科植物巴豆(替林巴豆)*Croton tiglium* L. 的干燥成熟果实。主产于四川、云南、广西等省区。果实卵圆形或椭圆形,具3棱,长 1.8~2.2cm,直径 1.4~2cm。表面灰黄色至棕黄色,有纵线6条,顶端平截,常有柱头残基,基部有点状梗痕。3室,每室有种子1粒。种子扁椭圆形,长 1.2~1.5cm,直径 0.7~0.9cm,表面灰棕色至棕色,一端有点状种脐和细小种阜或脱落的痕迹,另端有微凹的合点,其间有种脊;种皮薄、质硬而脆,内种皮为一层白色薄膜。胚乳黄白色至黄棕色,富油质;子叶菲薄;胚根细小,位于种阜一端。胚乳味辛辣如灼,有毒不宜口尝。以个大、饱满、种仁黄白色者为佳。本品外果皮具有星状毛。种子含巴豆油50%~60%,蛋白质约18%。巴豆油有毒,油中主要为油酸(约37%)、亚油酸(约19%)、肉豆蔻酸(约7.45%)、花生酸(约1.5%)、棕榈酸(约0.9%)、硬脂酸、月桂酸、巴豆油酸(crotonic acid)及巴豆酸(tiglic acid)等的甘油酯;巴豆油的亲水性部分尚含巴豆醇(phorbol)的双酯化合物,有致癌活性;又含多种疏水性的4-去氧-4α-巴豆醇(4-deoxy-4α-phorbol)的三酯化合物,其刺激性和致癌活性很小。此外,尚含有巴豆苷(crotonoside,$C_{10}H_{13}N_5O_5$),其水解生成巴豆毒素。用 HPLC 方法测定,本品含巴豆苷不得少于 0.80%。巴豆煎剂或巴豆油能剧烈刺激肠壁,引起强烈的蠕动而峻泻;巴豆煎剂对金黄色葡萄球菌、流感杆菌、白喉杆菌、铜绿假单胞菌有一定的抗菌作用。本品味辛,性热,有大毒。生品外用蚀疮;用于恶疮疥癣、疣痣。外用适量,研末涂患处,或捣烂以纱布包擦患处。孕妇禁用;不宜与牵牛子同用。

【附】 巴豆霜 为巴豆种仁的加工品(榨除大部分油脂)。为粒度均匀、疏松的淡黄色粉末,显油性。气微,味辛辣。主要含油酸、肉豆蔻酸、巴豆油酸、巴豆酸等及巴豆毒素。本品味辛,性热,有大毒。有峻下冷积、逐水退肿、豁痰利咽功能;外用蚀疮。用于寒积便秘、乳食停滞、腹水臌胀、二便不通、喉风、喉痹;外治痈肿脓成不溃、疥癣恶疮、疣痣。用量 0.1~0.3g,多入丸、散分服;外用适量。用药禁忌同巴豆。

(晁 志)

二十一、漆树科 Anacardiaceae

【概述】 木本,常含有树脂。复叶或单叶,互生,稀对生,无托叶。花多辐射对称,两性、单性或杂性,通常排成圆锥花序,子房上位,常1室,每室1胚珠。果多为核果。本科约60属600

余种,主要分布于热带、亚热带。我国有 16 属 50 余种,其中已知药用的种类约 35 种,分布于长江以南地区。本科重要生药有五倍子、广枣、干漆、杧果核、黄连木、黄栌根等。本科植物多含黄酮类、三萜类、树脂和鞣质等。

【重要生药】

五倍子　Galla Chinensis

本品为漆树科植物盐肤木 *Rhus chinensis* Mill.、青麸杨 *Rhus potaninii* Maxim. 或红麸杨 *Rhus punjabensis* Stew. var. *sinica*(Diels)Rehd. et Wils. 叶上的虫瘿,主要由五倍子蚜 *Melaphis chinensis*(Bell)Baker 寄生而成。分为"肚倍"和"角倍"。主产于四川、贵州、云南。肚倍为长圆形或纺锤形的囊状物,长 2.5~9cm,直径 1.5~4cm。表面灰褐色或灰棕色,微有柔毛。质硬而脆,易破碎,内有黑褐色死蚜虫及灰色粉状排泄物。气特异,味涩。角倍呈菱形,具不规则的钝角状分枝,柔毛较明显,壁较薄。本品主要含鞣质(gallotannins)(含量为 50%~70%,角倍低,肚倍高),另含没食子酸、白果酚、2-羟基-6-十五烷基苯甲酸、淀粉、脂肪、树脂、蜡质等。药理实验表明,五倍子中的鞣质对蛋白质有沉淀作用,能使皮肤、黏膜、溃疡面等局部组织的蛋白质凝固,而具收敛作用;五倍子煎剂具有广谱抗菌活性,对金黄色葡萄球菌、乙型溶血性链球菌、肺炎双球菌以及伤寒、痢疾、炭疽、白喉、铜绿假单胞菌、羊毛样小孢子菌等均有明显抑制作用,同时五倍子水提取物还能抑制变异链球菌等厌氧菌的生长及生物膜的形成,具有防治龋齿的功效。本品性寒,味酸、涩。内服能敛肺降火,涩肠止泻,敛汗。用于肺虚久咳、久泻、遗精、盗汗、崩漏下血等。外用能解毒,消肿,收湿敛疮,止血;用于疮疖肿毒、溃疡、肛脱、子宫下垂、外伤出血等。用量 3~6g。外用适量,煎汤熏洗或研末撒敷。外感咳嗽及湿热泻痢忌服。

二十二、卫矛科 Celastraceae

【概述】　乔木、灌木或藤本。单叶,对生或互生;托叶小,早落。花两性或单性,辐射对称。花盘发达,子房上位。果实为蒴果、翅果、浆果或核果,种子常具有红色或者橙红色的假种皮。本科约 60 属 850 余种,分布于热带、亚热带和温带。我国有 12 属 200 余种,已知药用植物近 100 种,全国各地均有分布。本科重要生药有雷公藤、美登木、南蛇藤、卫矛等。本科植物主含倍半萜醇和酯及倍半萜酯生物碱,常有较强的活性。如雷公藤碱(wilfordine)具有免疫抑制活性,美登木碱(maytansine)有抗肿瘤活性。本科尚含三萜内酯三环氧化物、五环三萜类、强心苷和黄酮类化合物。

【重要生药】

雷公藤　Tripterygii Radix

本品为卫矛科植物雷公藤 *Tripterygium wilfordii* Hook. f. 的干燥根。分布于浙江、安徽、江西、广东、广西等地。根圆柱形,扭曲,常具茎残基。表面土黄色至黄棕色,具细密纵向沟纹及环状或半环状裂隙;栓皮层常脱落,脱落处显橙黄色。皮部易剥离,露出黄白色的木部。质坚硬,折断时有粉尘飞扬,断面纤维性。根含雷公藤碱(wilfordine)、雷公藤次碱(wilforine)、雷公藤精碱(wilforjine)、雷公藤特碱(wilfortine)、雷公藤庚碱(wilforzine)、雷公藤榕碱(wilfordlongine)等,多为倍半萜大环生物碱,还含有雷公藤内酯(triptolide)、雷公藤羟内酯(tripdiolide)、雷公藤羰内酯(triptonide)等二萜内酯类,另还含雷公藤三萜醇(雷公藤红素 tripterine)。内酯类成分是雷公藤的主要活性成分,药理实验表明其具有显著的抗炎、免疫抑制、抗肌萎缩及肌无力、抗肿瘤、抗生育作用。本品味辛,性凉,有大毒;能祛风除湿,活血化瘀,消肿止痛,杀虫解毒。对于类风湿关节炎、红斑狼疮、银屑病、肾炎、麻风病等有一定疗效。本品应在医师指导下使用。通常用量 1~5g,除尽外皮者 15~25g,外用适量。

笔记

二十三、鼠李科 Rhamnaceae

【概述】 木本，稀草本，常具刺。单叶，互生或对生，托叶小，常脱落。花小，两性，稀单性，辐射对称，通常排成聚伞花序。花盘肉质，子房上位，埋藏于肉质花盘中，心皮合生。核果、蒴果或翅果。本科约 50 属，900 余种。我国有 13 属，130 余种，已知药用的有 76 种，主产于长江以南地区。本科重要生药有大枣、酸枣仁、枳椇子、鼠李、猫乳等。本科植物含多种化学成分，有蒽醌类成分，如大黄素（emodin）、大黄酚（chrysophanol）等，三萜皂苷类成分，如酸枣仁皂苷（jujubosides）。另尚含肽型生物碱和异喹啉类生物碱及多糖等。

【重要生药】

大枣 Jujubae Fructus

本品为鼠李科植物枣 *Ziziphus jujuba* Mill. 的干燥成熟果实。主产于山东、河南、山西、陕西、新疆。果实呈椭圆形或球形，长 2~3.5cm，直径 1.5~2.5cm。表面暗红色，略带光泽，有不规则皱纹。基部凹陷，有短果梗。外果皮薄，中果皮棕黄色或淡褐色，肉质，柔软，富糖性而油润。果核纺锤形，两端锐尖，质坚硬。气微香，味甜。含大枣皂苷 Ⅰ、Ⅱ、Ⅲ（ziziphus saponin Ⅰ,Ⅱ,Ⅲ）、酸枣仁皂苷 B（jujuboside B）、光千金藤碱（stepharine）、(2S,3S,4R,8E)-2-［(2′R)-2′-羟基二十四烷酰胺］-8-十八烯-1,3,4-三醇、1-O-β-D-吡喃葡萄糖-(2S,3S,4R,8E)-2-［(2′R)-2′-羟基二十四烷酰胺］-8-十八烯-1,3,4-三醇、2α-羟基齐墩果酸、2α-羟基乌苏酸、芦丁及较高含量的环磷腺苷（cAMP）、环磷鸟苷（cGMP）。药理实验表明本品有增加血清总蛋白及白蛋白作用；大枣多糖能增强小鼠红细胞免疫功能，增强小鼠腹腔巨噬细胞的吞噬功能并对环磷酰胺所致的免疫抑制具有明显拮抗作用；大枣多糖对大鼠血清钙和血糖有一定的增高作用，同时还对四氯化碳所致小鼠急性肝损伤具有保护作用。本品性温，味甘；能补中益气，养血安神；用于脾胃虚弱、体虚乏力；用量 6~15g。

酸枣仁 Ziziphi Spinosae Semen

本品为鼠李科植物酸枣 *Ziziphus jujuba* Mill. var. *spinosa*（Bunge）Hu ex H.F.Chou 的干燥成熟种子。主产于河北、陕西、辽宁。种子呈扁圆形或扁椭圆形，长 5~9mm，宽 5~7mm，厚约 3mm。表面紫红色或紫褐色，平滑有光泽，有的有裂纹。有的两面均呈圆隆状突起；有的一面较平坦，中间或有 1 条隆起的纵线纹；另一面稍凸起。一端凹陷，可见线形种脐，另端有细小突起的合点。种皮较脆，胚乳白色，子叶 2，浅黄色，富油性；气微，味淡。含酸枣仁皂苷（jujuboside）A、B，并含黄酮类、白桦脂酸（betulinic acid）、白桦脂醇（betulin）及多量脂肪油、蛋白质、甾醇，尚含微量具强烈刺激性的挥发油。药理实验表明本品有镇静、催眠、抗抑郁及降压等作用。本品性平，味甘、酸；能养心补肺，宁心安神，敛汗，生津；用于虚烦不眠、惊悸多梦、体虚多汗、津伤口渴。用量 10~15g。

二十四、藤黄科 Guttiferae

【概述】 木本或草本。单叶对生，稀轮生，全缘，常有透明或暗色腺点，无托叶。花两性或单性，辐射对称，雄蕊通常多数，花丝分离或基部合生成多束（多体雄蕊），子房上位，1 室或 3~5 室，每室 1~2 胚珠至多数。蒴果、浆果或核果。本科约 40 属 1200 种，广布于热带及温带。我国有 8 属 90 余种，已知药用的有 40 余种，分布于全国各地。本科重要生药有贯叶金丝桃、红旱莲、田基黄、元宝草、小连翘等。本科植物含有二蒽酮化合物、黄酮类、𠮩酮类（xanthones）、生物碱、间苯三酚化合物、挥发油和鞣质等。

笔记

【重要生药】

贯叶金丝桃　Hyperici Perforati Herba

本品为藤黄科植物贯叶金丝桃 *Hypericum perforatum* L. 的干燥地上部分。主产于西南和西北各省。茎呈圆柱形，长 10~100cm，多分枝，茎和分枝两侧各具一条纵棱。小枝细瘦，对生于叶腋。单叶对生，无柄，抱茎；叶片披针形或长椭圆形，散布透明腺点，边缘或近顶端散生黑色腺点。聚伞花序顶生，花黄色；花萼、花瓣边缘及花药上都有黑色腺点。蒴果矩圆形，具泡状小突起。气微，味微苦、涩。贯叶金丝桃含金丝桃素（hypericin）、伪金丝桃素（pseudohypericin）、异金丝桃素（isohypericin）和大黄素 - 蒽酮（emodin-anthrone）等萘并双蒽酮类化合物，贯叶金丝桃素（hyperforin）和加贯叶金丝桃素（adhyperforin）等间苯三酚类成分，金丝桃苷（hyperin）、槲皮素（quercetin）、萹蓄苷（avicularin）、槲皮苷（quercitrin）、异槲皮苷（isoquercitrin）等黄酮类成分及挥发油等。现代药理研究表明，贯叶金丝桃提取物具有显著的抗抑郁作用，金丝桃苷对心肌缺血及脑缺血再灌注损伤具有保护作用。本品性寒，味辛。能疏肝解郁，清热利湿，消肿通乳。用于肝气郁结，情志不畅，心胸郁闷，关节肿痛，乳痈，乳少。用量 2~3g。国外常用于治疗中、轻度抑郁症。

二十五、瑞香科 Thymelaeaceae

【概述】 灌木或乔木，茎皮多韧皮纤维，不易折断。单叶。花两性，辐射对称；雄蕊与花萼裂片同数或为其 2 倍。浆果、核果或坚果，稀蒴果。本科约 48 属，650 种；我国有 9 属，约 115 种，已知药用的近 40 种，主要分布于长江以南地区。本科重要生药有沉香（分国产、进口）、芫花、祖师麻、了哥王、红狼毒、结香等。多数含有生理活性强或有毒成分。主要有二萜酯类、香豆素、木脂素类、挥发油和黄酮类等。

【重要生药】

沉香 *　Aquilariae Lignum Resinatum
（英）Eaglewood Wood　（日）ジンコウ

【基源】 本品为瑞香科植物白木香 *Aquilaria sinensis*（Lour.）Gilg 含有树脂的木材。

【植物形态】 常绿乔木。叶互生，革质，顶端短渐尖，基部宽楔形。伞形花序顶生或腋生；花黄绿色，芳香；花瓣鳞片状，有毛。蒴果木质。

【产地】 主产于海南、广西、广东，福建亦产。白木香野生资源量在不断减少，被列为国家二级保护野生植物，已载入《中国植物红皮书》。

【采制】 全年均可采收。通常选择树干直径 30cm 以上的壮龄白木香树，采用凿洞、砍伤等人工结香的方法使伤口处的木质部损伤从而分泌棕黑色树脂，数年后将此变色的木部削下，削去黄白色不含树脂部分，阴干。刨片或磨细粉用。

【性状】 ①本品呈不规则块状、片状或盔帽状，有的为小碎块。②表面凹凸不平，有刀痕，偶有孔洞，可见黑褐色树脂与黄白色木部相间的斑纹，孔洞及凹窝表面多呈朽木状。③质较坚实，断面刺状。④气芳香，味苦（彩图 37）。

【显微特征】 横切面：①木射线宽 1~2 列细胞，充满棕色树脂。②导管圆多角形，直径 42~128μm，有的含棕色树脂。③木纤维多角形，直径 20~45μm，壁稍厚，木化。④木间韧皮部呈扁长椭圆状或条带状，常与射线相交，细胞壁薄，非木化，内含棕色树脂；其间散有少数纤维，有的薄壁细胞含草酸钙柱晶（图 11-43A；彩图 38A）。

切向纵切面：①木射线宽 1~2 列细胞，高 4~20 个细胞。②导管多为短节导管，两端平截，具缘纹孔排列紧密，导管内含黄棕色树脂团块。③纤维细长，壁较薄，有单纹孔。④木间韧皮部细胞长方形（图 11-43B；彩图 38B）。

　　径向纵切面：木射线排列成横向带状，细胞为方形或略长方形。余同切向纵切面（图 11-43C；彩图 38C）。

　　粉末：黑棕色。①纤维状管胞长梭形，多成束，直径 20~30μm，壁较薄，径向壁上有具缘纹孔。②纤维直径 25~30μm，径向壁上有单纹孔。③具缘纹孔导管多见，直径约至 130μm，内含黄棕色树脂块。④木射线宽 1~2 列细胞，高约至 20 个细胞，壁连珠状增厚。草酸钙柱晶少见，长约至 68μm。⑤木薄壁细胞内含黄棕色物质，壁非木化，可见菌丝腐蚀形成的纵横交错的纹理（图 11-43E）。

图 11-43　沉香药材组织图和粉末图

A. 国产沉香横切面　B. 国产沉香切向纵切面　C. 国产沉香径向纵切面
D. 进口沉香横切面　E. 国产沉香粉末　F. 进口沉香粉末
1. 木射线　2. 木纤维　3. 木间韧皮部　4. 导管　5. 韧型纤维
6. 草酸钙柱晶　7. 木间韧皮薄壁细胞　8. 树脂团块

　　【化学成分】　主要含挥发油及树脂。挥发油含量约 0.8%。其主要成分为白木香酸（baimuxianic acid）、白木香醛（agarospiral）、沉香螺醇（agarospirol）。尚含有色酮类成分 2-(2- 苯乙基)色酮、6- 羟基 -2-(2- 苯乙基)色酮、6- 甲氧基 -2-(2- 苯乙基)色酮，6- 羟基 -2-［2-(3'- 甲氧基 -4'- 羟基苯乙基)］色原酮等；三萜类成分羟基何帕酮(3-oxo-22-hydroxyhopane)，常春藤皂苷元（hederagenin）。还含有二氢卡拉酮（dihydrokarnone）、枯树醇（kusunol）、沉香雅槛蓝醇（jinkoheremol）、白木香呋喃酸、呋喃白木香醛以及呋喃白木香醇。在沉香挥发油中还分离得到苍术醇、圆柚酮、缬草烯酸、愈创醇、油酸、肉豆蔻酸等化合物。

沉香螺醇 R=CH₃
白木香酸 R=COOH
白木香醛 R=CHO

α-沉香呋喃

4-羟基二氢沉香呋喃

【理化鉴定】 鉴别：1. 取本品乙醇浸出物少量，微量升华，得黄褐色油状物，香气浓郁；于油状物上加盐酸1滴与香草醛少量，再滴加乙醇1~2滴，渐显樱红色。放置后颜色加深(检查萜类成分)。

2. 薄层色谱 取本品粉末加乙醚超声提取后，经溶解与沉香对照药材共薄层展开，置紫外光灯下检视。供试品色谱在与对照药材色谱相应的位置上，显相同颜色的荧光斑点。

3. 特征图谱 取本品粉末及沉香对照药材经乙醇提取后，与沉香四醇对照品溶液进行高效液相色谱分析，供试品特征图谱中应呈现6个特征峰，并与对照药材参照物色谱峰中的6个特征峰相对应，其中样品沉香四醇峰保留时间应与参照物峰保留时间相一致。

浸出物测定：照醇溶性浸出物测定法的热浸法测定，用乙醇作溶剂，不得少于10.0%。

含量测定：采用HPLC的方法，本品含沉香四醇不得少于0.10%。

【药理作用】

作用	实例	有效成分
①止咳作用	沉香醇提取物能促进体外豚鼠气管抗组胺作用，发挥止喘效果	苄基丙酮
②催眠、镇痛、镇静、作用	沉香的挥发油通过蒸气吸入对小鼠给药，降低了小鼠的自发运动活性。白木香酸对小鼠有一定的麻醉作用和镇痛作用。沉香苯提取物能使环己巴比妥引起的小鼠睡眠时间延长	缬草烯酸、白木香酸等
③解痉作用	沉香的水煎液对体外豚鼠回肠的自主收缩具有抑制作用，并能对抗组胺、乙酰胆碱引起的痉挛性收缩，沉香水煎醇沉液腹腔注射，能使新斯的明引起的小鼠推进运动减慢，呈现肠平滑肌解痉作用	苍术醇、圆柚酮
④抑菌活性	沉香油的水蒸气蒸馏法提取物，对4种细菌(大肠埃希菌，金黄色葡萄球菌，铜绿假单胞菌和粪肠球菌)具有体外抗菌活性	挥发油
⑤抗炎作用	沉香挥发油能够显著降低角叉菜胶诱导的大鼠足趾肿胀	挥发油

【功效与主治】 性微温，味辛、苦。能行气止痛，温中止呕，纳气平喘。用于胸腹胀闷疼痛、胃寒呕吐呃逆、肾虚气逆喘急。用量1~5g，入煎剂宜后下。

【附】 进口沉香 本品为沉香(阿嘎罗沉香) *Aquilaria agallocha* Roxb. 含树脂的木材。主产于印度、印度尼西亚、马来西亚。我国台湾、广东、广西有栽培。进口沉香呈圆柱形或不规则块片，通常长10~15cm，宽2~6cm；两端或表面有刀劈痕、沟槽或孔洞凹凸不平，淡黄棕色或灰黑色，密布断续的棕黑色细纵纹(含树脂的木射线)，横断面可见细密棕黑色斑点。能沉或半沉于水；气味较浓烈。油树脂含挥发油13%，主要成分为苄基丙酮(benzylacetone)(含量26%)、对甲基苄基丙酮(hydrocinnamic acid)(含量53%)、倍半萜醇(含量11%)。具有行气止痛、温中止呕、纳气平喘的功效，药效比白木香佳(图11-43)。

二十六、使君子科 Combretaceae

【概述】 乔木、灌木或稀木质藤本，有些具刺。单叶对生或互生，极少轮生，无托叶。花通常两性,有时两性花和雄花同株,辐射对称,子房下位,1 室,胚珠 2~6。坚果、核果或翅果。本科约 18 属,600 种,主要产于热带。中国有 6 属 25 种,已知药用的 10 余种,分布于长江以南各省。本科重要生药有诃子、使君子、毛使君子、风车子、千果榄仁、榄李等。本科植物主含鞣质类成分。

【重要生药】

诃子　Chebulae Fructus

本品为使君子科植物诃子(切布拉诃子) *Terminalia chebula* Retz. 或绒毛诃子 *Terminalia chebula* Retz.var. *tomentella* Kurt. 的干燥成熟果实。主产于云南。果实呈长圆形或卵圆形,长 2~4cm,直径 2~2.5cm;表面黄棕色或暗棕色,微有光泽,有 5~6 条微波状弯曲的纵棱线及不规则皱纹,基部有圆形果梗痕。质坚实,果肉厚 0.2~0.4cm,黄棕色或黄褐色。果核长 1.5~2.5cm,直径 1~1.5cm,淡黄色,粗糙,极坚硬。内含种子 1 粒,狭长纺锤形,长约 1cm,直径 0.2~0.4cm,种皮黄棕色,子叶 2,白色,相互重叠卷旋;气微,味酸涩而后甜。果实含鞣质 20%~40%,其主要成分为诃子酸(chebulinic acid)、诃黎勒酸(chebulagic acid)、1,3,6- 三没食子酰葡萄糖(1,3,6-trigalloyl-β-glucose)、1,2,3,4,6- 五没食子酰葡萄糖、原诃子酸(terchebin)、逆没食子酸、没食子酸及莽草酸。诃子煎剂对痢疾杆菌、金黄色葡萄球菌、铜绿假单胞菌有抑制作用,对菌痢或肠炎形成的黏膜溃疡有收敛作用。本品性平,味苦、酸、涩;能涩肠止泻,敛肺止咳,降火利咽;用于久泻、久痢、脱肛、便血、久咳、咽痛音哑。用量 3~10g。为藏族及蒙古族习用药材。

二十七、桃金娘科 Myrtaceae

【概述】　常绿木本。单叶对生,有透明腺点。花两性,辐射对称,单生或成各种花序;萼 3 至多裂,宿存;花瓣 4~5;雄蕊多数;心皮 2~5,合生,1 至多室。浆果、核果或蒴果。本科约有 130 属,4500~5000 种;我国有 10 属,约 120 种,已知药用的约 30 种,分布于长江以南地区。本科重要生药有丁香、大叶桉、蓝桉、桃金娘、红千层、番石榴、蒲桃等。本科生药多数含有生理活性强的挥发油成分,具有抗病毒、抑菌、消炎的疗效。

【重要生药】

丁香*　Caryophylli Flos
(英) Clove　(日) チョウジ

【基源】　本品为桃金娘科植物丁香树(丁香) *Eugenia caryophyllata* Thunb. 的干燥花蕾。

【植物形态】　常绿乔木。叶对生,革质,卵状长圆形。花浓香,成顶生聚伞花序,萼片 4;花瓣 4,雄蕊多数;子房下位,2 室。浆果红棕色。花期 8~9 月。

【产地】　主产于坦桑尼亚、马达加斯加、印度尼西亚。近年我国广东有少量栽培。

【采制】　8~9 月花蕾由绿色经黄色至开始带红色时采集,除去花柄,晒干或于 50℃以下干燥,即得。

【性状】　略呈研棒状,长 1~2cm。①花冠圆球形,直径 0.3~0.5cm,花瓣 4;覆瓦状抱合,棕褐色或褐黄色。②花瓣内为雄蕊和花柱,搓碎后可见众多黄色细粒状的花药。③萼筒圆柱状,略扁,有的稍弯曲,长 0.7~1.4cm,直径 0.3~0.6cm,红棕色或棕褐色,上部有 4 枚三角状的萼片,十字状分开。④质坚实,富油性。⑤气芳香浓烈,味辛辣、有麻舌感(彩图 39)。

【显微特征】　萼筒中部横切面:①表皮细胞 1 列,外被厚的角质层。②皮层外侧散有 2~3 列径向延长的椭圆形油室,长 150~200μm;其下有 20~50 个小型双韧维管束,断续排列成环,维管束外围有少数中柱鞘纤维,壁厚,木化。内侧为数列薄壁细胞组成的通气组织,有大型腔隙。③中心轴柱薄壁组织间散有多数细小维管束。④薄壁细胞含有多数细小的草酸钙簇晶(图 11-44;彩图 40)。

笔记

图 11-44　丁香药材图和组织图

A. 全形　B. 纵切面　C. 花托中部横切面简图　D. 花托中部横切面部分详图　E. 花托表皮表面观　F. 花冠表皮表面观　G. 雄蕊表面观

1. 花冠　2. 雄蕊　3. 花柱　4. 萼片　5. 子房　6. 油室　7. 维管束　8. 海绵组织　9. 角质层　10. 表皮　11. 纤维　12. 草酸钙簇晶　13. 花粉粒　14. 花粉囊壁

（注：图左下方 6,8 为粉末图；左 11 为解离组织图）

粉末：暗红棕色，香气浓郁。①纤维梭形，顶端钝圆，壁较厚。②花粉粒众多，极面观三角形，赤道表面观双凸镜形，具 3 副合沟。③草酸钙簇晶众多，直径 4~26μm，存在于较小的薄壁细胞中。④油室多破碎，分泌细胞界限不清，含黄色油状物。

【化学成分】　含挥发油 14%~21%，油中含丁香酚（eugenol）（含量 80%~87%）、β- 丁香烯（β-caryophyllene）（含量 9%~12%）、乙酰丁香酚（acetyleugenol）、α- 丁香烯（α-caryophyllene）、异丁香酚、苯甲醇、乙酸苯甲酯、间甲氧基苯甲醛、衣兰烯（ylangene）、胡椒酚（chavicol）等。同时在丁香中还分离得到槲皮素 -3-O- 葡萄糖醛酸苷、槲皮素 -3-O- 葡萄糖醛酸苷 -6- 甲酯、槲皮素 -3-O- 葡萄糖苷、丁香酚 -β- 芸香糖苷、杨梅酮等化合物。

苯提取的丁香油含有环氧丁香烯，水蒸气蒸馏时，丁香油中的环氧丁香烯则变为丁香烯。

丁香酚　　　　　　　　　乙酰丁香酚

【理化鉴定】　鉴别：1. 取粉末少许于载玻片上，滴加三氯甲烷混匀，再加 3% 氢氧化钠的氯化钠饱和液 1 滴，加盖玻片镜检，有针状丁香酚钠结晶析出。直接加氢氧化钠醇溶液也可形成结晶。

2. 取本品粉末，加乙醚提取后，与丁香酚对照品共薄层展开，喷以 5% 的香草醛硫酸溶液加热显色。供试品色谱在与对照品色谱相应的位置上,显相同颜色的斑点。

含量测定:照 GC 法测定,本品含丁香酚不得少于 11.0%。

【药理作用】

作用	实例	有效成分
①抑菌、抗真菌作用	丁香水煎剂对多种细菌有抗菌作用;丁香酚对常见化脓性感染金黄色葡萄球菌和白色葡萄球菌,对引起继发感染的变形杆菌和铜绿假单胞菌等有明显的抗菌作用。丁香酚对白念珠菌细胞生长周期有显著影响,具有抗真菌作用。丁香酚对常见食品腐败真菌也有良好的抑制活性	丁香酚
②抗氧化作用	丁香提取物对大鼠肝匀浆脂质过氧化有很强的抑制作用	丁香酚
③促进透皮吸收作用	丁香挥发油可使苯甲酸的累积渗透量增大,对药物具有促渗作用;可使氟尿嘧啶的经皮透过量增加	丁香挥发油、丁香酚
④麻醉作用	用丁香酚麻醉后的红鳟鱼的鳃活动频率明显降低,其游动速度变慢,行动迟缓,鱼体的活动及氧气消耗都有明显下降	丁香酚
⑤镇痛作用	丁香酚可以显著抑制前列腺素 PGE_2 的产生,从而发挥镇痛作用	丁香酚

【功效与主治】 性温,味辛。能温中降逆,补肾助阳。用于脾胃虚寒、呃逆呕吐、食少吐泻、心腹冷痛、肾虚阳痿。用量 1~3g。不宜与郁金同用。

【附】 丁香油 为丁香花蕾水蒸气蒸馏出的挥发油。无色或淡黄色的液体、具丁香的特异香气。露置空气中或贮存日久,即渐变棕色,亦渐变稠。药用丁香油含丁香酚(含量 85%~90%),用作香料和兴奋、芳香、防腐剂,以及龋齿局部镇痛剂。有时会引起过敏反应。

(王有为)

二十八、五加科 Araliaceae*

【概述】 多木本植物,稀草本。木本茎具刺。叶互生,稀对生或轮生;单叶、羽状复叶或掌状复叶;伞形花序或头状花序;花小,两性或单性,辐射对称,花萼、花瓣及雄蕊常为 5,花瓣分离,雄蕊着生于花盘边缘;子房下位,心皮 1~15,合生,2~5 室,胚珠 1;浆果或核果。本科约 80 属 900 种植物。我国有 23 属 160 余种,药用近 100 种。

本科植物常有长而硬的单列或成二歧、丛生、星状与盾状的非腺毛。气孔常为平轴式。分泌道常见,多存在于皮层、韧皮部和髓部,某些属植物的射线中有胞间性分泌道。草酸钙簇晶较常见,也有方晶。

本科植物大多富含三萜皂苷。达玛烷型(dammarane)四环三萜皂苷主要存在于人参属(*Panax*)中,其中人参皂苷类(ginsenosides)具有多方面的生理活性;齐墩果烷型(oleanane)五环三萜皂苷主要分布在楤木属(*Aralia*)、刺楸属(*Kalopanax*)、五加属(*Acanthopanax*)及人参属(*Panax*)的植物中,具有兴奋中枢神经、抗炎和抗溃疡等作用。

黄酮类化合物在五加属、人参属等多属植物中均含有,具有多种生理活性,如刺五加中的金丝桃苷可以提高动物耐低压缺氧能力,并具有心肌缺血损伤的保护作用,人参茎叶所含的山奈酚(kaempferol)、三叶豆苷(trifolin)、人参黄酮(panasenoside)、木犀草素 -7-O- 葡萄糖苷等有扩张冠状动脉、改善血液循环和抗菌作用。

香豆素类化合物在五加属、刺楸属等植物中存在,刺五加所含的异白蜡树定(isofraxidin)有抗肿瘤及利胆作用。

此外,本科植物还含有聚乙炔类、挥发油及多糖类成分。人参聚乙炔类有抗肿瘤作用;人参挥发油对大脑有镇静及麻醉作用,对延髓有兴奋作用,β- 榄香烯具抗癌活性;人参多糖类(panaxans)有降低血糖、增强免疫作用,刺五加多糖(acantopanaxans)具有免疫功能及机体解毒和抗感染作用。

笔记

本科重要的生药有人参、西洋参、三七、刺五加、五加皮、竹节参、珠子参、通草、龙牙楤木等。

人参* Ginseng Radix et Rhizoma

（英）Ginseng （日）ニンジン

【基源】 本品为五加科植物人参(东北人参)*Panax ginseng* C.A. Mey. 的干燥根及根茎,栽培品称"园参",播种在山林、野生状态下自然生长的又称"林下山参",习称"籽海"。

【植物形态】 多年生草本,全株高达 60cm。主根肥大,根茎短,每年增生 1 节,有时自根茎分生不定根。茎单一,直立,掌状复叶轮生茎顶,通常一年生者具 1 枚三出复叶(习称三花),二年生者具 1 枚五出复叶(巴掌),以后每年递增 1 枚五出复叶(习称二甲子、灯台、四批叶等),最多可达 6 枚五出复叶(习称六批叶)。叶椭圆形,叶缘有锯齿,沿叶脉有稀疏刚毛。伞形花序单个顶生;花萼 5,齿裂;花瓣 5,浅绿色或浅黄绿色;雄蕊 5;子房下位,2 室。浆果状核果扁圆形,成熟时鲜红色(习称亮红顶),内含半圆形种子 2 粒(图 11-45)。

图 11-45 人参

1. 根的全形 2. 花枝 3. 花 4. 去花瓣及雄蕊后,示花柱及花盘 5. 果实 6. 种子 7. 胚体

【采制】 园参于 9~10 月间采收栽培 6 年的人参根,林下参于 7 月下旬至 9 月果红熟时采挖 15 年左右的地下部分,洗净。加工成:①生晒参(彩图 41):取洗净的鲜参,除去支根晒干;如不除去支根晒干,则称"全须生晒参";剪下小支根及细根晒干称"白参须"。②红参(彩图 42):将园参剪去小支根,蒸透(3~6 小时)后烘干或晒干。剪下的支根和细根蒸后干燥者"红参须"。③糖参:人参鲜根置沸水中浸烫后,排针扎孔,浓糖水浸渍后干燥。

【产地】 人参主产于我国的东北地区(吉林、辽宁及黑龙江)、朝鲜半岛、日本及俄罗斯的西伯利亚地区。产于朝鲜和韩国的称"高丽参"(或朝鲜人参),产于俄罗斯地区的被称为"西伯利亚人参"。

【性状】 生晒参 ①主根呈圆柱形或纺锤形,长 3~15cm,直径 1~2cm。②表面灰黄色,上部或全体有疏浅断续的粗横纹及明显的纵皱。③下部有支根 2~3 条,并着生多数细长的须根。④须根上常有不明显的细小疣状突出(习称"珍珠疙瘩")。⑤根茎(芦头)明显较主根短细,长 1~4cm,直径 0.3~1.5cm,多拘挛而弯曲,具不定根(艼)和稀疏的凹窝状茎痕(芦碗)。⑥质较硬,断面淡黄白色,显粉性。⑦形成层环纹棕黄色,皮部有黄棕色的点状树脂道及放射状裂隙;香气特异;味微苦、甘。

林下参(Ginseng cultivated naturally in the forest) 主根与根茎等长或较短,呈圆柱形、菱角型或人字形,主根长 1~6cm。表面灰黄色,具纵皱纹,上部或中下部有环纹。支根多为 2~3 条,须根少而细长,清晰不乱,有较明显的疣状突起。根茎细长,少数粗短,中上部具稀疏或密集而深陷的茎痕。不定根较细,多下垂。

红参 全长 6~17cm。主根长 3~10cm;表面红棕色,半透明,上部有时带有不透明的灰黄色斑块(习称"黄马褂"),具纵沟、皱纹及细根痕,上部可见环纹,下部具有 2~3 条扭曲支根。质硬而脆,折断面平坦,角质样,中心色较浅。

糖参 表面淡黄白色,上端有较多断续的环纹,下部有 2~3 条支根,全体可见加工时的点状

笔记

针刺痕,味较甜。

【显微特征】 根横切面:①木栓层为数列细胞。栓内层窄。②韧皮部外侧有裂隙,内侧薄壁细胞排列较紧密;有树脂道散在,内含黄色分泌物。③形成层环明显。④木质部射线宽广;导管单个散在或数个相聚,径向断续排列成放射状,导管旁偶有非木化纤维。⑤薄壁细胞含草酸钙簇晶,并含众多淀粉粒(图 11-46,图 11-47)。

粉末:淡黄白色。①树脂道碎片易见,含黄色块状分泌物,分泌细胞中含粒状物或油滴。②草酸钙簇晶直径 20~68μm,棱角大多尖锐。③木栓细胞表面观类方形或多角形,细胞壁细波状弯曲。④网纹导管及梯纹导管直径 10~56μm。⑤淀粉粒极多,单粒类球形、半圆形或不规则多角形,直径 4~20μm,脐点点状、裂缝状或人字状;复粒由 2~6 分粒组成(图 11-48)。

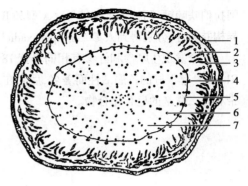

图 11-46　人参(根)横切面简图
1. 木栓层　2. 韧皮部　3. 裂隙　4. 树脂道
5. 形成层　6. 导管　7. 射线

图 11-47　人参(根)横切面详图
1. 木栓层　2. 草酸钙簇晶　3. 颓废筛管群
4. 裂隙　5. 树脂道　6. 韧皮部　7. 树脂道
8. 筛管群　9. 形成层　10. 射线　11. 木质
部　12. 导管

图 11-48　人参(根)粉末
1. 树脂道　2. 淀粉粒　3. 草酸钙结晶　4. 导管
5. 木栓细胞　6. 木薄壁细胞

【化学成分】 主要含人参皂苷类、多糖、炔醇及挥发油类成分。

人参皂苷(ginsenoside)多数为达玛烷型皂苷,如人参皂苷 Ra_1、Ra_2、Rb_1、Rb_2、Rb_3、Rc、Rd、Re、Rf、Rg_1、Rg_2、Rg_3、Rh_1、Rh_2 等;少数为齐墩果酸型(C 型)皂苷,如人参皂苷 Ro。由于苷元不同,达玛烷型皂苷又分为 20(S)-原人参二醇[20(S)-protopanaxadiol]类皂苷(A 型)和 20(S)-原人参三醇[20(S)-protopanaxatriol]类皂苷(B 型),前一类较多,皂苷中的糖有葡萄糖、鼠李糖、木糖、

笔记

阿拉伯呋喃糖、阿拉伯吡喃糖等。A 型和 B 型皂苷酸水解后,由于 C_{20} 上的甲基与羟基发生差向异构并环合,分别得到人参二醇(panaxadiol)和人参三醇(panaxatriol),得不到初始的苷元。

迄今发现生晒参和红参有相同皂苷 18 种,红参另含特有皂苷 12 种,其中 20(R)- 人参皂苷 Rh_2 因具有很好的抗癌活性而著名,后来在人参茎叶中也分离得到。生晒参特有皂苷 4 种,均为带有丙二酰基的皂苷化合物。

20(S)-原人参二醇   R =H
20(S)-原人参三醇   R=OH

人参地上部分叶、茎、花、种子等均含有人参皂苷。茎、叶中以原人参三醇类皂苷居多,还含微量的黄酮类化合物。

人参总皂苷含量(%):白参 2.0~3.5,红参 3.8~4.9,支根 6.5~12.0,芦头 6.50~7.26,白参须 9.3~12.3,红参须 8.3~11.7,叶 7.0~12.2,果实 20.0,花蕾 15.0,种子 0.7,参皮 8.0~8.8。

人参多糖(panaxans)也是人参中的重要活性物质,已分离得到了十几种单体;人参果胶即为 SA 与 SB 酸性杂多糖的混合物;人参多糖多由葡萄糖、半乳糖醛酸、果糖、甘露糖、阿拉伯糖等组成。

生晒参尚含挥发性成分人参炔醇(panaxynol),也为主要活性成分之一,具有强的抑制肉芽组织形成的活性,并含人参氧炔醇(panaxydol)。红参中特有的挥发性成分为人参炔三醇(panaxytriol)。

生晒参含挥发油约 0.05%,油中含 α、β、γ、δ- 榄香烯;2,6- 二特丁基 -4- 甲基苯酚;反式 -β- 麝子油烯;α-、β- 古芸烯(α、β-gurjunene);α- 檀香醇;β- 芹子烯(β-selinene)等 20 余种成分。

从生晒参中还分离得到 2 种人参多肽(ginseng peptides),分别为分子量 1000 的 11 肽和分子量 1300 的 12 肽,近年还分到一种平均分子量为 17.8kDa 的糖蛋白(glycoproteins)PGG,具有镇痛作用。

【理化鉴别】 鉴别:取本品粉末经加三氯甲烷提取、水饱和正丁醇萃取和氨水碱化后,与人参对照药材及人参皂苷 Rb_1、人参皂苷 Re、人参皂苷 Rf 及人参皂苷 Rg_1 对照品液共薄层展开,以三氯甲烷 - 乙酸乙酯 - 甲醇 - 水(15:40:20:10)的下层溶液为展开剂,展开,取出,晾干,喷以 10% 硫酸乙醇溶液,在 105℃加热至斑点显色清晰,分别置日光和紫外光灯(365nm)下检视。供试品色谱中,在与对照药材和对照品色谱相应位置上,分别显相同颜色的斑点或荧光斑点。

含量测定:采用 HPLC 法测定,本品含人参皂苷 Rg_1 和人参皂苷 Re 的总量不得少于 0.30%,人参皂苷 Rb_1 不得少于 0.20%。

【药理作用】

作用	实例	有效成分
①适应原样作用 (adaptogen action)	加强机体的适应性,增强机体对物理、化学和生物学等各种有害刺激与损伤的非特异性抵抗力,使紊乱的功能恢复正常的作用。与调节垂体 - 肾上腺皮质系统有关	人参皂苷
②中枢神经作用	人参皂苷 Rb 类对中枢神经系统有镇静作用,Rg 类有兴奋作用。可以对抗疲劳、提高体力、脑力劳动效率	人参皂苷

续表

作用	实例	有效成分
③保护心血管作用	对多种动物的心脏均有先兴奋后抑制、小量兴奋,大量抑制的作用。能提高心肌收缩力、保护心肌、扩冠、抑制血小板聚集、降血脂和抗动脉粥样硬化、抗休克及对骨髓的造血功能有保护和刺激作用等	人参皂苷
④免疫调节作用	刺激内皮系统吞噬能力,提高抗感染、抗辐射能力、抑制肉芽生长	人参皂苷、人参多糖及人参炔醇
⑤其他作用	增强肝脏的解毒能力、促性腺生长、抗肿瘤、降血糖及对甲状腺的双向调节	人参皂苷、人参多糖、有机锗等

【功效与主治】 性微温;味甘,微苦。大补元气,复脉固脱,补脾益肺,生津养血,安神益智。用于体虚欲脱、肢冷脉微、脾虚食少、肺虚喘咳、津伤口渴、内热消渴、气血亏虚、旧病虚羸、惊悸失眠、阳痿宫冷。用量 3~9g。另煎兑服,也可研粉吞服,一次 2g,每日 2 次。不宜与藜芦、五灵脂同服。

【附】

1. **西洋参** 又称"花旗参",为西洋参 *Panax quinquefolium* L. 的干燥根。主产于美国北部及加拿大,我国有引种。与人参植物形态相似,其总花梗较叶短。生药常为除去芦头、侧根的主根,呈纺锤形、圆柱形或圆锥形,长 3~12cm,直径 0.8~2cm,表面淡黄褐色或黄白色,可见横纹及线形皮孔状突起,并有细密浅纵皱纹和须根痕,主根中下部有一至数条支根,多已折断,有的上端有根茎(芦头),环节明显,茎痕(芦碗)圆形或半圆形,具不定根(芋)或已折断。体重,质坚实,不易折断,断面平坦,浅黄白色,略显粉性,皮部可见黄棕色点状树脂道,形成层环棕黄色,木部呈放射状纹理;气微而特异,味微苦、甘。含人参总皂苷 6.4%~7.3%,主要分为 3 类:达玛烷型、齐墩果酸型、奥克梯隆醇型(ocotillol),目前已分离出 49 种,包括人参皂苷 F_1、Rg_6 和 Rg_8。2015 年版《中国药典》用拟人参皂苷 F_{11}(pseudoginsenoside F_{11})、人参皂苷 Rb_1、人参皂苷 Re 及人参皂苷 Rg_1 对照品为对照品进行 TLC 定性鉴别,可与人参区别。本品性凉,味甘、微苦。补气养阴,清热生津;用于气虚阴亏、虚热烦倦、咳喘痰血、内热消渴、口燥咽干。用量 3~6g,另煎兑服。

2. **人参叶** 来源于植物人参的茎叶,主要含有三萜类及其皂苷类成分。性寒,味苦、甘,具有补气、益肺、祛暑、生津的功效。用于气虚咳嗽、暑热烦躁、津伤口渴、头目不清、四肢倦乏。

三七 * Notoginseng Radix et Rhizoma
(英)Sanchi (日)サンシチニンジン

【基源】 本品为五加科植物三七(田七)*Panax notoginseng*(Burk.)F.H. Chen 的干燥根及根茎。

【植物形态】 多年生草本,高 30~60cm。主根倒圆锥形或短纺锤形,肉质,常有瘤状突起的分枝。根茎短;茎直立,单一。掌状复叶 3~6 枚轮生茎顶,小叶通常 3~7 枚,膜质,长椭圆形或倒卵状长椭圆形,边缘有细密锯齿,齿端有小刚毛。伞形花序顶生,花小,多数两性;花萼 5,齿裂;花瓣 5,淡黄绿色;雄蕊 5;子房下位,2~3 室,花柱 2~3 分离或基部合生。浆果状核果扁球形,成熟时红色。种子 1~3 粒,扁球形,白色。

【产地】 主产于云南及广西,仅见栽培品。

【采制】 现已见不到野生品;栽培于海拔 1000~1300m 的山脚斜坡或土丘缓坡上,于 10~12 月播种,1 年后移植,定植 2 年后采挖。秋季采挖于开花前掐去花蕾的植株的根,称"春七",根饱满,质量好;11 月种子成熟后采挖,称"冬七",根较松泡,质较次。挖出的根,将根茎、支根及须根剪下,分别晒干。主根(习称"三七头子")晒至半干时,用手搓揉,然后边晒边搓,直至全干,称"毛货";将毛货置麻袋中反复冲撞,使表面光滑,即为成品。根茎习称"剪口",支根习称"筋条",须根习称"绒根"。

【性状】 ①主根呈类圆锥形或圆柱形,少数有分枝,长 1~6cm,直径 1~4cm。②表面灰褐色或灰黄色,有蜡样光泽,有多数断续纵纹及少数横长皮孔样突起。③顶端有茎痕,周围有瘤状突起。④体重,质坚实。⑤断面灰绿色、黄绿色或灰白色,击碎后皮部与木部分离,皮部有棕色细小树脂道斑点,木部微呈放射状排列。⑥气微,味苦回甜(彩图 43)。

筋条呈圆柱形或圆锥形,长 2~6cm,上端直径约 0.8cm,下端直径约 0.3cm。

剪口呈不规则皱缩块状或条状,表面有数个明显的茎痕及环纹,断面中心灰绿色或白色,边缘深绿色或灰色。

【显微特征】 根的横切面:①木栓层为数层细胞。韧皮部中树脂道散布。②形成层环常略弯曲。木质部导管 1~2 列径向排列,近形成层处稍多,木射线宽广。③薄壁细胞含淀粉粒,并有少数草酸钙簇晶,射线细胞中淀粉粒尤多(图 11-49)。

粉末:灰黄色。①淀粉粒极多,单粒圆形、半圆形或圆多角形,直径 4~30μm;复粒由 2~10 个分粒组成。②树脂道碎片含黄色分泌物。③梯纹导管、网纹导管及螺纹导管,直径 15~55μm。④草酸钙簇晶少见,直径 50~80μm。

【化学成分】 主要含有皂苷类、氨基酸、多糖及挥发油类成分。

图 11-49　三七(根)横切面简图
1. 木栓层　2. 栓内层　3. 韧皮部　4. 树脂道　5. 射线　6. 导管　7. 筛管群

含总皂苷 8%~12%,以人参皂苷 Rb_1 和 Rg_1 为主。其中绝大多数属于达玛烷型:人参皂苷 F_2、Ra_3、Rb_1、Rb_2、Rb_3、Rc、Rd、Rg_3、Rh_2、Rh_3、MC、$M-Rb_1$、M-Rd、Rg_3、Rh_2 等,主要以人参三醇型为主。也有三七所独有的皂苷类成分,如三七皂苷(notoginsenoside)R_1、R_2、R_4、R_5、R_7、R_8、R_9、R_{10}、A、B、C、D、E、Fa、Fc、Fe、G、H、I、J、K、L、M、N 等。

三七中分离到 17 种氨基酸,有 7 种为人体必需,其中较特殊的三七素[田七氨酸(dencichine),含量 0.33%~0.38%],是三七止血的活性成分。

黄酮类包括三七黄酮苷(山柰酚 -3-O- 半乳糖 -O- 葡萄糖苷)、槲皮素等;挥发油含 30 多种化合物,具有强烈三七香气,由倍半萜类、酯类等化合物组成。

	R
三七皂苷R_1	Glc-O-
三七皂苷R_2	OH

三七素

【理化鉴定】 鉴别:取本品粉末经水饱和正丁醇提取后,与人参皂苷 Rb_1、人参皂苷 Re、人参皂苷 Rg_1 及三七皂苷 R_1 对照品液共薄层,以三氯甲烷 - 乙酸乙酯 - 甲醇 - 水(15:40:22:10)的下层溶液为展开剂,展开,取出,晾干,喷以 10% 硫酸乙醇溶液,在 105℃加热至斑点显色清晰,分别置日光和紫外光灯(365nm)下检视。供试品色谱中,在与对照品色谱相应的位置上,分别显相同颜色的斑点或荧光斑点。

含量测定：采用 HPLC 法测定，本品含人参皂苷 Rg_1、人参皂苷 Rb_1 和三七皂苷 R_1 三者的总量不得少于 5.0%。

【药理作用】

作用	实例	有效成分
①止血作用	三七是著名止血药,其煎液、药粉口服可以促进犬、兔等多种动物的凝血过程和凝血酶的生成,缩短出血时间和凝血时间,收缩局部血管,增加血小板数	三七素
②活血、补血作用	可以抑制血小板凝聚,降低血液黏度,减少血栓素(TXA_2)生成。促进血液中红细胞、白细胞、血小板等各类血液细胞分裂生长	三七皂苷
③保护心脑血管作用	可以扩冠、保护心肌细胞,抗心律失常,抗血栓形成,具有降血脂、降血压作用,对急性脑缺血有保护作用	三七皂苷
④对中枢神经系统的影响	抑制中枢神经系统,镇静、镇痛安定与改善睡眠等功能,能促进脑内蛋白质合成,提高记忆延缓衰老	三七皂苷
⑤其他作用	提高免疫力、抗癌、抗炎、滋补强身等作用	皂苷、多糖、挥发油等

【功效与主治】 性温,味甘、微苦。散瘀止血,消肿定痛。用于咯血、吐血、衄血、便血、崩漏、外伤出血、胸腹刺痛、跌扑肿痛;用量 3~9g,研粉吞服,每次 1~3g。外用适量,孕妇慎用。

【资源利用】

1. 羽叶三七为五加科人参属植物羽叶三七 *Panax bipinnatifidus* Seem. 的根茎,有疗伤止血之功效。

2. 三七的茎、叶、花均含有皂苷类成分,并具有类似于三七的药理作用。从三七花蕾中分离得到了 5 个微量的三七特有皂苷:三七皂苷(notoginsenoside)O、P、Q、S、T。

五加皮 Acanthopanacis Cortex

本品为五加科植物细柱五加 *Acanthopanax gracilistylus* W.W. Smith 的干燥根皮。主产于湖北、河南、安徽。根皮呈不规则卷筒状,单卷或双卷。外表面灰褐色,有稍扭曲的纵皱纹及横长皮孔样斑痕;内表面灰黄色或淡黄色,有细纵纹。体轻,质脆,易折断,断面不整齐,灰白色。气微香,味微辣而苦。含异贝壳杉烯酸(kaurenoic acid)、紫丁香苷、异秦皮定苷(isofraxedinoside)、刺五加苷 B_1、右旋芝麻素、亚麻油酸、维生素 A、B_1 及多糖等。煎剂具有抗炎、镇痛、镇静、提高免疫及抗癌等活性。本品性温,味辛、苦;能祛风除湿,补益肝肾,强筋壮骨,利水消肿;用于风湿痹病、筋骨痿软、小儿行迟、体虚乏力,水肿、脚气。用量 5~10g。

刺五加 Acanthopanacis Senticosi Radix et Rhizoma Seu Caulis

本品为五加科植物刺五加 *Acanthopanax senticosus*(Rupr. et Maxim) Harms 的干燥根及根茎或茎,商品名为五加参,主产于东北。根茎呈结节状不规则圆柱形,表面灰褐色或黑褐色。质硬,断面白色,纤维性,有特异香气。根呈圆柱形,多分枝,常扭曲;表面灰褐色或黑褐色,粗糙,有细纵沟及皮孔样突起,皮较薄,剥落处呈灰黄色。质硬,折断面黄白色,纤维性。有特异香气,味微辛、稍苦、涩。茎呈长圆柱形,多分枝,长短不一,直径 0.5~2cm,表面浅灰色,老枝灰褐色,具纵裂沟,无刺;幼枝黄褐色,密生细刺。质坚硬,不易折断,断面皮部薄,黄白色,木部宽广,淡黄色,中间有髓。气微、味微辛。含刺五加苷(eleutheroside)A、B(紫丁香苷)、B_1、C、D、E、F、G 等多种苷及刺五加多糖。刺五加具有类似人参的适应原样作用,还有扩冠、增加冠脉流量、预防和治疗蛛网

笔记

膜下腔出血后脑血管痉挛、增强免疫力、抗衰老、抗疲劳、抗辐射等作用。本品性温；味辛，微苦。益气健脾，补肾安神。用于脾肺气虚、体虚乏力、食欲不振、肺肾两虚、久咳虚喘、肾虚腰膝酸痛、心脾不足、失眠多梦。用量9~27g。

（殷　军）

二十九、伞形科 Umbelliferae*

【概述】　草本，常含挥发油而有香气。茎中空。叶互生或基生，多为一至多回三出复叶或羽状分裂；叶柄基部膨大成鞘状。花小，两性或杂性，多辐射对称，集成复伞形花序或单伞形花序；花瓣5；雄蕊5；子房下位，2心皮合生，2室，每室胚珠1；花柱2，基部膨大成盘状或短圆状的花柱基。双悬果，顶部连接于心皮柄（果柱）上，每一分果常有果棱5条，有纵走的油管1至多条。

本科约270属，2800种，广布于热带、亚热带和温带地区。我国约95属，600种，全国均有分布，已知药用的植物约230种。本科重要的生药有当归、川芎、柴胡、白芷、小茴香、羌活、独活和前胡等。

本科植物主要含有挥发油、香豆素类、三萜皂苷类、多糖、生物碱和多烯炔类等化学成分。当归属、藁本属、茴香属、独活属和前胡属等植物含挥发油，如当归挥发油中的苯酞内酯类衍生物藁本内酯（ligustilide）和丁烯基苯酞（butylidene phthalide）为解痉有效成分，藁本属挥发油中的正丁基苯酞（n-butylphthalide）和蛇床内酯（cnidilide）具有抑制真菌的活性。香豆素及其衍生物是本科的特征性成分，主要分布于当归属、前胡属和藁本属等20余属中，如当归属植物含有伞形花内酯（umbelliferone），白芷含白当归素（byakangelicin）等10余种香豆素，白花前胡含有白花前胡甲素、乙素（praeruptorin A，B）等。呋喃香豆素类化合物具有光敏感作用，用于治疗白癜风。柴胡等含有柴胡皂苷（saikosaponins），具有解热、镇痛、抗炎、镇静和保肝等药理作用。当归、川芎、白芷和柴胡等以地下部分入药的药材均含有多糖，具增强免疫的功能。水芹属（Oenanthe）含有的水芹毒素（oenanthotoxin），毒芹属（Cicuta）含有的毒芹毒素（cicutoxin）等聚炔类成分也是本科的另一化学特征。极少数植物中含有生物碱，如川芎中含有川芎嗪（tetramethylpyrazine），毒参属（Conium）含有毒参碱（coniine）等。此外，本科少数植物含有黄酮类及含硫化合物。

【重要生药】

当归* Angelicae Sinensis Radix
（英）Chinese Angelica　（日）トウキ

【基源】　本品为伞形科植物华当归（当归）Angelica sinensis（Oliv.）Diels 的干燥根。

【植物形态】　多年生草本，全株有特异香气。主根粗短，有数条支根。茎直立，有纵棱。叶互生，奇数羽状复叶，叶柄基部膨大成鞘状；小叶三对，叶脉及叶缘有白色细毛。复伞形花序顶生；花白色。双悬果。

【产地】　主产于甘肃和四川，云南、陕西、青海和湖北亦产。其中以甘肃岷县和宕昌产量大，质量佳。

【采制】　秋末采挖移栽1~2年的根，除去地上茎、细小须根和泥土，晾至半干后，捆成小把，用烟火慢慢熏干。

【性状】　①略成圆柱形，下部有支根3~5条或更多，长10~25cm。②表面黄棕色至棕褐色，有纵皱纹及横向皮孔样突起。③根头（归头）直径可达4cm，具环纹，顶端常残留根茎痕和多层鳞片状叶鞘残基；主根（归身）表面凹凸不平；支根（归尾），直径0.3~1cm，上粗下细，多扭曲，有少数须根痕。④质柔韧，断面黄白色或淡黄棕色，皮部有多数棕色油点（油室、油管）及裂隙，形成层环棕色，木部色较淡，射线细密；根头断面髓部也散布油点。⑤香气浓郁特异，味甘、辛、微苦，有麻舌感(彩图44)。

【显微特征】 侧根横切面：①木栓层为数层木栓细胞，栓内层窄，有少数油室。②韧皮部宽广，多裂隙；油室和油管类圆形，直径25~160μm，周围分泌细胞6~9个，外侧的较大。③木质部射线宽3~5列细胞；导管单个或2~3个成束，放射状排列；木薄壁细胞较射线细胞小(图11-50，图11-51)。

粉末：淡黄棕色。①韧皮薄壁细胞纺锤形，壁稍厚，表面有微细的斜向交错纹理，有的具菲薄横隔。②梯纹及网纹导管多见，直径约至80μm，有时可见油室和油管碎片(图11-52)。此外，有木栓细胞，淀粉粒等。

图11-50 当归(侧根)横切面简图

1.木栓层 2.栓内层 3.裂隙 4.韧皮部
5.分泌腔(油室、油管) 6.形成层 7.导管

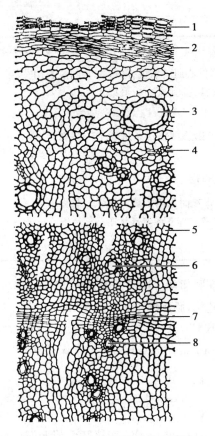

图11-51 当归(侧根)横切面详图

1.木栓层 2.栓内层 3.分泌腔 4.筛管群
5.射线 6.分泌腔 7.形成层 8.导管

图11-52 当归粉末图

1.纺锤形韧皮薄壁细胞 2.油室 3.导管
4.木栓细胞 5.淀粉粒

【化学成分】 主要为挥发油、有机酸和多糖类成分。挥发油含量约0.4%，油中含30余种苯酞类化合物，其中藁本内酯(ligustilide)在油中含量约为45%，正丁烯酰内酯(n-butylidenephthalide)有特殊香气，二者均为抗胆碱作用(解痉)的有效成分。油中另含有正丁基四氢苯酞(n-butyltetrahydrophthalide)、邻羧基苯正戊酮(n-valerophenone-o-carboxylic acid)、$\triangle^{2,4}$-二氢邻苯二甲酸酐($\triangle^{2,4}$-dihydrophthalicanhydride)和倍半萜类成分等。含有阿魏酸(ferulic acid)等有机酸，其中阿魏酸有抑制血小板聚集作用。另含当归多糖X-C-3-Ⅱ、X-C-3-Ⅳ等。

笔记

藁本内酯   正丁烯酰内酯   邻羧基苯正戊酮   Δ²·⁴-二氢邻苯二甲酸酐

【理化鉴定】 鉴别：取本品粉末用乙醚超声提取，滤过，滤液蒸干，残渣用乙醇溶解作供试品。另取当归对照药材，同法制成对照药材溶液。吸取上述两种溶液，在硅胶 G 板上以正己烷 - 乙酸乙酯(4：1)展开，紫外光灯(365nm)下检视。供试品色谱中，在与对照药材色谱相应的位置上显相同颜色的荧光斑点。此外，还可用阿魏酸和藁本内酯为对照品对当归进行薄层鉴别。

含量测定：采用挥发油测定法测定，本品含挥发油不得少于 0.4 %(ml/g)。

采用 HPLC 法测定，本品含阿魏酸不得少于 0.050%。

【药理作用】

作用	实例	有效成分 / 部位
①对心血管系统作用	水提物和醇提物能增加心肌血液供给，降低心肌耗氧量，降低血管阻力，增加循环血流量，并有抗心律失常，抑制血小板聚集作用；对麻醉犬的外周血管有明显的扩张作用	阿魏酸 / 挥发油
②促进机体免疫	水溶性成分能提高小鼠巨噬细胞吞噬功能，激活淋巴系统产生抗体，促进溶菌酶的产生	多糖
③促进造血作用	促进造血干细胞、造血祖细胞增殖分化的作用	多糖
④调节子宫作用	水提物和醇提物具有兴奋子宫及抑制子宫双向作用。其抑制成分主要为高沸点挥发油；兴奋成分为水或醇溶性非挥发性物质	挥发油
⑤机体保护作用	有抗辐射损伤的作用	多糖

【功效与主治】 甘、辛，温。补血活血，调经止痛，润肠通便。用于血虚萎黄、眩晕心悸、月经不调、经闭痛经、虚寒腹痛、风湿痹痛、跌打损伤、痈疽疮疡、肠燥便秘。用量 6~12g。

【资源利用】 《日本药局方》规定汉方药所用"当归"(トウキ)来源于东当归 *Angelica acutiloba* Kitagawa 及其变种 *Angelica acutiloba Kitagawa.* var. *sugiyamae* Hikino 的干燥根。

柴胡* Bupleuri Radix

(英) **Chinese Thorowax Root** (日) サイコ

【基源】 本品为伞形科植物华柴胡(柴胡)*Bupleurum chinense* DC. 或狭叶柴胡 *Bupleurum scorzonerifolium* Willd. 的干燥根。前者习称"北柴胡"，后者习称"南柴胡"。

【植物形态】 华柴胡 多年生草本。主根坚硬，有少数黑褐色侧根。茎上部多分枝，略呈"之"字形弯曲。基生叶倒披针形或狭线状披针形，早枯；中部叶倒披针形或长圆状披针形，有平行脉 7~9 条，下面具粉霜。复伞形花序；花鲜黄色。双悬果。

狭叶柴胡 主根多单生，棕红色或红褐色。茎基部常被纤维状的叶柄残基。叶线形或线状披针形，有 5~7 条平行脉。复伞形花序。双悬果，棱粗而钝。

【产地】 北柴胡主产于河北、河南、辽宁、陕西等；南柴胡主产于东北、华中地区。两种柴胡均有栽培。

【采制】 春、秋季采挖根，晒干。

笔记

【性状】 北柴胡 ①呈圆柱形或长圆锥形,长6~15cm,直径0.3~0.8cm。②根头膨大,顶端常带3~15个茎基或纤维状叶残基,下部分枝。③表面黑褐色或浅棕色,具纵皱纹、支根痕及皮孔。④质硬而韧,不易折断,断面片状纤维性,皮部浅棕色,木部黄白色。⑤气微香,味微苦(彩图45)。

南柴胡 ①根较细,圆锥形,常弯曲。②顶端有多数细毛状枯叶纤维,下部多不分枝或稍分支。③表面红棕色或黑棕色,靠近根头处多具细环纹。④质稍软,易折断,断面略平坦,不显纤维性。⑤具败油气。

【显微特征】 横切面:北柴胡 ①木栓层为7~8层木栓细胞。②栓内层窄,有油室7~11个,类圆形,略扁,径向直径40~80μm,切向直径48~68μm,周围分泌细胞6~8个。③韧皮部油室较小,直径约27μm。④木质部占大部分,大型导管切向排列,木纤维与木薄壁细胞聚集成群,排成环状(图11-53)。

南柴胡 ①栓内层油室较大,切向直径71~102μm,含黄色油状物;②木质部小型导管多径向排列,老根中木纤维及木薄壁细胞群有时连成圆环(图11-54)。

粉末:灰棕色。①纤维长梭型,初生壁碎裂成短须状,孔沟隐约可见。②油室碎片含黄棕色条状分泌物,周围薄壁细胞大多皱缩。③网纹、双螺纹导管直径7~43μm。④另有木栓细胞、茎髓薄壁细胞及茎、叶表皮细胞(图11-55)。

【化学成分】 主要含三萜皂苷、挥发油类成分。皂苷含量约2%。北柴胡含柴胡皂苷(saikosaponins)a、b_2、b_3、c、d、f、t、q_1、q_2、v、v_2、I、S_1 及柴胡皂苷元(saikogenins)E、F、G 等。南柴胡含

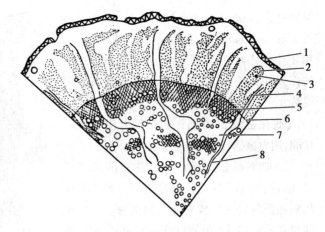

图 11-53 北柴胡横切面简图
1. 木栓层 2. 韧皮部 3. 油室 4. 韧皮射线 5. 木纤维群
6. 形成层 7. 木质部 8. 木射线

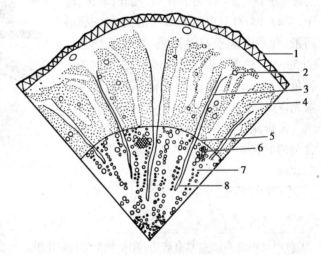

图 11-54 南柴胡横切面简图
1. 木栓层 2. 油室 3. 韧皮射线 4. 韧皮部 5. 形成层
6. 木纤维群 7. 木质部 8. 木射线

柴胡皂苷a R=β-OH
柴胡皂苷d R=α-OH

柴胡皂苷c

笔记

柴胡皂苷（saikosaponins）a、b₁、b₂、c、s、u、v 及 scorzoneroside A、B、C。其中柴胡皂苷 a 和 d 具有显著的药理活性。柴胡含约 0.03% 的挥发油。此外,柴胡的地上部分含黄酮类成分。

【理化鉴别】 鉴别:1. 取粉末 0.5g,加水 10ml,用力振摇,产生持久性泡沫。

2. 取本品(北柴胡)粉末加甲醇超声提取,滤过,浓缩后作为供试品溶液。另取北柴胡对照药材同法制成对照药材溶液。再取柴胡皂苷 a 对照品、柴胡皂苷 d 对照品,加甲醇制成每 1ml 各含 0.5mg 的混合溶液,作为对照品溶液。在硅胶 G 薄层板上以乙酸乙酯 - 乙醇 - 水(8∶2∶1)为展开剂,展开,取出,晾干,喷以 2% 对二甲氨基苯甲醛的 40% 硫酸溶液,加热至斑点显色清晰,再置紫外光灯(365nm)下检视。供试品色谱中,在与对照药材色谱相应的位置上,显相同颜色的斑点或荧光斑点。

含量测定:采用 HPLC 法测定,北柴胡含柴胡皂苷 a 和柴胡皂苷 d 的总量不得少于 0.30%。

图 11-55　柴胡粉末图
1. 木纤维　2. 油管碎片　3. 导管　4. 木栓细胞
5. 茎髓薄壁细胞　6. 茎表皮细胞

【药理作用】

作用	实例	有效成分 / 部位
①对中枢神经系统的作用	具有解热、镇痛、镇静等药理作用	总皂苷
②保肝作用	能使四氯化碳肝损伤大鼠的肝功能恢复正常,还能使半乳糖所致的肝功能与组织损伤恢复。保护肝细胞损伤和促进肝脏中脂质代谢	总皂苷、柴胡皂苷 a
③抗病原体作用	北柴胡注射液对流感病毒有强烈抑制作用。柴胡煎剂对结核杆菌有抑制作用	挥发油及柴胡皂苷 a
④免疫作用	能提高小鼠体液和细胞免疫功能	多糖
⑤对胃、十二指肠的作用	能兴奋离体肠平滑肌,且不为阿托品所对抗;能增强乙酰胆碱引起的离体豚鼠小肠收缩作用;抑制胃酸的分泌;抑制胰蛋白酶,有促进胃溃疡的治疗作用	总皂苷

【功效与主治】 辛、苦,微寒。疏散退热,疏肝解郁,升举阳气。用于感冒发热、寒热往来、胸胁胀痛、月经不调、子宫脱垂,脱肛。用量 3~10g。

【资源利用】《日本药局方》规定汉方药所用"柴胡"（サイコ）来源于三岛柴胡 *Bupleurum falcatum* L. 的干燥根。

【附】 大叶柴胡 本品为大叶柴胡 *Bupleurum longiradiatum* Turcz. 的干燥根茎,表面密生环节,有毒,不可当柴胡用。

川芎* **Chuanxiong Rhizoma**
（英）Szechwan Lovage Rhizome （日）センキュウ

【基源】 本品为伞形科植物川芎（芎藁本）*Ligusticum chuanxiong* Hort. 的干燥根茎。

【植物形态】 多年生草本。根茎呈不整齐结节状拳形团块，下端有多数须根。茎丛生，茎基节膨大呈盘状。叶互生，羽状复叶，叶柄基部鞘状抱茎，小叶 3~5 对。复伞形花序；花白色。双悬果卵形。

【产地】 现仅见栽培品。主产于四川，贵州、云南、湖南等地亦有栽培。

【采制】 栽培后第二年 6~7 月间，当茎上的节盘显著突出，并略带紫色时采挖，除去泥沙，晒后烘干，再去须根。

【性状】 ①根茎呈不规则结节状拳形团块，直径 2~7cm。②表面黄褐色，粗糙皱缩，有多数平行隆起的轮节，顶端有凹陷的类圆形茎痕，下侧及轮节上有多数小瘤状根痕。③质坚实，不易折断，断面黄白色或灰黄色，散有黄棕色的油室，形成层环呈波状。④气浓香，味苦、辛，微回甜，稍有麻舌感（彩图 46）。

【显微特征】 横切面：①木栓层为 10 余层细胞。②皮层狭窄，散布根迹维管束，其形成层明显。③韧皮部宽广，形成层呈波状或不规则环状。④木质部导管单列或排成"V"字形，偶有木纤维束。髓较大。⑤皮层、韧皮部、髓部散有油室，呈类圆形或椭圆形，淡黄棕色，直径约至 200μm，近形成层处油室较小。薄壁细胞含淀粉粒，有的薄壁细胞中含草酸钙晶体，呈类圆形团块或类簇晶体（图 11-56）。

粉末： 淡黄棕色或灰棕色。①草酸钙结晶存在于薄壁细胞中，呈类圆形团块或类簇状，直径约至 20μm，常数个纵向排列。②木纤维呈长梭形，直径 16~44μm，壁厚薄不匀，纹孔及孔沟较密。③螺纹导管的螺状加厚壁互相联结，似网状螺纹导管。④木栓细胞常多层重叠，壁甚薄，微波状。⑤淀粉粒较多，单粒椭圆形或肾形，直径 5~16μm，长达 21μm，脐点点状、长缝状；复粒由 2~4 分粒组成。此外，有油室碎片（图 11-57）。

【化学成分】 含挥发油、生物碱、酚酸类成分。**挥发油：** 含量约 1%，鉴定出 40

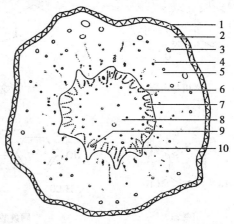

图 11-56 川芎（根茎）横切面简图
1. 木栓层　2. 皮层　3. 油室　4. 筛管群
5. 韧皮部　6. 形成层　7. 木质部　8. 髓部
9. 纤维束　10. 射线

图 11-57 川芎（根茎）粉末图
1. 淀粉粒　2. 草酸钙簇晶　3. 木栓细胞　4. 导管
5. 木纤维　6. 油室碎片

余种成分,主要为苯酞类化合物,如藁本内酯(ligustilide)、正丁烯酞内酯(butylidenephthalide)、洋川芎内酯(senkyunolide)A~H 和新蛇床内酯(neocnidilide)等多种内酯类化合物。**生物碱**:如川芎嗪(四甲基吡嗪,tetramethylpyrazine,chuanxiongzine)、佩洛里因(perlolyrine)、脲嘧啶(uracil)。**酚酸类**:川芎酚(chuanxiongol)、阿魏酸(ferulic acid)、瑟丹酸(sedanonic acid)、香草酸(vanillic acid)等。此外,含有酸性多糖。

洋川芎内酯 A   新蛇床内酯   4-羟基-3-丁基酞内酯

川芎嗪   阿魏酸   佩洛里因

【**理化鉴定**】 鉴别:1. 横切片置紫外光灯(254nm)下检视,呈亮淡紫色荧光,外皮显暗棕色荧光。

2. 取本品粉末加乙醚加热回流 1 小时,滤过,滤液挥干,残渣加乙酸乙酯使溶解,作为供试品溶液。另取川芎对照药材同法制成对照药材溶液。再取欧当归内酯 A 对照品,加乙酸乙酯制成每 1ml 含 0.1mg 的溶液(置棕色量瓶中),作为对照品溶液。在 GF$_{254}$ 薄层板上以正己烷 - 乙酸乙酯(3:1)展开,置紫外光灯(254nm)下检视。供试品色谱中,在与对照药材及对照品色谱相应的位置上,显相同颜色的斑点。

含量测定:采用 HPLC 法测定,本品含阿魏酸不得少于 0.10%。

【**药理作用**】

作用	实例	有效成分 / 部位
①对心血管作用	水提取物有增加心肌收缩力,扩冠,增加冠脉流量,改善心肌供氧及显著持久的降压作用	生物碱、阿魏酸
②解痉作用	川芎浸膏微量时增强妊娠动物子宫的收缩,大量则使子宫麻痹而收缩停止	生物碱、阿魏酸及川芎内酯
③镇静作用	川芎挥发油少量时对动物大脑的活动具有抑制作用,而对延髓呼吸中枢、血管运动中枢及脊髓反射中枢具有兴奋作用。水煎剂能对抗咖啡因的兴奋作用	挥发油

【**功效与主治**】 辛,温。活血行气,祛风止痛。用于胸痹心痛、胸胁刺痛、跌扑肿痛、月经不调、经闭痛经、瘀瘕腹痛、头痛、风湿痹痛。用量 3~10g。

【**资源利用**】《日本药局方》规定汉方药所用"川芎"(センキュウ)来源于日本芎 *Cnidium officinale* Makino 的干燥根。

白芷 **Angelicae Dahuricae Radix**

本品为伞形科植物达呼里白芷(白芷)*Angelica dahurica*(Fisch. ex Hoffm.)Benth. et Hook f. 或杭

白芷 *Angelica dahurica* (Fisch. ex Hoffm.) Benth. et Hook f. var. *formosana* (Boiss.) Shan et Yuan 的干燥根。达呼里白芷主产于河南禹县(禹白芷)和河北安国(祁白芷);杭白芷主产于浙江(杭白芷)和四川(川白芷)。销全国并出口。达呼里白芷根呈长圆锥形,长 10~25cm,直径 1.5~2.5cm,表面灰褐色或黄棕色,根上部钝四棱形或近圆形,具纵皱纹,支根痕有多数长 0.5~1.5cm 皮孔样横向突起,有的排列成四纵列,顶端有凹陷的茎痕。质坚实,断面白色或灰白色,粉性,形成层环棕色,近方形或近圆形,皮部散有棕色油点(油管);气芳香,味辛、微苦。杭白芷根呈圆锥形,长 10~20cm,直径 2~2.5cm,上部粗大,略具四棱,皮孔样突起较大,于四棱处尤多,略排成四纵行。断面形成层环类方形。白芷含比克白芷内酯(byak-angelicin)、脱水比克白芷内酯(byak-angelicol)、欧前胡素(imperatorin)、异欧前胡素(isoimperatorin)、氧化前胡内酯(oxypeucedanin)、珊瑚菜素(phelloptorin)等 10 余种香豆素类化合物。本品性温,味辛;能解表散寒,祛风止痛,宣通鼻窍,燥湿止带,消肿排脓。用于感冒头痛、眉棱骨痛、鼻塞流涕、鼻渊、牙痛、带下、疮疡肿痛。用量 3~10g。

小茴香　Foeniculi Fructus

本品为伞形科植物茴香 *Foeniculum vulgare* Mill. 的干燥成熟果实。我国各地均有栽培。双悬果圆柱形,长 4~8mm,直径 1.5~2.5mm。表面黄绿色或淡黄色,两端略尖,顶端残留有黄棕色突起的柱基,基部有时有细小的果梗。分果呈长椭圆形,背面有纵棱 5 条,接合面平坦而较宽;横切面略呈五边形,背面的四边约等长;有特异香气,味微甜、辛。含挥发油,主要成分为反式-茴香脑(*trans*-anethole,63.4%),其次为柠檬烯(limonene,13.1%)、小茴香酮(fenchone,12.1%),其他有爱草脑(estragole)、α- 蒎烯(α-pinene)、月桂烯(myrcene)、β- 蒎烯(β-pinene)等。果实脂肪油中含有 16 种脂肪酸,如 10- 十八碳烯酸(10-octadecenoic acid)、花生酸(arachic acid)、棕榈酸(palmitic acid)等。还含伞形花内酯(umbelliferone)、花椒毒素(xanthotoxin)、α- 香树脂醇(α-amyrin)等。本品性温,味辛;散寒止痛,理气和胃。用于寒疝腹痛、睾丸偏坠、痛经、少腹冷痛、脘腹胀痛、食少吐泻。挥发油能促进胃肠蠕动和分泌,能排除肠内的气体,并有祛痰作用。用量 3~6g。

三十、山茱萸科 Cornaceae

【概述】　乔木或灌木,稀草本。叶常对生或轮生,无托叶。花辐射对称,常排成聚伞花序或伞形花序;子房下位,心皮 2 枚,合生成 1~4 室,每室胚珠 1。核果或浆果状核果。

本科 13 属,100 余种,我国有 7 属,近 50 种。重要的生药有山茱萸、青荚叶(小通草)、灯台树、四照花和鞘柄木等。

本科植物含三萜皂苷、环烯醚萜、黄酮、多糖、鞣质、有机酸类等成分。

【重要生药】

山茱萸　Corni Fructus

本品为山茱萸科植物山茱萸树(山茱萸) *Cornus officinalis* Sieb. et Zucc. 的干燥成熟果肉。主产于浙江、河南、安徽和陕西,浙江产山茱萸为"浙八味"之一。果肉呈不规则的片状或扁筒状,长 1~1.5cm,宽 0.5~1cm,表面紫红色至紫黑色,皱缩,有光泽,有的可见圆形宿萼痕,基部有果梗痕;质柔软;气微,味酸涩而微苦。主要含环烯醚萜类,如山茱萸苷(cornin,verbenalin)、马钱苷(loganin)、莫罗苷(morroniside)、獐牙菜苷(sweroside)、7- 脱氢马钱苷(7-dehydrologanin)等。鞣质类,如山茱萸鞣质(cornustannin),异诃子素(即山茱萸鞣质Ⅰ,isoterchebin)、山茱萸鞣质Ⅱ、Ⅲ(tellimagrandinⅡ、Ⅲ)、路边青鞣质 D(gemin D)、莱木鞣质 A、B、C(cornusiin A,B,C)。另含有熊果酸、酒石酸、苹果酸等。山茱萸多糖具有抗氧化、清除自由基、免疫兴奋、抗衰老和健脑等多种作用。

笔记

本品性微温,味酸、涩。能补益肝肾,收涩固脱。用于眩晕耳鸣、腰膝酸痛、阳痿遗精、遗尿尿频、崩漏带下、大汗虚脱、内热消渴。对非特异性免疫功能有增强作用;对化疗、放疗引起的白细胞计数下降有升高作用;醇提物具有降血糖、降血脂作用;煎剂有抗菌、抗炎作用。用量 6~12g。

(王　曙)

三十一、木犀科 Oleaceae

【概述】　灌木或乔木。叶对生。花两性,稀单性,辐射对称;花萼 4 裂;花冠 4 裂;雄蕊 2 枚;子房上位,2 室,每室 2 胚珠。本科 29 属,600 种,广布于温带或亚热带地区。我国 12 属约 176 种。已知药用的 80 余种。

本科重要的生药有连翘、女贞子、秦皮、暴马子皮、茉莉花、桂花等。

本科某些属中有由腺毛组成的花外蜜腺;气孔一般为不定式;非腺毛似盾状毛常见,叶肉中常有厚壁异形细胞。茎中柱鞘可见连续或间断的厚壁细胞环带;木质部射线通常宽 2~3 列细胞,异型或同型;在某些属中纤维有具缘纹孔。草酸钙小针晶或方晶广泛存在于茎和叶中。

本科化学成分多样,含香豆素类、酚类、木脂素类、黄酮类等化学成分。香豆素类如秦皮苷(fraxin)、秦皮乙素(esculetin)、七叶树苷(aesculin),均有抗菌消炎、止咳化痰作用;酚类如连翘酚(forsythol),具抗菌作用,为本科主要的活性成分;木脂素类如连翘苷(forsythin,phillyrin),具抗菌消炎作用。

【重要生药】

连翘　Forsythiae Fructus

本品为木犀科植物悬垂连翘(连翘)*Forsythia suspensa*(Thunb.) Vahl 的干燥果实。主产于山西、河南、陕西。秋季果实初熟尚带绿色时采收,去杂质,蒸熟,晒干,习称“青翘”;果实熟透后采收,晒干,习称“老翘”。果实长卵形至卵形,长 1.5~2.5cm,直径 0.5~1.3cm。表面有不规则的纵皱纹及多数凸起的小斑点,两侧各有 1 条明显的纵沟。先端渐尖或长渐尖,多向内弯曲,基部有果柄或其断痕。“青翘”多不开裂,表面绿褐色,凸起的灰白色小斑点较少;质硬;种子多数,一侧有翅。“老翘”常自顶端开裂或裂成两瓣,表面黄棕色或红棕色,粗糙,有多数小疣状突起;内表面平滑,浅棕黄色,具一纵隔,质脆;种子多已脱落。气微香,味苦。含连翘苷(phillyrin),连翘苷元(phillygenin),连翘酯苷(forsythoside)A、B、C、D 和 E,牛蒡子苷(arctiin),罗汉松脂苷(martairesinoside),桦木酸(betulinic acid),松脂素(pinoresinol),熊果酸,齐墩果酸等。药理实验表明连翘和种子挥发油有广谱的抗菌作用,对一些病毒、真菌亦有不同程度的抑制作用,并有显著的解热、抗炎、利尿、保护肝脏以及镇吐作用。抗菌活性成分主要为苯乙醇苷类连翘酯苷 A、B、C、D,其中以 C、D 尤为显著。本品性微寒,味苦。能清热解毒,消肿散结,疏风散热。用于痈疽、瘰疬、乳痈、丹毒、风热感冒、温病初起、温热入营、高热烦渴、神昏发斑、热淋涩痛。用量 6~15g。

三十二、马钱科 Loganiaceae

【概述】　灌木、乔木或藤本,稀草本。单叶对生。花两性,辐射对称;雄蕊与花冠裂片同数而互生;子房上位,通常 2 室;花柱单生,2 裂。本科共 35 属,750 种,分布于热带、亚热带地区。我国 9 属 63 种,产于西南及东部地区。已知药用的 15 属,109 种。

本科重要的生药有马钱子、密蒙花、钩吻(断肠草)等。

本科马钱亚科植物茎中存在内生韧皮部,醉鱼草亚科中有星状非腺毛。

本科植物大多有毒,主要的化学成分为:吲哚类生物碱如士的宁(strychnine)、马钱子碱

笔记

(brucine)、钩吻碱(gelsemine)等;黄酮类如密蒙花苷(linarin)等;环烯醚萜苷类苦味成分如马钱苷(loganin)等。

【重要生药】

马钱子* Strychni Semen
(英) Nux Vomica (日) ホミカ

【基源】 本品为马钱科植物马钱 Strychnos nux-vomica L. 的干燥成熟种子。

【植物形态】 常绿乔木。叶对生,广卵形,全缘,革质。聚伞花序顶生,小花白色筒状。浆果球形,表面光滑;种子3~5粒或更多,纽扣状圆板形,密被银色茸毛,种柄生于一面的中央。果期8月至翌年1月。

【产地】 主产于印度、越南、缅甸、泰国、斯里兰卡。我国云南等地引种成功。

【采制】 9~10月摘取成熟果实,取出种子,洗净附着的果肉,晒干。

【性状】 ①呈纽扣状圆板形,常一面隆起,一面微凹下,直径1.5~3cm,厚0.3~0.6cm。②表面密被灰棕或灰绿色绢状茸毛,由中央向四周呈辐射状排列,有丝样光泽。边缘稍隆起,较厚,有微突起的珠孔,底面中心有突起的圆点状种脐,种脐与珠孔间隐约见一隆起线。③质坚硬,平行剖面可见淡黄白色胚乳,角质状,子叶心形,掌状脉5~7条。④气微,味极苦(图11-58;彩图47)。

图 11-58 马钱子外形与剖面图
A.外形 B.横切面 C.纵剖面
1.种皮 2.种脐 3.棱线(非种脊) 4.珠孔 5.胚乳 6.子叶 7.胚根

【显微特征】 种子横切面:①种皮表皮细胞分化成单细胞毛,向一方斜伸,长500~1100μm,宽25μm以上,基部膨大似石细胞状,壁极厚,强烈木化,有纵长扭曲的纹孔,体部有肋状木化增厚条纹,胞腔断面观类圆形。②种皮内层为颓废的棕色薄壁细胞,细胞边界不清。③内胚乳细胞壁厚约25μm,隐约可见胞间连丝,以稀碘液处理后较明显,细胞内含脂肪油滴及糊粉粒(图11-59)。

图 11-59 马钱子横切面详图
1.表皮毛 2.颓废的种皮细胞 3.胚乳

粉末:灰黄色。①非腺毛单细胞,多断裂,完整者长达1100μm,直径25~63μm,壁强烈木化,极厚,基部似石细胞状,纹孔纵裂成缝状,毛体具5~18条纵向肋状增厚条纹,顶端钝圆,易纵裂,宛如纤维。②内胚乳细胞多角形,壁厚,隐约可见胞间连丝,有的胞间层呈细波状弯曲,内含脂肪油及糊粉粒。此外可见种皮内层颓废的棕色色素层(图11-60)。

【化学成分】 主要含吲哚类生物碱,总碱含量3%~5%,其中士的宁(番木鳖碱,strychnine)含量约 1.23%，马钱子碱(brucine)约 1.55%；并含多种微量生物碱，如 α-,β- 可鲁勃林(α-,β-colubrine)、异番木鳖碱(isostrychnine)、异马钱子碱(isobrucine)、番木鳖次碱(vomicine)、马钱子新碱(novacine)等。此外，尚含马钱苷(loganin)、脂肪油和蛋白质。

马钱子经炮制后，其中一些生物碱的构型发生了变化，如马钱子碱转化成异马钱子碱、异马钱子碱N- 氧化物；番木鳖碱转化成异番木鳖碱 N- 氧化物、二羟基三甲基番木鳖碱，从而使马钱子的毒性降低，抗肿瘤细胞生长和抗氧化的活性增加。

图 11-60　马钱子粉末特征图
1. 非腺毛(a. 基部　b. 底面观　c. 中部裂片　d. 顶端)　2. 内胚乳细胞(a. 示内含物及胞间连丝　b. 示壁极厚)　3. 色素层

士的宁　　R=R₁=H
马钱子碱　R=R₁=OCH₃

马钱苷

【理化鉴定】　鉴别：1. 取本品干燥种子的胚乳作切片，加 1% 钒酸铵硫酸溶液 1 滴，胚乳显蓝紫色。另取胚乳切片，加浓硝酸 1 滴，即显橙红色(前者为士的宁反应，后者为马钱子碱反应)。

2. 取本品粉末，经加一定比例的三氯甲烷、乙醇与浓氨混合溶液提取后，与士的宁和马钱子碱对照品溶液共薄层，以甲苯 - 丙酮 - 乙醇 - 浓氨试液(4∶5∶0.6∶0.4)展开，以稀碘化铋钾试液显色，供试品色谱中，在与对照品色谱相应的位置上，显相同的颜色斑点。

含量测定：采用 HPLC 法测定，本品中士的宁的含量应为 1.20%~2.20%，马钱子碱的含量不得少于 0.80%。

【药理作用】

作用	实例	有效成分
①镇痛作用	有显著的镇痛作用	马钱子碱、士的宁
②抗炎作用	对原发性及继发性关节炎具有较好疗效	总生物碱
③中枢兴奋作用	对整个中枢神经都有兴奋作用，首先兴奋脊髓的反射功能，其次兴奋延髓的呼吸中枢及血管运动中枢，并能提高大脑皮质的感觉中枢功能	士的宁
④抗肿瘤作用	马钱子水煎液在一定剂量下对小鼠移植性肿瘤的生长有明显的抑制作用，且对小鼠的免疫器官无明显损害	总生物碱

毒性：成人一次服 5~10mg 士的宁可致中毒，30mg 可致死亡，死亡原因是由于强直性惊厥反复发作造成衰竭与窒息。

【功效与主治】　性温、味苦；有大毒。能通络止痛，散结消肿。用于跌打损伤、骨折肿痛、风湿顽痹、麻木瘫痪、痈疽疮毒、咽喉肿痛。用量 0.3~0.6g，炮制后入丸散用。不宜多服久服及生用；运动员慎用；孕妇禁用。有毒成分能经皮肤吸收，外用不宜大面积涂敷。

笔记

三十三、龙胆科 Gentianaceae

【概述】　草本。单叶对生,全缘。花常两性,辐射对称;花冠漏斗状、辐状或管状;雄蕊与花冠裂片同数而互生;子房上位,常 2 心皮合生成 1 室。蒴果 2 瓣裂。本科约 80 属,900 多种,广布于全世界,主产于北温带。我国 19 属,350 多种,各地有分布,以西南山区种类较多。已知药用的 15 属,109 种。

重要的生药有龙胆、秦艽、广地丁、当药、青叶胆、肺形草等。

本科植物多数无毛,有的具 1~2 细胞的非腺毛,稀见腺毛。叶表皮及叶肉中常有黏液细胞。草酸钙结晶通常细小,针晶、棱柱晶、砂晶或棱晶。维管束大多为双韧型。

本科的化学成分包括裂环烯醚萜苷、𠮿酮和生物碱类成分。裂环烯醚萜苷如龙胆苦苷(gentiopicroside)、獐牙菜苷(sweroside)、当药苦苷(swertiamarin),为龙胆科的苦味成分,具抗菌消炎、促进胃液分泌等作用;𠮿酮类如龙胆𠮿酮(gentisin)、当药𠮿酮(swertianin),有抗结核及利胆作用;生物碱如龙胆碱(gentianine),能镇静和抗过敏。

【重要生药】

龙胆* Gentianae Radix et Rhizoma
(英) Gentian Root　(日) リュウタン

【基源】　本品为龙胆科植物粗糙龙胆(龙胆) *Gentiana scabra* Bunge、条叶龙胆 *Gentiana manshurica* Kitagawa、三花龙胆 *Gentiana triflora* Pall. 或坚龙胆 *Gentiana rigescens* Franch. 的干燥根及根茎。前三种生药习称"龙胆",后一种生药习称"坚龙胆"。

【植物形态】　粗糙龙胆　多年生草本。茎直立,略具四棱,粗糙。叶对生,边缘及下面主脉粗糙,基部抱茎。花无梗,花冠钟状,5 裂,先端尖。蒴果卵圆形,有柄;种子条形,边缘有翅。

条叶龙胆　叶片边缘反卷。花有短梗,花冠裂片三角状卵形,先端急尖。

三花龙胆　叶边缘及叶脉光滑。花冠裂片卵圆形,先端钝。

坚龙胆　叶近革质。花冠裂片卵状椭圆形,顶端急尖。

【产地】　粗糙龙胆、三花龙胆主产于黑龙江、辽宁、内蒙古,生药习称"关龙胆",产量大,销全国并出口。条叶龙胆产于江苏、浙江、安徽,生药习称"苏龙胆",产量小。坚龙胆产于云南、贵州、四川。

【采制】　春、秋二季采挖,洗净,干燥。

【性状】　龙胆　①根茎呈不规则块状,长 1~3cm,直径 0.3~1cm,表面暗灰棕色或深棕色,皱缩,上端具茎痕或残留茎基,周围和下面丛生多数细长的根。②根圆柱形,稍扭曲,长 10~20cm,直径 0.2~0.5cm;表面灰黄色或黄棕色,上部常有细密横皱纹,下部较细,有纵皱纹及侧根痕。③质脆,易折,断面略平坦,皮部黄白色或浅黄棕色,木部色较浅,呈点状环列。④气微,味极苦。粗糙龙胆的根通常 20 余条;三花龙胆的根约 15 条;条叶龙胆的根常少于 10 条(彩图 48)。

坚龙胆　表面无横皱纹,外皮膜质,易脱落,木部黄白色,易与皮部分离。

【显微特征】　根横切面:粗糙龙胆　①表皮细胞有时残存,外壁较厚。②皮层窄;外皮层细胞类方形,壁稍厚,木栓化;内皮层细胞切向延长,每一个细胞由纵向壁分隔成数个类方形小细胞。③韧皮部宽广,有裂隙。④木质部导管 3~10 个群束,有的导管成"V"形排列。⑤髓部明显。⑥薄壁细胞含细小草酸钙针晶(图 11-61)(彩图 49)。

坚龙胆　①内皮层以外的组织多已脱落。②韧皮部宽广,筛管群稀疏散在。③木质部导管发达,均匀密布于根的中央。④无髓部(彩图 50)。

粉末:粗糙龙胆　淡黄棕色。①外皮层细胞表面观类纺锤形,每细胞由横壁分隔成数个扁方形的小细胞,每个小细胞又由纵壁分隔为二。②内皮层细胞巨大,表面观类长方形或类方形,平周壁横向纹理纤细,每个细胞由纵壁分隔成数个栅状小细胞,纵隔壁大多连珠状增厚。③薄

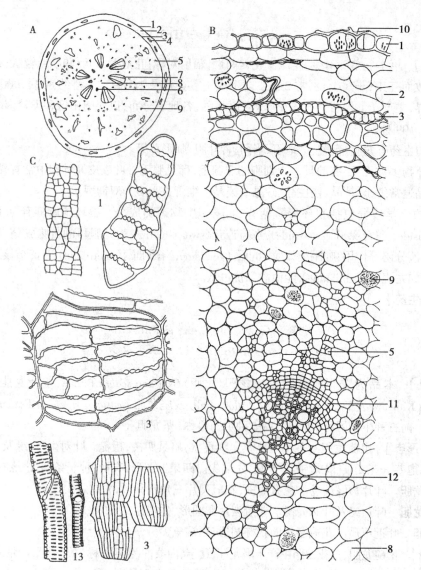

图 11-61　粗糙龙胆(根)横切面组织和解离图

A. 横切面简图　B. 横切面详图　C. 解离组织图

1. 外皮层　2. 皮层　3. 内皮层　4. 腔隙　5. 筛管组织　6. 初生木质部　7. 次生木
质部　8. 髓　9. 细小草酸钙针晶　10. 表皮　11. 形成层　12. 导管　13. 梯纹导管

壁细胞草酸钙针晶长约至 10μm,不规则散在薄壁细胞中或充塞于细胞一角(图 11-61)。

坚龙胆　根中无外皮层细胞。①内皮层细胞类方形或类长方形,平周壁横向纹理较粗而密,有的粗达 3μm,每一细胞分隔成多数栅状小细胞,隔壁稍增厚或呈连珠状。②含细小草酸钙菱晶或细梭晶。

【化学成分】　含龙胆苦苷(gentiopicroside,gentiopicrin)、獐牙菜苦苷(swertiamarin)、獐牙菜苷(sweroside)等裂环烯醚萜苷类,还含有龙胆屾酮(gentisin)、龙胆三糖(gentianose)等成分。

龙胆苦苷　　獐牙菜苦苷　　獐牙菜苷

【理化鉴定】　鉴别：取本品粉末的甲醇提取液,与龙胆苦苷对照品溶液共薄层展开,置紫外光灯下检视,供试品色谱在与对照品色谱相应的位置上,显相同颜色的斑点。

含量测定：采用 HPLC 法测定,龙胆苦苷含量在龙胆中不得少于 3.0%;在坚龙胆中不得少于 1.5%。

【药理作用】

作用	实例	有效成分
①保肝利胆作用	对肝损伤有明显的保护作用,能减轻肝坏死和肝细胞病变程度;对健康及肝损害动物均能显著增加胆汁流量。	龙胆苦苷
②抗菌作用	对铜绿假单胞菌、变形杆菌、痢疾杆菌、金黄色葡萄球菌、星形奴卡菌等有抑制作用	
③抗炎作用	对巴豆油和角叉菜胶引起的肿胀均有显著的抑制作用	
④镇静、镇痛与解痉作用	能抑制中枢神经系统,具镇静与镇痛作用;对肠及子宫平滑肌有解痉作用	獐牙菜苦苷
⑤健胃作用	广泛应用的苦味健胃药	

【功效与主治】　性寒,味苦。能清热燥湿,泻肝胆火。用于湿热黄疸、阴肿阴痒、带下、湿疹瘙痒、肝火目赤、耳鸣耳聋、胁痛口苦、强中、惊风抽搐。用量 3~6g。

秦艽　Gentianae Macrophyllae Radix

本品为龙胆科植物大叶秦艽(秦艽)*Gentiana macrophylla* Pall.、麻花秦艽 *Gentiana straminea* Maxim.、粗茎秦艽 *Gentiana crassicaulis* Duthie ex Burk. 或小秦艽 *Gentiana dahurica* Fisch. 的干燥根。大叶秦艽主产于陕西、甘肃;麻花秦艽主产于四川、云南;粗茎秦艽主产于山西、内蒙古、河北;小秦艽主产于河北、内蒙古、陕西等地。前三种按照性状不同分别习称"秦艽"和"麻花艽",后一种习称"小秦艽"。秦艽与小秦艽呈圆锥形或类圆柱形,扭曲不直,根头部膨大或裂生为 2~4 个根茎(由木栓组织环分割形成),大叶秦艽长 10~30cm,直径 1~3cm,小秦艽长 8~15cm,直径 0.2~1cm,表面都有纵向或扭曲的纵皱纹,顶端有残存茎基及纤维状叶鞘;麻花艽根由多个裂生根缠聚而成麻花状,直径可达 7cm,表面有裂隙呈网状孔纹。质硬而脆,易折断,断面略显油性,皮部黄色或棕黄色,木部黄色,气特异,味苦,微涩。含龙胆苦苷(gentiopicroside)和落干酸(loganic acid),以及少量的挥发油、糖类等。其生物碱类成分秦艽甲素(龙胆碱,gentianine)、秦艽乙素(龙胆次碱,gentianidine)、秦艽丙素(gentianol)是在提取处理过程中由裂环烯醚萜苷类成分与氨作用转化而来,是体内产生抗炎、镇痛作用的活性成分。本品性平,味辛、苦。具祛风湿、清湿热、止痹痛、退虚热之功效。用于风湿痹痛、中风半身不遂、筋脉拘挛、骨节酸痛、湿热黄疸、骨蒸潮热、小儿疳积发热。用量 3~10g。

三十四、萝藦科 Asclepiadaceae

【概述】　藤本或多年生草本,具乳汁。单叶对生。花两性,辐射对称,五基数;雄蕊 5 枚,与雌蕊合生成合蕊柱;花丝合生成具有蜜腺的筒,将雌蕊包围,称合蕊冠;花粉粒常聚合成花粉块;子房上位,2 心皮,离生;蓇葖果,种子顶端具白色丝状毛。本科 180 属,2200 余种,分布于全世界,主产热带。我国 44 属,245 种,全国分布,以西南、华南种类较多。已知药用的 32 属 112 种。本科植物大多有毒,尤其是乳汁和根。

本科重要的生药有香加皮、徐长卿、白首乌、白前、白薇、通关藤、萝藦等。

本科全体植物均有乳管。气孔常为平轴式。有非腺毛与腺毛。维管束常为双韧型。薄壁细胞中含草酸钙方晶、簇晶。

本科化学成分包括强心苷、皂苷、生物碱及酚类等。娃儿藤碱(tylocrebrine)、娃儿藤新碱(tylophorimidine)等生物碱均显示显著的抗肿瘤与抗白血病活性,但因对中枢神经系统有不可逆的毒性,而影响临床应用。

【重要生药】

香加皮   Periplocae Cortex

本品为萝藦科植物杠柳 *Periploca sepium* Bunge 的干燥根皮,又名北五加皮、杠柳皮。主产于山西、河北、山东等地。根皮呈卷筒状或槽状,少数呈不规则块片状,长 3~10cm,筒径 1~2cm,厚 0.2~0.4cm。外表面灰棕色或黄棕色,栓皮松软,常呈鳞片状,易剥落;内表面淡黄色或淡黄棕色,较平滑,有细纵纹。体轻,质脆,易折断,断面不整齐,黄白色。有特异香气,味苦。含北五加皮苷(periplocoside) A~K,其中北五加皮苷 H 和 K 为 C_{21} 甾体苷,北五加皮苷 G(又名杠柳苷periplocin)为强心苷。另含 4- 甲氧基水杨醛,为香加皮香气成分。杠柳苷具强心作用,其强心作用具有迅速,持续时间短,无积蓄作用等特点,并有一定的抗辐射与抗炎作用。杠柳苷脱去葡萄糖成为杠柳加拿大麻糖苷,也有相同的强心作用。此外,还有抗肿瘤、升压、抗炎等作用。本品性温,味苦、辛,有毒。能利水消肿,祛风湿,强筋骨。用于下肢浮肿、心悸气短、风寒湿痹、腰膝酸软。用量 3~6g。本品有毒,不宜过量或久服。

(陈 旭)

三十五、唇形科 Labiatae(Lamiaceae)*

【概述】 多为草本,稀灌木,多含挥发油而有香气。茎呈四棱形。叶对生,单叶,稀复叶。轮状聚伞花序(轮伞花序),有的再集成穗状、总状、圆锥状或头状的复合花序;花冠唇形;雄蕊通常 4 枚,2 强;雌蕊子房上位,4 深裂成假 4 室;花柱着生于 4 裂子房隙中央的基部。果实由 4 枚小坚果组成。共约 220 属,3500 种,广布于全世界。我国 99 属,808 种,全国各地均有分布。已有药用记载 75 属,436 种。

主要的药用属有:鼠尾草属(*Salvia*)、黄芩属(*Scutellaria*)、益母草属(*Leonurus*)、薄荷属(*Mentha*)、香茶菜属(*Rabdosia*)、裂叶荆芥属(*Schizonepeta*)、石荠苎属(*Mosla*)、紫苏属(*Perilla*)、夏枯草属(*Prunella*)等。重要的生药有:丹参、黄芩、半枝莲、益母草、薄荷、冬凌草、溪黄草、荆芥、紫苏、广藿香、夏枯草、连钱草(活血丹)等。

本科植物气孔为直轴式,具有腺毛、腺鳞,偶有间隙腺毛等显微特征。

本科植物主要含有二萜、挥发油、黄酮、生物碱和甾类成分。**二萜类:**丹参属植物中的丹参酮(tanshinone)、隐丹参酮(cryptotanshinone)、异丹参酮(isotanshinone)等具抗菌、消炎、降血压、活血化瘀、促进伤口愈合等作用。香茶菜属植物中的冬凌草甲素(rubescensin A)、冬凌草乙素(rubescensin B)、延命草素(enmein)具抗菌、消炎和抗癌作用。**挥发油:**薄荷油、荆芥油、广藿香油和紫苏油等有抗菌、消炎及抗病毒作用。**黄酮类:**黄芩苷(baicalin)、黄芩素(scutellarein)等有抗菌、消炎作用。**生物碱类:**益母草碱(leonurine)、水苏碱(stachydrine)。**甾酮类:**筋骨草属(*Ajuga*)植物中含羟基促蜕皮甾酮(ecdysterone)、筋骨草甾酮(ajugasterone)、杯苋甾酮(cyasterone)等昆虫变态激素,能促进蛋白质合成和降血脂。

【重要生药】

薄荷*   Menthae Haplocalycis Herba
(英)Mentha Herb (日)ハッカ

【基源】 本品为唇形科植物薄荷 *Mentha haplocalyx* Briq. 的干燥地上部分。

【植物形态】 多年生草本,全株有香气。茎直立,方形,有倒向微柔毛和腺鳞。叶对生,叶

笔记

片卵形或长圆形,先端稍尖,基部楔形,边缘具细锯齿。轮伞花序腋生;花冠淡紫色;雄蕊4。小坚果卵球形。

【产地】 主产于江苏(称"苏薄荷")、安徽等地,江西、河南、四川、云南也产。

【采制】 7~8月割取地上部分(称头刀),供提取挥发油用;10~11月割取,供药用(称二刀)。采收之前1~2天及采收时宜选晴天,收割后晒至半干,捆把,堆放1~2天,再摊开晒至全干。

【性状】 ①茎方柱形,有的有对生分枝,长15~40cm,直径2~5mm;表面黄棕色或带紫色,节明显,节间长2~5cm;棱角处有柔毛;质硬,断面白色,中空。②叶多卷曲皱缩,展开叶片呈长圆形或卵形(图11-62A),长2~7cm,宽0.5~3cm,稀被柔毛,有凹点状腺鳞。③茎上部腋生轮伞花序,花冠多数存在,淡紫色。④叶搓揉时有特异清凉香气;味辛凉。以叶多、色绿深、气味浓者为佳(彩图51)。

【显微特征】 叶横切面:①上表皮细胞长方形,下表皮细胞稍小,具气孔;上、下表皮细胞有多数凹陷,内有大型特异的扁球形腺鳞,可见少数小腺毛和非腺毛。②叶异面型,叶内栅栏组织1(~2)层细胞,海绵组织4~5层细胞,排列疏松;叶肉细胞中常含针簇状橙皮苷结晶,以栅栏组织的细胞中为多见。③主脉维管束外韧型,木质部导管常2~6个排列成行,韧皮部外侧与木质部外侧均有厚角组织;一般薄壁细胞及少数导管中有时可见橙皮苷结晶(图11-62B、C)。

茎横切面:呈四方形。①表皮为一层长方形细胞,外被角质层,有腺鳞、小腺毛及非腺毛。②皮层薄壁细胞数列,排列疏松,四棱角处由厚角细胞组成。③内皮层明显。④韧皮部狭窄;形成层成环;木质部在四棱处发达,导管类多角形,木纤维多角形,射线宽窄不一。⑤髓薄壁细胞大,中心常呈空洞(图11-62D、E)。

粉末:淡黄绿色,微有香气。①腺鳞由头、柄部组成。头部顶面观球形,侧面观扁球形。直径60~100μm,由6~8个分泌细胞组成,内含淡黄色分泌物;柄极短,单细胞,基部四周表皮细胞10余个,呈辐射状排列。②小腺毛头部椭圆形,单细胞,直径15~26μm,内含淡黄色分泌物;柄

图11-62 单萼薄荷叶和茎组织及粉末图

A.薄荷叶 B.薄荷叶横切面简图 C.薄荷叶横切面详图 D.薄荷茎横切面简图 E.薄荷茎横切面详图 F.粉末图

1.厚角组织 2.上表皮 3.栅栏组织 4.下表皮 5.海绵组织 6.侧脉 7.中脉 8.木质部 9.韧皮部 10.橙皮苷结晶 11.非腺毛 12.腺毛 13.气孔 14.表皮 15.皮层 16.内皮层 17.大维管束 18.小维管束 19.形成层 20.髓 21.叶肉碎片 22.腺鳞 23.茎表皮 24.导管 25.木纤维

笔记

多为单细胞。③非腺毛完整者由 1~8 个细胞组成,常弯曲,壁厚 2~7μm,外壁有细密疣状突起。④叶片上表皮细胞表面观不规则形,垂周壁略弯曲;下表皮细胞垂周壁波状弯曲,细胞中常含淡黄色橙皮苷结晶;气孔直轴式。尚有茎表皮细胞、导管、木纤维等(图 11-62F)。

【化学成分】 主含挥发油,鲜叶含油 1%~1.46%;又含黄酮类、有机酸等。**挥发油**:l- 薄荷醇(薄荷脑,l-menthol,77%~87%),l- 薄荷酮(l-menthone,约 10%),乙酰薄荷酯类(3%~6%),异薄荷酮(约 1.75%),胡薄荷酮(pulegone),d- 月桂烯(d-myrcene),柠檬烯(limonene),辛醇 -3(octanol-3)等成分。**黄酮类**:异瑞福灵(isoraifolin)、木犀草素 -7-O-$β$-D- 葡萄糖苷(luteolin-7-O-$β$-D-glucoside)、薄荷异黄酮苷(menthoside)。**有机酸**:迷迭香酸(rosmarinic acid)、咖啡酸(caffeic acid)等。

l-薄荷醇　　　　　　　l-薄荷酮

【理化鉴定】 鉴别:1. 取本品叶的粉末少量,经微量升华得油状物,镜检,有针簇状薄荷醇结晶析出;加硫酸 2 滴及香草醛结晶少量,初显黄色至橙黄色,再加水 1 滴,即变紫红色。

2. 取本品及对照药材粉末的石油醚提取液,与薄荷醇对照品溶液共薄层展开,喷以香草醛硫酸试液 - 乙醇(2∶8)混合液,100℃加热至斑点清晰。供试品在与对照药材、对照品色谱相应的位置上,显相同颜色的斑点。

含量测定:照挥发油测定法测定,本品含挥发油不得少于 0.80%(ml/g)。

【药理作用】

作用	实例	有效成分
①抗菌、抗病毒作用	薄荷水煎剂对病毒 ECHO₁₁ 株有抑制作用。对金黄色葡萄球菌、甲型链球菌、福氏痢疾杆菌、白念珠菌等多种球菌、杆菌均有抑制作用	薄荷醇、以二羟基 -1,2- 二氢萘二羧酸为母核的多种成分挥发油、薄荷酮
②中枢兴奋作用	小剂量服用薄荷可兴奋中枢神经系统,促使皮肤毛细血管扩张,并促进汗腺分泌,增加散热	挥发油、薄荷酮
③解痉、止痛作用	对兔离体肠和豚鼠离体回肠均有解痉作用。外用有止痒、止痛、清凉感及对抗刺激的作用	挥发油、薄荷醇、薄荷酮
④抗早孕作用	薄荷水溶液及薄荷油对大鼠、小鼠均有明显的抗早孕作用	挥发油

【功效与主治】 性凉,味辛。能疏散风热,清利头目,利咽,透疹,疏肝行气。用于风热感冒、风温初起、头痛、目赤、喉痛、口疮、风疹、麻疹、胸胁胀闷等症。用量 3~6g。

【资源利用】 薄荷属植物我国有 12 个种,多个变种,在不同地区均有药用,主要有:家薄荷 Mentha haplocalyx Briq. var. piperascens(Malinvand)C.Y. Wu et H.W. Li,栽培于天津、江苏、河南、四川。龙脑薄荷 Mentha arvensis L. var. malinvaudi(Levl.)C.Y. Wu et H.W. Li,过去曾栽培于江苏的苏州、太仓。假薄荷 Mentha asiatica Boriss. 分布于新疆、四川西北部、西藏。兴安薄荷 Mentha dahurica Fisch. ex Benth.,分布于黑龙江、吉林、内蒙古东部。灰薄荷 Mentha vagans Boriss.,分布于新疆。在上海、四川、北京、南京、云南栽培的还有圆叶薄荷 Mentha rotundifolia(L.)Huds.;在南京、北京栽培有辣薄荷 Mentha piperta L. 等种类。

在薄荷商品中有时混有留兰香 Mentha spicata L.,本品挥发油中富含香芹酮(carvone),不含薄荷油、薄荷脑，所以留兰香不能代替薄荷入药。

【附】

1. 薄荷油　为新鲜叶、茎经水蒸气蒸馏，再冷冻，部分脱脑加工得到的挥发油（又称薄荷白油）。为无色或淡黄色澄清液体，有特异清凉香气，味初辛，后凉。长时间存放，则色渐变深。能与乙醇、三氯甲烷、乙醚任意比例混合。相对密度为 0.888~0.908；旋光度为 −17°~−24°；折光率约为 1.50；其含酯量按醋酸薄荷酯计，为 2.0%~6.5%（w/w）。含薄荷脑应为 28%~40%。本品为芳香剂、祛风剂、调味剂；用于皮肤，能产生清凉感并减轻疼痛。口服一次剂量为 0.02~0.2ml，一日为 0.06~0.6ml。外用适量。

2. 薄荷脑　薄荷油放置过程中析出的结晶，为一种饱和环状醇；无色针状或棱柱状结晶，或白色结晶性粉末；有薄荷的特殊香气，味初灼热后清凉。在乙醇、液体石蜡中极易溶解，水中微溶；熔点 42℃~44℃，旋光度为 −49°~−50°。取本品 2g，置称重的蒸发皿中，水浴上加热，缓缓挥散后，在 105℃干燥至恒重，遗留残渣不得超过 1mg。含薄荷脑应为 95.0%~105.0%。功效同薄荷油。用量 0.02~0.1g。

丹参* Salviae Miltiorrhizae Radix et Rhizoma
（英）Dan-shen Root　（日）タンジン

【基源】　本品为唇形科植物丹参（赭根鼠尾草）*Salvia miltiorrhiza* Bunge 的干燥根和根茎。

【植物形态】　多年生草本，全株密被柔毛及腺毛。根圆柱形，朱红色。茎四棱形。叶对生，羽状复叶，卵形至椭圆状卵形，边缘有锯齿，两面被柔毛。轮伞花序组成顶生或腋生的假总状花序；花萼钟状，紫色；花冠蓝紫色，2 唇形；雄蕊 2。小坚果椭圆形。

【产地】　主产于四川、安徽、河南、陕西、江苏、山西、河北等省。商品丹参多为栽培品。

【采制】　春、秋二季采挖，以秋季采挖质量较好。栽培品于种植第二、三年秋季采挖，除去地上部分及须根，将根摊开暴晒，晒至五六成干时，集中堆积发热，使内部变为紫黑色，再晒干。

【性状】　①根茎短粗，顶端有时带残留茎基。②根数条，长圆柱形，略弯曲，并有分枝，长 10~30cm，直径 0.3~1cm。表面棕红色或暗棕红色，粗糙，有不规则纵沟或纵皱纹，老根外皮疏松，多显紫棕色，常呈鳞片状剥落。③质硬而脆，断面疏松纤维性，有裂隙或略平整，皮部棕红色，木部灰黄色或紫褐色，导管束黄白色，呈放射状排列。④气微，味微苦涩。以根条粗壮、色紫红者为佳（彩图 52）。

栽培品较粗壮，直径 0.5~1.5cm，表面红棕色，具纵皱纹，外皮紧贴不易剥落。质坚实，断面较平整，略呈角质样。

【显微特征】　根横切面：①木栓层为数层细胞，大多含橙色或淡紫棕色物，有的可见落皮层。②韧皮部宽广，筛管群明显；形成层环明显；木质部射线宽，导管束作 2~3 歧状径向排列，导管近中心少，向外渐多，单个或 2~12 个径向或切向相接，常与薄壁组织相间排列形成层状；木纤维发达，与导管常伴存。少数根的皮层与韧皮部可见石细胞散在（图 11-63）。

粉末：红棕色。①石细胞多单个散在，类圆形、类方形、类棱形或不规则形，长至 257μm，直径 20~65μm，壁厚 5~16μm，有的胞腔内含棕色物。②网纹与具缘纹孔导管，直径 10~50μm；网纹导管分子长

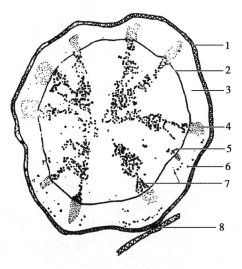

图 11-63　丹参根横切面简图

1. 木栓层　2. 形成层　3. 栓内层　4. 韧皮部
5. 导管　6. 石细胞　7. 木质部　8. 落皮层

笔记

梭形,末端长尖或斜尖,壁不均匀增厚,网孔狭细,穿孔多位于侧壁。③韧皮纤维梭形,长60~170μm,直径 7~27μm,壁厚 3~12μm,孔沟明显,有的可见层纹与纹孔。④木纤维多成束,长梭形,末端长尖,直径 18~25μm,壁厚 2~4μm,纹孔斜缝状,孔沟较稀疏。⑤木栓细胞黄棕色,表面观类方形或多角形,壁稍厚,弯曲或平直,含红棕色色素(水合氯醛透化,色素则溶解)(图 11-64)。

【化学成分】 主要含脂溶性的二萜醌类、水溶性的酚酸类成分。**二萜醌类**有丹参酮Ⅰ(tanshinone Ⅰ),丹参酮ⅡA(tanshinone ⅡA),异丹参酮Ⅰ、Ⅱ(isotanshinone Ⅰ,Ⅱ),异隐丹参酮(isocryptotanshinone),丹参酮ⅡB(tanshinone ⅡB)等成分。**酚酸类**有丹参酚(salviol),丹参酸甲、乙、丙(salvianic acid A,B,C),丹酚酸 A、B、C、D、E、G(salvianolic acid A,B,C,D、E,G),原儿茶醛(protocatechuic aldehyde),原儿茶酸(protocatechuic acid)以及异阿魏酸(isoferulic acid)等。

图 11-64 丹参(根)粉末图
1.石细胞 2.导管 3.木纤维 4.木栓细胞

丹参酮Ⅰ 丹参酮ⅡA

异丹参酮Ⅰ 异丹参酮Ⅱ

丹酚酸B

【理化鉴定】　鉴别：取本品粉末及丹参对照药材，加乙醇超声处理 15 分钟，离心。以丹参酮II$_A$、丹酚酸 B 为对照品。分别点于同一硅胶 G 薄层板上，使成条状，以三氯甲烷 - 甲苯 - 乙酸乙酯 - 甲醇 - 甲酸(6：4：8：1：4)为展开剂，展开，展至约 4cm，取出，晾干，再以石油醚(60℃ ~90℃) - 乙酸乙酯(4：1)为展开剂，展开，展至约 8cm，取出，晾干，分别在日光及紫外光灯(365nm)下检视。供试品色谱中，在与对照药材色谱和对照品色谱相应的位置上，显相同颜色的斑点或荧光斑点。

含量测定：采用 HPLC 法测定，本品含丹参酮II$_A$、隐丹参酮和丹参酮I 的总量不得少于0.25%；丹酚酸 B 不得少于 3.0%。

【药理作用】

作用	实例	有效成分
①心血管作用	丹参可扩张冠状动脉，增加血流量，降低心肌的兴奋性，对心肌缺血有一定的保护作用	丹参酮类、丹参酚酸类
②对脑血管作用	可改善脑缺血再灌注所致小鼠学习记忆障碍及脂质过氧化反应；可降低脑缺血大鼠的脑梗死面积和水肿	丹酚酸
③抗血栓作用	丹参水提取液体外试验有抑制凝血、激活纤溶酶原、促进纤维蛋白裂解的作用。丹参素有抑制血小板聚集、抗血栓形成作用。也有抗凝血作用	丹参酮、原儿茶醛、丹参酚酸、丹参素、迷迭香酸
④抗氧化作用	体内外试验证明能消除自由基，保护 DNA，以丹酚酸作用最强；水溶性部位能显著抑制动物心、脑、肝、肾、睾丸的脂质过氧化作用	丹参素、丹参酮II$_A$、丹酚酸
⑤抗肿瘤作用	丹参具有抗肿瘤、诱导肿瘤细胞分化和凋亡的作用	丹参酮类；丹参酮II$_A$

【功效与主治】　性微寒，味苦。能活血调经，祛瘀止痛，养心安神。用于月经不调、经闭经痛、产后瘀滞腹痛、神经衰弱、心烦不眠、冠心病心绞痛、肝脾肿大、痈肿丹毒等症。用量 9~15g。

【资源利用】　我国有 53 种鼠尾草属(*Salvia*)植物在全国各地作药用，主要有：甘西鼠尾草 *Salvia przewalskii* Maxim.，在甘肃省作"紫丹参"药用，分布于湖北西部、四川南部、西部、甘肃东部、云南东北部和西北部；褐毛甘西鼠尾草 *Salvia przewalskii* Maxim. var. *mandarinorum* (Diels) Stib.，在甘肃亦作"紫丹参"药用，分布于甘肃、青海、四川、云南等省；云南鼠尾草 *Salvia yunnanensis* C.H. Wright，在贵州作"滇丹参"药用，分布于我国西南地区。

<h2 style="text-align:center">黄芩 *　Scutellariae Radix</h2>

（英）Scutellaria Root　（日）オウゴン

【基源】　本品为唇形科植物贝加尔黄芩(黄芩)*Scutellaria baicalensis* Georgi 的干燥根。

【植物形态】　多年生草本。主根粗大，圆锥形，老根中心常腐朽、中空。茎丛生，基部伏地，钝四棱形。叶对生，披针形至条状披针形，顶端钝，基部圆形，全缘。总状花序顶生，花偏生于花序一侧；花冠紫色、紫红色至蓝紫色；雄蕊 4；雌蕊花柱细长。小坚果卵球形，黑褐色，具瘤。

【产地】　主产于东北及河北、山西、河南、陕西、内蒙古等省区，以山西产量最多，河北承德质量最好。

【采制】　春、秋季采挖，以春季采挖为好。除去地上部分及须根、泥土，晒至半干后撞去栓皮，再晒干。商品将新根色鲜黄、内部充实者称"子芩""条芩"或"枝芩"；老根内部暗棕色、中心枯朽者称"枯芩"。以子芩质佳，枯芩次之。黄芩切制饮片前不宜冷浸软化，而以蒸(不超过 1 小时)或沸水煮(10 分钟)后切制为好，这样才不影响药材有效成分的含量。

【性状】　①根呈圆锥形，扭曲，长 8~25cm，直径 1~3cm。②表面棕黄色或深黄色，有稀疏的疣状细根痕,上部较粗糙,有扭曲的纵皱纹或不规则网纹,下部有顺纹和细皱纹。③质硬而脆,易折断,断面黄色,中心红棕色;老根中心枯朽状或中空,呈暗棕色或棕黑色。④气微,味苦。以条粗长、质坚实、色黄者为佳(彩图53)。

栽培品较细长,多有分枝。表面浅黄棕色,外皮紧贴,纵皱纹较细腻。断面黄色或浅黄色,略呈角质样。味微苦。

【显微特征】　根横切面:①木栓层为数层至20余层扁平细胞组成,其中散在石细胞,木栓组织外缘多破裂。②皮层狭窄,散在纤维及石细胞。③韧皮部较宽广,有多数纤维与石细胞,石细胞多分布于外侧,纤维单个散在或数个成群,多分布于内侧;形成层环明显;木质部导管单个散在或数个成群,周围有木纤维束;木射线较宽。④老根中央有1至多个同心状的木栓组织环。⑤薄壁细胞中含淀粉粒(图11-65)。

粉末:黄色。①韧皮纤维微黄色,梭形,两端尖或圆钝,长60~250μm,直径9~35μm,壁木化,孔沟明显。②石细胞淡黄色,类方形、类圆形、椭圆形、纺锤形或不规则状,直径24~48μm,长达85μm,稀更长,壁厚达24μm。③纺锤形木薄壁细胞伴导管旁,壁稍厚,中部有横隔。④韧皮薄壁细胞纺锤形或长圆形,壁常呈连珠状增厚。⑤网纹导管与具缘纹孔导管多见,直径约至72μm,导管分子较短,有的长仅为56μm;端壁倾斜,常延长成尾状。此外还有木栓细胞、木纤维及细小淀粉粒(图11-65)。

图11-65　贝加尔黄芩(根)组织和粉末图

A.横切面简图　B.粉末图

1.木栓层　2.石细胞　3.纤维束　4.皮层　5.皮层内石细胞和纤维　6.韧皮部　7.形成层
8.木射线　9.木质部(导管)　10.木纤维　11.木栓细胞环　12.韧皮纤维　13.韧皮薄壁细胞
14.纺锤形木薄壁细胞　15.木纤维　16.淀粉粒

【化学成分】　含多种黄酮类化合物,主要为黄芩苷(baicalin)、黄芩素(scutellarein)、汉黄芩苷(wogonoside)、汉黄芩素(wogonin)、黄芩新素Ⅰ、Ⅱ(skullcapflavoneⅠ,Ⅱ)、去甲汉黄芩素(norwogonin)、7-甲氧基黄芩素(7-methoxybaicalein)、7-甲氧基去甲基汉黄芩素(7-methoxynorwogonin)、5,7,4′-三羟基-8-甲氧基黄酮(5,7,4′-trihydroxy-8-methoxyflavone)、5,8,2′-三羟基-7-甲氧基黄酮(5,8,2′-trihydroxy-7-methoxyflavone)、5,8,2′-三羟基-6,7-二甲氧基黄酮(5,8,2′-trihydroxy-6,7-dimethoxyflavone)等。此外,尚含挥发油、苯乙醇糖苷类成分等。

黄芩中黄酮类成分的含量与根的新老及不同炮制方法有关。如子芩中含的黄芩苷、汉黄芩苷比枯芩高;蒸黄芩(清水蒸1小时)、煮黄芩(沸水煮10~60分钟)和生黄芩中的总黄酮含量最高,

笔记

烫黄芩(沸水煮 6 小时)次之,冷浸黄芩(冷水浸 12 小时)最低。实验表明,黄芩根在水中浸 3 小时,有 62.5%~93.5% 的黄芩苷水解成苷元。

黄芩苷

黄芩素

汉黄芩苷

汉黄芩素

【理化鉴定】 鉴别:取本品粉末及黄芩对照药材的甲醇提取液,与黄芩苷、黄芩素、汉黄芩素共薄层展开,紫外光灯下检视。供试品在与对照药材、对照品色谱相应的位置上显相同颜色的斑点。

含量测定:采用 HPLC 法测定,本品含黄芩苷不得少于 9.0%。

【药理作用】

作用	实例	有效成分
①抗菌、抗病毒作用	黄芩对多种球菌、杆菌、流感病毒、乙型肝炎病毒、皮肤真菌有抑制作用;体外试验有抑制阿米巴原虫生长和杀灭钩端螺旋体的作用	黄芩苷、黄芩素、汉黄芩苷、汉黄芩素
②抗变态反应、抗炎作用	可抑制小鼠被动皮肤过敏反应和大鼠腹腔内肥大细胞脱颗粒反应。能够抑制角叉菜胶引起的大鼠足肿胀和醋酸引起的小鼠血管通透性增加	黄芩苷、黄芩素、汉黄芩素
③改善脂肪代谢	能使高脂血症大鼠血清 TC、TG、LDL-C 水平明显降低及动脉粥样硬化指数明显降低	黄芩素、汉黄芩素、黄芩新素Ⅱ、黄芩苷
④降压及扩张血管作用	能使麻醉动物和肾型或神经性高血压犬血压降低	黄芩苷

【功效与主治】 性寒,味苦。能清热燥湿,泻火解毒,止血,安胎。用于治疗湿温、暑温、胸闷呕恶、湿热痞满、泻痢、黄疸、肺热咳嗽、高热烦渴、血热吐衄、痈肿疮毒、胎动不安等症。用量 3~10g。

【资源利用】 我国有 48 种黄芩属植物在不同地区作药用。主要有滇黄芩 *Scutellaria amoena* C.H. Wright,在贵州作 "西南黄芩" 药用,分布于云南西北部、中部、四川西部和贵州等省;甘肃黄芩 *Scutellaria rehderiana* Diels 在甘肃作 "小黄芩" 药用,分布于山西、陕西、甘肃。

益母草 Leonuri Herba

本品为唇形科植物益母草 *Leonurus japonicus* Houtt. 的新鲜或干燥地上部分。全国各地均产。茎方柱形,上部多分枝,表面黄绿色,具纵向棱槽,被糙伏毛,易折断,折断面中心有白色髓。叶对生,皱缩,常脱落或残存,下部茎生叶掌状三裂,上部叶羽状深裂或浅裂成 3 片,裂片全缘或具少数锯齿。轮伞花序腋生,花冠紫色,常脱落,宿存花萼顶端 5 尖齿,多数聚集成球状;

笔记

萼内 4 小坚果呈棕褐色,三棱形。气微,味微苦。全草含益母草碱(leonurine,0.02%~0.12%)、水苏碱(stachydrine,0.59%~1.72%)、益母草啶(leonuridine)等生物碱,以及黄酮类成分槲皮素(quercetin)、芹黄素(apigenin)、山奈素(kaempferol)等。还含有延胡索酸(fumaric acid)、益母草酰胺(leonuruamide)、月桂酸,亚麻酸、亚油酸、挥发油等成分。本品含盐酸水苏碱、盐酸益母草碱分别不得少于 0.50% 和 0.050%。益母草煎剂、醇浸膏及益母草碱对离体子宫有明显兴奋作用;益母草能增加外周、冠状动脉和心肌营养血流量;有减慢心率、改善血液循环、利尿、抗凝血、降压等作用。小剂量益母草碱对离体蛙心有强收缩作用,而大剂量反而呈抑制作用。本品性微寒,味辛、苦。能活血调经,利尿消肿。用于月经不调、痛经、经闭、恶露不尽、水肿尿少、急性肾炎水肿等症。用量 4.5~9g。

紫苏叶　Perillae Folium

本品为唇形科植物紫苏 *Perilla frutescens* (L.) Britt. 的干燥叶(或带嫩枝)。全国各地均有栽培。叶片多皱缩或破碎,完整叶展开呈卵圆形或卵形,长 4~11cm,宽 2.5~9cm。先端长尖或急尖,基部圆形或宽楔形,边缘具圆锯齿。两面紫色或上表面绿色,下表面紫色,疏生灰白色毛,下表面可见多数凹点状腺鳞。叶柄长 2~7cm,紫色或紫绿色。质脆。带幼枝者,枝的直径 2~5mm,表面紫绿色,断面中部有髓。气清香,味微辛。本品含挥发油约 0.40%,油中的主要成分为紫苏醛(*l*-perillaldehyde)、紫苏醇(perilla alcohol)、柠檬烯(limonene)、二氢紫苏醇等。紫苏叶能抑制葡萄球菌的生长;其挥发油能使家兔血糖升高,油中的紫苏醛成肟(oxim)后,升血糖的作用更强。本品性温,味辛。能解表散寒,行气和胃。用于风寒感冒、咳嗽、气喘、胸腹胀痛、呕吐、鱼蟹中毒等症。用量 5~10g。

紫苏的茎和成熟果实药用,分别称紫苏梗和紫苏子。前者主要功能是理气安胎,用量 5~10g;后者主要是化痰止咳,用量 3~10g。

广藿香　Pogostemonis Herba

本品为唇形科植物广藿香(卡林刺蕊草)*Pogostemon cablin* (Blanco) Benth. 的干燥地上部分。主产于海南及广东,大量栽培。商品广藿香按产地分为海南广藿香及石牌广藿香,以海南广藿香为大宗,销全国;传统认为石牌广藿香质优,但产量少,主销广州地区。茎略呈方柱形,多分枝,枝条稍曲折,长 30~60cm,直径 0.2~0.7cm。表面淡绿色,被黄白色柔毛,质脆,易折断,折断面裂片状,中心有小型髓。老茎类圆柱形,直径 1~1.2cm,被灰褐色栓皮,质较坚硬。叶对生,多脱落或皱缩成团,展开后叶片呈卵形或椭圆形,长 4~9cm,宽 3~7cm;两面均被灰白色柔毛;先端短尖或钝圆,基部楔形或钝圆,边缘具大小不规则的钝齿;叶柄细,长 2~5cm,被柔毛。气香特异,味微苦。茎的皮层薄壁组织和叶的叶肉组织中有间隙腺毛,头部单细胞且大,柄极短,由 1~2 个细胞组成。本品含挥发油 2.0%~2.8%,油中的主要成分为广藿香醇(patchoulic alcohol)占 52%~57%,还含广藿香酮(pogostone)、刺蕊草醇(pogostol)、丁香油酚、桂皮醛、丁香烯等。尚含多种黄酮类化合物,主要有芹菜素(apigenin)、芹菜苷(apigenin 7-*O*-β-glucoside)等。广藿香其挥发油有促进胃液分泌,增强消化功能与解痉作用;广藿香酮对白念珠菌、新型隐球菌、黑根霉菌等有明显的抑制作用,对金黄色葡萄球菌、甲型溶血性链球菌等亦有一定的抑制作用。本品性微温,味辛。能芳香化浊,开胃止呕,发表解暑。用于中暑发热、头痛胸闷、食欲不振、恶心、呕吐、泄泻等症。用量 3~10g。

三十六、茄科 Solanaceae*

【概述】　草本或灌木,稀小乔木或藤本。单叶互生,有时呈大小叶对生状,稀复叶。花两性,辐射对称,单生、簇生或成各式的聚伞花序;花冠 5 裂,呈辐状、钟状、漏斗状或高脚碟状;雄蕊常

笔记

5 枚,着生花冠上,与花冠裂片互生;子房上位,中轴胎座,胚珠多数;柱头头状或 2 浅裂。蒴果或浆果。种子盘形或肾形。

　　约 80 属,3000 种,广布于温带及热带地区。我国 26 属,115 种,各地均产。已知药用的 25 属,84 种。主要的药用属有:枸杞属(*Lycium*)、曼陀罗属(*Datura*)、茄属(*Solanum*)、天仙子属(*Hyoscyamus*)、酸浆属(*Physalis*)、泡囊草属(*Physochlaina*)等。重要生药有:枸杞子、洋金花、龙葵、白英(蜀羊泉)、颠茄、莨菪、酸浆、华山参(热参)、地骨皮等。

　　本科植物多具有双韧型维管束及内涵韧皮部。叶具不等式气孔,腺毛与非腺毛。通常含有草酸钙砂晶,形成砂晶细胞(砂晶囊),有时尚含簇晶、方晶或砂晶细胞内夹杂有小簇晶。

　　本科植物的化学成分以含多种托品类、甾体类和吡啶类生物碱为特征。**托品类生物碱:**如莨菪碱(hyoscyamine)、东莨菪碱(scopolamine)、颠茄碱(belladonine),为抗胆碱药,能扩瞳、解痉、止痛及抑制腺体分泌,多含于颠茄属(*Atropa*)、莨菪属(*Scopolia*)及曼陀罗属(*Datura*)的一些植物中。**甾体类生物碱:**龙葵碱(solanine)、澳茄碱(solasonine)、蜀羊泉碱(soladulcine)、辣椒胺(solanocapsine)等,多具抗菌消炎和抗真菌作用,为甾体药物合成的原料,主要存在于茄属(*Solanum*)、酸浆属(*Physalis*)及辣椒属(*Capsicum*)植物中。**吡啶类生物碱:**烟碱(nicotine)、胡芦巴碱(trigonelline)、石榴碱(pelletierine)。此外,还含吡咯类、吲哚类、嘌呤类生物碱等。睡茄属(*Withania*)植物还含有一类甾体类内酯(withanolides),具增加机体免疫和抗炎等作用。

　　【重要生药】

洋金花 *　Daturae Flos
(英) Datura Flower　(日) マンダラ花

　　【基源】　本品为茄科植物白花曼陀罗 *Datura metel* L. 的干燥花。习称"南洋金花"。

　　【植物形态】　一年生草本。叶互生或茎上部叶近对生,卵形或宽卵形,顶端渐尖,基部不对称楔形,全缘或微波状。花单生;花萼筒状,稍有棱纹;花冠漏斗状,白色;雄蕊 5 枚;子房球形。蒴果类球状或扁球状,表面疏生短硬刺(图 11-66)。

　　【产地】　主产于江苏,广东、浙江、安徽等地亦产。以江苏产洋金花质佳。

　　【采制】　花初开时采收,晒干或低温烘干。通常扎成小把。

　　【性状】　①多皱缩成条状,完整者长 9~15cm。②花萼呈筒状,长为花冠的 2/5,灰绿色或灰黄色,先端 5 裂,基部具纵脉纹 5 条,表面微有茸毛,通常花萼已除去。③花冠呈喇叭状,淡黄色或黄棕色,先端 5 浅裂,裂片有短尖,短尖下有明显的纵脉纹 3 条,两裂片之间微凹;雄蕊 5,花丝贴生于花冠筒内,长为花冠的 3/4;雌蕊 1,柱头棒状。④晒干品质脆易碎,气微;烘干品质柔韧,气特异,味微苦。以花朵大、不破碎,花冠肥厚者为佳(彩图 54)。

图 11-66　白花曼陀罗
1. 植株　2. 花冠展开示雄蕊、雌蕊　3. 果实　4. 种子

　　【显微特征】　粉末:黄棕色。①花粉粒类球形或长圆形,直径 42~65μm,表面有条纹状雕纹,具 3 孔沟。②非腺毛 1~5 细胞,壁具疣状突起;花冠裂片边缘非腺毛 1~10 细胞,壁微具疣状突起;花丝基部非腺毛粗大,1~5 细胞,基部直经达 128μm,顶端钝圆。③腺毛两种:短腺毛头部 2~6 细胞,柄部 1~2 细胞;长腺毛头部单细胞,柄部 2~6 细胞。④花冠表皮气孔不定式,

副卫细胞 3~8 个。⑤可见草酸钙簇晶、方晶、砂晶（图 11-67）。

【化学成分】　含多种托品类生物碱，总生物碱的含量为 0.47%（盛开期）~0.75%（凋谢期），其中以东莨菪碱（scopolamine）的含量较高，约占总碱的 85%。还含有少量 l- 莨菪碱（l-hyoscyamine），尚含六环和五环醉茄甾内酯。

东莨菪碱

【理化鉴定】　鉴别：1. Vitali 反应：取本品粉末 4g，加乙醇 15ml，振摇 15 分钟，滤过，滤液蒸干，残留物加 1% 硫酸 2ml 溶解，滤过，滤液加氨试液使呈碱性，用三氯甲烷 2ml 振摇提取，分取三氯甲烷液，蒸干，加发烟硝酸 5 滴，蒸干得黄色残留物，冷后加醇制氢氧化钾溶液 2~3 滴，显深紫色，渐变为暗红色，再加固体氢氧化钾少许，则紫色复现（托品类生物碱反应）。

图 11-67　洋金花粉末图
1. 花粉粒　2. 腺毛　3. 非腺毛　4. 草酸钙砂晶　5. 草酸钙方晶　6. 草酸钙簇晶　7. 花冠表皮（a. 上表皮　b. 下表皮）　8. 黄棕色条块　9. 花粉囊内壁细胞　10. 导管

2. 取本品粉末加氨试液碱化，三氯甲烷浸提液与硫酸阿托品、氢溴酸东莨菪碱共薄层展开，喷雾改良碘化铋钾溶液显色，供试品色谱在与对照品相应的位置上显相同颜色的斑点。

含量测定：采用 HPLC 法测定，本品含东莨菪碱不得少于 0.15%。

【药理作用】

作用	实例	有效成分
①对中枢神经系统有抑制作用	人肌注或静脉滴注洋金花总生物碱后会出现头晕、眼重、无力、嗜睡等现象，继而兴奋，然后进入麻醉状态。东莨菪碱对人、猴、犬均可致全身麻醉	总生物碱；东莨菪碱
②抗心律不齐作用	对正常及麻醉犬能拮抗肾上腺素或去甲肾上腺素引起的心律紊乱；能改善失血性犬的微循环	东莨菪碱
③散瞳作用	对家兔有扩瞳作用	去甲基莨菪碱硫酸盐、东莨菪碱、l- 莨菪碱
④松弛平滑肌作用	洋金花注射液可完全拮抗乙酰胆碱引起离体豚鼠气管平滑肌的收缩作用。东莨菪碱能扩张支气管并抑制呼吸道腺体分泌而引起口干；能降低胃肠道的蠕动与张力，使膀胱逼尿肌松弛，尿道括约肌收缩，引起尿潴留	东莨菪碱

【功效与主治】　性温，味辛，有毒。能平喘止咳，解痉定痛。用于哮喘咳嗽、脘腹冷痛、风湿痹痛、小儿慢惊；外科麻醉。用量 0.3~0.6g，宜入丸散；亦可作卷烟分次燃吸（一日量不超过 1.5g）。

外用适量。青光眼与高血压患者禁用本品。在制药工业上洋金花用作提取东莨菪碱的原料。

【资源利用】 曼陀罗属植物我国4种,南北各省区均有分布,野生或栽培。该属植物是提取莨菪碱和东莨菪碱的资源植物。主要有毛曼陀罗 *Datura innoxia* Mill.,花通称"北洋金花",在河北、山东、河南、陕西、内蒙古有少量生产,一般均自产自销。曼陀罗 *Datura stramonium* L.,全国普遍分布,花有时也混作洋金花用,但不作正品洋金花用。

【附】

1. **曼陀罗叶** 本品为曼陀罗 *Datura stramonium* L. 的干燥叶与带叶枝梢。总生物碱含量0.2%~0.4%,主要为莨菪碱,少量为东莨菪碱。功效与颠茄类同。

2. **阿托品(atropine)** 本品为在提取 *l*-莨菪碱(*l*-hyoscyamine)过程中遇酸或碱发生消旋化反应转变成的外消旋体(*dl*-hyoscyamine),为临床常用药品。

枸杞子 Lycii Fructus

本品为茄科植物宁夏枸杞 *Lycium barbarum* L. 的干燥成熟果实。主产于宁夏,甘肃、青海、新疆、河北亦产,多系栽培。果实呈类纺锤形或椭圆形,略扁,长6~20mm,直径3~10mm;表面红色或暗红色,具不规则皱纹,略有光泽,顶端有小凸起状的花柱痕,另端有凹点状的果梗痕。果皮柔韧,皱缩;果肉肉质,柔润,内含种子20~50粒。种子类肾形,扁而翘,长1.5~1.9mm,宽1~1.7mm,表面浅黄色或棕黄色。气微,味甜、微酸。含枸杞多糖,胡萝卜素(carotene,约3.3%),维生素C(又称:抗坏血酸,ascorbic acid,约3%),维生素 B_1(又称:硫胺素,thiamine,约0.2%),维生素 B_2(又称:核黄素,riboflavine),烟酸(nicotinic acid),甜菜碱(betaine),*l*-莨菪碱,莨菪亭(scopoletin)以及天冬氨酸、谷氨酸等多种氨基酸。枸杞煎剂、醇提取物及枸杞多糖均能提高巨噬细胞的吞噬功能及显著增强血清溶菌酶的活力;水提物对小鼠的造血功能有促进作用,并可显著增加白细胞数;可降低大鼠血中的胆固醇,对四氯化碳引起的肝损伤有保护作用;枸杞具雌激素样作用,能使大鼠垂体前叶重量、卵巢重量以及子宫重量明显增加;其提取物有显著而持久的降血糖作用。本品性甘,味平。能滋补肝肾,益精明目。用于虚劳精亏、腰膝酸痛、眩晕耳鸣、内热消渴、目昏不明等病症,对慢性肝病及糖尿病亦有一定疗效,其提取液具抗衰老作用。用量6~12g。

【资源利用】 中华枸杞 *Lycium chinense* Mill. 果实习称土枸杞或津枸杞。功效与宁夏枸杞类同,一般认为质次。

【附】 **地骨皮** 为茄科植物中华枸杞或宁夏枸杞的干燥根皮。筒状、槽状或不规则卷片,厚1~3mm,外表土黄色或灰黄色,有不规则裂纹,易剥落,内表面黄白色,较平坦,有细纵纹。质轻、脆,易折断,断面外层黄棕色,内层灰白色。微有香气,味稍甜后苦。含甜菜碱(betaine)、枸杞酰胺(lyciumamide)、柳杉酚(sugiol)、蜂蜜酸(melissic acid)等。性寒,味甘、淡。能清虚热,凉血,生津。有解热、降压、降血糖、降血脂等作用;用于肺结核低热、盗汗、咳嗽、咯血、内热消渴、高血压等病症。用量9~15g。

(陈随清)

三十七、玄参科 Scrophulariaceae

【概述】 草本,少灌木或乔木。叶多对生,少互生或轮生。花两性,常两侧对称,成总状或聚伞花序;花冠4~5裂,多少呈二唇形;雄蕊多为4枚,2强;子房上位,中轴胎座,每室胚珠多数;花柱顶生。蒴果。种子多而细小。本科约200属,3000种以上,广布于全世界。我国60属,634种,全国分布,主产于西南。已知药用的231种。主要的药用属有:洋地黄属(*Digitalis*)、地黄属(*Rehmannia*)、玄参属(*Scrophularia*)等。

本科常用生药有:地黄、玄参、毛花洋地黄叶、洋地黄叶、胡黄连、阴行草(北刘寄奴)、仙桃草等。

本科植物中含多种类型的化学成分,包括**环烯醚萜苷**:如桃叶珊瑚苷(aucubin)、梓醇

（catalpol）、哈巴俄苷（harpagoside）、胡黄连苷（kurroside）。**强心苷：**如洋地黄毒苷（digitoxin）、地高辛（digoxin）、毛花洋地黄苷 C（lanatoside C）等，为临床常用的强心药。**黄酮类：**如柳穿鱼苷（pectolinarin）、蒙花苷（linarin）。**蒽醌类：**如洋地黄蒽醌（digitoquinone）。**生物碱：**如槐定碱（sophoridine）、骆驼蓬碱（peganine）。

【重要生药】

地黄* Rehmanniae Radix

（英）Rehmannia Root （日）ジオウ

【基源】　本品为玄参科植物地黄（怀庆地黄）*Rehmannia glutinosa* Libosch. 的新鲜或干燥块根。

【植物形态】　多年生草本，全株密被长柔毛及腺毛。块根肉质肥大，呈圆柱形或纺锤形，表面红黄色。基生叶丛生，倒卵形至长椭圆形，先端钝圆，基部渐狭下延成柄，边缘有不整齐钝齿，叶面多皱缩。总状花序顶生；花冠筒状，稍弯曲，先端 5 裂，略呈二唇形，紫红色；雄蕊 4，二强；子房上位。蒴果卵圆形。

【产地】　主产于河南、山东、山西等。野生、家种兼有，商品多为栽培。以河南产者质佳，习称"怀地黄"。

【采制】　秋季采挖，除去芦头、须根，沙藏或窖藏备用，称"鲜地黄"；将块根缓缓烘焙至八成干，捏成圆球形，继续焙至不再变形，即为"生地黄"。

【性状】　**鲜地黄**　①呈纺锤形或条状，长 8~24cm，直径 2~9cm。②外皮薄，表面浅红黄色，具弯曲的纵皱纹、芽痕、横长皮孔样突起及不规则瘢痕。③肉质，易断，断面皮部淡黄白色，可见橘红色油点，木部黄白色，导管呈放射状排列。④气微，味微甜、微苦。以粗壮、色红黄者为佳（图 11-68）。

生地黄　①多呈不规则的团块状或长圆形，中间膨大，两端稍细，长 6~12cm，直径 3~6cm，有的细小，长条状，稍扁而扭曲。②表面棕黑色或棕灰色，极皱缩，具不规则的横曲纹。③体重，质较软而韧，不易折断，断面棕黑色或乌黑色，有光泽，具黏性。④气微，味微甜。以块大、体重、断面乌黑者为佳（图 11-68；彩图 55）。

【显微特征】　**鲜地黄**　**横切面：**①木栓层为数层细胞。②栓内层薄壁细胞排列疏松；散有较多分泌细胞，含橘黄色油滴；偶有石细胞。③韧皮部较宽，分泌细胞较少。④形成层成环。⑤木质部射线宽广；导管稀疏，放射状排列（图 11-69）。

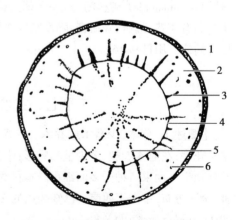

图 11-68　地黄（块根）外形图　　　　　　图 11-69　地黄（块根）横切面简图

1.鲜地黄　2.生地黄　3.熟地黄　4.饮片　　　1.木栓层　2.栓内层　3.韧皮部　4.形成层　5.木质部　6.分泌细胞

生地黄　粉末：深棕色。①木栓细胞淡棕色,断面观类长方形,排列整齐。②薄壁细胞类圆形,内含类圆形核状物。③分泌细胞形状与一般薄壁细胞相似,内含橙黄色或橙红色油滴状物。④具缘纹孔及网纹导管直径约至92μm(图 11-70)。

【化学成分】　含苷类、糖类、挥发油及氨基酸等多种类型的成分。**环烯醚萜苷类：**为鲜地黄和生地黄中主要成分,包括：梓醇(catalpol)、二氢梓醇(dihydrocatalpol)、益母草苷(leonuride)、桃叶珊瑚苷(aucubin)、地黄苷 A、B、C、D(rehmannioside A,B,C,D)等,这类成分在熟地黄的含量较低。**苯丙素苷类：**毛蕊花糖苷(acteoside)、肉苁蓉苷 A(cistanoside A)、肉苁蓉苷 F(cistanoside F)等。**氨基酸：**赖氨酸、组氨酸、精氨酸、天冬氨酸、谷氨酸等。**糖类：**地黄多糖(rehmannia glutinosa polysaccharide)、*D*-葡萄糖、*D*-果糖、*D*-半乳糖、蔗糖、棉子糖、毛蕊花糖、水苏糖、甘露三糖等。此外,从地黄的挥发油中已鉴定出 29 种成分,主要成分为 2-甲基亚丁基戊烷。

图 11-70　地黄(块根)粉末图
1. 薄壁细胞　2. 分泌细胞　3. 导管　4. 草酸钙方晶　5. 木栓细胞

	R_1	R_2
梓醇	H	H
地黄苷A	Gal	H
地黄苷B	H	Gal

	R
益母草苷	H
地黄苷C	Gal

	R
桃叶珊瑚苷	H
黄陵香苷	O-Glc
地黄苷D	$O-Glc^2Glc$

毛蕊花糖苷

【理化鉴定】　鉴别：1. 取本品粉末加甲醇提取,与梓醇共薄层,以三氯甲烷 - 甲醇 - 水(14：6：1)为展开剂,展开,喷以茴香醛试液,105℃加热至斑点显色清晰,供试品色谱中,在与对照品色谱相应位置上,显相同颜色的斑点。

2. 取本品粉末加 80% 甲醇提取,水饱和正丁醇萃取,与毛蕊花糖苷共薄层,以乙酸乙酯 - 甲醇 - 甲酸(16：0.5：2)为展开剂,展开,用 0.1% 的 2,2- 二苯基 -1- 苦肼基无水乙醇溶液浸板,供试品色谱中,在与对照品色谱相应位置上,显相同颜色的斑点。

含量测定:采用 HPLC 法测定,生地黄中梓醇、毛蕊花糖苷的含量分别不得少于 0.20% 和 0.020%。

【药理作用】

作用	实例	有效成分
①提高免疫功能作用	可增强小鼠的细胞免疫功能,且在机体免疫功能低下时其增强作用更为明显。鲜地黄汁、鲜地黄水煎液均能增强机体非特异性免疫功能,明显提高类阴虚小鼠的脾脏 B 淋巴细胞功能,并有增强淋巴细胞转化功能	地黄多糖
②增强造血功能作用	可促进正常小鼠骨髓造血干细胞的增殖,刺激其造血功能;并对放射损伤有一定的保护和促进恢复作用。地黄低聚糖也能增强小鼠的造血功能	地黄多糖、地黄低聚糖
③抗阴虚、改善糖代谢作用	能调节甲亢型阴虚大鼠模型的甲状腺功能,并能调节异常的甲状腺激素状态。地黄低聚糖不仅可以调节实验性糖尿病的糖代谢紊乱,亦可调节生理性高血糖状态	地黄多糖、地黄低聚糖
④抗炎解热作用	可显著降低阴虚热盛型发热家兔发热高峰值,并缩短发热时间;抑制血浆 cAMP 含量过高及 cAMP/cGMP 比值升高	生地黄水提液

【功效与主治】 鲜地黄 性寒,味甘、苦。清热生津,凉血,止血。用于热病伤阴、舌绛烦渴、温毒发斑、吐血、衄血、咽喉肿痛。用量 12~30g。

生地黄 性寒,味甘。清热凉血,养阴,生津。用于热入营血、温毒发斑、吐血衄血、舌绛烦渴、热病伤阴、津伤便秘、阴虚发热、骨蒸劳热、内热消渴。用量 10~15g。

【附】 熟地黄 将生地黄照蒸法或酒炖法(《中国药典》2015 年版通则 0213),蒸至黑润或炖至酒吸尽,内外全黑,取出晒至八成干时,切厚片或块,干燥,即得"熟地黄"。 药材呈不规则的块片,碎块,大小、厚薄不一。表面乌黑色,有光泽,黏性大。质柔软而带韧性,不易折断,断面乌黑色,有光泽。气微,味甜。含单萜类成分:焦地黄素 A、B、C(jioglutin A,B,C),焦地黄内酯(jioglutolide),焦地黄呋喃(jiofuran),地黄苦苷元(rehmapicrogenin)等。与生地黄相比,环烯醚萜苷类成分和氨基酸的含量较低;糖类中寡糖(水苏糖、蔗糖和棉子糖)的含量较低,单糖(葡萄糖、半乳糖和果糖)的含量较高;熟地黄中含有较高的 5- 羟甲基糠醛(5-HMF)。本品含毛蕊花糖苷不得少于 0.020%。动物实验表明熟地黄能调节甲亢型阴虚大鼠模型的甲状腺功能,并能调节异常的甲状腺激素状态。性微温,味甘。滋阴补血,益精填髓。用于肝肾阴虚、腰膝酸软、骨蒸潮热、盗汗遗精、内热消渴、血虚萎黄、月经不调、崩漏下血、眩晕、耳鸣、须发早白。用量 9~15g(图 11-68;彩图 55)。

毛花洋地黄叶 * Digitalis Lanatae Folium

(英)Grecian Foxglove Leaf (日)ケジギタリス

【基源】 本品为玄参科植物毛花洋地黄 Digitalis lanata Ehrh. 的干燥叶。

【植物形态】 二年生或多年生草本。基生叶长披针形或倒长披针形,黄绿色至灰绿色,全缘稍波状弯曲,并下延呈翼状,叶缘下半部有疏毛;茎生叶披针形至纺锤形,全缘。总状花序顶生,密被长柔毛,花冠二唇形,乳黄色。蒴果圆锥形,种子细小。

【产地】 长江以南各省均有栽培,主产于浙江杭州一带。现江苏、山东等地也有栽培。

【采制】 栽培后第二年花未开放时采叶,以 8 月份叶中有效成分含量最高,随着植株逐年生长,有效成分的含量渐减。宜在晴天中午分批采收植株底层的成熟叶,于 20~40℃缓缓晾干为宜,低温贮藏于密闭容器中。

笔记

【性状】①多皱缩、破碎。完整叶片展平后呈长披针形或倒披针形,长 5~30cm,宽 2~5cm。②全缘,叶缘下半部有时有毛,上表面暗绿色,微有毛,下表面灰绿色,叶脉显著下突,无柄。基生叶的叶缘略呈波状弯曲,基部渐呈翼状,无柄。③气微香,味微苦(图 11-71a)。

【显微特征】叶横切面:①上表皮细胞类圆或略呈方形,外被角质层;下表皮细胞较小,略扁圆形,大小不一,有较多气孔与毛茸。②栅栏细胞不明显,略为 1 层,细胞呈不明显的短柱形,海绵细胞 8~10 层。③主脉及侧脉上面凹陷,下面显著突出。④维管束外韧型,木质部呈新月形,导管常 2~10 个排列成行,韧皮部较窄,细胞细小,维管束周围有厚角组织包围。⑤主脉上、下表皮内侧有 1~2 层厚角细胞(图 11-71b)。

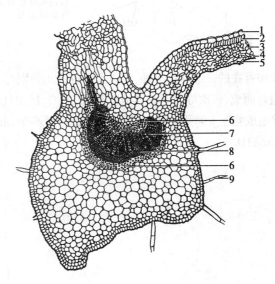

图 11-71a　毛花洋地黄叶
1. 茎生叶　2. 基生叶

图 11-71b　毛花洋地黄叶横切面详图
1. 上表皮　2. 栅栏组织　3. 海绵组织　4. 下表皮　5. 气孔
6. 厚角组织　7. 木质部　8. 韧皮部　9. 非腺毛

叶表面观:①上表皮细胞垂周壁略弯曲,下表皮细胞垂周壁波状弯曲,有时呈串珠状增厚,气孔为不定式,副卫细胞 3~4 个。②腺毛两种:一种腺头为 2 细胞,柄单细胞;另一种腺头为单细胞,柄 1~6 细胞,腺头直径为 22~52μm。③非腺毛多达 14 个细胞,中部常有 1~2 个细胞皱缩,微有疣状突起(图 11-72)。

图 11-72　毛花洋地黄叶表面观
1. 腺毛　2. 非腺毛　3. 下表皮细胞及气孔

笔记

【化学成分】　含有 40 余种强心苷,为洋地黄毒苷元(digitoxigenin)、羟基洋地黄毒苷元(gitoxigenin)、异羟基洋地黄毒苷元(digoxigenin)、双羟基洋地黄毒苷元(diginatigenin)和吉他洛苷元(gitaloxigenin)5 种苷元与不同的糖缩合而成。

洋地黄毒苷元	R=R$_1$=H
羟基洋地黄毒苷元	R=OH,R$_1$=H
异羟基洋地黄毒苷元	R=H,R$_1$=OH
双羟基洋地黄毒苷元	R=R$_1$=OH
吉他洛苷元	R=—O—CO—H,R$_1$=H

　　鲜叶中存在的一级苷有 5 种,由以上 5 种苷元分别与 2 分子洋地黄毒糖 - 乙酰洋地黄毒糖 - 葡萄糖缩合而成,依次称为毛花洋地黄苷 A、B、C、D、E(lanatoside A,B,C,D,E)。毛花洋地黄苷 C 可水解生成临床上常用的异羟基洋地黄毒苷(地高辛,digoxin)和去乙酰毛花洋地黄苷 C(西地兰,cedilanid D)。

毛花洋地黄苷A	R=R$_1$=H	毛花洋地黄苷B	R=β-OH,R$_1$=H
毛花洋地黄苷C	R=H,R$_1$=OH	毛花洋地黄苷D	R=R$_1$=β-OH
毛花洋地黄苷E	R=β-OCHO,R$_1$=H		

　　在干燥与贮藏过程中,一级苷受酶作用可酶解生成一系列次级苷,如洋地黄毒苷(由洋地黄毒苷元与 3 个洋地黄毒糖缩合而成)、羟基洋地黄毒苷(由羟基洋地黄毒苷元与 3 个洋地黄毒糖缩合而成)。尚含异羟基洋地黄毒苷元 -3-O-β-D- 洋地黄毒糖 -β-D- 洋地黄毒糖 -β-D- 甲基葡萄糖苷(digoxigenin-3-O-β-D-digitoxoside-β-D-digitoxoside-β-D-glucomethyloside),异羟基洋地黄毒苷元 -3-O-β-D- 洋地黄毒糖 -β-D- 甲基葡萄糖苷(glucomethyloside),异羟基洋地黄毒苷元 -3-O-β-D- 洋地黄毒糖苷(digitaloside)。

　　【理化鉴定】　鉴别:1. 三氯化铁冰醋酸反应(Keller-Killiani 反应):取粉末 0.5g,加稀乙醇 30ml,煮沸 2 分钟,放冷,加碱式醋酸铅试液 5 滴,滤过。滤液加三氯甲烷 10ml,振摇,分取三氯甲烷层,蒸干。残渣加三氯化铁冰醋酸溶液 2ml 溶解后,移置试管中,沿管壁缓缓加入硫酸 2ml,使成两液层,接界处即显棕色,渐变为浅绿色、蓝色,最后冰醋酸层显蓝色(检查强心苷)。

2. 取本品 35℃水浴酶解,60% 乙醇与醋酸铅试液回流提取,三氯甲烷萃取,与洋地黄毒苷与羟基洋地黄毒苷共薄层,喷以 25% 三氯醋酸乙醇溶液与 1% 氯胺 T 溶液的混合溶液(8∶2)(临用前混合),105℃烘约 10 分钟,紫外光灯(365nm)下检视,供试品色谱中,在与对照品色谱相应的位置上,显相同颜色的荧光条斑。

【药理作用】

作用	实例	有效成分
①对心肌有直接作用	能增强心肌的收缩力,对衰竭的心肌更为明显,并有改善血液循环或直接抑制心内传导系统,使心率减慢	洋地黄毒苷、羟基洋地黄毒苷、异羟基洋地黄毒苷等强心苷类成分
②抗病毒作用	对单纯性疱疹病毒 HSV-1 和 HSV-2,具有显著抑制作用	强心苷类成分

【功效与主治】　仅作为原料药,用于提取强心苷。强心苷类成分具有蓄积中毒作用,使用时须注意。

【附】　洋地黄叶　本品为玄参科植物紫花洋地黄 *Digitalis purpurea* L. 的干燥叶。药材多皱缩、破碎。完整叶片展平后长卵形至卵状椭圆形;基生叶具翅状叶柄,茎生叶有短柄或无柄;叶端稍钝圆,基部渐狭而形成翅状叶柄,边缘具不规则圆钝锯齿;上表面暗绿色,微有毛,具羽状网脉,叶脉下凹;下表面浅灰绿色,密被毛,叶脉显著突出,细脉末端伸入叶缘每一锯齿;质脆。气微,味苦。本品主要含苷类成分,现已分离出 20 余种强心苷,由 3 种不同的苷元即洋地黄毒苷元(digitoxigenin),羟基洋地黄毒苷元(gitoxigenin)及吉他洛苷元(gitaloxigenin)与不同的糖缩合而成。还含多种甾体皂苷,如洋地黄皂苷(digitonin)、吉托皂苷(ditonin)与提果皂苷(tigonin)。尚含蒽醌类、内酯类、黄酮类等成分。药理作用与功效同毛花洋地黄叶。洋地黄粉常用量口服一次 0.05~0.2g,一次极量 0.4g。

玄参　Scrophulariae Radix

本品为玄参科植物浙玄参(玄参)*Scrophularia ningpoensis* Hemsl. 的干燥根。主产于浙江、重庆、湖北、贵州,均为栽培品。冬季茎叶枯萎时(10~11 月)采挖。除去根茎、幼芽、须根及泥沙,晒或烘至半干,堆放 3~6 天(发汗),反复数次至干燥。药材呈类圆柱形,中间略粗或上粗下细,有的微弯曲,长 6~20cm,直径 1~3cm。表面灰黄色或灰褐色,有不规则纵沟、横向皮孔样突起及稀疏的横裂纹和凹点状须根痕。质坚实,不易折断,断面黑色,微有光泽。气特异似焦糖,味甘,微苦(彩图 56)。以水浸泡,水呈墨黑色。含环烯醚萜苷类成分:哈巴苷(harpagide)、哈巴俄苷(harpagoside)、8-(*O*- 甲基 -*p*- 香豆酰)- 哈巴苷[8-(*O*-methyl-*p*-coumaroyl)-harpagide]等。玄参经加工炮制后药材变黑,其原因是环烯醚萜苷在酸性条件下苷键易水解,并进一步氧化。苯丙素苷类成分:毛蕊花糖苷(acteoside)、安格洛苷 C(angoroside C)3-*O*- 乙酰基 -2-*O*- 阿魏酰基 -*α*-*L*- 鼠李糖(ningposide A)、3-*O*- 乙酰基 -2-*O*- 对羟基肉桂酰基 -*α*-*L*- 鼠李糖、肉苁蓉苷 C(cistanoside C),肉苁蓉苷 D(cistanoside D)等。本品含哈巴苷和哈巴俄苷的总量不得少于 0.45%。玄参醇提取液对角叉菜胶和眼镜蛇毒诱导的大鼠足趾肿胀具有较强的抑制活性;体外抑菌实验表明玄参对金黄色葡萄球菌、铜绿假单胞菌、大肠埃希菌等均有抑制作用;给正常犬和肾型高血压犬口服玄参煎液均可使血压降低,静脉注射玄参浸膏水溶液可使麻醉猫的血压下降。味甘、苦、咸,微寒。能清热凉血,滋阴降火,解毒散结。用于热入营血、热病伤阴、舌绛烦渴、温毒发斑、津伤便秘、骨蒸劳嗽、目赤、咽痛、白喉、瘰疬、痈肿疮毒。用量 9~15g。

哈巴俄苷   哈巴苷

三十八、茜草科 Rubiaceae

【概述】 木本或草本,有时攀缘状。单叶,对生或轮生,有时托叶呈叶状。花常两性,辐射对称,以聚伞花序排成圆锥状或头状,少单生;花冠 4~6 裂;雄蕊与花冠裂片同数而互生;子房下位。蒴果、浆果或核果。本科约 500 属,6000 多种,广布于热带和亚热带,少数分布于温带地区。我国有 75 属,477 种,主产西南及东南部。已知药用的 50 属,219 种。

常见药用属有茜草属(*Rubia*)、栀子属(*Gardenia*)、钩藤属(*Uncaria*)、巴戟天属(*Morinda*)等。重要的生药有钩藤、巴戟天、茜草、红大戟、栀子等。

本科化学成分主要有生物碱、环烯醚萜苷和蒽醌类。**生物碱:** 有多种类型,喹啉类,如奎宁(quinine)、奎尼丁(quinidine),具抗疟活性;吲哚类,如钩藤碱(rhynchophylline)、异钩藤碱(isorhynchophylline)具镇静、降血压作用;嘌呤类,如咖啡因(caffeine)能强心、利尿。**环烯醚萜苷:** 如栀子苷(geniposide)、车叶草苷(asperuloside)等,多有促进胆汁分泌作用。**蒽醌类:** 如茜草酸(munjistin)、紫茜素(purpurin)等。

【重要生药】

钩藤 Uncariae Ramulus cum Uncis

本品为茜草科植物喙叶钩藤(钩藤)*Uncaria rhynchophylla*(Miq.)Miq. ex Havil.、大叶钩藤 *Uncaria macrophylla* Wall.、毛钩藤 *Uncaria hirsuta* Havil.、华钩藤 *Uncaria sinensis*(Oliv.)Havil. 或无柄果钩藤 *Uncaria sessilifructus* Roxb. 的干燥带钩茎枝。主产于广西、江西、湖南等省区,以广西产量大。茎枝类方柱形或类圆柱形;表面红棕色至紫棕色,具细纵纹及白色点状皮孔,被黄褐色柔毛。枝节上具两个或一个弯曲钩,钩略扁,长 1~2cm,基部较宽,先端尖,有微细纵纹;节上还可见叶柄和环状托叶脱落痕迹。质轻而韧,断面黄棕色,茎枝髓部黄白色,疏松或已萎缩中空。含有钩藤碱(rhynchophylline)、异钩藤碱(isorhynchophylline)、赛鸡纳碱(corynoxeine)、异赛鸡纳碱(isocorynoxeine)、毛帽柱木碱(hirsutine)以及金丝桃苷(hyperin)、三叶豆苷(trifolin)、*l*- 表儿茶素(*l*-epicatechin)等。钩藤、钩藤总碱及钩藤碱对麻醉动物或不麻醉动物、正常动物或高血压动物,静脉注射或灌胃给药均有降压作用,且无快速耐受现象。钩藤对小鼠有明显的镇静作用而无催眠作用。钩藤碱能抑制催产素所致大鼠离体子宫的收缩。钩藤煎剂能够短时间降低离体回肠肌的张力,同时很快使收缩幅度显著增大。钩藤碱具有显著抑制血小板聚集和抗血栓形成作用。本品性凉,味甘、苦。能清热平肝,息风定惊。用于头痛眩晕、感冒挟惊、惊痫抽搐、妊娠子痫、高血压。用量 3~12g。

栀子 Gardeniae Fructus

本品为茜草科植物栀子(山栀)*Gardenia jasminoides* Ellis 的干燥成熟果实。主产于湖南、湖北、江西、浙江等地,以湖南产量大,浙江产的质量佳。9~11 月果实成熟(显红黄色)时采收,除去果梗及杂质,稍蒸片刻或沸水中略烫后干燥。果实呈椭圆形或长卵圆形,表面红黄色或棕红色,具翅状纵棱 5~8 条,两棱间有明显的纵脉 1 条,顶端有宿萼,具 5~8 片长形裂片,基部稍尖,有果柄痕。果皮薄而脆,具内表面凸起的假隔膜 2~3 条,种子多数,气微,味微酸而苦。含多种环烯醚萜苷类成分,主要为栀子苷、去羟栀子苷、京尼平-1-β-龙胆双糖苷、鸡矢藤次苷甲酯、栀子新苷、栀子酮苷、去乙酰车叶草苷酸甲酯等;另含番红花苷、番红花酸、熊果酸等。本品含栀子苷不得少于1.8%。对于黄疸型肝炎及各种化学物质造成的肝损害均有较好的治疗作用,然而大剂量栀子及其有效成分对肝脏有一定的毒性作用;栀子苷、番红花苷及番红花酸等均能使大鼠和兔的胆汁分泌量增加;栀子乙醇提取物有较好的抗炎作用,对实验性软组织损伤有明显治疗效果,同时可显著抑制醋酸诱发的毛细血管通透性增加;栀子水煎液对中枢神经系统表现为镇静催眠、降温和镇痛作用,作用强烈,持续时间长。本品性寒,味苦。能泻火除烦,清热利湿,凉血散瘀。用于热病心烦、急性黄疸型肝炎、膀胱炎及皮肤、黏膜等的感染、目赤肿痛、上消化道出血及局部出血;外治扭挫伤痛。

三十九、忍冬科 Caprifoliaceae

【概述】　灌木或乔木,稀草本和藤本。多单叶,对生,少羽状复叶。花两性,聚伞花序或再组成各种花序;花冠管状,多5裂,有时二唇形;雄蕊与花冠裂片同数而互生,贴生花冠上;子房下位。浆果、核果或蒴果。本科共15属,约450种,分布于温带地区。我国12属,约207种,全国均有分布。已知药用的9属,106种。本科重要的生药有金银花、山银花、忍冬藤、接骨木。

本科植物以含酚酸类和黄酮类成分为特征。如绿原酸(chlorogenic acid)、异绿原酸(isochlorogenic acid)、忍冬苷(lonicein)、忍冬素(loniceraflavone)等。此二类成分均有抗菌消炎作用。此外还含三萜类成分,如熊果酸、皂苷和氰苷等。

【重要生药】

金银花* Lonicerae Flos
(英)Honeysuckle Flower （日）キンギンカ

【基源】　本品为忍冬科植物忍冬 *Lonicera japonica* Thunb. 的干燥花蕾或带初开的花。

【植物形态】　多年生半常绿木质藤本。茎中空,老枝棕褐色,幼枝绿色,密被柔毛。叶对生,卵形至长卵形。花成对腋生,花梗及花均有短柔毛;花冠外被柔毛和腺毛;花冠筒细长,上唇4浅裂,下唇狭而不裂;雄蕊5,伸出花冠外。花冠初开时白色,后变黄色。浆果球形,黑色(图11-73)。

【产地】　主产于河南、山东,多为栽培,以河南密县产者为最佳,称"密银花",山东产的"东银花"、"济银花"产量大,质量也较好。

【采制】　5~6月晴天早晨露水刚干时采摘花蕾,薄摊在席上晾晒;忌在烈日下暴晒,在晾晒过程中忌直接用手翻动,否则容易变黑;阴天晾干或微火烘干,但烘者色较暗。

【性状】　①花蕾棒槌状,上粗下细,略弯曲,长2~3cm,上部直径约3mm,下部直径约1.5mm。②表面绿白色或黄白色(久贮色较深),密被短柔毛。③花萼绿色,先端5裂,裂片有毛,长约2mm;开放者花冠筒状,先端二唇形;雄蕊5枚附于筒壁,黄色;雌蕊1枚,子房无毛。④气清香,味淡、微苦。以花蕾多、色淡、质柔软、气清香者为佳(图11-73,彩图57)。

【显微特征】　本品粉末浅黄棕色或黄绿色。

图11-73　忍冬
1.花枝　2.金银花(花蕾)外形

笔记

花蕾表面制片特征　①腺毛有两种,一种头部倒圆锥形,顶部平坦,侧面观 10~33 个细胞,排成 2~4 层,直径 48~108μm,柄 1~5 个细胞,长 70~700μm;另一种头部呈类圆形或扁圆形,6~20 个细胞,直径 30~64μm,柄 2~4 个细胞,长 24~80μm。②厚壁非腺毛单细胞,长 45~900μm,直径 14~37μm,壁厚 5~10μm,表面有微细疣状突起,有的具角质螺纹。③薄壁非腺毛单细胞,甚长,表面有微细疣状突起。④花粉粒类球形,具 3 孔沟,表面有细密短刺及细颗粒状雕纹。另外,还有棱角细尖的草酸钙簇晶(图 11-74)。

【**化学成分**】　本品主要含绿原酸、异绿原酸,尚含苷类、黄酮类、挥发油类成分。**苷类**:包括皂苷、环烯醚萜苷等,如以常春藤苷元为配基的三萜皂苷、以石竹素为苷元的三萜皂苷。**黄酮类**:5- 羟基 -3′,4′,7- 三甲氧基黄酮、木犀草素、木犀草苷、木犀草素 -7-O-α-D- 葡萄糖苷、木犀草素 -7-O-β-D- 半乳糖苷、槲皮素 -3-O-β-D- 葡萄糖苷、金丝桃苷等。**挥发油**:含 30 种以上成分,主成分为双花醇和芳樟醇。

图 11-74　金银花粉末图
1. 腺毛　2. 厚壁非腺毛　3. 薄壁非腺毛　4. 草酸钙簇晶　5. 花粉粒

绿原酸　　　　木犀草素　R=H
　　　　　　　木犀草苷　R=-β-D-Glc

【**理化鉴定**】　**鉴别**:取本品粉末的甲醇提取液,与绿原酸共薄层,以乙酸丁酯 - 甲酸 - 水(7∶2.5∶2.5)的上层溶液为展开剂,展开,紫外光灯下检视,供试品色谱中,在与对照品色谱相应的位置上,显相同颜色的荧光斑点。

含量测定:采用 HPLC 法测定,本品中绿原酸、木犀草苷的含量分别不得少于 1.5% 和 0.050%。

【**药理作用**】

作用	实例	有效成分
①抗菌、抗病毒作用	金银花煎剂及醇浸液对金黄色葡萄球菌、肺炎杆菌、伤寒杆菌、副伤寒杆菌等多种革兰阳性和阴性菌均有一定的抑制作用。金银花水煎剂(1∶20)在人胚肾原代单层上皮细胞组织培养上,对流感病毒、埃可病毒、疱疹病毒均有抑制作用	绿原酸、异绿原酸、芳樟醇、木犀草素等
②抗内毒素作用	静注金银花蒸馏液,对铜绿假单胞菌内毒素中毒的家兔有治疗作用,能改善其所引起的白细胞减少和体温降低。腹腔注射金银花注射液能使接受 LD_{50} 铜绿假单胞菌内毒素或铜绿假单胞菌的小鼠存活率达半数以上	挥发油、芳樟醇、绿原酸、异绿原酸、木犀草素

续表

作用	实例	有效成分
③抗炎作用	腹腔注射金银花提取液,能抑制角叉菜胶所致的大鼠足蹠肿胀,对蛋清所致的足肿胀也有抑制作用。大鼠腹腔注射金银花提取液,对巴豆油肉芽囊肿的炎性渗出和肉芽组织形成有明显的抑制作用	绿原酸、异绿原酸、木犀草素

【功效与主治】　味甘,性寒。能清热解毒,疏散风热。用于痈肿疔疮、喉痹、丹毒、热毒血痢、风热感冒、温病发热等症,用量6~15g。此外,金银花加水蒸馏可制成金银花露,有清热解暑的作用,可用于暑热烦渴、咽喉肿痛及小儿热疮、痱子等症。

【附】

1. 山银花　为忍冬科植物灰毡毛忍冬 *Lonicera macranthoides* Hand.-Mazz.、华南忍冬 *Lonicera confusa* DC.、红腺忍冬 *Lonicera hypoglauca* Miq. 或黄褐毛忍冬 *Lonicera fulvotomentosa* Hsu et S.C. Cheng 的干燥花蕾或带初开的花。在不同地区药用,灰毡毛忍冬主产于贵州、四川、广西、云南、湖南等省区,华南忍冬主产于广东、广西、云南等省区,红腺忍冬主产于浙江、江西、福建、湖南、广东、广西、四川等省区,黄褐毛忍冬主产于广西、贵州和云南。灰毡毛忍冬花蕾呈棒状而稍弯曲,长 3~4.5cm;上部直径约 2mm,下部直径约 1mm。表面绿棕色至黄白色,总花梗集结成簇,开放者花冠裂片不及全长之半。质稍硬,手捏之稍有弹性。气清香,味微苦、甘。华南忍冬花蕾较瘦小,萼筒和花冠密被灰白色柔毛,子房有毛。红腺忍冬花蕾表面黄白色至黄棕色,无毛或疏被毛,萼筒无毛,先端 5 裂,裂片长三角形,被毛,开放者花冠下唇反转,花柱无毛。黄褐毛忍冬花冠表面淡黄棕色或黄棕色,密被黄色茸毛。化学成分与金银花相比,有机酸和三萜皂苷的含量较高,黄酮类成分含量较低。本品含绿原酸不得少于 2.0%,灰毡毛忍冬皂苷乙和川续断皂苷乙的总量不得少于 5.0%。功效与金银花同。因皂苷及绿原酸含量远高于金银花,故不得随意替代金银花。

2. 忍冬藤　为忍冬科植物忍冬的茎枝,呈细长圆柱形,常盘曲扭卷成束状,直径 1.5~6mm,表面棕红色或暗棕色,有细纵纹,幼枝被淡黄色细柔毛,外皮易剥落,可撕裂成纤维状,节明显,有对生叶痕;质坚韧,折断面纤维性,黄白色,中空;叶多破碎不全。鲜叶及茎枝含多种黄酮衍生物,有忍冬苷(lonicerin)、忍冬黄酮(loniceraflavone)。功效与花类同,常用于风湿热痹、关节红肿热痛等症。

(尚明英)

四十、葫芦科 Cucurbitaceae

【概述】　草质藤本,具卷须。多为单叶互生。花单性,同株或异株,辐射对称;花萼及花冠 5 裂;雄花:雄蕊 5;雌花:子房下位,3 心皮 1 室,侧膜胎座;花柱 1,柱头膨大,3 裂。瓠果,稀蒴果。种子常扁平。本科在我国约 32 属,155 种,各地均有分布或栽培,以南部和西南部种类最多。

本科常见生药有天花粉、瓜蒌、绞股蓝、丝瓜络等。

本科植物的茎中具有双韧维管束,常有草酸钙针晶、石细胞。

本科的活性成分为四环三萜类葫芦烷型皂苷,如葫芦素(cucurbitacine)、罗汉果苷(mogroside)。五环三萜齐墩果烷型皂苷、黄酮及其苷类等。

【重要生药】

天花粉 *　　**Trichosanthis Radix**

(英)**Mongolian Snakegourd Root**　(日)カロコン

【基源】　为葫芦科植物栝楼 *Trichosanthes kirilowii* Maxim. 或双边栝楼 *Trichosanthes rosthornii*

笔记

Harms 的干燥根。

【植物形态】　栝楼为多年生草质藤本。叶互生,宽卵状心形或扁心形,常 3~5 浅裂至中裂;卷须 2~7 分枝。花单性,雌雄异株,雌花单生于叶腋,果实圆形或长圆形,成熟后橘黄色,有光泽,种子浅棕色,卵状椭圆形,近边缘处有一圈棱线(图 11-75)。

双边栝楼与之主要区别是叶常 5 深裂,中部裂片 3,条形或倒披针形。种子深棕色。

【产地】　栝楼主产于山东、河南、河北,多栽培。双边栝楼主产于四川,栽培。

【采制】　秋、冬二季采挖,洗去泥土,刮去粗皮,切成 10~20cm 长段、块、片或纵剖成瓣,晒干或烘干。

【性状】　①呈不规则圆柱形、纺锤形或瓣块状,长 8~16cm,直径 1.5~5.5cm。②表面黄白色或淡棕黄色,有纵皱纹、细根痕及略凹陷的横长皮孔,有时可见黄棕色残留栓皮。③质坚实,断面白色或黄白色,富粉性,横切面可见黄色小孔(导管),略呈放射状排列;纵切可见黄色条纹。④气微,味微苦(彩图 58)。

【显微特征】　横切面:①木栓层内侧有 1~4 列石细胞断续排列成环。②韧皮部狭窄。③形成层不明显,木质部宽广,导管 3~10 个,成群或单个散在,初生木质部导管附近常有小片木间韧皮部。④薄壁细胞富含淀粉粒。

粉末:类白色。①淀粉粒甚多,单粒类球形、盔帽形,直径 6~48μm。脐点点状、短缝状或人字形,层纹隐约可见;复粒常由一个大的分粒与几个小分粒复合而成。②石细胞黄绿色,椭圆形、类方形、多角形或纺锤形,直径 27~72μm。③具缘纹孔导管大,多破碎,有时纹孔呈六角形或方形,排列紧密(图 11-76)。

图 11-75　栝楼　　　　　　　　　　　　　图 11-76　天花粉粉末图
1. 根　2. 花枝　3. 果实　4. 种子　　　　　1. 淀粉粒　2. 石细胞　3. 导管　4. 木纤维
　　　　　　　　　　　　　　　　　　　　　　5. 木薄壁细胞　6. 韧皮纤维

【化学成分】　栝楼根主含皂苷、天花粉蛋白(trichosanthin)、氨基酸类、酶和多糖。**氨基酸类:** 如瓜氨酸、精氨酸、谷氨酸、天冬氨酸、丝氨酸、甘氨酸、丙氨酸、γ-氨基丁酸等 14 种游离氨基酸和少量肽类。**酶类:** 如 β-半乳糖苷酶和 α-甘露糖苷酶。**多糖类:** 由阿拉伯糖和半乳糖以 1∶0.06

笔记

摩尔比例组成,属于一种新的杂多糖。其次还含有栝楼酸、胆碱以及 α- 菠甾醇、豆甾醇、$\triangle^7$- 豆甾烯醇等甾类成分。

【理化鉴定】 鉴别:本品粉末加稀乙醇超声提取,提取物与瓜氨酸对照品液共薄层以正丁醇 - 无水乙醇 - 冰醋酸 - 水(8∶2∶2∶3)为展开剂展开,喷以茚三酮试液,在 105℃加热显色。供试品色谱中,在与对照品色谱相应的位置上,显相同颜色的斑点。

【药理作用】

作用	实例	有效成分
①引产和抗早孕作用	能使绒毛膜上皮细胞变性坏死,促使胎盘激素下降和胎儿死亡。同时由于蜕膜细胞产生前列腺素,发生宫缩而引产	天花粉蛋白
②抗肿瘤作用	天花粉粗提物对葡萄胎和恶性葡萄胎有很高的疗效	天花粉蛋白
③抗菌作用	天花粉煎剂对肺炎球菌、溶血性链球菌、白喉杆菌等有抑制作用	天花粉蛋白

【功效与主治】 性微寒,味甘、微苦。能生津止渴,消肿排脓。用于热病烦渴、肺热咳嗽、内热消渴、疮疡肿毒。新鲜天花粉根中的蛋白质制成针剂,临床用于中期妊娠引产。用量 10~15g。不宜与乌头类药材同用。

瓜蒌 Trichosanthis Fructus

本品为葫芦科植物栝楼 *Trichosanthes kirilowii* Maxim. 或双边栝楼 *Trichosanthes rosthornii* Harms 的干燥成熟果实。商品药材分为仁瓜蒌和糖瓜蒌两种,以仁瓜蒌质优。类球形或宽椭圆形,长 7~15cm,直径 6~10cm,表面橙红色或橙黄色,皱缩或较光滑,顶端有圆形花柱残基,基部略尖,有残存果梗。质脆,易破裂,内表面黄白色,有红黄色丝络(维管束),果瓤橙黄色,黏稠,与种子粘连成团。有焦糖样气,味微酸、甜。含三萜皂苷、有机酸及其盐类、树脂、糖类及色素等;瓜蒌皮含少量挥发油,尚含多种游离氨基酸和微量元素。种子含脂肪油、亚油酸以及多种甾醇类化合物。本品性寒,味甘、微苦。能清热涤痰,宽胸散结,润燥滑肠。用于肺热咳嗽、痰浊黄稠、胸痹心痛、结胸痞满、乳痈、肺痈、肠痈肿痛、大便秘结等症。用量 9~15g。

四十一、桔梗科 Campanulaceae

【概述】 草本,常具乳汁。单叶互生,少对生或轮生;无托叶。花两性,单生或集成聚伞、总状、圆锥花序;萼常 5 裂,宿存;花冠钟状或管状,先端 5 裂;雄蕊 5,与花冠裂片互生,着生于花冠基部或花盘上,花丝分离,花药聚合成管状或分离;子房下位或半下位,2~5 心皮合生成 2~5 室,中轴胎座,胚珠多数。蒴果,稀浆果。种子扁平,小型,有时有翅。本科共 60 属,2000 余种。我国 17 属,约 170 种。已知药用的 13 属,111 种。

属于本科植物的生药有桔梗、党参、沙参、半边莲、羊乳等。

本科植物中具有乳汁管群,一些种含有菊糖。根横断面形成层环明显,木质部导管单个或数个相聚,呈放射状排列,形成菊花心。

本科植物多数含有皂苷和多糖,如桔梗皂苷(platycodin)、党参多糖。而半边莲属(*Lobelia*)植物普遍含生物碱,如洛贝林(lobeline)。

【重要生药】

桔梗* Platycodi Radix
(英)Platycodon Root (日)キキョウ

【基源】 本品为桔梗科植物桔梗(大花桔梗)*Platycodon grandiflorum*(Jacq.)A.DC. 的干燥根。

笔记

【植物形态】　多年生草本,全株有白色乳汁。茎直立,无毛。叶于茎下部及中部对生或3~4叶轮生,上部叶互生,卵形或披针形,边缘有锐锯齿。花单生茎顶或集成总状花序;花冠钟状,蓝色或蓝紫色,先端5裂;雄蕊5。蒴果倒卵圆形,熟时先端5瓣裂,具宿萼。

【产地】　全国大部分地区均产,以东北、华北产量较大,称"北桔梗"。习惯认为华东地区产品质量较佳,称"南桔梗",尤以安徽产者质量最佳。

【采制】　春、秋二季采挖,洗净,除去须根,趁鲜剥去外皮或不去外皮,干燥。

【性状】　①圆柱形或略呈纺锤形,少分枝,略扭曲,长7~20cm,直径0.7~2cm。②表面淡黄白色至黄色,不去外皮者表面黄棕色至灰棕色,具纵扭皱沟,并有横长的皮孔样斑痕及支根痕,上部有横纹。顶端有数个半月形茎痕。③质脆,断面不平坦,形成层环棕色,皮部黄白色,有裂隙,木部淡黄色(俗称"金井玉栏"),导管单个散在或数个相聚放射状排列形成"菊花心"。④气微,味微甜后苦(图11-77;彩图59)。

图11-77　桔梗根外形图
1.药材　2.饮片

【显微特征】　横切面:①木栓细胞有时残存,细胞中偶含草酸钙小棱晶。②栓内层窄,常见裂隙。③韧皮部宽广,乳管群散在,壁略厚,内含微细颗粒状黄棕色物,韧皮射线外侧渐弯曲。形成层成环。④木质部导管单个散在或数个相聚,呈放射状排列。⑤薄壁细胞含菊糖(图11-78,图11-79)。

粉末:米黄色。①用水合氯醛装片(不加热)观察,薄壁细胞中的菊糖结晶多呈扇形。②乳汁管连接成网状,内含浅黄色油滴及颗粒状物。③梯纹、网纹及具缘纹孔导管直径16~72μm。④木薄壁细胞端壁细波状弯曲(图11-80)。

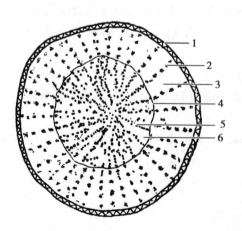

图11-78　大花桔梗根横切面简图
1.木栓层　2.乳管群　3.韧皮部　4.形成层　5.木质部　6.木射线

图11-79　大花桔梗根横切面详图
1.木栓层　2.乳管群　3.射线　4.韧皮部　5.筛管群　6.形成层　7.导管

笔记

图 11-80　大花桔梗根粉末图
1. 菊糖　2. 乳汁管　3. 导管　4. 木薄壁细胞

【化学成分】　含多种三萜皂苷,如桔梗皂苷(platycodin)A、C、D 等。总皂苷完全水解后产生的皂苷元主要有桔梗皂苷元(platycodigenin),其次有远志酸(polygalacic acid),桔梗酸(platycogenic acid)A、B、C。总皂苷部分水解,则得到 8 种次生皂苷(prosaponin),如桔梗皂苷元 -3-*O*-*β*- 葡萄糖苷。另含 *α*- 菠菜甾醇及其糖苷、白桦脂醇、桔梗聚糖及 14 种氨基酸。其他尚含挥发油。

	R_1	R_2
桔梗皂苷 A	COCH₃	H
桔梗皂苷 C	H	COCH₃
桔梗皂苷 D	H	H

【理化鉴定】 鉴别：1. 粉末或切片遇 α- 萘酚、浓硫酸试液显紫堇色(菊糖反应)。

2. 本品切片,用稀甘油装片,置显微镜下观察,可见扇形或类圆形的菊糖结晶。

3. 薄层色谱 本品粉末用硫酸乙醇提取后,三氯甲烷溶液萃取,萃取液蒸干用甲醇溶解,与桔梗对照药材提取液共薄层以三氯甲烷 - 乙醚(2∶1)为展开剂展开,喷以 10% 硫酸乙醇溶液,105℃加热显色。供试品色谱中,在与对照品色谱相应的位置上,显相同颜色的斑点。

含量测定：采用 HPLC-UV 法测定,本品中桔梗皂苷 D 的含量不得少于 0.10%。

【药理作用】

作用	实例	有效成分
①镇咳与祛痰作用	桔梗煎剂能显著增加呼吸道黏液分泌量,有明显的祛痰作用,其作用主要由于所含皂苷口服时刺激胃黏膜,反射性引起呼吸道分泌亢进,从而增加支气管黏膜分泌,使痰液稀释而被排出	桔梗皂苷
②抗炎、抗溃疡作用	实验证明灌胃给药对大鼠醋酸所致的慢性溃疡有明显疗效	桔梗皂苷 D 和 D₃
③扩张血管、降血压、降血糖、降低胆固醇等作用	桔梗水或乙醇提取物可使血糖下降,皂苷能降低大鼠肝内胆固醇含量及增加类固醇和没食子酸的分泌,对胆固醇代谢有影响	桔梗皂苷
④中枢抑制作用	具有镇静、镇痛及解热等中枢抑制作用	桔梗皂苷
⑤抗肿瘤与免疫调节作用	通过潜在效应细胞如巨噬细胞实现抗肿瘤和免疫调节活性	桔梗多糖

【功效与主治】 性平,味苦、辛。可宣肺,利咽,祛痰,排脓。用于咳嗽痰多、胸闷不畅、咽痛音哑、肺痈吐脓。用量 3~10g。

党参　Codonopsis Radix

本品为桔梗科植物党参(匹罗苏党参)*Codonopsis pilosula*(Franch.)Nannf.、素花党参 *Codonopsis pilosula* Nannf. var. *modesta*(Nannf.)L.T. Shen 或川党参 *Codonopsis tangshen* Oliv. 的干燥根。党参根据产地分"西党"、"东党"及"潞党"等商品规格。西党和东党是野生品,潞党为栽培品。东党主产于黑龙江、吉林、辽宁,潞党主产于山西及河南。素花党参(商品名西党)主产于甘肃、陕西及四川西北部。川党参(商品名条党)主产于四川、湖北及陕西接壤地区。山西五台山地区的野生党参,称"野台党",视为党参中之珍品。党参根呈长圆柱形,稍弯曲,长 10~35cm,直径 0.4~2cm。表面黄棕色至灰棕色,根头部有多数疣状突起的茎痕及芽,习称"狮子盘头";根头下有致密的环状横纹,向下渐稀疏,有的达全长的一半,栽培品环状横纹少或无;全体有纵皱纹及散在的横长皮孔样突起,支根断落处常有黑褐色胶状物。质稍硬或略带韧性,断面稍平坦,有裂隙或放射状纹理,皮部淡黄白色至淡棕色,木部淡黄色。有特殊香气,味微甜。素花党参(西党)根长 10~35cm,直径 0.5~2.5cm。根头下致密的环状横纹常达全长的一半以上。川党参根长 10~45cm,直径 0.5~2cm。有明显的纵沟,顶端有较稀的横纹,大条者亦有"狮子盘头"但茎痕较少;小者根头部较小,称"泥鳅头"。质柔而实,断面裂隙较少。本品主含糖类如果糖、党参多糖和杂多糖、苷类如党参苷(tangshenoside)Ⅰ、Ⅱ、Ⅲ、Ⅳ,甾醇、挥发油、党参碱。尚含香豆素类成分白芷内酯、补骨脂内酯和琥珀酸。水煎剂和粗提物有抗缺氧、抗放射线损伤、抗低温等作用,能调节机体各方面的功能,包括肾上腺皮质、心血管系统和免疫功能等。另有抗溃疡,抗炎,抗肿瘤,镇痛,降血压,抗疲劳及抗衰老等作用。本品性平,味甘。能健脾益肺,养血生津。用于脾肺气虚、食少倦怠、咳嗽虚喘、气血不足、面色萎黄、心悸气短、津伤口渴、内热消渴。用量 9~30g。

南沙参　Adenophorae Radix

本品为桔梗科植物轮叶沙参 *Adenophora tetraphylla*(Thunb.)Fisch. 或沙参 *Adenophora stricta* Miq. 的干燥根。轮叶沙参主产于贵州、河南、黑龙江、内蒙古及江苏。沙参主产于安徽、江苏、浙江。呈圆锥形或圆柱形,略弯曲,长 7~27cm,直径 0.8~3cm。顶端具 1 个或 2 个根茎("芦头")。表面黄白色或淡棕黄色(因已除去栓皮),凹陷处常有残留粗皮,上部多有深陷横纹,呈断续的环状,下部有纵纹及纵沟。体轻,质松泡,易折断,断面不平坦,具黄白色交错的纹理,多裂隙。气微,味微甘。根含三萜皂苷、蒲公英萜酮、饱和脂肪酸及多糖等。本品可提高机体细胞免疫和非特异性免疫,抑制体液免疫,具有调节免疫平衡的功能。提高淋巴细胞转换率。沙参煎剂具有祛痰作用。沙参多糖具有抗肿瘤,抗辐射,抗氧自由基,抗衰老作用。水浸剂对皮肤真菌有不同程度的抑制作用,尚具有强心作用。本品性微寒,味甘。能养阴清肺,益胃生津,益气,化痰。用于肺热燥咳、阴虚劳嗽、干咳痰黏、胃阴不足、食少呕吐、气阴不足、烦热口干。用量 9~15g。

半边莲　Lobeliae Chinensis Herba

本品为桔梗科植物半边莲(中华半边莲)*Lobelia chinensis* Lour. 的干燥全草。主产于安徽、江苏、浙江。以安徽安庆地区产量最大。药材常缠接成团。根茎直径 1~2mm,表面淡棕黄色,平滑或有细纵纹。根细小,黄色,侧生纤细须根。茎灰绿色,有分枝,节明显,可见附生的细根。叶无柄,互生,叶片皱缩,绿褐色,展平后叶片呈狭披针形,长 1~2.5cm,宽 0.2~0.5cm,边缘具疏而浅的齿。花小,单生于叶腋,花梗细长,花冠基部筒状,上部 5 裂,偏向一边,浅紫红色,花冠筒内有白色茸毛。气微特异,味微甘而辛。全草含生物碱,主要为洛贝林(lobeline)、山梗菜酮碱和山梗菜醇碱等,以及黄酮苷、皂苷、氨基酸、延胡索酸、琥珀酸、对羟基苯甲酸等。口服粉剂或煎剂均有显著而持久的利尿作用,浸剂有显著而持久的降压作用。另外还有利胆、催吐、抑菌、抗蛇毒等作用。本品性平,味辛。能清热解毒,利尿消肿。用于痈肿疔疮、蛇虫咬伤、臌胀水肿、湿热黄疸、湿疹湿疮。用量 9~15g。

四十二、菊科 Compositae(Asteraceae)*

【概述】　草本,灌木或藤本。有的具乳汁管或树脂道。叶互生,少对生或轮生,无托叶。花两性,稀单性或无性;头状花序,外有总苞,单生或再排成总状、聚伞状、伞房状或圆锥状花序。有些花具小苞片,称为托片;花萼退化成冠毛状、鳞片状、刺状或缺如;花冠管状、舌状或假舌状(先端 3 齿、单性),少二唇形、漏斗状(无性);雄蕊 5,稀 4,花丝分离,贴生于花冠管上,花药合生成筒(聚药雄蕊);子房下位,2 心皮 1 室,1 枚胚珠,基底着生;花柱单一,柱头 2 裂。瘦果,顶端常有刺状、羽状冠毛或鳞片。本科约 1000 属,25 000~30 000 种,主要广布于全球温带地区。我国约 230 属,2323 种,分布全国。已知 155 属,778 种可作药用。

本科通常分为 2 个亚科:管状花亚科(Tubuliflorae):整个花序全为管状花或中央为管状花,边缘为舌状花。植物体无乳汁,有的含挥发油。舌状花亚科(Liguliflorae):整个花序全为舌状花,植物体具乳汁。

属于本科植物的生药有菊花、红花、苍术、白术、木香、川木香、款冬花、茵陈、青蒿、艾叶、苍耳子、牛蒡子、蒲公英等。

本科植物中普遍含有菊糖;有香气,常具有各种腺毛如蒿属植物中具有 4、6、8 细胞相对叠加而成鞋底形,并有丁字形(T 形)非腺毛,款冬花、旋覆花等植物中腺头由 2 列细胞组成,有的则具有分泌道、油室;并具有各种草酸钙结晶体,如苍术、白术中的针晶,艾叶中的方晶,旋覆花中的柱晶等。

本科常见的活性成分有倍半萜内酯、黄酮类、生物碱、挥发油、香豆素、三萜皂苷、菊糖等。其中最具特征性的为倍半萜内酯和菊糖。前者至今已发现500多种,生理活性显著,如佩兰内酯(euparatin)、斑鸠菊内酯、地胆草内酯、蛇鞭菊内酯均有抑制癌细胞作用。青蒿素(artemisinin)有抗疟作用。山道年(santonin)、天名精内酯有驱虫作用。黄酮类,如水飞蓟宾(silymarin)可治肝炎。生物碱,如野千里光碱(campestrine)、兰刺头碱、北通水苏碱。三萜皂苷,如紫菀皂苷。管状花亚科还常含挥发油和聚炔类成分。如佩兰挥发油有抗病毒作用,艾叶油能祛痰,云木香油有抗菌、降压作用。聚炔类,如茵陈二炔(capillene)、茵陈素、苍术炔。香豆素类,如蒿属香豆素(scoparone)有利胆、降压和镇静作用。

【重要生药】

青蒿 * Artemisiae Annuae Herba
（英）Sweet Wormwood-H.Artemisiae　（日）セイコウ

【基源】　本品为菊科植物黄花蒿 *Artemisia annua* L. 的干燥地上部分。

【植物形态】　一年生草本,高40~150cm。全株有强烈气味。叶片三回羽状深裂,裂片矩圆状条形或条形,两面均有短柔毛。头状花序多数,黄色,球形,排成总状。花冠先端分裂。瘦果椭圆形。

【产地】　主产于湖北、浙江、江苏等地。全国各地均有分布。

【采制】　秋季花盛开时采割,除去老茎,阴干。

【性状】　①茎圆柱形,上部多分枝,表面黄绿色或棕黄色,具纵棱线。②质略硬,易折断,断面中部有髓。③叶卷缩易碎,互生,暗绿色或棕绿色,完整者展平后为三回羽状深裂,裂片及小裂片矩圆形或长椭圆形,两面被短毛。头状花序小,黄色,多数,球形。④气香特异,味微苦(彩图60)。

【显微特征】　**叶片表面观**:①上下表皮细胞垂周壁波状弯曲,脉脊上的表皮细胞呈窄长方形。②气孔不定式。③丁字形(T形)非腺毛,柄3~8个细胞单列,基部柄细胞较大;单个臂细胞呈丁字形着生,两臂不等长。④腺毛椭圆形,由2个半圆形细胞相对排列(图11-81)。**叶片上部中脉横切面**:上下表皮均可见气孔、丁字毛及腺毛。上下表皮下均有栅栏组织。维管束位于基本组织的中心(图11-82)。

【化学成分】　青蒿含有倍半萜类、黄酮类、香豆素类和挥发性成分。**倍半萜类**:青蒿素(qinghaosu, artemisinin),青蒿素G,青蒿甲素、乙素、丙素、丁素和戊素;青蒿酸、青蒿内酯、青蒿醇、青蒿甲酯等。**黄酮类**:山奈酚(kaempferol)、槲皮黄素、黄色黄素、藤菊黄素、山奈酚 -3-*O*- 葡萄

图 11-81　黄花蒿叶表面观
1.腺毛　2.丁字毛　3.气孔

图 11-82　黄花蒿叶横切面详图
1.上表皮细胞　2.丁字毛柄部　3.栅栏细胞
4.维管束　5.下表皮细胞　6.腺毛

笔记

糖苷、槲皮黄素 -3-*O*- 葡萄糖苷、藤菊黄素 -3-*O*- 葡萄糖苷等。**香豆素类：**香豆素（coumarin）、6-甲氧基 -7- 羟基香豆素等。**挥发油：**油中成分以莰烯（camphene）、*β*- 莰烯、异蒿酮、左旋樟脑、*β*-丁香烯、*β*- 蒎烯为主。

青蒿素   青蒿甲素   青蒿乙素

【理化鉴定】 鉴别：本品粉末经石油醚（60~90℃）提取蒸干，正己烷溶解后乙腈溶液提取，蒸干，乙醇溶解后，与青蒿素对照品溶液以石油醚（60~90℃）- 乙醚（4∶5）为展开剂共薄层展开。喷以 2% 香草醛的 10% 硫酸乙醇溶液，105℃加热显色后，置紫外光灯（365nm）下检视。供试品色谱中，在与对照品色谱的相应位置上，显相同颜色的荧光斑点。

【药理作用】

作用	实例	有效成分
①抗疟作用	可明显抑制恶性疟原虫无性体的生长，有直接杀伤的作用	青蒿素
②抗血吸虫作用	对血吸虫成虫有明显杀灭作用；对华支睾吸虫也有较好的杀虫作用	青蒿素及其衍生物
③促进免疫作用	可提高淋巴细胞的转化率，促进机体细胞的免疫作用	青蒿素
④抗病原微生物作用	对表皮葡萄球菌、卡他球菌、炭疽杆菌、白喉杆菌有较强的抑制作用，对金黄色葡萄球菌、铜绿假单胞菌、痢疾杆菌、结核杆菌等也有一定抑制作用	青蒿素及其衍生物
⑤对心血管系统作用	能减慢心率、抑制心肌收缩力、降低冠脉流量	青蒿素

【功效与主治】 性寒，味苦、辛。能清虚热，除骨蒸，解暑热，截疟，退黄。用于温邪伤阴、夜热早凉、阴虚发热、骨蒸劳热、暑邪发热、疟疾寒热、湿热黄疸。用量 6~12g。

【附】 中国中医科学院终身研究员兼首席研究员、青蒿素研究开发中心主任屠呦呦，因从青蒿中提取并纯化得到青蒿素，进而创制新型抗疟药青蒿素和双氢青蒿素，于 2011 年 9 月获得拉斯克奖。2015 年 10 月又荣获诺贝尔生理学或医学奖。她是第一位获得诺贝尔科学奖项的中国本土科学家，也是第一位获得诺贝尔生理学或医学奖的华人科学家。

红花 * **Carthami Flos**
（英）**Safflower** （日）コウカ

【基源】 本品为菊科植物红花（亭可托红花）*Carthamus tinctorius* L. 的干燥管状花。

【植物形态】 一年生或二年生草本。叶互生，抱茎，长椭圆形或卵形，叶缘齿端有尖刺，两面无毛。头状花序顶生，排成伞房状；总苞片数层，外层苞片绿色，卵状披针形，边缘具尖刺；内层苞片白色，膜质，卵状椭圆形；全部为管状花，初开时黄色，后转为橙红色。瘦果卵形，白色，稍有光泽（图 11-83）。

【产地】 主产于新疆、河南、四川、云南。

【采制】 夏季花由黄变红时采摘，阴干或晒干。

笔记

【性状】　①不带子房的管状花,长约 1~2cm,表面红黄色或红色。②花冠筒细长,先端 5 裂,裂片狭条形,长 5~8mm;雄蕊 5,花药聚合成筒状,黄白色;柱头长圆柱形,露出于花药筒外,顶端微分叉。③质轻,柔软。④气微香,味微苦(彩图 61)。

【显微特征】　粉末:橙黄色。①分泌细胞呈长管状,含黄色至红棕色分泌物。②花粉粒类圆形、椭圆形或橄榄形,直径约至 60μm,具 3 个明显凸起萌发孔,外壁有齿状突起。③柱头及花柱上部表皮细胞分化成圆锥形单细胞毛,先端尖或稍钝。④花冠裂片顶端表皮细胞外壁突起呈短柔毛状。薄壁细胞中有草酸钙方晶(图 11-84)。

图 11-83　红花原植物图
1.根　2.花枝　3.花　4.雄蕊和雌蕊　5.瘦果

图 11-84　红花粉末图
1.分泌细胞　2.花粉粒　3.草酸钙方晶　4.花柱碎片　5.花冠表皮细胞(a.表面观　b.侧面观)　6.花粉囊内壁细胞　7.花药基部　8.网纹细胞

【化学成分】　主要含黄酮类,又含木脂素类、多糖、挥发油、脂肪油和有机酸等。黄酮类:红花苷(carthamin),红花醌苷(carthamone),新红花苷(neocarthamin),红花素(carthamidin),红花黄色素(safflor yellow)A、B、C,羟基红花黄色素(hydroxysafflor yellow)A,山奈素(kaempferide)。木脂素类:2,3-二苄基丁内酯木脂素葡萄糖苷、2-羟基牛蒡子苷等。

红花素

红花黄色素A

羟基红花黄色素A

红花苷

【理化鉴定】 鉴别:1. 取本品 1g,加稀乙醇 10ml,浸渍。倾取浸出液,于浸出液内悬挂一滤纸条,5 分钟后把滤纸条放入水中,随即取出,滤纸条上部显淡黄色,下部显淡红色。

2. 本品粉末经 80% 丙酮提取,与红花对照药材溶液以乙酸乙酯 - 甲酸 - 水 - 甲醇(7:2:3:0.4)为展开剂共薄层展开,供试品色谱中,在与对照药材色谱相应的位置上,显相同颜色的斑点。

含量测定:采用 HPLC-UV 法测定,含羟基红花黄色素 A 不得少于 1.0%,含山柰素不得少于 0.050%。

【药理作用】

作用	实例	有效成分
①对心血管作用	红花黄色素可抗心肌缺血,改善心肌能量代谢,缓解心肌缺氧损伤水提取液能使麻醉犬冠脉流量显著或中等程度增加,对急性心肌缺血有明显的保护作用。小剂量可以轻度兴奋心脏,大剂量则有抑制作用	红花黄色素
②对平滑肌的作用	对子宫有兴奋作用,使子宫产生紧张性及节律性收缩,对已孕子宫更为明显	红花总黄酮
③抗凝血、血栓作用	可显著延长凝血酶原时间和凝血时间,能显著提高血浆纤溶酶原激活剂的活性,使局部血栓溶解,从而起到治疗心血管疾病的作用	红花黄色素
④镇痛、镇静作用	有较强而持久的镇痛、镇静作用	红花黄色素

【功效与主治】 性温,味辛。能活血通经,散瘀止痛。用于经闭、痛经、恶露不行、癥瘕痞块、胸痹心痛、瘀滞腹痛、胸胁刺痛、跌扑损伤、疮痈肿痛。用量 3~9g。孕妇慎用。

苍术 * Atractylodis Rhizoma

(英) Swordlike Atractylodes Rhizome (日) ソウヅュツ

【基源】 本品为菊科植物茅苍术 Atractylodes lancea(Thunb.)DC. 或北苍术 Atractylodes chinensis(DC.)Koidz. 的干燥根茎。

【植物形态】 茅苍术 多年生草本。茎下部木质化。叶互生,革质,上部叶一般不分裂,无柄,卵状披针形至椭圆形,边缘有刺状锯齿,下部叶多为 3~5 深裂或半裂。头状花序顶生,全为管状花,白色或淡紫色。瘦果有柔毛,冠毛羽状。

笔记

北苍术　叶片较宽,卵形或狭卵形,一般羽状5深裂,茎上部叶3~5羽状浅裂或不裂。头状花序稍宽。

【产地】　茅苍术又名南苍术,主产于江苏、湖北、河南等省。北苍术主产于华北及西北等地区。

【采制】　春、秋两季挖取根茎,除去茎叶泥沙,晒干,撞去须根。

【性状】　**茅苍术**　①不规则连珠状或结节状圆柱形,略弯曲,偶有分枝,长3~10cm,直径1~2cm。②表面灰棕色,有皱纹及残留须根,顶端具茎痕或茎基。③质坚实,易折断,断面黄白色或灰白色,散有多数橙黄色或棕红色油室,习称"朱砂点",断面暴露稍久可析出白色细针状结晶,习称"起霜"或"吐脂"。④气香特异,味微甘、辛、苦(彩图62)。

北苍术　呈疙瘩块状或结节状圆柱形,长4~9cm,直径1~4cm,表面黑棕色,除去外皮者黄棕色。质较疏松,断面散有黄棕色油室。香气较淡,味辛、苦。

【显微特征】　**根茎横切面:茅苍术**　①木栓层有10~40层木栓细胞,其间有石细胞环带(硬栓部)3~8条,每环带由2~3列石细胞组成。②皮层中散有大型油室,直径达450μm。韧皮部较窄。形成层成环。③木质部内侧有木纤维束,根茎缢缩部位木纤维束或导管群相间排列,射线和髓部散有油室。④薄壁细胞中含菊糖,并充塞有细小草酸钙针晶(图11-85)。

北苍术　主要鉴别点为皮层有纤维束,油室直径约至270μm;木质部纤维束较大,与导管群相间排列。

粉末:茅苍术　呈棕色。①石细胞甚多,单个散在或数个成群,有时与木栓细胞连结,多角形、类圆形或类长方形,直径20~80μm,壁极厚。②纤维大多成束,长梭形,直径约至40μm,壁甚厚,木化。③草酸钙针晶细小,长5~30μm,不规则地充塞于薄壁细胞中。④油室多破碎,有的细胞中含淡黄色挥发油。⑤网纹导管多见,也有具缘纹孔导管,直径约至48μm。⑥木栓细胞淡黄色,相互连接。⑦菊糖多见,略呈扇形或不规则形,表面呈放射状纹理。常与草酸钙针晶粘连(图11-86)。

【化学成分】　茅苍术根茎含挥发油。油中主成分为苍术醇(hinesol)和β-桉叶醇(β-eudesmol)。另含对-聚伞花素(p-cymene)、β-瑟林烯等,尚含苍术酮、苍术素、苍术素醇、色氨酸和倍半萜糖苷等。北苍术根茎中挥发油主成分为苍术醇、苍术酮、苍术素等。

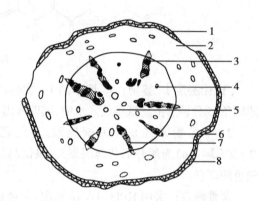

图11-85　茅苍术根茎横切面简图
1.木栓层　2.皮层　3.木纤维　4.油室　5.髓
6.韧皮部　7.木质部　8.石细胞带

图11-86　茅苍术根茎粉末图
1.菊糖　2.木栓石细胞　3.木纤维　4.草酸钙针晶　5.导管　6.木栓细胞　7.油室碎片　8.草酸钙方晶

笔记

苍术醇　　　　　β-桉叶醇

【理化鉴定】　鉴别：本品粉末的甲醇超声提取溶液，与苍术对照药材溶液以石油醚（60℃～90℃）-丙酮（9∶2）为展开剂共薄层展开，喷以 10% 硫酸乙醇溶液，加热显色。供试品色谱中，在与对照药材色谱相应的位置上，显相同颜色的斑点。

含量测定：采用 HPLC-UV 法，含苍术素不得少于 0.30%。

【药理作用】

作用	实例	有效成分
①对消化系统作用	能明显促进胃肠运动，对胃肠运动功能有双向调节作用，在功能低下时能促进胃肠蠕动，功能呈现亢进时，则有抑制作用	β-桉叶醇、苍术醇
②抗炎作用	能抑制毛细血管透过性亢进	苍术烯内酯Ⅰ、Ⅱ、Ⅲ
③抗菌抗病毒作用	对结核杆菌、金黄色葡萄球菌、大肠埃希菌、枯草杆菌和铜绿假单胞菌及多种病毒（流感病毒、腮腺炎病毒等）等具有明显灭菌作用	β-桉叶醇、苍术醇
④镇痛作用	增强琥珀酰胆碱诱导的神经肌肉麻醉阻断作用，通过阻断烟碱的乙酰胆碱受体通道而起作用	β-桉叶醇

【功效与主治】　性温，味辛、苦。能燥湿健脾，祛风散寒，明目。用于湿阻中焦脘腹胀满、泄泻、水肿、脚气痿躄、风湿痹痛、风寒感冒、夜盲、眼目昏涩。烟熏可用于室内空间消毒。用量 3~9g。

【附】　白术　为菊科植物白术 *Atractylodes macrocephala* Koidz. 的干燥根茎。为不规则的肥厚团块，长 3~13cm，直径 1.5~7cm。表面灰黄色或灰棕色，有瘤状突起及断续的纵皱和沟纹，并有须根痕，顶端有残留茎痕和芽痕。质坚硬，断面黄白色至淡棕色，有棕黄色的点状油室散在；烘干者断面角质样，色较深或有裂隙。气清香，味甘、微辛，嚼之略带黏性。含挥发油，另含白术内酯 A、B，3-β-乙酰氧基苍术酮、3-β-羟基苍术酮等。性温，味苦、甘。能健脾益气，燥湿利水，止汗，安胎。用于脾虚食少、腹胀泄泻、痰饮眩悸、水肿、自汗、胎动不安。用量 6~12g。

木香* Aucklandiae Radix
（英）Costus Root　（日）モツコゥ

【基源】　本品为菊科植物木香（云木香）*Aucklandia lappa* Decne. 的干燥根。

【植物形态】　多年生草本。基生叶三角形、卵形，基部心形，叶柄常下延成不规则分裂的翅状，边缘不规则微波状或浅裂，两面有短毛。头状花序单生或 2~5 个丛生于茎顶或单生叶腋；花冠暗紫色，5 裂。瘦果矩圆形，上端有淡紫褐色冠毛 2 层，羽毛状，果熟时脱落。

【产地】　以前从印度等地经由广州进口，通称"广木香"。今主产于云南，又名"云木香"。

【采制】　秋、冬二季采挖，除去泥沙、茎叶和须根，切段，大的再纵切成瓣，风干、晒干或低温烘干。干燥后撞去粗皮。

【性状】　①呈圆柱形或半圆柱形，长 5~10cm，直径 0.5~5cm。②表面黄棕色至灰褐色，大部分栓皮已经除去，具明显的皱纹、纵沟及侧根痕。③质坚，不易折断，断面灰褐色至暗褐色，周边灰黄色或浅棕黄色，形成层环棕色，有放射状纹理及散在的深褐色点状油室，老根木部中心多枯朽成空洞。④气香特异（羊膻气），味微苦（彩图 63）。

【显微特征】　根横切面：①木栓层为 2~6 层细胞，外侧时有残存的落皮层。②韧皮部较宽厚,筛管群明显;韧皮纤维束无或稀疏散在,或排列成 1~3 层。形成层断续成环。③木质部导管束径向分叉排列;木纤维少数,分布在导管周围或与导管相伴,近根中心纤维较多。④韧皮部及木射线中均有较大的油室散在,长径达 263μm,短径达 254μm,常有黄色分泌物。⑤薄壁细胞中充满菊糖(图 11-87)。

　　根粉末:黄绿色。①菊糖多见,表面显放射状纹理。②木纤维多成束,长梭形,直径 16~24μm。③导管主要为网纹导管,亦有具缘纹孔导管,直径 30~90μm。④油室碎片有时可见,内含黄色或棕色分泌物。⑤木栓细胞形状不一,壁薄,淡黄棕色,垂周壁有时呈微波状弯曲(图 11-87)。

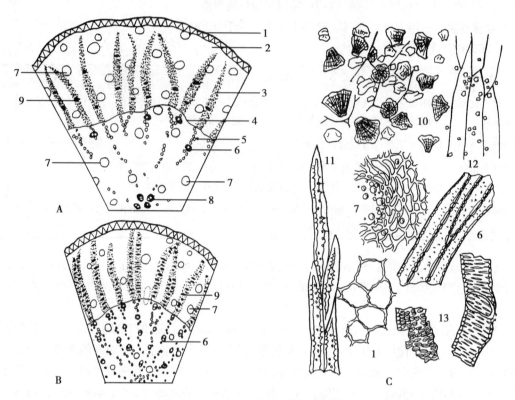

图 11-87　木香类生药组织及粉末图

A. 云木香根横切面简图　B. 川木香根横切面简图　C. 云木香粉末图

1. 木栓层　2. 栓内层　3. 韧皮部　4. 形成层　5. 木质部　6. 木纤维　7. 油室　8. 初生木质部　9. 韧皮纤维束　10. 菊糖　11. 韧皮纤维　12. 薄壁细胞和方晶　13. 导管

　　【化学成分】　根含挥发油,主要由单萜和倍半萜内酯组成。**单萜类**:莰烯、水芹烯、对伞花烃(p-cymene)、芳樟醇、β-榄香烯、丁香烯等。**倍半萜内酯**:木香内酯(mokkolactone)、二氢木香内酯(dihydrocostus lactone)、去氢木香内酯(dehydrocostus lactone)、木香烃内酯(costunolide)、二氢木香烃内酯等。还含生物碱如木香碱等。

木香内酯　　　　去氢木香内酯　　　　木香烃内酯

　　【理化鉴定】　鉴别:1. 取本品切片,经 70% 乙醇浸软后,加 5% α-萘酚溶液与硫酸溶液各 1 滴,即显紫色。

2. 本品粉末经甲醇超声提取,与去氢木香内酯、木香烃内酯对照品溶液以环己烷 - 甲酸乙酯 - 甲酸(15：5：1)为展开剂共薄层展开,喷以 1% 香草醛硫酸溶液,加热至斑点显色清晰。供试品色谱中,在与对照品色谱相应的位置上,显相同颜色的斑点。

含量测定:采用 HPLC-UV 法,含木香烃内酯和去氢木香内酯的总量不得少于 1.8%。

【药理作用】

作用	实例	有效成分
①调节胃肠道运动的作用	能对抗乙酰胆碱与组胺对离体豚鼠回肠所致的肠痉挛作用。对离体小肠运动均有较强的抑制作用	生物碱、去内酯挥发油及二氢木香内酯
②利胆作用	具有较强的利胆作用	木香烃内酯和去氢木香烃内酯
③抗溃疡作用	对胃溃疡有抑制作用	木香烃内酯
④降血压作用	均能抑制离体心脏的活动,有较明显的血管扩张作用。均有降压作用	木香烃内酯、去内酯挥发油
⑤松弛平滑肌作用	对组胺和氯化钡引起的支气管收缩有对抗作用,能扩张支气管平滑肌	木香对乙酰胆碱

【功效与主治】　性温,味辛、苦。能行气止痛,健脾消食。用于胸胁、胸脘胀痛、泻痢后重、食积不消、不思饮食。用量 1.5~6g。

【附】　我国商品木香类生药尚有川木香、土木香和青木香,前两者来源于菊科;后一种来源于马兜铃科南马兜铃 *Aristolochia debilis* Sieb. et Zucc. 的干燥根。因含马兜铃酸类成分,已被取消药用标准。

1. 川木香　本品为川木香 *Vladimiria souliei* (Franch.) Ling 及灰毛川木香 *Vladimiria souliei* (Franch.) Ling var. *cinerea* Ling 的干燥根。主产于四川。呈圆柱形,习称"铁杆木香";根头偶有发黏的胶状物,习称"油头"。含挥发油,油中分离得木香内酯(mokkolactone)、土木香内酯。有类似山道年的驱蛔虫作用。性味、功效与木香类同。

2. 土木香(祁木香)　本品为土木香 *Inula helenium* L. 的干燥根。主产于河北。挥发油中主成分为土木香内酯、异土木香内酯、土木香醇、土木香酸、二氢土木香内酯等。性味与木香类同。能健脾和胃,调气解郁,止痛安胎。用于胸胁、脘腹胀痛、呕吐泻痢、胸胁挫伤、岔气作痛、胎动不安。

3. 几种商品木香类生药横切面显微特征比较

鉴别项	木香	土木香	川木香	青木香
木栓层	多列木栓细胞	5~8 列木栓细胞	数列棕色木栓细胞	数列棕色木栓细胞
韧皮部	宽广,射线明显	宽广	筛管群与纤维束呈交互径向排列	较宽。有油细胞
形成层	成环	成环,不明显	波浪状弯曲	成环
木质部	木质部导管单行径向排列;木纤维存于近形成层处及中心的导管旁。初生木质部多为四原型	木质部射线宽 6~25 列细胞。导管少。单个或数个成群径向排列;木纤维少数。成束存在于木质部中心的导管周围	木质部的导管群与纤维束均呈交互径向排列	木质部射线宽广。常有几束较长大。自中央向外呈放射状排列
油室	散在于薄壁细胞中	存在于韧皮部及木质部中	散在于射线或髓部薄壁组织中	皮层及韧皮部中均散有油细胞
薄壁细胞	含有菊糖	含有菊糖	含有菊糖	含有淀粉粒

笔记

4. 几种商品木香的理化鉴定

(1) 木香、土木香、川木香：异羟肟酸铁反应（检查内酯类成分） 分别取少许各种木香挥发油于试管中，加入异羟肟酸铁试剂 2~3 滴，分别呈橙红色反应。

(2) 青木香：生物碱沉淀反应（检查生物碱） 粉末加稀盐酸乙醇溶液，冷浸过夜，滤过。滤液用氨水调至中性，蒸干，残渣加稀盐酸溶解，一份滴加改良碘化铋钾试液，发生橙红色沉淀；另一份滴加碘化汞钾试液，发生灰白色沉淀。

茵陈 Artemsiae Scopariae Herba

为菊科植物滨蒿 *Artemisia scoparia* Waldst. et Kit. 或茵陈蒿 *Artemisia capillaris* Thunb. 的干燥地上部分。春季采收的习称"绵茵陈"，秋季采割的称"花茵陈"。主产于陕西、山西、安徽等地。**绵茵陈：**多卷曲成团，灰白色或灰绿色，全株密被茸毛，绵软如绒。叶多为二至三回羽状深裂，裂片线形，全缘。气清香，味微苦。**花茵陈：**茎呈圆柱形，多分枝，表面淡紫色或紫色，有纵条纹，被短柔毛；体轻，质脆，断面类白色。叶密集或多脱落。头状花序卵形，有短梗。瘦果长圆形，黄棕色。气芳香，味微苦。全草含挥发油、香豆素、黄酮类、绿原酸等。水提取液、醇提取物均有利胆、保肝作用，能促进胆汁分泌与排泄，降低血清谷丙转氨酶，对肝细胞肿胀、脂肪肝有减轻作用。还有降血脂、抑菌、抗炎、解热、镇痛、抗癌等作用。本品性微寒，味苦、辛。能清热利湿，利胆退黄。用于黄疸尿少、湿温暑湿、湿疮瘙痒。用量 6~15g。

菊花 Chrysanthemi Flos

本品为菊科植物菊 *Chrysanthemum morifolium* Ramat. 的干燥头状花序。主产于安徽的滁州（滁菊）、亳州（亳菊）、歙县（贡菊）、浙江（杭菊）、河南怀庆（怀菊）、四川（川菊）、山东济南（济菊）、河北安国（祁菊）。因花有黄、白二色，以及加工方法不同，又有多个品种如杭白菊、杭黄菊等。**亳菊：**呈倒圆锥状，有时压扁呈扇形，直径 1.5~3cm，总苞片 3~4 层，舌状花位于外周，类白色；管状花位于中央，为舌状花所隐藏，黄色。气清香，味甘、微苦。**滁菊：**呈不规则球形或扁球形，直径 1.5~2.5cm，舌状花类白色不卷曲，内卷，有时可见淡褐色腺点；管状花隐藏。**贡菊：**呈扁球形，直径 1.5~2.5cm，舌状花类白色斜升，上部反折，通常无腺点；管状花少，外露。**杭菊：**呈蝶形或扁球形，直径 2.5~4cm，常数个相连成片。舌状花类白色或黄色，平展或折叠，彼此粘连，通常无腺点；管状花多数，外露。花中主含挥发油、黄酮、有机酸及萜类成分，挥发油中主含菊酮（chrysanthenone）、龙脑、龙脑乙酸酯等。菊花水煎剂具有增加冠脉流量、促进胆固醇代谢、抗菌、抗病毒、抗炎以及解热等作用。挥发油具有明显解热作用；总黄酮具有显著的降压效果，并具抗氧化作用。本品性微寒，味甘、苦。能散风清热，平肝明目，清热解毒。用于风热感冒、头痛眩晕、目赤肿痛、眼目昏花、疮痈肿毒。用量 5~9g。

（姬生国）

第二节 单子叶植物类生药

单子叶植物纲（Monocotyledoneae）以草本为主，叶多为单叶、全缘，具平行脉。根为须根系，茎中维管束散生。三基数花，花粉粒具单萌发孔。种子具 1 枚子叶。分为泽泻亚纲、槟榔亚纲、鸭跖草亚纲、姜亚纲和百合亚纲，共 65 科，53 700 余种。生境多种多样，阴生生境中的单子叶植物较为丰富，如兰科、百合科、石蒜科、天南星科、姜科等。

四十三、泽泻科 Alismataceae

【概述】 水生或沼生草本，具根茎或球茎。单叶常基生，叶柄基部鞘状。花两性或单性，辐

笔记

射对称,常轮生于花葶上,成总状或圆锥花序;花被片6,外轮3枚萼片状,绿色,宿存;内轮3枚花瓣状,易脱落;雄蕊6至多数;雌蕊子房上位,心皮6至多数,分离,常螺旋状排列在突起或扁平的花托上,1室,边缘胎座;胚珠1或数枚,仅1枚发育;花柱宿存。聚合瘦果。

共11属,近100种,广布于全球。我国产4属,20种,各地均有分布,已知药用的2属,12种。本科重要的生药有泽泻、草泽泻、长叶慈菇、野慈菇等。

本科主要含三萜类、糖类、挥发油、生物碱等化学成分。

【重要生药】

泽泻 Alismatis Rhizoma

本品为泽泻科植物东方泽泻(泽泻) *Alisma orientale* (Sam.) Juzep. 的干燥块茎。主产于福建、四川、江西。块茎呈类球形、椭圆形或卵圆形,直径2~6cm,长2~7cm,表面黄白色或淡黄棕色,有多圈不规则横向环状浅沟纹(节痕)及多数细小突起的须根痕,上端有脐状茎痕,底部有的有数个瘤状芽痕;质坚实,断面黄白色,粉性,有多数细孔;气微,味微苦。以三萜类成分为主,含多种四环三萜酮醇衍生物,如泽泻醇A、B、C(alisol A,B,C)及其乙酸酯、表泽泻醇A(epialisol)、泽泻醇(alisol)、环氧泽泻烯(alismoxide),并含胆碱、卵磷脂等。具有利尿、降血脂、增加冠脉流量、降低血糖、抗脂肪肝等作用。降血脂的有效成分为泽泻萜醇类及其乙酸酯。本品性寒、味甘淡,能利水渗湿、泄热、化浊降脂,用于小便不利、水肿胀满、泄泻尿少、痰饮眩晕、热淋涩痛、高脂血症等。用量6~10g。

四十四、禾本科 Gramineae

【概述】 多为草本,常具根状地下茎或须状根;地上茎有明显的节和节间,节间常中空。单叶互生,排成2列;叶由叶片、叶鞘和叶舌三部分组成;花小,集成小穗再排成穗状、总状或圆锥状花序;雄蕊通常3,花丝细长,花药丁字着生;雌蕊子房上位,2~3心皮合生,1室,1胚珠;花柱2,柱头常羽毛状。颖果。

共约785属,10 000多种,广布于世界各地。我国219属,近2000种,已知药用的84属,近200种。本科重要的生药有薏苡仁、白茅根、蒲黄、天竺黄、竹茹、淡竹叶等。

本科含杂氮蒽嗪酮类、生物碱类、三萜类、氰苷类及黄酮类等化学成分。

【重要生药】

薏苡仁 Coicis Semen

本品为禾本科植物薏苡 *Coix lacryma-jobi* L. var. *ma-yuen* (Roman.) Stapf 的干燥成熟种仁。主产于福建、江苏、河北、辽宁。种仁呈宽卵形或长椭圆形,长4~8mm,直径3~6mm;表面乳白色,光滑,偶有残存的黄褐色种皮,先端钝圆,基部较宽而微凹,有1淡棕色点状种脐;背面圆凸,腹面有宽约2mm的深纵沟;质坚实,断面白色;气微,味微甜。主要成分为脂类及多糖类,如薏苡仁酯(coixenolide,约0.2%)以及薏苡多糖A、B、C(coixan A,B,C),还含有甾醇、氨基酸、维生素B_1、B_2等成分。具有抗肿瘤、免疫调节、降血糖、降压及抗病毒等作用。本品性凉,味甘淡,能利水渗湿,健脾止泻,除痹排脓,解毒散结,用于水肿、脚气、小便不利、脾虚泄泻、湿痹拘挛、肺痈、癌肿等病症。用量9~30g。

白茅根 Imperatae Rhizoma

本品为禾本科植物白茅 *Imperata cylindrica* Beauv. var. *major* (Nees) C.E. Hubb. 的干燥根茎。全国各地均产。根茎长圆柱形,长30~60cm,直径2~4mm,表面乳白色或淡黄色,微有光泽,具纵皱纹,节明显,稍突起,节间长短不等,通常长1.5~3cm;体轻,略脆,断面皮部白色,多放射状裂隙,中柱淡黄色,易与皮部剥离。气微,味微甜。含有三萜类如芦竹素(arundoin)、白茅素(cylindrin),黄酮类如麦黄酮(tricin)、六羟黄酮 -3,6,3- 三甲基醚(jaceidin),木脂素类如 graminones A、graminones B,及有机酸类如对羟基桂皮酸(p-coumaric acid)、棕榈酸(palmitic acid) 等。具有利尿及抗菌等作用。本品性寒,味甘。能凉血止血,清热利尿,用于血热吐血、衄血、尿血、热病烦渴、湿热黄疸、水肿尿少、热淋涩痛等病症。用量 9~30g。

四十五、香蒲科 Typhaceae

【概述】 多年生沼生、水生或湿生草本,常具伸长的根状茎,横走,须根多。地上茎直立,上部出水,粗壮或细弱。长线形叶直立,或斜上,在茎上成两列排列,下部有鞘。花单性同株,成蜡烛状肉穗花序,无花被;雄花集生花序上部,有 1~7 雄蕊花丝分离或合生,花药线形;雌花集生花序下部,有柔毛状或狭长匙状小苞片,具 1 雌蕊,1 室,1 下垂胚珠。果实为小坚果,被丝状毛或鳞片,以利散布。种子有粉状胚乳。

香蒲科仅香蒲属(Typha)1 属约 18 种,分布于温带和热带地区。我国约有 10 种,大部分产于北方沼泽地,几乎均可药用。

本科植物的花粉含有黄酮类、甾类、有机酸、糖类等化学成分。黄酮类,如异鼠李素(isorhamnetin)的糖苷等;糖类,如曲二糖(kojibiose)、松二糖(taranese)、麦白糖(leucrose)等。此外,尚含有多种氨基酸、脂肪油等。

【重要生药】

蒲黄　Typhae Pollen

本品为香蒲科植物水烛香蒲 Typha angustifolia L.、东方香蒲 Typha orientalis Presl 或同属植物的干燥花粉。夏季采收蒲棒上部的黄色雄花序,晒干后碾轧,筛取花粉。全国各地均产。为黄色粉末,体轻,放水中则飘浮水面。手捻之有润滑感,易附着于手指上。气微,味淡。以粉细、质轻、色鲜黄、滑腻者为佳。含柚皮素(naringenin)、香蒲新苷(typhaneoside)、异鼠李素 -3-O- 新橙皮糖苷(isorhamnetin-3-O-neohespeidoside)等黄酮类化合物及脂肪油。性平,味甘。具有止血凉血、化瘀、通淋之功。生品偏于活血行气止痛,可用于外伤出血、经闭痛经、脘腹刺痛、跌打肿痛、血淋涩痛。炭品偏于止血,用于吐血、衄血、咯血、崩漏等血证。用量 5~9g,包煎。外用适量。孕妇慎用。

四十六、棕榈科 Palmae

【概述】 乔木或灌木,稀藤本。叶大型,常绿,互生或聚生于茎顶;叶片掌状或羽状分裂,革质;叶柄基部常扩大成具纤维的鞘。花两性或单性,同株或异株,辐射对称,肉穗花序分枝或不分枝;常具佛焰苞 1 至数枚;花被片 6,成二轮排列;雄蕊常 6 枚;雌蕊子房上位。浆果、核果或坚果。

共约 207 属,2800 余种,主产于热带亚洲及美洲。我国有 18 属,98 种,已知药用的 16 属,26 种,主产于西南部至东南部。本科重要的生药有槟榔、大腹皮、血竭、棕榈、枣椰子、棕竹叶等。

本科主要含黄酮类、生物碱、多元酚和缩合鞣质等化学成分。

【重要生药】

槟榔　Arecae Semen

本品为棕榈科植物槟榔树(槟榔)Areca catechu L. 的干燥成熟种子。主产于海南、广东、广西、云南。种子呈扁球形或圆锥形,高 1.5~3.5cm,底部直径 1.5~3cm。表面淡黄棕色或淡红棕色,具稍凹下的网状沟纹,底部中心有圆形凹陷的珠孔,其旁有 1 明显疤痕状种脐。质坚硬,不易破

笔记

碎,断面可见红棕色种皮及类白色胚乳相互交错的大理石样花纹。气微,味涩、微苦。含生物碱 0.3%~0.6%,主要为槟榔碱(arecoline)、槟榔次碱(arecaine)、去甲槟榔碱(guvacoline)、去甲槟榔次碱(guvacine)、异去甲槟榔次碱(isoguvacine)等,均与鞣酸结合存在;另含鞣质 15%,脂肪油 14%,槟榔红色素(areca red pigment)等。具有麻痹绦虫、姜片虫及杀蛔虫的作用,有效成分为槟榔碱。本品性温,味苦辛。能杀虫,消积,行气,利水,截疟,用于绦虫病、蛔虫病、姜片虫病、虫积腹痛、积滞泄痢、里急后重、水肿脚气、疟疾等。用量 3~10g,驱绦虫、姜片虫用量可增至 30~60g。

【附】 **大腹皮** 为槟榔树的干燥果皮。冬季至次春采收未成熟的果实,煮后干燥,纵剖两瓣,剥去果皮,略呈椭圆形或长卵形瓢状。含大量鞣质。本品性微温,味辛。能下气宽中,利水消肿,用于湿阻气滞、脘腹胀闷、大便不畅、水肿胀满、脚气浮肿、小便不利。用量 5~10g。

血竭 *Draconis Sanguis*

本品为棕榈科植物麒麟竭 *Daemonorops draco* Bl. 果实渗出的树脂经加工制成。主产于马来西亚、印度尼西亚、印度。分"原装血竭"与"加工血竭"。"原装血竭"呈扁圆块状,大小不一,表面暗红色、红色或砖红色,多粗糙,有光泽;质脆易碎,碎断面光亮;其品质不一,有时可见果实、鳞片等少量杂质。"加工血竭"多呈扁圆四方形或长方形,直径 6~8cm,厚 4~6cm;表面暗红,有光泽,附有因摩擦而成的红粉。质硬而脆,破碎面红色,研粉为砖红色。气微,味淡。血竭在水中不溶,在热水中软化,可溶于乙醇、乙醚。含血竭素(dracorhodin)、血竭红素(dracorubin)、去甲血竭素(nordracorhodin)、去甲血竭红素(nordracorubin)、松香酸及黄烷醇等成分。具有活血化瘀和止血收敛的双向调节作用;具有抗炎、镇痛、抗菌作用;血竭素、血竭红素对金黄色葡萄球菌、白念珠菌均有抑制作用。本品性平,味甘、咸。能散瘀定痛,止血,生肌敛疮,用于跌打损伤、内伤瘀痛、痛经、产后瘀阻腹痛、外伤出血不止、瘰疬、臁疮溃久不合及痔疮等症。内服研末用量1~2g,或入丸剂。外用研末撒或入膏药用。

四十七、天南星科 Araceae

【概述】 多年生草本,稀木质藤本;常具块茎或根茎。单叶或复叶,常基生,叶柄基部常有膜质鞘,叶脉网状。花小,两性或单性,辐射对称,成肉穗花序,具佛焰苞;单性花同株或异株,同株时雌花群生于花序下部,雄花群生于花序上部,两者间常有无性花相隔,无花被,雄蕊 1~6,常愈合成雄蕊柱,少分离,两性花具花被片 4~6,鳞片状,雄蕊与其同数而互生;雌蕊子房上位,1 至数心皮,1 至数室,每室 1 至数枚胚珠。浆果,密集于花序轴上。

约有 115 属,2000 余种,分布于热带和亚热带地区。我国 35 属,206 种,多数种类分布于长江以南各省区。已知药用的 23 属,83 种。本科重要的生药有半夏、天南星、禹白附、千年健、魔芋、水菖蒲、石菖蒲、水半夏等。

本科主要含生物碱、挥发油、黄酮类、氰苷等化学成分。

【重要生药】

半夏 * Pinelliae Rhizoma
(英) Pinellia Tuber (日) ハンゲ

【基源】 天南星科植物三叶半夏(半夏)*Pinellia ternata* (Thunb.) Breit. 的干燥块茎。

【植物形态】 多年生草本,高 15~30cm;块茎近球形。叶基生,第一年为单叶,卵状心形,第二年后为三出复叶,全缘,羽状网脉。花单性同株,肉穗花序,花序下部为雌花,贴生于佛焰苞,中部为不育花,上部为雄花,顶端的附属器青紫色,伸于佛焰苞外呈鼠尾状。浆果熟时红色。

笔记

【产地】　我国大部分地区均有生产,主产于四川、湖北、河南等省。

【采制】　夏、秋二季采挖,洗净,除去外皮和须根,晒干。一般炮制后应用,常见炮制品有法半夏、姜半夏和清半夏,炮制方法如下:

法半夏　取半夏,用水浸泡至内无干心,取出;另取甘草适量,加水煎煮两次,合并煎液,倒入用适量水制成的石灰液中,搅匀,加入上述已浸透的半夏,浸泡,每日搅拌 1~2 次,并保持浸液 pH 12 以上,至剖面黄色均匀,口尝微有麻舌感时,取出,洗净,阴干或烘干。

姜半夏　取半夏,用水浸泡至内无干心,取出;另取生姜片煎汤,加白矾与半夏共煮透,取出,晾干,或晾至半干,干燥;或切薄片,干燥。

清半夏　取半夏,用 8% 白矾溶液浸泡至内无干心,口尝微有麻舌感,取出,洗净,切厚片,干燥。

【性状】　①呈类球形,有的稍偏斜,直径 1~1.5cm。②表面白色或浅黄色,顶端有凹陷的茎痕,凹窝周围密布棕色麻点状须根痕;下面钝圆,较光滑。③质坚实,断面洁白,富粉性。④气微,味辛辣,麻舌而刺喉。以个大、色白、质坚实、粉性足者为佳(彩图 64)。

【显微特征】　横切面:①未去外皮的生药,最外有 10 余列木栓细胞。已除去外皮的,主体为薄壁组织。靠外侧的基本组织含淀粉粒较少,渐次向内含淀粉粒渐多。②黏液细胞椭圆形,内含草酸钙针晶束。③维管束外韧型或周木型,纵横散布。导管常数个成群排列(图 11-88;彩图 65)。

粉末:　类白色。①淀粉粒甚多,单粒类圆形、半圆形或圆多角形,直径 2~20μm,脐点裂缝状、人字状或星状;复粒由 2~6 分粒组成。②草酸钙针晶多,散在或成束存在于椭圆形黏液细胞中,针晶长 20~144μm。③螺纹导管直径 10~24μm(图 11-88)。

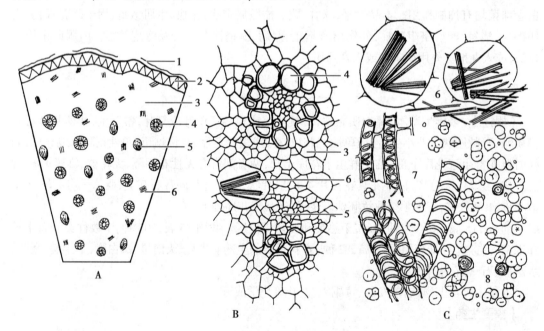

图 11-88　三叶半夏块茎组织和粉末图
A.横切面简图　B.部分组织详图　C.粉末图
1.表皮　2.木栓层　3.基本组织　4.周木维管束　5.外韧维管束　6.草酸钙针晶束　7.导管　8.淀粉粒

【化学成分】　含半夏蛋白和氨基酸,氨基酸(含量 0.08%)计 16 种:包括精氨酸、丙氨酸、缬氨酸、亮氨酸、天冬氨酸、苏氨酸、丝氨酸、谷氨酸、甘氨酸、赖氨酸等;有机酸(0.85%):琥珀酸、棕榈酸、硬脂酸、油酸、α-亚麻酸、β-亚麻酸等;生物碱:l-麻黄碱(0.002%);黄酮:芹菜素 -6,8-C-二糖苷;挥发油(0.003%~0.01%);草酸钙等。刺激性物质(麻舌而刺喉;含量 0.01%)包括尿黑酸

笔记

（homogentisic acid）及其苷、3,4- 二羟基苯甲醛及其二糖苷。

尿黑酸

【理化鉴定】 鉴别：1. 氨基酸反应 取本品粉末 1g，以 50% 乙醇 20ml 温浸，滤液浓缩至 2ml，进行以下试验：滤液加 0.2% 茚三酮试剂，煮沸数分钟，溶液显蓝紫色；取滤液点样于滤纸上，以甲醇展开，喷 0.2% 茚三酮试剂，烘干后显蓝紫色斑点。以上均为氨基酸颜色反应。

2. 取本品粉末，加甲醇提取，以精氨酸、丙氨酸、缬氨酸、亮氨酸为对照品，在硅胶 G 薄层板上以正丁醇 - 冰醋酸 - 水（8：3：1）展开，喷以茚三酮试剂，加热至斑点显色清晰，供试品色谱中，在与对照品色谱相应位置上，显相同颜色的斑点。

含量测定：采用电位滴定法测定，本品含总酸以琥珀酸计不得少于 0.25%。

【药理作用】

作用	实例	有效成分
①镇咳祛痰作用	对碘液注入猫胸腔或电刺激喉上神经所致咳嗽有镇咳作用；能减少氨水所致小鼠咳嗽次数和延长枸橼酸致豚鼠咳嗽的潜伏期	游离有机酸
②镇吐作用	对阿朴吗啡、洋地黄等引起的呕吐具有镇吐作用。其机制与中枢抑制作用有关	*l*- 麻黄碱
③镇静作用	可抑制小鼠自主活动和增加戊巴比妥钠阈下催眠量的入睡动物数，并延长睡眠时间	

【功效与主治】 性温，味辛，有毒。能燥湿化痰，降逆止呕，消痞散结。用于湿痰寒咳、喘咳痰多、痰饮眩悸、风痰眩晕、痰厥头痛、呕吐反胃、胸脘痞闷、梅核气等。外治痈肿痰核。内服一般炮制后使用，用量 3~9g。法半夏长于燥湿化痰，用于痰多咳嗽、痰饮眩悸、风痰眩晕、痰厥头痛；姜半夏长于温中化痰、降逆止呕，用于痰饮呕吐、胃脘痞满；清半夏长于祛寒痰，同时具有调和脾胃的作用，用于湿痰咳嗽、胃脘痞满、痰涎凝聚、咯吐不出。外用适量，磨汁涂或研末以酒调敷患处。本品不宜与乌头类药材同用。

【半夏的副作用与合理用药】 生半夏有毒，大剂量可麻痹致死，多外用。口服生半夏可出现过敏性药疹，多见于腰背部，瘙痒难忍。口服生半夏也可对口腔及消化道黏膜有强烈的刺激作用，出现舌头麻木，继而咽喉及舌肿胀、流涎、言语不清、剧烈呕吐、腹痛、腹泻、心悸、面色苍白、呼吸困难、严重者抽搐，最后呼吸麻痹而死亡。动物实验表明生半夏对局部黏膜有强烈刺激性，小鼠服用后可致失声，喉部水肿和充血，生半夏所含的草酸钙针晶、尿黑酸及其苷是刺激性物质。生半夏还能抑制小鼠体重增加，并引起小鼠死亡；可引起孕鼠阴道出血，胚胎早期死亡数增加；半夏蛋白是毒性物质。

半夏不宜与乌头类川乌、制川乌、草乌、制草乌、附子等药材同用。其性温燥，阴虚燥咳、血证、热痰、燥痰者应慎用。因生半夏对皮肤黏膜和胃肠道黏膜有较强的刺激作用和腐蚀性，生品内服宜慎。此外，治疗半夏中毒，可用生姜捣汁服下，解其毒。

【附】 水半夏 为同科植物水半夏 *Typhonium flagelliforme*（Lodd.）Bl. 的块茎，在广东、广西、福建等地药用。块茎呈纵长的椭圆形、圆锥形或半圆形，高 0.8~3cm，直径 0.5~1.5cm。表面类白色或淡黄色，不平滑，有多数隐约可见的点状根痕，上端类圆形，无凹陷的茎痕，下端略尖。质坚实,断面白色,粉性,气微,味辛辣,麻舌而刺喉。本品与半夏不同,虽有化痰止咳之功却无降逆止呕之效,故不可代半夏使用。

天南星 Arisaematis Rhizoma

本品为天南星科植物天南星(伞南星)*Arisaema erubescens*(Wall.)Schott、异叶天南星 *Arisaema heterophyllum* Bl. 或东北天南星 *Arisaema amurense* Maxim. 的干燥块茎。主产于陕西、甘肃、四川、贵州、云南等省。块茎呈扁球形,高 1~2cm,直径 1.5~6.5cm;表面类白色或淡棕色,较光滑,顶端有凹陷的茎痕,周围有麻点状根痕,有的块茎周边有小扁球状侧芽;质坚硬,不易破碎,断面不平坦,白色,粉性;气微辛,味麻辣。本品含有刺激性辛辣物质,此物质和明矾作用可消除其刺激性。一般炮制后内服,具有镇静、抗惊厥、镇痛、祛痰作用。本品性温,味苦辛,有毒。生品能散结消肿,外用生品适量,研末以酒或醋调敷,能治痈肿、蛇虫咬伤。孕妇慎用,生品内服宜慎。炮制品能燥湿化痰、祛风止痉、散结消肿,用于顽痰咳嗽、风痰眩晕、中风痰壅、口眼㖞斜、半身不遂、癫痫、惊风、破伤风等病症。制天南星用量 3~9g。

四十八、百部科 Stemonaceae

【概述】 多为草本,稀亚灌木。常具肉质块根。单叶互生、对生或轮生,多全缘;花两性,辐射对称,单生于叶腋或花梗贴生于叶片中脉上;花被片 4,花瓣状,排成 2 轮;雄蕊 4,花丝短,分离或基部合生,花药 2 室,药隔通常延伸于药室之上成细长的附属物;雌蕊子房上位,2 心皮,1 室,胚珠 2 至多数;柱头单一或 2~3 浅裂。蒴果开裂为 2 瓣。

共 3 属,30 种,分布于亚洲、美洲和大洋洲。我国 2 属,6 种,产于西南至东南部。本科重要的生药为百部。

本科主要含生物碱类成分。

【重要生药】

百部 Stemonae Radix

本品为百部科植物直立百部 *Stemona sessilifolia*(Miq.)Miq.、蔓生百部 *Stemona japonica*(Bl.)Miq. 或对叶百部 *Stemona tuberosa* Lour. 的干燥块根。主产于安徽、江苏、湖北、浙江、湖南。**直立百部**:块根呈纺锤形,上端较细长,皱缩弯曲,长 5~12cm,直径 0.5~1cm。表面黄白色或淡棕黄色,有不规则深纵沟,间或有横皱纹。质脆,易折断,断面平坦,角质样,淡黄棕色或黄白色,皮部较宽,中柱扁缩。气微,味甘、微苦。**蔓生百部**:块根两端稍狭细,表面淡灰白色,多不规则皱褶及横皱纹;味较苦。**对叶百部**:块根呈长纺锤形或长条形,长 8~24cm,直径 0.8~2cm;表面淡黄棕色至灰棕色,具浅纵皱纹或不规则纵槽;质坚实,断面黄白色至暗棕色,中柱较圆而大,髓类白色。本品主要含有生物碱,以吡咯并氮杂䓬类生物碱(pyrroloazepine alkaloids)为主,如直立百部碱(sessilistemonine)、百部碱(stemonine)、对叶百部碱(tuberostemonine)、蔓生百部碱(stemonamine)、斯替宁碱(stenine)等。本品对多种致病细菌、皮肤真菌及流行性感冒病毒有抑制作用;对蚊蝇幼虫、头虱、衣虱、臭虫等有杀灭作用;百部碱有镇咳作用,能降低呼吸中枢的兴奋性,抑制咳嗽反射。本品性微温、味甘、苦。能润肺止咳、杀虫灭虱,用于肺痨咳嗽、久咳、顿咳;外用于头虱、体虱、蛲虫病、阴痒。用量 3~9g,外用适量,水煎或酒浸。

(舒晓宏)

四十九、百合科 Liliaceae*

【概述】 多年生草本,稀灌木或亚灌木,常具鳞茎或根茎。单叶互生或基生,少对生或轮生。花两性,辐射对称,成穗状、总状或圆锥花序;花被片 6,花瓣状,排成两轮,分离或合生;雄蕊 6;

笔记

子房上位,3心皮合生成3室,中轴胎座,每室胚珠多数。蒴果或浆果。

约230属,3500余种,广布全球,以温带及亚热带地区较多。我国有60属,约560种,各地均产,以西南地区种类较多。已知药用的46属,359种。本科重要的生药有川贝母、浙贝母、芦荟、麦冬、重楼和薤白等。

本科化学成分复杂多样,已知有生物碱、强心苷、甾体皂苷、蜕皮激素、蒽醌类、黄酮类等。

【重要生药】

川贝母 * Fritillariae Cirrhosae Bulbus
(英) Szechuan-fritillary Bulb　(日) センバイモ

【基源】　百合科植物卷叶贝母(川贝母) *Fritillaria cirrhosa* D. Don.、暗紫贝母 *Fritillaria unibracteata* Hsiao et K.C. Hsia、甘肃贝母 *Fritillaria przewalskii* Maxim.、梭砂贝母 *Fritillaria delavayi* Franch.、太白贝母 *Fritillaria taipaiensis* P.Y. Li 或瓦布贝母 *Fritillaria unibracteata* Hsiao et K.C. Hsia var.*wabuensis*(S.Y. Tang et S.C. Yue)Z.D. Liu,S. Wang et S.C. Chen 的干燥鳞茎。

【植物形态】　卷叶贝母　多年生草本,鳞茎卵圆形。植株高15~40cm,茎常于中部以上具叶,最下部2叶对生,狭长矩圆形至宽条形,其余3~5枚轮生或对生,稀互生,狭针状条形,顶端多少卷曲,最上部具3枚轮生的叶状苞片,条形,先端卷曲。单花顶生,俯垂,钟状。蒴果棱上有窄翅。

【产地】　卷叶贝母　主产于西藏南部至东部、云南西北部、四川西部;暗紫贝母　主产于四川阿坝地区;甘肃贝母　主产于甘肃、青海和四川西部;梭砂贝母　主产于青海玉树、四川甘孜等地。前三者的鳞茎按性状不同分别称为"松贝"和"青贝";后者的鳞茎均称"炉贝"。目前卷叶贝母、暗紫贝母、甘肃贝母、瓦布贝母和太白贝母均有栽培;商品称"栽培川贝母"。

【采制】　夏、秋二季或积雪融化后采挖,除去须根、粗皮及泥沙,晒干或低温干燥。

【性状】　松贝　①呈类圆锥形或近球形,高0.3~0.8cm,直径0.3~0.9cm。②表面类白色,少有淡黄色。③外层鳞叶2瓣,大小悬殊,大瓣紧抱小瓣,未抱部分呈新月形,习称"怀中抱月",顶端闭合,内有类圆柱形、顶端稍尖的心芽和小鳞叶1~2瓣,先端钝圆或稍尖,底部平,微凹入,中心有1灰褐色鳞茎盘,偶有须根。④质硬而脆,断面白色,富粉性。⑤气微、味微苦(图11-89;彩图66)。

图11-89　川贝母(鳞茎)外形图
1.暗紫贝母　2.甘肃贝母

青贝　①呈类扁球形,高0.4~1.4cm,直径0.4~1.6cm。②表面灰黄色。③外层鳞叶2瓣,大小相近,相对抱合不紧,习称"观音合掌",顶端开裂,内有心芽和小鳞叶2~3枚及细圆柱形残茎(彩图66)。

炉贝　①呈长圆锥形或卵圆形,高0.7~2.5cm,直径0.5~2.5cm。②表面类白色或淡棕黄色,较粗糙,常具棕色斑点,习称"虎皮斑"。③外层鳞叶2瓣,大小相近,顶端开裂而略尖,露出细小鳞叶或心芽,基部稍尖或较钝(彩图67)。

栽培品　呈类扁球形或短圆柱形,高0.5~2.5cm,直径1.0~3.0cm。表面类白色或浅棕黄色,稍粗糙,有的具浅黄色斑点。外层鳞叶2瓣,大小相近,顶部多开裂而较平(彩图67)。

以完整、质坚实、粉性足者为佳。

【显微特征】　松贝　粉末类白色。①淀粉粒甚多,广卵形、长圆形或不规则圆形,有的边缘不平整或略作分枝状,直径5~64μm,脐点短缝状、点状、人字形、马蹄状,层纹隐约可见;半复粒较多,可见2~4个脐点;复粒少,由2分粒组成。②表皮细胞类长方形,垂周壁微波状弯曲,偶见不定式气孔,圆形或扁圆形。③螺纹导管直径5~26μm。④草酸钙方晶少数,直径约至13μm(图

11-90)。

炉贝　①淀粉粒广卵形、贝壳形、肾形,直径约至 60μm,脐点人字形、星状或点状,层纹明显。②螺纹及网纹导管直径可达 64μm。③气孔长圆形,直径约至 61μm,副卫细胞 4~6 个。

【化学成分】　含多种异甾体生物碱(总含量 0.004%~0.1%)。卷叶贝母鳞茎含西贝母碱(imperialine)、川贝母碱(fritimine);暗紫贝母鳞茎含松贝甲素(songbeinine)、松贝乙素(songbeinone)、松贝辛(songbeisine);甘肃贝母鳞茎含岷贝碱甲(minpeimine)、岷贝碱乙(minpeiminine)及西贝母碱;梭砂贝母鳞茎含梭砂贝母碱甲(delavine)、梭砂贝母碱乙(delavinone)、贝母素甲(peimine)、贝母素乙(peiminine)、贝母辛(peimisine)及西贝母碱;瓦布贝母鳞茎含西贝素(sipeimine)、贝母辛。另含少量皂苷,如西贝母碱苷等。

图 11-90　卷叶贝母(鳞茎)粉末图
1. 淀粉粒　2. 气孔

西贝母碱

贝母素乙

贝母辛

【理化鉴定】　鉴别:取本品粉末 10g,加浓氨水 10ml 浸泡后,加二氯甲烷 40ml 超声提取,以贝母辛和西贝母碱为对照品,在硅胶 G 薄层板上,以乙酸乙酯-甲醇-浓氨试液-水(18:2:1:0.1)展开,依次喷以稀碘化铋钾试液和亚硝酸钠乙醇溶液,供试品色谱中,在与对照品色谱相应位置上,显相同颜色的斑点。

含量测定:采用 UV/VIS 法测定,本品含总生物碱以西贝母碱计不得少于 0.050%。

笔记

【药理作用】

作用	实例	有效成分
①祛痰、镇咳作用	对小鼠氨水引咳有显著的镇咳作用;可增加气管腺体组织分泌,使痰液黏稠度下降	生物碱、皂苷
②扩张血管、降压作用	可作用于中枢神经系统,使麻醉猫周围血管扩张、血压持续下降、心搏变慢及短暂的呼吸抑制	生物碱
③抑制肠肌蠕动及增强子宫收缩作用	可抑制兔离体肠肌的蠕动及增强豚鼠离体子宫的收缩	生物碱

【功效与主治】 性微寒,味苦、甘。能清热润肺,化痰止咳,散结消痈。用于肺热燥咳、干咳少痰、阴虚劳嗽、咳痰带血、瘰疬、乳痈、肺痈等。用量 3~9g,多研末冲服,一次 1~2g。不宜与乌头类药材同用。

【附】 贝母类药材基源复杂,根据植物来源、性状和疗效不同,《中国药典》2015 年版收载了 5 种贝母:川贝母、浙贝母、平贝母、伊贝母和湖北贝母。

1. **浙贝母** 为百合科植物浙贝母 *Fritillaria thunbergii* Miq. 的干燥鳞茎。主产于浙江,大量栽培。商品药材按规格分为大贝(元宝贝)和珠贝。含甾体生物碱,如贝母素甲(浙贝碱;verticine,peimine)、贝母素乙(verticinone,peiminine)、浙贝宁(zhebeinine)、浙贝丙素(zhebeirine)、浙贝酮(zhebeinone)等。采用高效液相色谱法测定,含贝母素甲和贝母素乙不得少于 0.080%。本品性寒,味苦。能清热化痰止咳、解毒散结消痈。用于治疗风热咳嗽、痰火咳嗽、肺痈、乳痈、瘰疬、疮毒等病症。

2. **平贝母** 为百合科植物平贝母 *Fritillaria ussuriensis* Maxim. 的干燥鳞茎。本品性微寒,味苦甘。能清热润肺、化痰止咳。用于肺热燥咳、干咳少痰、阴虚劳嗽、咳痰带血。

3. **伊贝母** 为百合科植物新疆贝母 *Fritillaria walujewii* Regel. 或伊犁贝母 *Fritillaria pallidiflora* Schrenk 的干燥鳞茎。采用 HPLC 法测定,含西贝母碱苷和西贝母碱不得少于 0.070%。本品性微寒,味苦,平。能清热润肺,化痰止咳。用于肺热燥咳、干咳少痰、阴虚劳嗽、咳痰带血。

4. **湖北贝母** 为百合科植物湖北贝母 *Fritillaria hupehensis* Hsiao et K.C. Hsia 的干燥鳞茎。采用 HPLC 法测定,含贝母素乙不得少于 0.16%。本品性凉,味微苦。能清热化痰,止咳,散结。用于热痰咳嗽,瘰疬痰核,痈肿疮毒。

聚合酶链式反应 - 限制性内切酶长度多态性方法鉴别川贝母:由于目前基于专属成分的川贝母理化鉴别等方法尚不足以有效控制其他贝母类药材对川贝母的假冒,《中国药典》2015 年版收载了用 DNA 分子标记鉴定川贝母的方法,该方法在一定条件下能将川贝母与另外 4 种贝母区别开。

麦冬 *　**Ophiopogonis Radix**

(英) **Dwarf Lilyturf** （日）バクモンドウ

【基源】 百合科植物麦冬(沿阶草) *Ophiopogon japonicus* (L. f) Ker-Gawl. 的干燥块根。

【植物形态】 多年生草本。地下茎匍匐细长,有多数须根,须根中部或先端有膨大的纺锤形块根。叶丛生,线形。总状花序,花被片披针形,淡紫色或白色。浆果成熟后紫蓝色至蓝黑色。

【产地】 主产于浙江、四川,多为栽培。

【采制】 夏季采挖,洗净,反复暴晒,堆置,至七八成干,除去须根,晒干或微火烘干。

【性状】 ①块根呈纺锤形,扁圆不一,两端略尖,长 1.5~3cm,直径 0.3~0.6cm。②表面黄白色,具细纵纹,一端常有细小中柱外露。③质柔韧,干后质硬脆。④断面黄白色,半透明,皮部宽阔,中心有细小中柱。⑤气微香,味甘微苦。嚼之有黏性。以个大、饱满、皮细、糖性足、木心细、内外淡黄白色、不泛油者为佳(彩图 68)。

【显微特征】 横切面:①表皮为 1 列长方形细胞;根被为 3~5 层木化细胞。②皮层宽广,

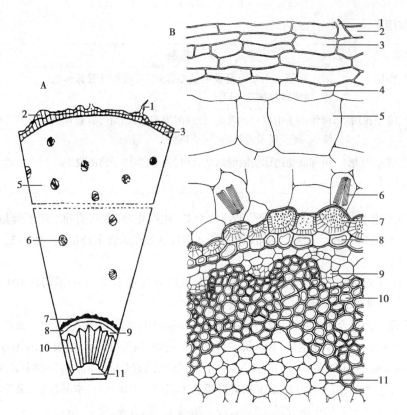

图 11-91 麦冬(块根)横切面组织图

A. 横切面简图　B. 横切面详图

1.根毛　2.表皮　3.根被　4.外皮层　5.皮层　6.黏液细胞和草酸钙针晶　7.石细胞　8.内皮层　9.韧皮部　10.木质部　11.髓

外皮层由长方形薄壁细胞组成,细胞外壁及侧壁微木化。③皮层可见类长圆形黏液细胞形体较小,细胞中含草酸钙针晶束。④内皮层外侧有1(偶见2)层石细胞,内壁及侧壁增厚,纹孔细密;内皮层细胞壁木化增厚,通道细胞壁薄,非木化。⑤中柱占根的1/5~1/8;中柱鞘为1~2层薄壁细胞;韧皮部束15~24个,与木质部束相间排列,各束木质部内侧由木化组织连接成环层(图11-91)。

粉末:淡黄棕色。①草酸钙针晶成束或散在,长24~50μm。②石细胞类方形或长方形,常成群存在,直径30~64μm,长约180μm,壁厚至16μm,有的一边甚薄,纹孔甚密,孔沟较粗。③内皮层细胞长方形或长条形,壁增厚,木化,孔沟明显。④木纤维细长,末端倾斜,壁稍厚,微木化。⑤导管及管胞多为单纹孔或网纹,少数为具缘纹孔导管,常与木纤维相连(图11-92)。

【化学成分】含多种甾体皂苷,皂苷元可分为假叶树皂苷元(鲁斯可皂苷元,ruscogenin),如麦冬皂苷(ophiopogonin)A、B、C、D,和薯蓣皂苷元(diosgenin),如麦冬皂苷B′、C′、D′,其中麦冬皂苷A

图 11-92 麦冬(块根)粉末图

1.黏液细胞和草酸钙针晶　2.内皮层　3.通道细胞　4.石细胞　5.导管　6.柱晶　7.木纤维

笔记

含量最高,约为 0.05%,麦冬皂苷 B 次之,约为 0.01%。另含多种**黄酮**,如麦冬黄酮(ophiopogonone) A、B,甲基麦冬黄酮(methylophiopogonone)A、B,二氢麦冬黄酮(ophiopogonanone)A、B,甲基二氢麦冬黄酮(methylophiopogonanone)A、B 等。此外,尚含麦冬多糖。

	R
假叶树皂苷元	H
麦冬皂苷 B	L-Rha $\xrightarrow[1]{\quad 2\quad}$ D-Fuc
麦冬皂苷 D	L-Rha $\xrightarrow[1]{\quad 2\quad}$ D-Fuc

| 二氢麦冬黄酮 A | R=H |
| 甲基二氢麦冬黄酮 A | R=CH₃ |

| 麦冬黄酮 A | R=H |
| 甲基麦冬黄酮 A | R=CH₃ |

【**理化鉴定**】 鉴别:取本品碎末 2g,加三氯甲烷 - 甲醇(7∶3)混合溶液 20ml 浸泡后,超声提取,以麦冬对照药材为对照,以甲苯 - 甲醇 - 冰醋酸(80∶5∶0.1)展开,置紫外光灯(254nm)下检视,供试品色谱中,在与对照药材色谱相应位置上,显相同颜色的斑点。

含量测定:采用 UV/VIS 法测定,本品含麦冬总皂苷以鲁斯可皂苷元计不得少于 0.12%。

【**药理作用**】

作用	实例	有效成分
①提高耐缺氧能力	能减少小鼠长时间游泳后心肌细胞缺氧性损害,使受损的心肌细胞较快恢复	多糖
②抗心律失常作用	预防或对抗由三氯甲烷 - 肾上腺素、氯化钡、乌头碱所诱发的大鼠或兔心律失常,并使结扎犬冠状动脉的室性心律失常发生率降低	总皂苷
③抑菌作用	对白色葡萄球菌、枯草杆菌、大肠埃希菌、伤寒杆菌等均有较强的抑制作用	假叶树皂苷元
④抗氧化和抗衰老作用	可清除活性氧自由基,降低小鼠体内羟脯氨酸含量,抑制雄性小鼠脑单胺氧化酶(MAO-B)活性,还可明显延长果蝇寿命	薯蓣皂苷元及豆甾醇
⑤降血糖作用	能降低四氧嘧啶所致糖尿病小鼠血糖水平,降低链脲菌素致糖尿病大鼠的血糖、尿糖、血清甘油三酯含量	多糖、总皂苷

【**功效与主治**】 性微寒,味甘、微苦。能养阴生津,润肺清心。用于肺燥干咳、阴虚劳嗽、喉痹咽痛、津伤口渴、内热消渴、心烦失眠、肠燥便秘等。用量 6~12g。

【**附**】 **山麦冬** 本品为百合科植物**湖北麦冬** *Liriope spicata*(Thunb.)Luor. var. *prolifera* Y.T. Ma 或**短葶山麦冬** *Liriope muscari*(Decne.)Baily 的干燥块根。湖北麦冬主产于湖北,块根长 1.2~4cm,直径 0.4~0.9cm,韧皮部束各 8~14 个。短葶山麦冬主产于华东,福建,块根呈长梭形或长矩圆形,长 1.5~4.5cm,韧皮部束 8~17 个。功效与主治同麦冬,用量 9~15g。

笔记

芦荟　Aloe

本品为百合科植物库拉索芦荟 *Aloe barbadensis* Miller 叶的汁液浓缩干燥物。习称"老芦荟"。我国南部有栽培。呈不规则团块或颗粒,棕褐色或墨绿色;质松脆,破碎面光滑,具玻璃样光泽;有特异臭气,味极苦。含羟基蒽醌苷类衍生物,如芦荟苷(barbaloin,10%~20%)、异芦荟苷(isobarbaloin)、芦荟 - 大黄素(aloe-emodin)、芦荟糖苷 A、B　(aloinoside A,B)、后莫那特芦荟苷(homonataloin)等。具有促使大肠及盆腔器官蠕动、充血的作用,并有健胃及抗菌作用。本品性寒、味苦,能泻下通便、清肝泻火、杀虫疗疳,用于热结便秘、惊痫抽搐、小儿疳积,外治癣疮。用量 2~5g,孕妇慎用。

知母　Anemarrhenae Rhizoma

本品为百合科植物知母(阿斯泊知母)*Anemarrhena asphodeloides* Bunge 的干燥根茎。商品分为"毛知母"和加工除去外皮的"知母肉"。主产于河北。毛知母为不去外皮晒干的根茎,呈长条状,微弯曲,略扁,长 3~15cm,直径 0.8~1.5cm。表面黄棕色至棕色,一端残留淡黄色叶基(习称"金包头"),上方有一纵沟,具紧密排列的环状节,节上密生黄棕色残存叶基(似毛状),并有圆点状凹陷或突起的根痕。质硬,易折断,断面黄白色。气微,味微甜、略苦,嚼之带黏性。含多种知母皂苷(timosaponin),并含芒果苷(mangiferin)、异芒果苷(isomangiferin)及胆碱、烟酸等。对大肠埃希菌引起的发热兔有解热作用;对溶血性金黄色葡萄球菌、甲型溶血性链球菌、乙型溶血性链球菌、肺炎双球菌、痢疾杆菌、伤寒杆菌、副伤寒杆菌、霍乱弧菌、大肠埃希菌、变形杆菌、百日咳杆菌以及致病性皮肤真菌均有较强的抑制作用。本品性寒、味苦甘,能清热泻火、滋阴润燥,用于外感热病、高热烦渴、肺热燥咳、骨蒸潮热、内热消渴、肠燥便秘。用量 6~12g。

(王　曙)

五十、薯蓣科 Dioscoreaceae

【概述】 多年生缠绕性草质藤本,具根茎或块茎。单叶或掌状复叶。花单性异株或同株,辐射对称;花被片 6;雄花雄蕊 6,有时 3 枚退化;雌花有时有退化雌蕊 3~6,子房下位。蒴果具 3 棱形翅。本科共 10 属,约 600 种,我国仅 1 属,约 60 种,已知药用的 37 种。本科重要的生药有山药、穿山龙、黄独、萆薢等。

本科植物的特征性活性成分为甾体皂苷:如薯蓣皂苷(dioscin)、纤细薯蓣皂苷(gracillin)、山萆薢皂苷(tokorin),这些成分是合成激素类药物的原料。

【重要生药】

穿山龙　Dioscoreae Nipponicae Rhizoma

本品为薯蓣科植物穿龙薯蓣 *Dioscorea nipponica* Makino. 的干燥根茎。主产于东北、华北。根茎呈类圆柱形,常有分枝。长 10~15cm,直径 0.3~1.5cm;表面黄白色或棕黄色,有不规则纵沟、刺状残根及偏于一侧突起的茎痕。质坚硬,断面平坦,类白色或黄白色,散有淡棕色维管束小点。气微,味微苦、涩。含薯蓣皂苷(dioscin)。薯蓣皂苷元含量为 1.5%~2.6%,是合成激素类药物的重要原料。此外,含甾醇、尿囊素(allantion)、对 - 羟基苄基酒石酸(piscidic acid)等。水溶性苦味部分有镇咳、祛痰及平喘作用;水煎剂对流感病毒、金黄色葡萄球菌、大肠埃希菌、甲型链球菌等有明显的抑制作用;总皂苷有强心、增加冠状动脉血流量、增强耐缺氧能力及抗凝作用。本品性温,味甘、苦。能祛风湿,止痛,舒筋活血,止咳,平喘,祛痰。用于治疗风湿性关节炎、腰腿疼痛、麻木、大骨节病、慢性支气管炎、咳嗽气喘等。用量 9~15g。

山药　Dioscoreae Rhizoma

本品为薯蓣科植物薯蓣 *Dioscorea opposita* Thunb. 的干燥根茎。主产于河南,湖南、湖北、江西等省区亦产。根茎略呈圆柱形,长 15~30cm,直径 1.5~6cm,表面黄白色或淡黄色,有纵皱纹及须根痕。去皮者称"光山药",表面白色,光滑细腻,有微细维管束线纹;质坚实,断面白色,粉质;味微酸,带黏性。含淀粉、黏液质、甘露聚糖(mannan)、植酸(phytic acid)、尿囊素、胆碱、多巴胺(dopamine)、山药碱(batatasine)及多种氨基酸。本品性平,味甘。能补脾养胃,生津益肺,补肾涩精。用于脾虚食少、久泻不止、肺虚喘咳、肾虚遗精、带下、尿频、虚热消渴。麸炒山药补脾健胃。用于脾虚食少、泄泻便溏、白带过多。用量 15~30g。

五十一、鸢尾科 Iridaceae

【概述】 多年生草本,叶片条形或剑形,基部对折,成 2 列状套叠排列。花被片 6,基部常合生成管;雄蕊 3,子房下位,柱头 3 裂,有时呈花瓣状或管状。蒴果。本科约 60 属,800 种。我国有 11 属,80 多种及变种。已知药用的 8 属,39 种。本科重要的生药有射干、西红花(藏红花)、鸢尾、马蔺等。

本科特征性化学成分为异黄酮和䓛酮类。异黄酮类:如鸢尾苷(shekanin)、野鸢尾苷(iridin),具抗菌消炎作用。䓛酮类:如芒果苷(mangiferin)。番红花柱头中含西红花苷(crocin)等多种色素。

【重要生药】

西红花 *　Croci Stigma
(英) Saffron　(日) サフラン

【基源】 本品为鸢尾科植物番红花 *Crocus sativus* L. 的干燥柱头。

【植物形态】 多年生草本,高 10~15cm。叶线形。花顶生;花被片 6,淡紫色,长 4~6cm;雄蕊 3,雌蕊 1,子房下位,花柱细长,黄色柱头 3,伸出花被筒外后下垂,深红色,顶端略膨大。蒴果。

【产地】 原产于地中海沿岸国家,主产于西班牙、希腊、法国及俄罗斯中亚西亚一带,我国浙江、江苏、上海、北京等地引种成功,并已有商品供应市场。

【采制】 开花期在天晴的早晨采花,摘取柱头,摊放在竹匾内,上盖一张吸水纸后晒干,或 40℃~50℃烘干或在通风处晾干。

【性状】 ①柱头呈线形,暗红色,长约 3cm,常分为三叉,上部较宽而略扁平,顶端边缘呈不整齐的齿状,内侧有一短裂隙,下端有时残留一小段黄色花柱。②体轻、质松软,无油润光泽,干燥后质脆易断。③气特异,微有刺激性,味微苦。④取本品入水后,可见橙黄色呈直线下降,并逐渐扩散,水被染成黄色,无沉淀,柱头呈喇叭状。以柱头暗红色、黄色柱头少者为佳(彩图 69)。

【显微鉴别】 粉末:①橙红色。②表皮细胞表面观长条形,壁薄,稍弯曲,有的外壁凸出呈乳头状或绒毛状,表面隐约可见纤细纹理。③柱头顶端薄壁细胞密集成绒毛状,直径 26~56μm。④细胞中含有小型草酸钙方晶或簇晶,直径 2~14μm。

【化学成分】 含胡萝卜素类化合物(约 2%),其中主要为西红花苷 - Ⅰ、Ⅱ、Ⅲ、Ⅳ(crocin-Ⅰ、Ⅱ、Ⅲ、Ⅳ),α - 西红花酸(α-crocetin),西红花酸二甲酯(*trans-*, *cis*-crocetin dimethyl ester),α-、β- 胡萝卜素(α-,β-carotene),玉米黄素(zeaxanthin),西红花苦苷(picrocrocin)。此外含挥发油(0.4%~1.3%),油中主要成分西红花醛(safranal)为西红花苦苷的分解产物,其次为桉脑、蒎烯等。

西红花苦苷　　　　西红花醛

$$R_1OOC \cdots COOR$$

α-西红花酸	R=R₁=H
西红花苷-Ⅰ	R=R₁=龙胆二糖基
西红花苷-Ⅱ	R=龙胆二糖基,R₁=D-葡萄糖基
西红花苷-Ⅲ	R=龙胆二糖基,R₁=H
西红花苷-Ⅳ	R=D-葡萄糖基,R₁=CH₃

【理化鉴定】 鉴别：1. 取本品少许,置白瓷板上,滴加硫酸1滴,开始出现蓝色,渐变为紫色,后变为红褐色或棕色(检查西红花苷和苷元)。

2. 取本品与西红花对照药材的甲醇提取液共薄层展开,展开剂为乙酸乙酯-甲醇-水(100:16.5:13.5),在日光和紫外光灯(365nm)下检视。供试品色谱与对照药材色谱在相应的位置上显相同颜色的斑点或荧光斑点(避光操作)。

含量测定：避光操作,采用HPLC法测定,本品含西红花苷-Ⅰ和西红花苷-Ⅱ的总量不得少于10.0%。

【药理作用】

作用	实例	有效成分
①对子宫平滑肌作用	西红花的水煎剂对动物的离体子宫表现有明显的兴奋作用	胡萝卜素类
②对心血管作用	西红花的水煎剂对离体蟾蜍心脏有抑制作用;对蟾蜍血管有明显收缩作用	胡萝卜素类
③对血小板作用	对血液凝固有抑制作用。灌胃给药能延长小鼠的凝血时间,缓解ADP、AA诱导的小鼠肺血栓形成所致的呼吸窘迫症状,明显抑制血小板血栓的形成	β-西红花酸钠盐;西红花苷
④利胆作用	能增加兔胆汁分泌量;能降低兔胆固醇和增加兔脂肪代谢	西红花苷;西红花酸
⑤抗炎镇痛作用	灌胃给药有明显抗炎作用,且有一定的镇痛效应	西红花总苷

【功效与主治】 性微寒,味甘。能活血化瘀,凉血解毒,解郁安神。用于治疗经闭、产后淤阻、温毒发斑、忧郁痞闷、惊悸发狂等病症。用量3~9g。孕妇慎用。

【附】 本品为进口药材,价格昂贵,曾发现伪品。以其他植物花丝、花冠狭条或纸浆条片等染色后伪充,可于显微镜下检识;掺有合成染料或其他色素,其水溶液常呈橙黄色或红色,而不是黄色;掺有淀粉等,可用碘试液检识;掺有矿物油或植物油,则在纸上留有油渍;掺有甘油、硝酸铵等水溶性物质等,则水溶性浸出物含量增高;掺有不挥发性盐类等,则灰分含量增高。实验研究表明,通过对西红花的ITS序列进行测序,将其与各种易混品的ITS序列进行比较分析,可以准确鉴定西红花。

五十二、姜科 Zingiberaceae*

【概述】 多年生草本,具块茎或根茎,通常有芳香或辛辣味。单叶互生,常2列状排列;多有叶鞘和叶舌。花两性,稀单性,两侧对称;花被片6枚、2轮;退化雄蕊2或4枚,外轮2枚称侧生退化雄蕊,呈花瓣状,内轮2枚联合成显著而美丽的唇瓣,能育雄蕊1;雌蕊子房下位,3心皮,3室;花柱细长,被能育雄蕊花丝的槽包住,柱头头状。蒴果。种子具假种皮。本科50属,1500多种,分布于热带、亚热带地区。我国约20属,近200种,主产于西南、华南至东南部。常见药用属有姜属(*Zingiber*)、砂仁属(*Amomum*)、姜黄属(*Curcuma*)、山姜属(*Alpinia*)、山奈属(*Kaempferia*)、闭鞘姜属(*Costus*)、小豆蔻属(*Elettaria*)等。

笔记

本科重要的生药主要有姜、砂仁、白豆蔻、草果、郁金、姜黄、莪术、草豆蔻、高良姜等。

本科植物的组织内均有油细胞。种子有种皮表皮细胞,外被厚角质层;常有油细胞层与色素层;内种皮常为径向延长的石细胞,内含硅质块。根茎或块根的薄壁细胞内常含众多淀粉粒;螺纹、梯纹导管常见,木化;可见木化的杆状纤维。

本科植物普遍含挥发油,姜属、姜黄属、山奈属、山姜属、豆蔻属、小豆蔻属等属植物中均含有。挥发油成分主要为单萜,如柠檬烯、龙脑、樟烯、1,8-桉油精等;另有倍半萜类如姜烯(zingiberene)、松油烯、松油醇、β-榄香烯(β-elemene)等。姜科植物所含挥发油多具有解表散寒、理气健胃作用;姜黄挥发油有抗炎与抗真菌作用;莪术、温郁金挥发油有抗肿瘤作用,后者的抗肿瘤活性成分为β-榄香烯。山姜属、山奈属某些植物中尚有黄酮类成分,如山姜素(alpinetin)、山姜素酮(alpinone)、高良姜素(galangin)等。此外,有些山奈属植物含生物碱;姜与姜黄分别含姜酮(zingerone)与姜黄素(curcumin)等酚类成分;闭鞘姜含薯蓣皂苷元等。

【重要生药】

砂仁* Amomi Fructus
(英)Amomum Fruit (日)サニン

【基源】 本品为姜科植物阳春砂 *Amomum villosum* Lour.、绿壳砂 *Amomum villosum* Lour. var. *xanthioides* T.L. Wu et Senjen 或海南砂 *Amomum longiligulare* T.L. Wu 的干燥成熟果实。

【植物形态】 阳春砂:多年生常绿草本,叶排为2列,叶鞘抱茎。穗状花序成疏松的球形,具花8~12朵;花萼筒状,先端3浅裂,花冠管细长,先端3裂,白色,唇瓣倒卵状,中间有淡黄色及红色斑点。蒴果椭圆形,成熟时红棕色,有肉刺。种子多数,芳香。

【产地】 主产于广东阳春,故名"阳春砂"。在广西、云南、四川、福建也分布。多栽培。

【采制】 7、8月间果实成熟时采收,连壳低温烘干。临用时取种子捣碎;果皮亦入药。

【性状】 阳春砂 ①果实椭圆形或卵圆形,具不甚明显的三钝棱,长1.5~2cm,直径1~1.5cm。②表面红棕色,有网状突起的纹理及密生短钝软刺,纵向棱线状的维管束隐约可见。果皮薄。③种子互相粘连成团,三钝棱,有隔膜将种子团分成3瓣,每瓣种子5~26粒。④种子呈不规则多角形,长2.5~4mm,直径2~3mm,红棕至深棕色,外面具淡棕色膜质假种皮,种皮表面具不规则皱纹,背面平坦,较小端具明显而凹陷的种脐,合点在较大端,种脊成一纵沟。⑤种子质地坚硬,种仁黄白色。⑥气芳香而浓烈,味辛凉、微苦。以种仁饱满、色紫红、有光泽、香气浓者为佳(图11-93,图11-94;彩图70)。

图11-93 砂仁外形

1.果实 2.果序

图11-94 砂仁种子团

【显微特征】 横切面:阳春砂种子 ①假种皮为长形薄壁细胞,部分易脱落。②种皮表皮细胞1层,径向延长,壁厚,外被厚角质层;下皮细胞1层,含深紫红色物质。③油细胞1层,切向延长,内含油滴。④色素层为数层切向延长的薄壁细胞;种脊处有维管束。⑤内种皮为1层径向延长的石细胞,内壁极增厚,非木化,胞腔偏上端,内含硅质块。⑥外胚乳细胞略成圆柱形,辐射状排列;内胚乳细胞略小,多角形,排列不规则,均含淀粉粒。⑦胚位于中央,细胞多角形而小,内含油状物与糊粉粒(图11-95,图11-96)。

粉末:阳春砂 ①红灰色。②种皮表皮细胞淡黄色或鲜黄色,常与下皮细胞上下层垂直排列,表面观呈长条形,直径9~54μm,长约至216μm,末端渐尖或钝圆。③下皮细胞类长方形,充满棕色或红棕色物,易碎裂成色素块。④油细胞1层,断面观类长方形,有的含油滴。⑤内种皮厚壁细胞成片,表面观多角形,壁厚,非木化,断面观细胞1层,排成栅状,外壁薄,内壁极厚,胞腔偏外侧,内含硅质块。⑥外胚乳细胞类长方形或不规则形,胞腔内含众多细小淀粉粒及草酸钙方晶。此外,有细小草酸钙簇晶、内胚乳细胞、假种皮细胞及色素层细胞(图11-97)。

图 11-95　砂仁(种子)横切面简图

1.假种皮　2.表皮　3.下皮(色素层)
4.油细胞层　5.色素层　6.内种皮　7.外胚乳
8.内胚乳　9.胚　10.种脊维管束

图 11-96　砂仁(种子)横切面详图

1.表皮　2.下皮(色素层)　3.油细胞层　4.色素层
5.硅质块　6.内种皮厚壁细胞　7.淀粉粒　8.外胚乳

图 11-97　阳春砂粉末图

1.种皮表皮细胞(a.表面观　b.断面观) 2.下皮细胞　3.油细胞　4.色素层细胞　5.草酸钙小簇晶　6.内种皮厚壁细胞(a.表面观　b.断面观)
7.外胚乳细胞　8.草酸钙方晶　9.假种皮细胞
10.色素块

【化学成分】 种子含**挥发油**(2.5%~3.9%),油中含乙酸龙脑酯(53.9%)、樟脑(16.55%)、樟烯(9.55%)、柠檬烯(8.78%)、$β$- 蒎烯(4.13%)、苦橙油醇(nerolidol)及$α$- 蒎烯、莰烯、桉油精、芳樟醇、$α$- 胡椒烯、愈创木醇(guaiaol)等。另含黄酮类成分。

【理化鉴定】 鉴别:取本品挥发油的乙醇液与乙酸龙脑酯对照品液共薄层展开,展开剂为环己烷 - 乙酸乙酯(22∶1),喷以5%香草醛硫酸溶液,加热至斑点显色清晰。供试品色谱与对照品色谱在相应的位置上显相同颜色的斑点。

含量测定:1.采用挥发油测定法测定,本品含挥发油不得少于3.0%(ml/g)。

2. 采用 GC 法测定,本品含乙酸龙脑酯不得少于 0.90%。

【药理作用】

作用	实例	有效成分
①肠道调节作用	煎剂对豚鼠离体肠管低浓度兴奋,高于 1% 浓度及挥发油饱和水溶液则均呈抑制作用	挥发油
	有显著抑制番泻叶所致小鼠腹泻、冰醋酸所致小鼠疼痛和离体家兔小肠平滑肌运动的作用	乙酸龙脑酯
②抑制血小板聚集作用	可扩张血管,改善微循环	

【功效与主治】 性温,味辛。能化湿开胃,温脾止泻,理气安胎。用于脾胃虚寒、食物不消、呕吐泄泻、妊娠恶阻、胎动不安。用量 3~6g。

【附】 砂仁壳 为砂仁的果皮,含挥发油 0.34%,供药用,功效同种子而稍弱。

<h2 style="text-align:center">莪术 * Curcumae Rhizoma</h2>

(英) Zedoary (日) ガジュツ

【基源】 本品为姜科植物广西莪术 *Curcuma kwangsiensis* S.G. Lee et C.F. Liang、蓬莪术 *Curcuma phaeocaulis* Valeton 或温郁金 *Curcuma wenyujin* Y.H. Chen et C. Ling 的干燥根茎。温郁金的根茎习称"温莪术"。

【植物形态】 广西莪术 多年生草本,主根茎卵圆形,肉质;根细长,末端膨大成肉质纺锤状,断面白色。叶片长椭圆形。穗状花序,上部苞片先端粉红色至淡紫色,中下部苞片淡绿色,腋内有花 2 至数朵;萼筒白色,先端具 3 齿;花冠近漏斗状,花瓣 3,粉红色。

蓬莪术 块根断面黄绿或近白色;叶片上面沿中脉两侧有 1~2cm 宽的紫色晕;穗状花序,上部苞片粉红色至紫红色,中、下部苞片淡绿色至白色;花冠淡黄色(图 11-98)。

温郁金 叶片约比广西莪术大 1 倍,无毛。穗状花序先叶抽出,上部苞片红色较深;花冠白色。

【产地】 广西莪术主产于广西,云南也有分布,野生或栽培;蓬莪术主产于四川,广东、广西、云南也有分布;温郁金主产于浙江,栽培或野生。

【采制】 冬末春初茎叶枯萎后采挖,除去地上部分、须根、鳞叶等,洗净,煮透晒干。

【性状】 广西莪术 ①根茎呈长圆形或长卵形,顶端钝尖或钝圆,基部钝圆,长 3.5~7cm,直径 1.5~3cm。②表面黄棕色至灰棕色,环节稍微突起,有点状须根痕或残留须根,两侧各有 1 列下陷的芽痕和侧生根茎痕,后者较大,位于下部。③质坚实,断面浅棕色,常附有淡黄色粉末,皮层易与中柱分离,内皮层环纹黄白色。④气香,味微苦、辛。以个均匀、质坚实、光滑、香气浓者为佳(彩图 71)。

蓬莪术 根茎上部环节突起。断面深绿色至黄绿色,蜡样,常附有灰棕色粉末,内皮层环纹棕褐色。

图 11-98 蓬莪术

1. 植株上部分 2. 着花植株 3. 根茎 4. 块根
5. 芽 6. 侧根茎 7. 叶 8. 花 9. 子房横切面

温莪术　断面黄棕色至棕褐色,常附有淡黄色至黄棕色粉末。气香或微香。

【显微特征】　横断面：广西莪术　①根茎横切面木栓层细胞5~10层,有时已除去。②皮层散有叶迹维管束;内皮层明显。③中柱较宽,外韧型维管束散在,沿中柱鞘部位的维管束常伴有木化纤维。④油细胞散在。薄壁细胞充满糊化淀粉粒。蓬莪术根茎维管束木化纤维较少。温莪术木栓层外常有皮层薄壁细胞和表皮存在(图11-99)。

粉末：淡黄色。①非腺毛碎片多见。②淀粉粒多糊化为团块状,未糊化的淀粉多为单粒,卵圆形,长25~40μm,宽15~24μm,具明显的层纹,脐点位于狭窄的一端。③螺纹、梯纹导管常见,木化。④可见木化的纤维(图11-99)。

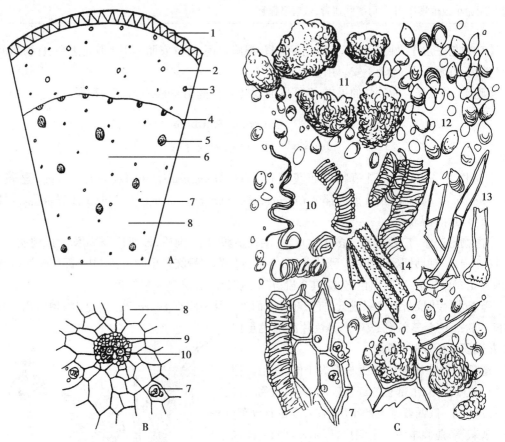

图 11-99　莪术组织和粉末图

A.根茎横切面简图　B.维管束详图　C.粉末图

1.木栓层　2.皮层　3.叶迹维管束　4.内皮层　5.中柱维管束　6.中柱　7.油细胞　8.薄壁细胞
9.韧皮部　10.木质部(导管)　11.糊化淀粉粒团块　12.未糊化的淀粉粒　13.非腺毛　14.纤维

【化学成分】　广西莪术　含挥发油(1%~1.2%):油中含20余种成分,其中含量较高为樟脑(约17.7%)、1,8-桉油精(约7.5%),并含姜烯、莪术醇(curcumol)、芳姜黄烯(ar-curcumene)、芳姜酮(arzingiberone)、莪术双酮(curdione)、龙脑、樟烯、α-蒎烯等;还含有乌药薁(linderazulene)、吉马酮(germacrone)、异莪术烯醇(isocurcumenol)等。

蓬莪术　含挥发油(1.5%~2.0%),以莪术酮(curzerenone)含量最高,其次为莪术醇、莪术烯醇(curcumenol)、原莪术烯醇、莪术二醇(curcumadiol)、β-蒎烯、姜烯、樟脑、桉油精、芳姜酮、芳姜黄烯等。

温莪术　含挥发油(1.4%~2.0%):主要为莪术醇、莪术双酮、异呋喃吉马烯(isofuranogermacrene)、吉马酮、吉马烯、樟脑、龙脑、异樟脑、樟烯、α-和β-蒎烯以及川芎嗪(tetramethylpyrazine)等,其中吉马酮含量最高。此外,尚含α-、β-、δ-榄香烯(elemene),其中β-榄香烯为抗癌主要活性成分。

莪术烯醇　　　　　　　莪术醇　　　　　　　　莪术双酮

吉马酮　　　　　　　　莪术酮　　　　　　　　β-榄香烯

【理化鉴定】　鉴别：取本品粉末石油醚滤液与吉马酮对照品溶液共薄层展开，展开剂为石油醚（30~60℃）- 丙酮 - 乙酸乙酯（94：5：1），喷以 1% 香草醛硫酸溶液，供试品色谱与对照品色谱在相应的位置显相同颜色的斑点。

含量测定：采用挥发油测定法测定，本品含挥发油不得少于 1.5%（ml/g）。

【药理作用】

作用	实例	有效成分
①抗癌作用	对小鼠腹水型瘤及小鼠肉瘤均有明显抑制效果	莪术醇、莪术双酮、β- 榄香烯
②抗炎作用	对小鼠醋酸腹膜炎有抑制作用，对巴豆油引起的小鼠耳部炎症有抑制作用，对大鼠棉球肉芽肿增生有抑制作用	挥发油
③抗早孕作用	对大鼠、小鼠有极显著的抗早孕作用，对犬也有抗着床作用	挥发油
④活血作用	可对抗由 ADP 和肾上腺素诱导的血小板凝聚	挥发油
⑤升白作用	可明显对抗小鼠注射环磷酰胺引起的白细胞减少，促进白细胞计数回升	挥发油、莪术醇
⑥抗菌作用	试管内能抑制金黄色葡萄球菌、β- 溶血性链球菌、大肠埃希菌、伤寒杆菌等的生长	挥发油

【功效与主治】　性温，味苦、辛。能行气破瘀，消积止痛。用于癥瘕痞块、瘀血经闭、食积腹痛。用量 4.5~9g，孕妇禁用。

【资源利用】　以莪术挥发油制成的"莪术油注射液"具有抗病毒作用，用于治疗病毒引起的感冒、上呼吸道感染、小儿病毒性肺炎、消化道溃疡、甲型病毒性肝炎、小儿病毒性肠炎、病毒性心肌炎、脑炎等。临床用 1% 莪术注射液或 1% 莪术油局部瘤体注射，治疗早期宫颈癌。"莪术油注射液"还用于治疗外阴癌、皮肤癌、唇癌，对肝癌和卵巢癌也有一定疗效。此外，莪术挥发油还用于宫颈糜烂、外阴炎、皮肤湿疹、顽癣和风湿痛的治疗。

【附】　姜黄　为姜黄 *Curcuma longa* L. 的根茎。主产于四川、福建、广东、江西。含挥发油 4%~6%，油中主成分为姜黄酮（turmerone）、芳姜黄酮、姜烯等。本品性温，味辛、苦。能破血行气，通经止痛。用于治疗血瘀气滞、胸胁刺痛、经闭腹痛、风湿疼痛等病症。用量 3~9g。

郁金　为姜黄、温郁金、广西莪术或蓬莪术的块根（图 11-98）。前两者分别习称"黄丝郁金"和"温郁金"，其余按性状不同习称"桂郁金"或"绿丝郁金"。块根均膨大。本品性寒，味辛、苦。能行气化瘀，清心解郁，利胆退黄。用于治疗经闭痛经、热病神昏、肝炎、胆囊炎及胆石症疼痛等。用量 3~9g。

笔记

豆蔻　Amomi Fructus Rotundus

本品为姜科植物白豆蔻 *Amomum kravanh* Pierre ex Gagnep. 或爪哇白豆蔻 *Amomum compactum* Soland ex Maton 的干燥成熟果实。前者称"原豆蔻"，后者称"印尼豆蔻"，用时取种子。原产于越南、柬埔寨、泰国、印度尼西亚、缅甸等国，我国云南、广东、广西有栽培。原豆蔻呈类球形，直径1.2~1.8cm，具3条钝棱，表面黄白色至淡黄棕色，有较多纵向脉纹，顶端有突出的柱基，基部有凹入的果柄痕，两端均有黄色绒毛，果皮薄、木质，种子团3瓣，每瓣有种子7~10粒，纵向排成2~3行，易散碎，种子不规则多面形，背面略隆起，直径3~4mm，种皮暗棕色或灰棕色，外被类白色膜状假种皮，种脐圆形凹陷；气芳香，味辛、凉，略似樟脑。印尼豆蔻较小，有的表面微显紫棕色，种子瘦瘪，气味较弱。种子含挥发油3%~6%，油中主成分为桉油精、β-蒎烯、α-松油醇、d-龙脑等。本品性温，味辛。能化湿和胃，行气宽中。用于食欲不振、胸闷恶心、胃腹胀痛。用量1.5~4.5g。

五十三、兰科 Orchidaceae

【概述】　多年生草本，陆生、附生或腐生。单叶互生。花两性，两侧对称；花被片6，排成2轮，外轮3片称萼片，内轮侧生的2片称花瓣，中间的1片称唇瓣，常特化成各种形状；雄蕊与花柱合生成合蕊柱；能育雄蕊通常1枚，花粉粒粘连成花粉块；雌蕊子房下位，3心皮，1室，侧膜胎座。蒴果。种子极多，微小粉状。本科为种子植物第二大科，约730属，20 000种，广布全球，主产于热带及亚热带地区。我国166属，1000余种，主产于南方地区，以云南、海南、台湾种类最多。已知药用的76属，289种。

本科重要的生药主要有天麻、石斛、白及、金线兰、手参、独蒜兰、石仙桃等。

本科植物根茎或块根的组织内均有黏液细胞，草酸钙针晶成束或散在，有多糖团块或颗粒。

本科主要活性成分有：生物碱，如石斛碱（dendrobine）、毒豆碱（laburnine）、吲哚苷（indican）；酚苷类，如天麻苷（gastrodin）、香荚兰苷（vanilloside）。此外，尚含黄酮类、香豆素、甾醇类和挥发油等。

【重要生药】

天麻 *　Gastrodiae Rhizoma
（英）Gastrodia Tuber　（日）テンマ

【基源】　本品为兰科植物天麻（赤箭）*Gastrodia elata* Bl. 的干燥块茎。

【植物形态】　多年生共生植物。块茎横生，椭圆形或卵圆形，肉质。有均匀的环节，节上有膜质鳞叶。茎黄褐色，叶鳞片状，膜质，互生，下部鞘状抱茎。总状花序顶生；萼片与花瓣合生成壶状，口部偏斜，顶端5裂；唇瓣白色，先端3裂；合蕊柱长5~6mm。蒴果（图11-100）。

生于腐殖质较多而湿润的林下，向阳灌丛及草坡亦有。分布于全国大部分地区。现大多为栽培。天麻须与白蘑科蜜环菌 *Armillariella mellea*（Vahl ex Fr.）Karst. 和紫萁小菇 *Mycena osmundicola* 共生，才能使种子萌发形成原球茎并生长。

【产地】　主产于四川、云南、陕西、贵州，产量大、品质好。

【采制】　冬至以后年内采挖者称"冬麻"，体重饱满质佳；立夏以前采挖者称"春麻"，体松皮多皱缩者质次。挖出根茎

图11-100　天麻原植物（赤箭）
1. 植株　2. 花及苞片　3. 花
4. 花被展开，示唇瓣和合蕊柱

笔记

立即洗净,擦去外皮,蒸透,60℃以下烘干或晒干。

【性状】 ①块茎呈长椭圆形,扁缩而稍弯曲。长 3~15cm,宽 1.5~6cm,厚 0.5~2cm。②表面黄白色至淡黄色,略透明,有多轮由潜伏芽排列而成的横纹,具点状痕点或膜质鳞叶,有时可见棕黑色菌索。③顶端有残留茎基(春麻),或为红棕色鹦哥嘴状顶芽(冬麻),末端有自母麻脱落后的圆脐形疤痕。④质坚实,不易折断,断面较平坦,角质样,黄白色或淡棕色。⑤气微,味甘、微辛。以质地坚实、断面半透明、无空心者为佳(彩图 72)。

【显微特征】 横切面:①表皮有时残存;下皮为 2~3 层切向延长的栓化细胞。②皮层细胞 10 数层,较老块茎皮层与下皮相接处有 2~3 层椭圆形木化厚壁细胞,纹孔明显。③中柱大,维管束散列,周韧型或外韧型,木质部有数个导管。④薄壁细胞含草酸钙针晶束,并含长圆形或类圆形多糖团块或颗粒,这些团块或颗粒在加工过的天麻块茎中呈糊化状态(图 11-101,图 11-102)。

粉末:①黄白色。②木化厚壁细胞表面观呈多角形或类椭圆形,直径 70~190μm,壁厚 3~8μm,纹孔明显。③草酸钙针晶成束或散在,长 25~93μm。④有螺纹、网纹及环纹导管,直径 8~33μm。⑤含糊化的多糖类物的薄壁细胞较大,无色或微灰棕色,有的隐约可见长卵形颗粒,无偏光现象,遇碘液显棕色或淡棕紫色,遇水合氯醛液则颗粒溶化。

【化学成分】 主含天麻苷(天麻素,gastrodin)及其苷元(对羟基苯甲醇),天麻苷含量 0.3%~0.6%,也有达 1% 以上。还含派立辛(parishin)、天麻醚苷(gastrodioside)。另含香草醇(vanillyl alcohol)、对羟基苯甲醛、有机酸等。天麻苷、对羟基苯甲醇及香草醇为活性成分。

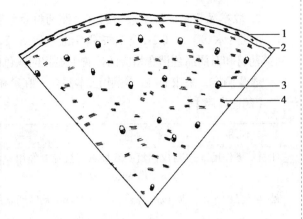

图 11-101 天麻(块茎)横切面组织简图
1. 表皮 2. 下皮 3. 维管束 4. 草酸钙针晶束

图 11-102 天麻(块茎)横切面组织详图
1. 下皮 2. 皮层 3. 多糖类团块状物 4. 草酸钙针晶束 5. 筛管群 6. 导管 7. 中柱薄壁组织

天麻苷	R_1=β-D-Glc	R_2=CH$_2$OH
对羟基苯甲醛	R_1=H	R_2=CHO
对羟基苯甲醇	R_1=H	R_2=CH$_2$OH

香草醇

【理化鉴定】 鉴别:1. 取本品粉末 1g,加水 10ml,浸渍 4 小时,随时振摇,滤过。滤液加碘试液 2~4 滴,显紫红色至酒红色。

笔记

2. 取本品粉末甲醇滤液与天麻对照药材及天麻素对照品液共薄层展开,展开剂为乙酸乙酯 - 甲醇 - 水(9∶1∶0.2),喷 10% 磷钼酸乙醇溶液,110℃烘干至斑点显色清晰,供试品色谱与对照药材和对照品色谱在相应的位置上显相同颜色的斑点。

含量测定: 采用 HPLC 法测定,本品含天麻素和对羟基苯甲醇的总量不得少于 0.25%。

【药理作用】

作用	实例	有效成分
①抗惊厥作用	对戊四氮所致惊厥有抗惊厥作用。可减轻马桑内酯诱发的家兔癫痫发作程度	天麻素、香草醇
②神经保护作用	可以显著减小短暂大脑中动脉闭塞的大鼠的脑梗死体积和水肿体积,改善神经学功能	天麻素
③改善学习记忆作用	能显著对抗环己酰亚胺引起的大鼠避暗潜伏期缩短	对羟基苯甲醇
④抗焦虑作用	抗焦虑作用与 5-HT 系统和 GABA 系统有关	对羟基苯甲醇、对羟基苯甲醛

【功效与主治】 性平,味甘,能平肝,息风,止痉。用于头痛眩晕、肢体麻木、小儿惊风、癫痫抽搐、破伤风症。用量 3~9g。

【资源利用】 目前已能人工合成天麻素。以天麻素为原料制成的“天麻素片”和“天麻素注射液”具有镇静、安眠、镇痛、增加脑血流量、缓解脑血管痉挛等作用,用于治疗神经衰弱、神经衰弱综合征及血管神经性头痛;“天麻素注射液”还用于脑外伤性综合征、眩晕症、突发性耳聋、前庭神经元炎、椎基底动脉供血不足等病症的治疗。

【附】 天麻较常见的伪品如下所列。

1. **紫茉莉科植物紫茉莉** *Mirabilis jalapa* L. 的干燥根。呈长圆锥形,顶端有茎基痕,有的有分枝。组织中在中柱部分可见数至十数轮异常维管束,间断排列成环。薄壁细胞中含大量的草酸钙针晶束,并有糊化的淀粉团块。

2. **菊科植物大丽菊** *Dahlia pinnata* Cav. 的干燥块根。呈纺锤形,可见明显的纤维断头,中心部有木心,表面无点状环纹,嚼之粘牙。组织中内皮层外侧有分泌腔散在,有石细胞,薄壁细胞中含有菊糖,不含淀粉粒及草酸钙结晶。

3. **茄科植物马铃薯** *Solanum tuberosum* L. 的干燥块茎。经去皮加工后形状较似天麻,顶端留有茎基痕,底部无圆形疤痕,表面亦无点状环纹,干透后有细裂缝。薄壁细胞中不含草酸钙针晶,而含砂晶,并含大量糊化的淀粉团块。

石斛 Dendrobii Caulis

本品为兰科植物金钗石斛 *Dendrobium nobile* Lindl.、鼓槌石斛 *Dendrobium chrysotoxum* Lindl. 或流苏石斛 *Dendrobium fimbriatum* Hook. 的栽培品及其同属植物近似种的新鲜或干燥茎。主产于西南各省区。金钗石斛茎下部圆柱形,中上部扁圆柱形,稍曲折略呈 “之” 字形,长 20~40cm,直径 0.4~0.6cm,节明显,节间长 2.5~3cm;表面金黄色或黄绿色,有光泽,具深纵沟及纵纹;节膨大,棕色,节上有互生花序柄痕及残存的膜质叶鞘。质较脆,断面较平坦,味苦。含四氢吡咯类生物碱(0.3%~0.8%),主要为石斛碱(dendrobine)及石斛酮碱(nobilonine)。煎剂能促进胃液分泌,并有解热、抑菌作用。石斛碱有升高血糖、降血压、减弱心肌收缩力以及抑制呼吸等作用。本品性微寒、味甘。能益胃生津,滋阴清热。用于治疗阴伤津亏、口干烦渴、食少干呕、病后虚热、目暗不明、萎缩性胃炎、浅表性胃炎、慢性结肠炎等。用量:干品 6~12g,鲜品 15~30g。

【附】 铁皮石斛 本品为兰科植物铁皮石斛 *Dendrobium officinale* Kimura et Migo 的干燥

笔记

茎。其茎边加热边扭成螺旋形或弹簧状,烘干,习称"铁皮枫斗";或切成段,干燥或低温烘干,习称"铁皮石斛"。铁皮枫斗呈螺旋状或弹簧状,通常 2~6 个旋纹,茎拉直后长 3.5~8cm,直径 0.2~0.4cm;表面黄绿色或略带金黄色,具细纵皱纹,节明显,有时可见残留的灰白色叶鞘。气微,味淡,嚼之有黏性。

白及　Bletillae Rhizoma

本品为兰科植物白及(条纹白及)*Bletilla striata*(Thunb.)Reichb. f. 的干燥块茎。主产于贵州、四川、云南、湖北、安徽、江西、浙江等省。本品呈不规则扁圆形,横向多有 2~3 个爪状分枝,长 2~3cm,厚 0.5~1.5cm,表面灰白色或黄白色,上方有凸起的茎痕,下方有连接另一块茎的痕迹,以茎痕为中心,有数圈棕褐色同心环节,节上有点状须根痕;质坚硬,断面类白色,半透明,角质样,可见散在的点状维管束;味苦,嚼之有黏性。含白及胶质,系黏液质之一,为一种白及葡萄糖甘露聚糖(bletilla-glucomannan)。黏液质含量 56.7%~60%。药理实验表明本品水浸液对局部出血有止血的作用,能使末梢血管内的红细胞凝集并形成血栓;并能抑制结核杆菌生长。本品性微寒,味苦、甘、涩。能收敛止血,消肿生肌。用于治疗肺虚咳血、吐血、咯血、外伤出血、痈肿、溃疡、皮肤皲裂等。用量 6~15g。

(向　兰)

第十二章 动物类生药

第一节 动物类生药概述

动物类生药在我国的应用历史悠久,远在战国时期《山海经》的"五藏山经"中就有关于麝、鹿、犀、熊、牛等药用动物的记载。《神农本草经》收载动物药65种(占全书365种的17.8%);唐代《新修本草》记载有128种(占全书850种的15.1%);明代《本草纲目》收载461种(占全书1892种的24.4%),并将其分为虫、鳞、介、禽、兽、人各部。1977版《中药大辞典》收载动物药740种。2015年版《中国药典》共收载动物类生药46种。据近年报道,我国现有药用动物约2215种。

随着生产发展与科技进步,动物药研究的各个领域正在与现代科学技术相融合。特别是近几年,我国学者在动物药化学成分、药理作用、质量评价等方面的研究取得了长足进步;在动物驯化、人工养殖方面,已有不少药用动物由野生变为人工养殖,如人工养麝、活体取香;鹿的驯化、鹿茸生产;还有蛤蚧、龟、鳖、金钱白花蛇、蕲蛇、全蝎、地鳖、刺猬、海马、中国林蛙、穿山甲、复齿鼯鼠等的养殖。加温饲养、人工饲料、疾病防治、杂交、人工授精及生物工程等一些新技术、新方法已成功应用于药用动物的驯养。

一、动物体的基本结构

(一) 动物体的基本组织

动物是由各种不同的组织组成,概括起来按功能可分为以下4类:①上皮组织;②结缔组织;③肌肉组织;④神经组织。

(二) 动物体的器官和器官系统

器官是由几种不同类型的组织综合形成的结构,具有一定的形态特征和生理功能。动物体各器官结合在一起,构成系统,专门执行某种共同的生理功能。越是高等的动物,器官系统分化越完善。较高等脊椎动物的器官系统一般分为10大类:①皮肤系统;②骨骼系统;③肌肉系统;④消化系统;⑤呼吸系统;⑥循环系统;⑦排泄系统;⑧生殖系统;⑨神经系统;⑩内分泌系统。

二、动物的命名和分类

(一) 动物的命名

动物学名的命名与植物学名的命名基本相同,也采用了瑞典人林奈首创的双名法,即由属名和"种加词"组成,其后附命名人姓氏。属名和命名人姓氏的第一个字母大写。如林麝 *Moschus berezovskii* Flerov 等。动物命名与植物命名也有不同之处,如动物的三名法:

1. 动物种以下的分类等级只用亚种,如果种内有不同的亚种时,则采用三名法。亚种名紧接在种名的后面。如中华大蟾蜍 *Bufo bufo gargarizans* Cantor,此学名中第一个词 *Bufo* 为属名,第二个词 *bufo* 为"种加词",第三个词 *gargarizans* 为"亚种加词",Cantor 为亚种定名人姓氏。

2. 如有亚属,则亚属名放在属名和"种加词"之间,并外加括号,亚属名第一个字母需大写。如乌龟 *Chinemys*(*Geoclemys*)*reevesii*(Gray),第一个词为属名,第二个词为亚属名,第三个词为"种加词",最后为原学名定名人,外有括号表示这一学名是重新组合而来的。

笔记

3. 如属名改变,则在定名人姓氏外加括号,如拟海龙 *Syngathoides biaculeatus*(Bloch)。

4. 动物命名一般不用变种、变型。

(二) 动物分类的意义和等级

动物分类的基本单位与植物分类的基本单位相同,种(species)是分类上的基本单位。

本教材采用自然分类法进行分类。分类等级与植物界一样,也分界、门、纲、目、科、属、种。这些等级之间也有亚门、亚纲、亚目、亚科、亚属和亚种。

目前可供药用的动物多分属于以下几个门:

1. **腔肠动物门**　如生活在海中的海蜇、珊瑚等。

2. **软体动物门**　如石决明、珍珠贝、牡蛎、乌贼、蚌等。

3. **环节动物门**　如蚯蚓、水蛭等。

4. **节肢动物门**　身体两侧对称,多有头、胸、腹部的区分,附肢常分节,体外被几丁质外骨骼,消化系统完整,口器适于咀嚼或吸吮,形式多样。眼的构造特殊,有单眼和复眼两种。水生或陆生。为动物界最大的一门,又分 3 个亚门、7 个纲。纲中以昆虫纲物种最多。药用动物有蜈蚣、中华蜜蜂、土鳖虫、家蚕等。

5. **棘皮动物门**　如海参、海胆、海星等。

6. **脊索动物门**　在动物界是身体结构最复杂、进化地位最高等的一门,其分布广泛,种类繁多。有脊索(或脊椎):位于背部的一条支持身体纵轴的棒状结构。高等脊索动物只在胚胎期间有脊索,成长时即由分节的脊柱取代。中枢神经系统呈管状,位于脊索的背面,高等种类中神经管分化为脑和脊髓两部分。可分为尾索动物亚门、头索动物亚门和脊椎动物亚门 3 个亚门。其中以脊椎动物亚门最高级,最重要的特点是具有高度发达和集中的神经系统,出现了明显的头部。此亚门又分鱼纲(如海马、海龙)、两栖纲(如蟾蜍、林蛙)、爬行纲(如龟、鳖、银环蛇、蛤蚧)、鸟纲(如鸡、鸭)和哺乳纲(如熊、麝、梅花鹿、牛)。

三、动物类生药的分类

动物类生药可按动物分类系统、药用部位、化学成分、药理作用及功能主治等进行分类。按药用部位常将动物类生药分类如下。

(一) 全动物类

地龙、全蝎、蜈蚣、土鳖虫、斑蝥、海马、金钱白花蛇、蕲蛇、蛤蚧等。

(二) 角骨类

鹿茸、鹿角、羚羊角、龟甲、鳖甲、穿山甲等。

(三) 贝壳类

牡蛎、石决明、蛤壳、珍珠母、海螵蛸等。

(四) 脏器类

哈蟆油、鸡内金、紫河车、桑螵蛸、海狗肾、凤凰衣、鹿鞭等。

(五) 生理病理产物

珍珠、蟾酥、牛黄、麝香、僵蚕、五灵脂、蝉蜕、蜂蜜等。

(六) 加工品

阿胶、鹿角胶、鹿角霜、鳖甲胶、龟甲胶、水牛角浓缩粉、血余炭等。

本书收载 15 种动物类生药,基本上以自然分类系统排列。

四、动物类生药的活性成分

(一) 氨基酸、多肽、蛋白质类

1. **氨基酸**　动物类生药普遍含有各种不同的氨基酸,有的氨基酸有直接医疗作用:如牛黄

笔记

中的牛磺酸有刺激胆汁分泌和降低眼压作用;地龙的游离氨基酸有解热作用;紫河车的氨基酸提取物具增加白细胞作用。

天然氨基酸为无色结晶,易溶于水,可溶于醇,不溶于有机溶剂。只有胱氨酸和酪氨酸难溶于水。所有氨基酸均溶于酸、碱溶液。除甘氨酸外,均有旋光性。

所有氨基酸及具有游离 α-氨基的肽与茚三酮反应都产生蓝紫色物质,只有脯氨酸和羟脯氨酸与茚三酮反应产生黄色物质。此反应十分灵敏,根据反应所生成的蓝紫色的深浅,在 570nm 波长下进行比色就可测定样品中氨基酸的含量,也可以在分离氨基酸时作为显色剂对氨基酸进行定性或定量分析。茚三酮反应(ninhydrin reaction)原理如下:

脯氨酸　　　　　　　　黄色生成物　　　　　　　　　　　紫色生成物

2. **多肽**　一般是由 2~20 个氨基通过肽键共价连接形成的聚合物,具直链或环状结构。20 个以上氨基酸组成的多肽与蛋白质无明显界限。动物多肽多具有生物活性,如水蛭多肽有抗凝血作用;眼镜蛇肽毒可用于晚期癌痛、神经痛、风湿性关节痛、带状疱疹等顽固性疼痛。

多肽一般可溶于水。在热水中不凝固,也不被硫酸铵沉淀。与氨基酸相似,可与茚三酮、吲哚醌试剂显色。因结构中具有 2 个相邻的肽键,可产生双缩脲反应,即在碱性溶液中与硫酸铜反应,产生紫红色、红色或紫色化合物。

3. **蛋白质**　是由 20 个以上的氨基酸通过肽键结合而成的大分子化合物。其水解产物为 α-氨基酸。蛇毒中提制的精制蝮蛇抗栓酶注射剂属于蛋白质酶类,用于脑血栓及血栓闭塞性脉管炎。蝎毒的主要毒性成分是神经毒素,其次是细胞毒素(又称直接溶血因子),具有很强的溶血活性。蜘蛛毒主要含蛋白毒素和酶,国外早已用于临床,主要治疗关节痛和神经痛。蜂毒具有抗炎、抗辐射、抗癌、抗凝血等多种作用。多种动物(如鲍鱼、牡蛎、枪乌贼等)的糖蛋白有较强的抗菌、抗病毒作用。峨螺、圆蛤中的蛤素有抗肿瘤、抗病毒活性。人尿中的糖蛋白能治疗白血病,促进骨髓内的细胞增殖。

蛋白质的化学性质与氨基酸类似。大多数蛋白质可溶于水,在其水溶液中加入乙醇、硫酸铵或氯化钠的浓溶液可使蛋白质析出,此性质是可逆的。蛋白质水溶液加热煮沸或加入强酸、强碱时产生不可逆的沉淀反应,可与重金属盐类如汞盐、铜盐、银盐等作用生成沉淀。用生物碱试剂(如磷钼酸、苦味酸、鞣质等)也可使蛋白质沉淀。蛋白质的鉴别反应同多肽。

(二) 甾体类

甾类成分几乎存在于所有生物体中。具有生物活性的甾体类主要有蟾蜍内酯类、胆汁酸、甾体激素、蜕皮激素等。

1. **蟾蜍内酯类**　是蟾蜍浆液、蟾酥的主要有效成分。

(1) 蟾蜍二烯羟酸内酯:此类化合物为强心甾体类化合物,其常见的母核见图Ⅰ和图Ⅱ,其结构特点为在 C_{17} 位连有一个 α-吡喃酮基,依据是否与有机酸相连,还可细分为蟾蜍毒素类 (bufotoxin)和蟾毒配基类(bufogenin)化合物。常见的蟾蜍二烯羟酸内酯类化合物有脂蟾毒配基 (resibufogenin)(母核为图Ⅰ)、华蟾蜍毒精(cinobufagin)(母核为图Ⅰ)、蟾毒灵(bufalin)(母核为图 Ⅱ)等。蟾毒配基类具有明显的强心作用,可增强心肌收缩力,增加心搏出量,减慢心率。此外还有抗菌消炎、抗肿瘤、利尿等作用。脂蟾毒配基兼有兴奋呼吸、强心和升高动脉血压等多种药理作用。

	R_1	R_2	R_3	R_4	R_5	R_6
脂蟾毒配基(resibufogenin)(母核为 I)	OH	CH_3	H	H	H	H
华蟾蜍毒精(cinobufagin)(母核为 I)	OH	CH_3	H	H	H	OAc
蟾毒灵(bufalin)(母核为 II)	OH	H	CH_3	H	H	H

(2) 20,21- 环氧蟾蜍内酯类：这类化合物的特点就是 C_{17} 位连接的 α- 吡喃酮基；20,21 的双键被环氧基取代。此类化合物有 20S,21- 环氧脂蟾毒配基(20S,21-epoxyresibufogenin),其母核见图Ⅲ,取代基 R_1 为 OH。

Ⅲ

除蟾蜍属外,其他动物中也发现有蟾毒内酯类存在,如 *Rhabdophis tigrinus* 的颈腺毒,精制后得到几种蟾毒内酯,其结构为：

	R_1	R_2	R_3	R_4	R_5
A	OH	α-OH	H	H	OH
B	OH	α-OH	=O	H	OH
C	OH	β-OH	H	H	OH
D	OH	H	H	OH	OH
E	OH	H	H	OH	-O-(14位和15位)
G	H	α-OH	H	H	OH

2. 胆汁酸类 胆汁是脊椎动物特有的从肝脏分泌出来的分泌液。胆汁酸是结合的各种胆酸类物质的总称,是胆汁的主要成分,也是特征性成分,易溶于水和醇。胆汁酸能促进脂肪酸、胆固醇、脂溶性维生素、胡萝卜素及 Ca^{2+} 等吸收,有利胆的作用,对神经系统有镇静、镇痛及解痉作用。实验表明还有镇咳、解热、抑菌、抗炎等作用。胆汁酸经水解产生各种游离胆酸类,称为胆甾酸。胆甾酸难溶于水,易溶于醇、酮等有机溶剂。已发现的胆甾酸有 100 多种,其中最常见

笔记

的如胆酸(cholic acid)、去氧胆酸(deoxycholic acid)、鹅去氧胆酸(chenodeoxycholic acid)、熊去氧胆酸(ursodeoxycholic acid)、猪去氧胆酸(hyodeoxycholic acid)等,存在于鱼、蛇、鸡、鹅、猪、狗、羊、牛、熊等动物的胆汁中。结构式如下:

胆酸　　　　　　　　　　　　　　　　去氧胆酸

猪去氧胆酸　　　　　　　　　　　　　鹅去氧胆酸

3. 甾体激素类 甾体激素广泛存在于生物体中,是一类重要的内源性生理活性物质。天然存在和人工合成的有生物活性的甾体激素有上千种,按其生理作用可分为糖皮质激素、盐皮质激素、雄激素、雌激素、孕激素 5 种类型。它们是机体生长发育、代谢和生殖不可缺少的物质。如紫河车中的黄体酮(progesterone),鹿茸中的雌酮(oestrone),海狗肾中的雄甾酮(androsterone)等。

4. 蜕皮激素 蜕皮激素主要有昆虫类变态激素蜕皮素(ecdysone)和甲壳类动物变态激素蜕皮甾酮(ecdysterone)等,广泛分布于昆虫及甲壳类动物中,分布的种类和数量因动物的种属而异。如蚕类蜕皮激素以 α- 蜕皮酮为主,β- 蜕皮酮含量极微;在蝗虫中则以 β- 蜕皮酮占优势。蜕皮激素对昆虫类及甲壳动物可促进细胞生长,刺激真皮细胞分裂,产生表皮并使其蜕皮。蜕皮素和蜕皮甾酮有促进人体蛋白质的合成,降血脂和抑制血糖升高等作用。

5. 海洋甾体类 有活性强、结构复杂的特点,如从白斑角鲨中获得的一种甾体生物碱角鲨胺(squalamine),为有效的内皮细胞增殖抑制剂,异岩藻甾醇(isofucosterol)具有抗菌、抗癌活性。

(三) 生物碱类毒素

在动物中分布较广,多数具有类似生物碱的性质,分子中多数具有复杂的氮环结构,但直链含氮化合物也不少。现仅以几类较重要而且常见的成分介绍如下。

1. 环外含氮类 如沙海葵毒素(palytoxin,PTX),最早是从腔肠动物皮沙海葵科沙海葵属毒沙海葵 *Palythoa toxica* 中分离出来的毒性极强的化合物,分子式 $C_{129}H_{223}N_3O_{54}$,LD_{50} 为 0.15μg/kg(小鼠,腹腔注射)。迄今为止,它是非蛋白毒素中毒性最强的化合物,具有抗癌、溶血等多种生物活性,并且具有非常强的心血管收缩作用。

2. 胍类衍生物 胍可看作是脲分子中的氧原子被亚氨基(=NH)取代而成的化合物,故又称亚氨基脲。胍分子中除去一个氢原子后的基团叫胍基。河豚毒素(tetrodotoxin,TTX)最初是从红鳍东方豚 *Fugu rubripes* 的卵巢和肝脏中分离出来的具有强烈毒性的化合物,结构中含一胍基,分子式为 $C_{11}H_{17}N_3O_8$,LD_{50} 为 80μg/kg(小鼠,静脉注射),有镇痛和局部麻醉作用,麻醉强度为可卡因的 1600 倍,现多作为药理研究的工具药使用。石房蛤毒素(saxitoxin,STX)最早是从海洋

贝类大石房蛤 *Saxidomus giganteus* 中分离出来的毒性化合物,分子中有一对胍基,又有 4 个氮原子在环中,LD_{50} 为 10μg/kg(小鼠,腹腔注射),也属于神经毒素,其毒性为士的宁的 50 倍,氰化钾的 1000 倍。

胍   胍基

河豚毒素   石房蛤毒素

3. 吡咯衍生物 此类化合物分子中存在共轭体系,因此具有特殊的吸光能力,能够呈现各种颜色。如脊椎动物的血红蛋白,胆汁中的胆红素及氧化产物胆绿素等,具有促进红细胞生成、解热、抗病毒、抗癌、抗衰老等作用。

4. 吲哚类 从蟾蜍皮肤分泌腺中分离出的活性生物碱,其中主要是 5- 羟色胺(serotonin)及其衍生物。蟾蜍色胺(bufotenine,cinobufotenine)为基本骨架。有 O- 甲基蟾蜍色胺、脱氢蟾蜍色胺(dehydrobufotenine),蟾蜍色胺内盐(bufotenidine)、蟾蜍绿啶(bufoviridine)等。这些成分对肠管、血管等平滑肌有收缩作用,可引起血压上升,呼吸兴奋,并有抗利尿作用。

(四)萜类

动物中萜类活性成分较多。如从斑蝥中提取的斑蝥素,是一种单萜类细胞毒物质,具有抗癌、抗病毒及抗真菌作用。来源于昆虫的倍半萜如保幼激素、信息素(pheromone)、防御物质等,分别具有保持昆虫幼虫性状、种内或间个体传递信息及防御等作用。类胡萝卜素(carotenoid)是含 40 个碳的类异戊烯聚合物,即四萜化合物,是一类由浅黄到深红色的脂溶性色素;在动物体内通常形成酯类或苷,少数以游离形式存在;多位于分枝状的结缔组织细胞内;具有抗光敏、延缓肿瘤细胞的转移作用;在海产动物中分布较广,且在两栖动物的蛙类与哺乳动物的肝脏中含量很高。

动物体内还含有大量未被开发利用的活性成分,多数都具有强烈的药效作用,特别是海洋生物中有相当一部分具有药用价值,值得深入研究,有待进一步的开发与利用。

五、动物类生药的鉴定

动物类生药的鉴定方法与植物药一样,根据具体情况选用一种或多种方法配合进行,方可得到准确结果。

(1)基源鉴定:对动物类生药进行来源鉴定,应具有动物的分类学知识和解剖学的基础知识。以完整动物入药的,可根据其形态及解剖特征进行动物分类学鉴定,确定其品种。

(2)性状鉴定:可通过观、摸(手试)、嗅、尝、试(水试、火试)等方法识别药材。因动物类生药具有不同于其他类别生药的特殊性,特别要注意观察其专属性的特征,如形状;表面特征:纹理、突起、附属物、裂缝等;颜色:包括表面和断面的颜色;气:如麝香的特异香气;味:如体外培育牛黄味苦而后甘,有清凉感等。

(3)显微鉴定:对于动物类生药,尤其是贵重或破碎的药材,除进行性状鉴别外,常应用显微特征鉴别其真伪。在进行显微鉴别时,常需根据不同的鉴别对象制作显微片,包括粉末片、动

笔记

物的组织切片和磨片(贝壳类、角类、骨类、珍珠等)等。

(4) 理化鉴定：随着科技的发展,现代分析技术如光谱法、色谱法、高效液相色谱法、差热分析技术、X 射线衍射法、DNA 分子标记技术、聚合酶链式反应法等已成为鉴别动物药的真伪、评价其内在质量的重要手段,使得动物药的鉴定更科学、准确。如 2015 年版《中国药典》中采用聚合酶链式反应法鉴别乌梢蛇的真伪等。用仪器分析方法测定动物药中有效成分或指标性成分的含量,可控制药材内在质量,保证临床用药的有效性。如 2015 年版《中国药典》中采用薄层扫描法测定牛黄中胆酸的含量、高效液相色谱法测定牛黄中胆红素的含量等。

第二节 重要动物类生药

鹿茸 * Cervi Cornu Pantotrichum
（英）Pilose Antler （日）ロクジョウ

【基源】 为鹿科动物梅花鹿 *Cervus nippon* Temminck 或马鹿 *Cervus elaphus* L. 的雄鹿未骨化密生茸毛的幼角。前者习称"花鹿茸",后者习称"马鹿茸"。

【动物形态】 **梅花鹿** 体长约 1.5m。雄鹿有角,雌鹿无角。耳大直立,颈及四肢细长,臀部有明显的白色臀斑,尾短。雄鹿第二年开始生角,不分叉,密被黄色或白色细茸毛,以后每年早春脱换新角,增生 1 叉,长全时共有 4~5 叉。眉叉斜向前伸,第二枝与眉叉较远,主干末端再分小枝。冬毛厚密,呈棕灰色或棕黄色,四季均有白色斑点,夏毛稀薄,无绒毛,红棕色,白斑显著(图 12-1a)。

马鹿 体形较大。身长 2m 多,冬毛灰褐色,臀部有黄赭色斑。夏毛较短无绒毛,呈赤褐色,无白色斑点。角叉多至 6 叉以上(图 12-1b)。

【产地】 花鹿茸主产于吉林、辽宁、河北等省;马鹿茸主产于黑龙江、吉林、内蒙古、新疆等省区,现均有人工饲养。梅花鹿为国家一级保护动物,马鹿为国家二级保护动物。现鹿茸主要从人工饲养获取。

【采制】 采取锯茸或砍茸两种方法,再经"水煮、烘烤、风干"等工序加工而成。

锯茸 一般从第三年的鹿开始锯取,二杠茸每年采收两次,第一次多在清明后45~50 天,习称"头茬茸",立秋前后锯第二次(二茬茸);三岔茸只收一次,约在 7 月下旬。锯下的鹿茸进行排血、清洗消毒,用线在茬口处缝合数针,防止外皮滑动,然后固定于架上,置沸水中反复烫 3~4 次,每次20~30 秒,使茸内血液排出,至锯口处冒白沫(表明茸的血已流净)、嗅之有蛋黄气味为止。然后晾干,次日再烫数次,然后挂在烘炉中 40~50℃烘干,最高不能超过 60℃。

图 12-1 鹿茸原动物图

A. 鹿茸原动物图(a. 梅花鹿 b. 马鹿) B. 鹿茸生长图
a. 花鹿茸(1. 锥角 2. 鞍子 3. 二杠 4. 三岔 5. 四岔) b. 马鹿茸(1. 单门 2. 莲花 3. 三岔 4. 五岔)

最后将烘好的鹿茸取出后,迅速冷却风凉,确保凉透。马鹿茸加工方法不同之处是煮烫时不要排血,煮烫和干燥时间比花鹿茸要长(图 12-2A)。

砍茸 将死鹿或老鹿头砍下,再将茸连脑盖骨锯下,刮净残肉,绷紧脑皮,固定架上,反复用沸水烫,至脑骨蜂窝眼涌出白泡沫为止,放通风处晾干至室内风干(图 12-2B)。

【性状】 花鹿茸 ①呈圆柱状分枝,具一个分枝者习称"二杠",主枝习称"大挺",长 17~20cm,锯口直径 4~5cm,离锯口约 1cm 处分出侧枝,习称"门庄",长 9~15cm,直径较"大挺"略细。②外皮红棕色或棕色,多光润,表面密生红黄色或棕黄色细茸毛,上端较密,下端较疏。③分岔间具 1 条灰黑色筋脉。皮茸紧贴。锯口黄白色,外围无骨质,中部密布细孔。④具二个分枝者习称"三岔",大挺长 23~33cm,直径较二杠细,略呈弓形,微扁,枝端略尖,下部多有纵棱筋及突起疙瘩;皮红黄色,茸毛较稀而粗。⑤体轻,气微腥,味微咸(图 12-2,彩图 73)。

二茬茸与头茬茸相似,但挺长而不圆或下粗上细,下部有纵棱筋。皮灰黄色,茸

图 12-2 鹿茸药材外形图

A. 锯茸 B. 砍茸

a. 二杠花鹿茸和鹿茸片 b. 三岔花鹿茸 c. 莲花马鹿茸 d. 三岔马鹿茸 e. 四岔马鹿茸 f. 梅花鹿砍茸 g. 马鹿茸砍茸 1. 主枝(大挺) 2. 第一侧枝(门庄) 3. 第二侧枝 4. 第三侧枝 5. 第四侧枝 6. 鹿茸 7. 脑盖骨 8. 眉棱骨 9. 脑后骨(虎牙) 10. 鹿茸片

毛较粗糙,锯口外围多已骨化。体较重。无腥气。马鹿茸较花鹿茸粗大,分枝较多;侧枝一个者习称"单门",二个者习称"莲花",三个者习称"三岔",四个者习称"四岔"或更多。东北产者称"东马鹿茸",西北产者称"西马鹿茸"。

均以茸形粗壮、饱满、皮毛完整、质嫩油润、无骨棱、无钉者为佳。

【显微特征】 鹿茸横切面:①外为外表层:由角质层、透明层、颗粒层和生发层组成。②下为真皮层:由乳头层、毛干、皮脂腺、动静脉小血管等组成。③其下为原胶纤维层:由网状纤维组成。④再下为骨质层:由骨小梁、骨陷窝等组成。

鹿茸纵切面:茸体自外向内由茸毛、外皮、骨密质、骨松质组成。基部为角柄。

粉末:淡黄色。①表皮角质层表面颗粒状,茸毛脱落后的毛窝呈圆洞状。②毛干中部直径 13~50μm,表面由扁平鳞片状细胞呈覆瓦状排列的毛小皮包围,细胞的游离缘指向毛尖,皮质有棕色色素,髓质断续或无。③毛根常与毛囊相连,基部膨大作撕裂状。④骨碎片表面有纵纹及点状孔隙;骨陷窝呈类圆形或类梭形,边缘骨小管呈放射状沟纹;横断面可见大的圆孔洞,边缘凹凸不平。⑤未骨化组织表面具多数不规则的块状突起物。⑥角化梭形细胞多散在(图 12-3)。

【化学成分】 氨基酸类:总的氨基酸(含量达 50.13%)中以甘氨酸(glycine)、谷氨酸(glutamic acid)、脯氨酸(proline)含量最高。胆固醇类:如胆固醇肉豆蔻酸酯(cholesteryl myristate)、胆固醇油酸酯(cholesteryl oleate)等。脂肪酸类:如月桂酸(lauric acid)、肉豆蔻酸(myristic acid)、棕榈酸(palmitic acid)等。多胺类:如精脒(spermidine)、精胺(spermine)、腐胺(putrescine)、神经

笔记

酰胺（ceramide）（约 1.25%）、溶血磷脂酰胆碱（lysophosphatidyl choline，LPC）、尿嘧啶（uracil）、次黄嘌呤（hypoxanthine）。此外尚含硫酸软骨素 A 等酸性多糖类、雌酮（estrone）、雌二醇（estradiol）、PGE_1、PGE_2 等多种前列腺素及 26 种微量元素。

鹿茸的不同部位所含成分有较大的差异，一般认为顶部浸出液的生物活性较高，基底部生物活性较低，而中间部位的成分和含量基本上可以代表整个鹿茸的平均值。

【理化鉴定】 鉴别：1. 取粉末约 0.1g，加水 4ml 提取 15 分钟，取滤液 1ml，加茚三酮试液 3 滴，加热煮沸数分钟，显蓝紫色；另取滤液 1ml，加 10% 氢氧化钠液 2 滴，滴加 0.5% 硫酸铜溶液，显蓝紫色。

2. 取本品粉末加乙醇超声提取，以鹿茸对照药材及甘氨酸对照品为对照，在硅胶 G 薄层板上，以正丁醇 - 冰醋酸 - 水（3∶1∶1）展开，喷以 2% 茚三酮丙酮溶液，在 105℃加热至斑点清晰。供试品色谱中，在与对照品色谱相应的位置上，显相同颜色的主斑点；在与对照品色谱相应的位置上，显相同颜色的斑点。

图 12-3 梅花鹿（幼角）粉末图

1. 表皮角质层 2. 毛茸 3. 骨碎片 4. 未骨化骨组织碎片 5. 角化梭形细胞

【药理作用】

作用	实例	有效成分
①对生殖系统作用	鹿茸是传统的壮阳药物。动物实验表明其提取物有显著增加未成年雄性动物（大、小鼠）的睾丸、前列腺、贮精囊等性腺重量的作用，促进雌性幼鼠生殖系统组织发育，增加子宫和卵巢的重量	磷脂类物质
②降血压作用	鹿茸有明显的降血压作用	溶血磷脂酰胆碱
③镇静、神经修复作用	鹿茸提取物能明显延长小鼠戊巴比妥钠睡眠时间，呈现镇静作用；并促进大鼠坐骨神经再生及功能的恢复	鹿茸多肽
④修复肝损伤	动物实验表明鹿茸有对抗膜质过氧化，促进肝细胞再生和修复作用，抑制由于过氧化反应引起的肝损伤	鹿茸多肽、鹿茸多糖及胺类物质
⑤抗炎、免疫调节、抗应激作用	动物实验表明，鹿茸有明显抗炎、免疫调节和抗应激作用	鹿茸酶解物、鹿茸多肽

【功效与主治】 性温，味甘、咸。壮肾阳，益精血，强筋骨，调冲任，托疮毒。用于肾阳不足、精血亏虚、阳痿滑精、宫冷不孕、羸瘦、神疲、畏寒、眩晕耳鸣耳聋、腰脊冷痛、筋骨痿软、崩漏带下、阴疽不敛。用量 1~2g，研末冲服。

【资源利用】 白唇鹿 Gervus albirostris 雄鹿未骨化密生茸毛的幼角，在西藏、青海、甘肃及四川等地作鹿茸用，始载于《中国药用动物志》，收录于 2008 年版《甘肃省中药材标准》。

麝香 *　Moschus
（英）Musk　（日）ジャコウ

【基源】　为鹿科动物林麝 *Moschus berezovskii* Flerov、马麝 *Moschus sifanicus* Przewalski 或原麝 *Moschus moschiferus* L. 成熟雄体香囊中的干燥分泌物。

【动物形态】　**林麝**　体长 70~80cm，体重约 10kg。头部较小，雌雄均无角；耳长直立，耳缘、耳端多为黑褐色或棕褐色，耳内白色；眼圆大，吻端裸露，雄性上颌犬齿特别发达，长而尖，露出唇外。四肢细长，后肢比前肢长。全身橄榄褐色，并有橘红色泽，幼麝背面有斑点，成体背面无斑点。雄麝腹部在脐和阴茎之间有麝香腺呈囊状，略隆起，习称"香囊"。内存麝香（图 12-4B，图 12-5）。

马麝　体形较大，体长 85~90cm，体重约 15kg。成体全身沙黄褐色或灰褐色，颈背部栗色斑块，上有土黄色毛丛形成 4~6 个斑点，排成两行（图 12-4A）。

原麝　体形较大，体长 85~90cm，体重约 12kg。通体棕黄褐色或黑褐色，从颈下两侧各有白毛延至腋下成两条白色宽带纹，颈背、体背上有土黄色斑点，排成 4~6 纵行（图 12-4C）。

图 12-4　麝香原动物图
A. 马麝　B. 林麝　C. 原麝

【产地】　主产于四川、西藏、贵州、甘肃等省区。野生麝类为国家保护动物。四川省马尔康、都江堰市，陕西省镇平，安徽省佛子岭等养麝场均已进行家养繁殖。

图 12-5　雄麝的香囊着生部位简图
1. 肚脐　2. 香囊　3. 尿道口　4. 阴囊　5. 腹皮　6. 麝毛　7. 香囊开口　8. 阴茎

【采制】　麝在 3 岁以后产香最多，每年 8~9 月为泌香盛期。取麝分猎麝取香和活体取香两种。野麝捕获后将腺囊连皮割下，将毛剪短，阴干，习称"毛壳麝香"；除去囊壳，取囊中分泌物，习称"麝香仁"。

家养麝可直接活体取香，目前多采用快速取香法，即将麝固定在操作者的腿上，略剪去覆盖着香囊口的毛，酒精消毒，用挖勺伸入囊内徐徐转动，挖出麝香。取香后除去杂质，放干燥器内，干后置棕色密闭玻璃器内保存。活体取香后不影响麝的饲养繁殖，并能再生麝香仁，且产量比野生者高。

【性状】　**毛壳麝香**　①为扁圆形或类椭圆形的囊状体，直径 3~7cm，厚 2~4cm。②开口面的皮革质，棕褐色，略平，密生白色或灰棕色短毛，从两侧围绕中心排列，中间有 1 小囊孔。③另一面为棕褐色略带紫的皮膜，微皱缩，偶显肌肉纤维，略有弹性，剖开后可见中层皮膜呈棕褐色或灰褐色，半透明，内层皮膜呈棕色，内含颗粒状、粉末状的麝香仁和少量细毛及脱落的内层皮膜（习称"银皮"）（图 12-6，彩图 74）。

麝香仁　①野生者质软，油润，疏松；其中颗粒状者习称"当门子"，呈规则圆球形或颗粒状，表面多呈紫黑色，油润光亮，微有麻纹，断面深棕色或黄棕色；粉末状者习称"散香"，棕褐色或黄棕色,并有少量脱落的银皮和细毛。②饲养者多呈颗粒状、短条形或呈不规则的团块;表面不平,紫黑色或深棕色,显油性,微有光泽,并有少量银皮和毛。③气香浓烈而特异,味微辣、微苦带咸。

传统的经验鉴别方法有多种,现将《中国药典》2015年版收载的主要方法介绍如下。

(1) 取毛壳麝香,用特制槽针从囊孔插入,转动槽针,迅速抽出,立即检视,槽内的麝香仁应有逐渐膨胀高出槽面的现象,习称"冒槽"。麝香仁油润,颗粒疏松,无锐角,香气浓烈。不应有纤维等异物或异常气味。

(2) 取麝香仁粉末少量,置手掌中,加水润湿,用手搓之能成团,再用手指轻揉即散,不应粘手、染手、顶指或结块。

(3) 取麝香仁少量,撒于炽热的坩埚中灼烧,初则迸裂,随即融化膨胀起泡似珠,香气浓烈四溢。应无毛、肉焦臭,无火焰或火星出现。灰化后,残渣呈白色或灰白色。

【显微特征】　粉末:①棕褐色或黄棕色。②为无数不定形颗粒状物集成的半透明或透明团块,淡黄色或淡棕色。③团块中包埋或散在有方形、柱状、八面体或不规则的晶体;并可见圆形油滴,偶见毛及内皮层膜组织(图12-7)。

图12-6　毛壳麝香药材图　　　　　　　　　图12-7　麝香粉末图

1. 香囊开口　2. 麝香囊背面皮膜　3. 皮膜残　　　1. 分泌物团块　2. 结晶　3. 表皮组织碎片　4. 残毛
留肌纤维　　　　　　　　　　　　　　　　　　5. 感染细菌菌丝

【化学成分】　含环酮类:麝香酮(muscone)(含量0.9%~3%)(香气成分),麝香吡啶(muscopyridine),羟基麝香吡啶(hydroxymuscopyridine)A、B等。另含雄甾烷衍生物和多肽:5α-雄甾烷-3,17-二酮(5α-androstane-3,17-dione)、5β-雄甾烷-3,17-二酮(5β-androstane-3,17-dione)等10余种。庚二醇亚硫酸酯类(强心成分):麝香脂A₁、A₂、B[(2R,5S)-muscide A₁,(2R,5R)-musclideA₁,(4S)-muscide A₂及(2R,5S)-muscide B]等成分。还含有多种氨基酸、胆固醇(cholesterol)、胆酸(cholic acid)、胆固醇酯等。

麝香酮　　　　　　　　麝香吡啶　　　　　　　(2R,5S)-muscide B

【理化鉴定】　鉴别:1. 取细粉加五氯化锑共研,香气消失,再加氨水少许共研,香气恢复。

2. 取狭长滤纸条,悬挂浸入本品乙醇提取液中,1小时后取出,干燥,在紫外光灯(365nm)下观察,上部呈亮黄色,中间显青紫色,有时均呈亮黄色带绿黄色。加1%氢氧化钠液变为黄色。

笔记

含量测定： 采用 GC 方法测定,本品中麝香酮含量不得少于 2.0%。

【**药理作用**】

作用	实例	有效成分
①强心作用	麝香的水溶性提取物具有强心作用,能激活豚鼠心肌中蛋白激酶 C	麝香脂
②中枢调节作用	麝香能明显缩短大鼠戊巴比妥钠引起的睡眠时间	麝香酮
③活血作用	麝香能影响血小板收缩蛋白功能和延长凝血时间	麝香酮
④抗早孕作用	麝香有抗着床和抗早孕作用	麝香酮
⑤抗炎作用	麝香水提取物对实验性小鼠耳部炎症、关节肿、关节炎均有非常显著的抑制作用。麝香可增强肾上腺功能,且动物实验表明麝香有抗炎作用	蛋白质和多肽

【**功效与主治**】 性温,味辛。开窍醒神,活血通经,消肿止痛。用于热病神昏、中风痰厥、气郁暴厥、中恶昏迷、经闭、癥瘕、难产死胎、胸痹心痛、心腹暴痛、痈肿瘰疬、咽喉肿痛、跌打伤痛、痹痛麻木。用量 0.03~0.1g,多入丸散用。外用适量。

【**附**】 **人工合成麝香** 以合成麝香酮(*dl*-muscone)为主,按规定比例配制而成。经药理试验、理化分析、临床试验证明,与天然麝香的性质和作用近似,并对心绞痛有显著缓解作用。

<h3 style="text-align:center">牛黄 *　Bovis Calculus</h3>
(英)Cow-Bezoar　(日)ゴオウ

【**基源**】 本品为牛科动物牛 *Bos taurus domesticus* Gmelin 干燥的胆结石,习称“天然牛黄”。

【**产地**】 主产于华北、东北、西北等省区,分别称京牛黄、东牛黄、西牛黄。

【**采制**】 全年均可收集,宰牛时仔细检查胆囊、胆管,如发现有硬块即滤去胆汁(胆囊不能用手挤压),小心取出结石,去净附着的薄膜,用吸湿物及时吸去胆汁,阴干。切忌风吹日晒,以防碎裂或变色。取自胆囊的牛黄习称“胆黄”,取自胆管或肝管的牛黄习称“管黄”或“肝黄”。

【**性状**】 **胆黄** ①多呈卵形、类球形、三角形或四方形,大小不一,直径 0.6~3(~4.5)cm,少数呈管状或碎片。②表面黄红色至棕黄色,有的表面挂有一层黑色光亮的薄膜,习称“乌金衣”,有的粗糙,具疣状突起,有的具龟裂纹。③体轻,质酥脆,易分层剥落,断面金黄色,可见细密的同心层纹,有的夹有白心。④气清香,味苦而后甘,有清凉感,嚼之易碎,不粘牙。⑤其水液涂于指甲上,能将指甲染成黄色,习称“挂甲”(彩图 75)。

管黄 多呈短管状,表面不平或有横曲纹,或为破碎的小片,长约 3cm,直径 0.5~1.5cm。表面红棕或黄棕色,有的呈棕褐色,较粗糙,有裂纹及小突起。断面有较少的层纹,有的中空。

以完整、色黄、断面层纹清晰而细腻者为佳。

【**显微特征**】 用水合氯醛试液装片,不加热,镜下观察可见不规则团块由多数黄棕色或红棕色小颗粒集成,稍放置,色素迅速溶解,并显鲜明金黄色,久置后变成绿色。醋酸甘油装片还可见有不规则的片状物。

【**化学成分**】 天然牛黄中含**胆色素**(72.0%~76.5%):以胆红素(bilirubin)为主。**胆甾酸与胆汁酸**(约 10%):如胆酸(cholic acid)(0.8%~1.8%)、去氧胆酸(deoxycholic acid)(3.3%~4.3%)、鹅去氧胆酸等。**氨基酸及酸性肽类:** 丙氨酸(alanine)、甘氨酸(glycine)、牛磺酸(taurine)等。尚含胆固醇(cholesterol)、麦角甾醇(ergosterol)、脂肪酸、卵磷脂、维生素 D、类胡萝卜素及无机元素钙、钠、铁、钾、磷等。

笔记

胆红素

【理化鉴定】 鉴别: 1. 取粉末少许置试管中,分别加下列试剂 3 ml,微热,有如下显色反应:加冰醋酸显绿色,冷后沿试管壁小心滴加等容积的硫酸,下层无色,上层绿色,两层相接处显红色环。加硫酸显绿色;加硝酸显红色;加氨水显黄褐色(检查胆红素和甾体类)。

2. 取粉末 0.1g,加盐酸 1ml 及三氯甲烷 10ml,振摇混合,三氯甲烷层呈黄褐色。分取三氯甲烷层,加入氢氧化钡试液 5ml,振摇后生成带绿黄褐色沉淀,分离除去水和沉淀,取三氯甲烷层约 1ml,加醋酐 5ml 与硫酸 2 滴,摇匀,放置,溶液呈绿色(检查结合型胆红素)。

3. 取本品粉末,乙醇提取,以胆酸、去氧胆酸作对照品,在硅胶 G 薄层板上,以异辛烷 - 乙酸乙酯 - 冰醋酸(15:7:5)展开,喷以 10% 硫酸乙醇溶液,在 105℃加热至斑点显色清晰,置紫外光灯(365nm)下检视。供试品色谱中,在与对照品色谱相应的位置上,显相同颜色的两个荧光斑点。

4. 取本品粉末,加三氯甲烷 - 冰醋酸(4:1)提取,以胆红素作为对照品,在硅胶 G 薄层板上,以环己烷 - 乙酸乙酯 - 甲醇 - 冰醋酸(10:3:0.1:0.1)展开,供试品色谱中,在与对照品色谱相应的位置上,显相同颜色的斑点。

含量测定: 采用薄层色谱扫描法测定,本品中胆酸不得少于 4.0%;采用 HPLC 方法测定,本品中胆红素不得少于 25.0%。

【药理作用】

作用	实例	有效成分
①利胆保肝	胆酸尤其是脱氧胆酸均能松弛胆道括约肌,因而具利胆作用。牛磺酸 -N- 二硫代氨基甲酸钠对四氯化碳引起的大鼠肝损害有显著的保护作用	牛磺酸、胆酸、牛磺酸 -N- 二硫代氨基甲酸钠
②抗炎、抗病毒、抗菌、抗肿瘤、镇咳祛痰	对免疫功能也有影响,能显著提高小鼠腹腔巨噬细胞的吞噬功能	牛磺酸、胆酸
③对中枢神经系统的作用	①牛黄对某些药物引起的小鼠中枢神经兴奋症状有拮抗作用。②对多种因素诱发狒狒产生的惊厥均有抑制作用。③牛黄对正常大鼠体温无降低作用,对某些药物引起的发热有解热作用。④小鼠口服牛黄无明显镇痛作用,但口服或注射牛磺酸,均有显著的镇痛作用	牛磺酸、胆酸、胆红素
④对心血管系统的作用	改善心脏功能,可显著对抗异丙肾上腺素注射后诱发的心肌缺血和损伤,抗心律失常,降血压,降低血胆固醇,增加高密度脂蛋白,防止动脉粥样硬化等	牛磺酸

【功效与主治】 性凉,味甘。能清心,豁痰,开窍,凉肝,息风,解毒。用于热病神昏、中风痰迷、惊痫抽搐、癫痫发狂、咽喉肿痛、口舌生疮、痈肿疔疮。用量 0.15~0.35 g,多入丸散用。外用适量,研末敷患处。孕妇慎用。

【附】 1. 人工牛黄 是参考天然牛黄的已知成分,由牛胆粉、胆酸、猪去氧胆酸、胆红素、胆固醇、微量元素等制成。本品为黄色疏松粉末,也有呈不规则球形或块状,质轻,块状者断面无层纹;气微清香,略有腥气,味微甘而苦,入口无清凉感。水溶液也能"挂甲"。具有清热、解毒、化痰、定惊等作用。

2. 体外培育牛黄　由牛的新鲜胆汁作母液,加入去氧胆酸、胆酸、复合胆红素钙等制成。本品呈球形或类球形,直径 0.5~3cm。表面光滑,呈黄红色至棕黄色。体轻,质松脆,断面有同心层纹。气香,味苦而后甘,有清凉感,嚼之易碎,不粘牙。具有清心、豁痰、开窍、凉肝、息风、解毒等作用。

《国家药品标准》处方中含牛黄的临床急重病症用药品种及其他剂型或规格,可以将处方中的牛黄固定以培植牛黄或体外培育牛黄等量替代投料使用,但不得使用人工牛黄替代。

【资源利用】　牦牛黄在甘肃等地作牛黄用,收录于 2008 年版《甘肃省中药材标准》。

<h3 style="text-align:center">蟾酥 *　Bufonis Venenum</h3>
（英）Toad Venom　（日）センソ

【基源】　本品为蟾蜍科动物中华大蟾蜍 *Bufo bufo gargarizans* Cantor 或黑眶蟾蜍 *Bufo melanostictus* Schneider 的干燥分泌物。

【动物形态】　**中华大蟾蜍**　体粗壮,长 10cm 以上,雄者略小。头顶较平滑,全体皮肤粗糙,布满大小不同的圆形瘰疣。头宽大,口阔,吻端圆,吻棱显著。上下颌均无齿。近吻端有小形鼻孔 1 对。眼大而凸出,后方有圆形的鼓膜。头顶部两侧各有一大而长的耳后腺。躯体短而宽。在生殖季节,雄性背面多为黑绿色,雌性背面色较浅,瘰疣乳黄色,有时自眼后沿体侧有斜行的黑色纵斑;腹面乳黄色,有棕色或黑色的细花斑。前肢长而粗壮,指趾略扁,指侧微有缘膜而无蹼;后肢粗壮而短,胫跗关节前达肩部,趾侧有缘膜,蹼尚发达(图 12-8)。

黑眶蟾蜍　体型较小,长 7~10cm。头部有黑色骨质棱或黑色线;身体布满大小不等圆形瘰疣,背部一般为黄棕色,略具棕红色斑纹,腹面色浅;胸腹部有不规则灰色斑纹(图 12-9)。

图 12-8　中华大蟾蜍原动物图　　图 12-9　黑眶蟾蜍原动物图

【产地】　主要分布于辽宁、山东、江苏、河北、广东、安徽、浙江等省区。

【采制】　多于夏、秋季捕捉蟾蜍,洗净,挤取耳后腺及皮肤腺的白色浆液。将收集的白色浆液放入圆模型中晒干,即为"团蟾酥";如将白色浆液直接涂于箬竹叶或玻璃板上晒干,即为"片蟾酥"。

【性状】　①呈扁圆形团块状或片状。②棕褐色或红棕色。③团块状者质坚,不易折断,断面棕褐色,角质状,微有光泽;片状者质脆,易碎,断面红棕色,半透明。④气微腥,味初甜而后有持久的麻辣感,粉末嗅之作嚏(图 12-10,彩图 76)。

【显微特征】　粉末:淡棕色。①用甘油水装片观察,呈半透明或淡黄色不规则形碎块,并附有砂粒状固体。②用水合氯醛液装片并加热,则碎块透明并渐溶化。

图 12-10　蟾酥药材
1. 团蟾酥　2. 片蟾酥

笔记

③用浓硫酸装片观察,显橙黄色或橙红色透明的类圆形小块,碎块四周逐渐缩小,呈透明类圆形小块,显龟裂状纹理,稍久置渐溶解消失。

【化学成分】 含蟾蜍甾二烯类、强心甾烯蟾毒类、吲哚碱类等。**蟾蜍甾二烯类化合物**有游离型和结合型之区分,游离型称蟾毒苷元,至今已发现 20 多种,主要有: 蟾毒灵(bufalin)、蟾毒它灵(bufotalin)、华蟾酥毒基(cinobufagin)、脂蟾毒配基(bufogenin)、远华蟾毒精(telocinobufagin)、华蟾毒它灵(cinobufotalin)、脂蟾毒精(resibufagin)等。结合型又分蟾毒(如蟾毒灵 -3- 辛二酸精氨酸酯、蟾毒里毒),蟾毒配基脂肪酸酯(如蟾毒灵 -3- 半辛二酸酯)和蟾毒苷元硫酸酯(如蟾毒灵 -3- 硫酸酯)3 种类型。**强心甾烯蟾毒类:** 包括沙门苷元 -3- 辛二酸精氨酸酯、沙门苷元 -3- 半辛二酸酯、沙门苷元 -3- 硫酸酯、沙门苷元 -3- 酸性辛二酸酯等。**吲哚类生物碱:** 主要有蟾酥色胺(bufotenine)、蟾酥季铵(bufotenidine)、脱氢蟾蜍色胺(dehydrobufotenine)、蟾蜍硫堇(bufothionine)及 5- 羟色胺(serotonin)等。此外,含有甾醇类、肾上腺素及多种氨基酸、多糖类等。

华蟾酥毒基 R: OCOCH₃
脂蟾毒配基 R: H

R

蟾毒灵-3-辛二酸精氨酸酯

蟾毒灵-3-半辛二酸酯

蟾毒灵-3-硫酸酯 SO₃H

笔记

	R
沙门苷元-3-辛二酸精氨酸酯	
沙门苷元-3-半辛二酸酯	
沙门苷元-3-硫酸酯	SO₃H

【理化鉴定】　鉴别：1. 取粉末约 0.1g,加甲醇 5ml,浸泡 1 小时,滤过,滤液加对二甲氨基苯甲醛固体少许,再加硫酸数滴,显蓝紫色(检查吲哚类化合物)。

2. 取粉末 0.1g,加三氯甲烷 5ml,浸泡 1 小时,滤过,将滤液蒸干,残渣加醋酐少许使溶解,滴加浓硫酸,初显蓝紫色,渐变蓝绿色(检查甾醇类化合物)。

3. 取 1% 蟾酥的三氯甲烷提取液,蒸干后用甲醇溶解,测定其紫外吸收光谱,在波长 300nm 附近有最大吸收(检查脂蟾毒配基)。

4. 取本品粉末加乙醇提取,以蟾酥对照药材和脂蟾毒配基及华蟾酥毒基对照品为对照,在硅胶 G 薄层板上,以环己烷 - 三氯甲烷 - 丙酮(4∶3∶3)展开,喷以 10% 硫酸乙醇溶液,热风吹至斑点显色清晰。供试品色谱中,在与对照药材色谱相应的位置上,显相同颜色的斑点;在与对照品色谱相应的位置上:显相同的一个绿色及一个红色斑点。

含量测定：采用 HPLC 法测定,本品含华蟾酥毒基和脂蟾毒配基的总量不得少于 6.0%。

【药理作用】

作用	实例	有效成分
①对心血管系统的作用	①小剂量蟾酥可增强离体蟾蜍心脏的收缩力,大剂量则使麻醉猫、犬、兔、蛙心跳变慢。②蟾酥可使纤维蛋白原的凝集时间延长,增加冠状动脉灌流量;增加心肌营养性血流量,改善微循环,增加心肌供氧。③蟾酥升高动脉血压作用与肾上腺素相似,其升压作用主要通过收缩外周血管	蟾毒配基类、蟾蜍毒素类
②对输精管的作用	华蟾蜍精可增强去甲肾上腺素(NA)所引起的大鼠输精管的收缩,体外试验蟾毒灵也有类似作用	华蟾蜍精、蟾毒灵
③抗肿瘤	蟾毒配基类物质对小鼠肉瘤 S180、兔 BP 瘤、子宫颈癌、腹水型肝癌等均有抑制作用,并能不同程度地防止化疗和放疗引起的白细胞计数下降	蟾毒配基类
④消炎、镇痛、局部麻醉作用	蟾酥能局部收缩血管,也用作致幻剂	吲哚类生物碱

【功效与主治】　性温,味辛,有毒。能解毒,止痛,开窍醒神。用于痈疽疔疮、咽喉肿痛、中暑神昏、腹痛吐泻。用量 0.015~0.03g,多入丸散用。外用适量。孕妇慎用。

笔记

静脉或腹腔注射蟾酥注射液,小鼠急性中毒现象为呼吸急促、肌肉痉挛、心跳不齐,最后麻痹而死;阿托品对此有一定的解毒作用,肾上腺素则无解毒作用。蟾酥经煮沸后毒性大减。患者中毒后,可按洋地黄类强心药中毒时之急救原则处理。

阿胶 * Asini Corii Colla
(英) Ass-hide Glue (日) アキョウ

【基源】 本品为马科动物驴 *Equus asinus* L. 的干燥皮或鲜皮经煎煮、浓缩制成的固体胶。

【动物形态】 一般体重约 200kg。头大,眼圆,耳长,面部平直。鬃毛稀少,四肢粗短,蹄质坚硬,尾基部粗而末梢细,毛色有黑色、栗色、灰色三种。

【产地】 主产于山东、河南、江苏、浙江等省区。

【采制】 将驴皮浸泡去毛,切块洗净,分次水煎,滤过,合并滤液,浓缩(可分别加入适量的黄酒、冰糖及豆油)至稠膏状,冷凝,切块,晾干,即得。

取阿胶,烘软,切成 1cm 左右的丁,用蛤粉烫至成珠,内无溏心时,取出,筛去蛤粉,放凉即为阿胶珠。

【性状】 药材呈长方形块、方形块或丁状。棕色至黑褐色,有光泽。质硬而脆,断面光亮,碎片对光照视呈棕色半透明状。气微,味微甘(彩图 77)。

以色乌黑、光亮、透明、无腥臭气,经夏不软者为佳。

阿胶珠 呈类球形。表面棕黄色或灰白色,附有白色粉末。体轻,质酥,易碎。断面中空或多孔状,淡黄色至棕色。

【化学成分】 含氨基酸(含量 51.94%~82.03 %)、蛋白质(含量 74.56%~84.94%)、多糖、挥发性成分及无机元素等。①**氨基酸**:含有 18 种氨基酸(包括 7 种人体必需氨基酸),主要有甘氨酸(glycine,13.36%~23.63%)、脯氨酸(proline,6.52%~13.50%)、羟脯氨酸(hydroxyproline,8.99%~11.23%)和丙氨酸(alanine,5.33%~9.22%)等。②**蛋白质**:主要为明胶。③**多糖**:硫酸皮肤素(dermatan sulfate;一种氨基多糖)。④**挥发性成分**:含酯类(isothiocyanato-methane)、酮[(*Z*)-13- 十八烯醛、2- 乙基 - 环十二酮]、卤代烷烃(1- 氯十八烷、1- 溴二十二烷)等。⑤**无机元素**:含以铁、铜、锌、锰为主的 27 种无机元素。

硫酸皮肤素

【理化鉴定】 鉴别:取本品粗粉 0.02g,置 2ml 安瓿中,加 6mol/L 盐酸溶液 1ml,熔封,置沸水浴中煮沸 1 小时,取出,加水 1ml,摇匀,滤过,用少量水洗涤滤器及滤渣,滤液蒸干,残渣加甲醇 1ml 使溶解,作为供试品溶液。另取甘氨酸对照品,加甲醇制成每 1ml 含 1mg 的溶液,作为对照品溶液。吸取上述两种溶液各 2μl,分别点于同一硅胶 G 薄层板上,以苯酚 -0.5% 硼砂溶液(4∶1)为展开剂,展开,取出,晾干,喷以茚三酮试液,在 105℃加热至斑点显色清晰。供试品色谱中,在与对照品色谱相应的位置上,显相同颜色的斑点。

含量测定:采用 HPLC 方法测定,本品含 *L*- 羟脯氨酸不得少于 8.0%,甘氨酸不得少于 18.0%,丙氨酸不得少于 7.0%,*L*- 脯氨酸不得少于 10.0%。

【药理作用】

作用	实例	有效成分
①对血液系统作用	补血：阿胶酶解产物能显著增加氟尿嘧啶致小鼠贫血症模型血清GM-CSF和促红细胞生成素水平，降低血清转化生长因子(TGF-β)水平，从而激活未成熟粒细胞和红细胞发挥补血作用；止血：大剂量阿胶能显著增加放化疗病人的血小板水平，刺激骨髓干细胞(部分巨核细胞)活性。升白：能增加环磷酰胺引起的小鼠白细胞减少症白细胞数目	氨基酸、蛋白质、无机元素
②抗衰老	改善铅致大鼠模型的学习和记忆功能；显著增加模型鼠海马体抗氧化水平；增强SOD,CAT,GSH-Px酶活性，清除体内自由基(如MDA等)	氨基酸、蛋白质、无机元素
③免疫调节	增殖活化放化疗病人体内功能低下的淋巴细胞，提高Th1/Th2细胞比例，以及T细胞和自然杀伤细胞数量；增强氢化可的松诱导低免疫小鼠模型的非特异性细胞免疫	氨基酸、蛋白质、无机元素
④抗疲劳	小鼠负重游泳实验中，阿胶能增加肝脏指数，促进肝糖原和血红蛋白的合成，降低血乳酸和血尿素氮产物	氨基酸、蛋白质、无机元素
⑤骨修复活性	可促进软骨细胞、成骨细胞的增殖及合成活性，加快软骨内骨化，促进骨愈合	氨基酸、蛋白质、无机元素

【功效与主治】 性平，味甘。能补血滋阴，润燥，止血。用于血虚萎黄、眩晕心悸、肌痿无力、心烦不眠、虚风内动、肺燥咳嗽、劳嗽咯血、吐血尿血、便血崩漏、妊娠胎漏。用量3~9g，烊化兑服。

地龙 Pheretima

本品为环节动物门钜蚓科动物参环毛蚓 *Pheretima aspergillum* (E. Perrier)、通俗环毛蚓 *Pheretima vulgaris* Chen、威廉环毛蚓 *Pheretima guillelmi* (Michaelsen) 或栉盲环毛蚓 *Pheretima pectinifera* Michaelsen 的干燥体。前一种主产于广东、广西、福建，习称"广地龙"；后三种主产于上海、河南、山东等省区，习称"沪地龙"。广地龙春季至秋季捕捉，沪地龙夏季捕捉，及时剖开腹部，除去内脏及泥沙，洗净，晒干或低温干燥。**广地龙**：呈长条状薄片，弯曲，边缘略卷，长15~20cm，宽1~2cm。全体具明显环节，背部棕褐色至紫灰色，腹部淡黄棕色；第14~16环节为生殖带，习称"白颈"，较光亮。体前端稍尖，尾端钝圆，刚毛圈粗糙而硬，色稍浅。受精囊孔2对。体轻，略呈革质，不易折断。气腥，味微咸。**沪地龙**：长8~15cm，宽0.5~1.5cm。背部棕褐色至黄褐色；受精囊孔3对。**广地龙主要的显微粉末特征**：肌纤维易散离或相互绞结成片状，多弯曲或稍平直，边缘常不整齐，有的局部膨大，明暗相间纹理不明显。刚毛少见，常破断散在，淡棕色或黄棕色，先端多钝圆，表面可见纵裂纹。主含溶血成分蚯蚓素(lumbritin)；解热成分蚯蚓解热碱(lumbrifebrine)；有毒成分蚯蚓毒素(terrestro-lumbrilysin)等；还含6-羟基嘌呤(hypoxanthine)、黄嘌呤(xanthine)、次黄嘌呤(hypoxanthine)、琥珀酸(succinic acid)、腺嘌呤(adenine)等。地龙具有溶栓和抗凝、抗心律失常、抗脑缺血、降血压、抗惊厥、镇静、解热、平喘、抗癌、抑制血小板聚集、免疫增强、杀灭精子和强化精子的双向作用等作用。性寒，味咸。能清热定惊，通络，平喘，利尿。用于高热神昏、惊痫抽搐、关节痹痛、肢体麻木、半身不遂、肺热喘咳、尿少水肿。用量5~10g。

珍珠 Margarita

本品为珍珠贝科动物马氏珍珠贝 *Pteria martensii* (Dunker)、蚌科动物三角帆蚌 *Hyriopsis cumingii* (Lea) 或褶纹冠蚌 *Cristaria plicata* (Leach) 等双壳类动物贝壳内受刺激形成的珍珠。自动物体内取出，洗净，干燥。**海水珍珠**主产于广东、广西、台湾等省区；**淡水养殖珍珠**主产于江苏、

笔记

安徽、黑龙江及上海等。本品呈类球形、长圆形、卵圆形或棒形,直径 1.5~8mm。表面类白色、浅粉红色、浅黄绿色或浅蓝色,半透明,光滑或微有凹凸,具特有的彩色光泽,质坚硬,破碎面显层纹。气微,味淡。用火烧有爆裂声。珍珠构成以碳酸钙为主,次为硅、钠、镁的化合物;含 17 种氨基酸;还含有牛磺酸(taurine)、类胡萝卜素等。具有延缓衰老、抗心律失常、抗肿瘤、抗炎、促进创面肉芽增生、中枢镇静、提高免疫力、改善眼球微循环等作用。性寒,味甘、咸。能安神定惊,明目消翳,解毒生肌,润肤祛斑。用于惊悸失眠、惊风癫痫、目生云翳、疮疡不敛。用量 0.1~0.3g。

海螵蛸　Sepiae Endoconcha

本品为乌贼科动物无针乌贼 Sepiella maindroni de Rochebrune 或金乌贼 Sepia esculenta Hoyle 的干燥内壳。收集乌贼鱼的骨状内壳,洗净,干燥。主产于浙江、福建、辽宁、山东等省区。**无针乌贼**呈扁长椭圆形,中间厚,边缘薄,长 9~14cm,宽 2.5~3.5cm,厚约 1.3cm。背面有磁白色脊状隆起,两侧略显微红色,有不甚明显的细小疣点;腹面白色,自尾端到中部有细密波状横层纹;角质缘半透明,尾部较宽平,无骨针。体轻,质松,易折断,断面粉质,显疏松层纹。气微腥,味微咸。**金乌贼**长 13~23cm,宽约至 6.5cm。背面疣点明显,略呈层状排列;腹面的细密波状横层纹占全体大部分,中间有纵向浅槽;尾部角质缘渐宽,向腹面翘起,末端有 1 骨针,多已断落。主含碳酸钙(80%~85%)、黏液质、壳角质,含少量磷酸钙、氯化钠、镁盐及 17 种氨基酸。具有明显的促进骨缺损修复作用,促进骨折愈合,促进纤维细胞和成骨细胞增生与骨化。并有中和胃酸、保护黏膜、抗辐射、抗肿瘤、抗溃疡、降低血磷和钙磷沉积等作用。性温,味咸、涩。能收敛止血,涩精止带,制酸,敛疮。用于胃痛吞酸、吐血衄血、崩漏便血、遗精滑精、赤白带下、溃疡病、治疗肝纤维化。外治损伤出血、湿疹湿疮、溃疡不敛;治疗眼部疾病。用量 5~10g。外用适量,研末敷患处。

僵蚕　Bombyx Batryticatus

本品为蚕蛾科昆虫家蚕 Bombyx mori L. 4~5 龄的幼虫感染(或人工接种)白僵菌 Beauveria bassiana (Bals.) Vuillant 而致死的干燥体。多于春、秋季生产,将感染白僵菌病死的蚕干燥。本品略呈圆柱形,多弯曲皱缩。长 2~5cm,直径 0.5~0.7cm。表面灰黄色,被有白色粉霜状的气生菌丝和分生孢子。头部较圆,足 8 对,体节明显,尾部略呈二分歧状。质硬而脆,易折断,断面平坦,外层白色,中间有亮棕色或亮黑色的丝腺环 4 个。气微腥,味微咸。主含草酸铵、氨基酸、蛋白质、脂肪、蜕皮甾酮(ecdysterone)、白僵菌素(beauverician)及微量元素等成分。具有解热、祛痰、抑菌、抗惊厥、抗凝、抗血栓等作用。白僵菌素对革兰阴性菌和孑孓有抑制作用,对松毛虫、黏虫有致死作用。性平,味咸、辛。能祛风定惊,化痰散结。用于癫痫、咳嗽、哮喘、血管神经性头痛、惊风抽搐、咽喉肿痛、皮肤瘙痒、颌下淋巴结炎、面神经麻痹。用量 5~10g。

斑蝥　Mylabris

本品为芫青科昆虫南方大斑蝥 Mylabris phalerata Pallas 或黄黑小斑蝥 Mylabris cichorii L. 的干燥体。夏、秋二季捕捉,闷死或烫死,晒干。主产于河南、安徽、江苏等省区。**南方大斑蝥**呈长圆形,长 1.5~2.5cm,宽 0.5~1cm。头及口器向下垂,有较大的复眼及触角各 1 对,触角多已脱落。背部具革质鞘翅 1 对,黑色,有 3 条黄色或棕黄色的横纹;鞘翅下面有棕褐色薄膜状透明的内翅 2 片。胸腹部乌黑色,胸部有足 3 对。有特殊的臭气。**黄黑小斑蝥**体型较小,长 1~1.5cm。以虫体干燥、个大完整、颜色鲜明、无败油气味者为佳。含斑蝥素(cantharidin)、结合斑蝥素、脂肪、树脂(resin)、甲酸(formic acid)及色素等,还含磷、镁、钙、铁、铝等多种微量元素。斑蝥素抗癌活性显著,主要通过抑制癌细胞的蛋白质合成而影响 RNA 和 DNA 的合成,从而抑制癌细胞的生长、分裂、侵袭和转移。斑蝥水浸剂对堇色毛癣菌等皮肤致病真菌有抑制作用。此外尚有抗纤维化、抗氧化、抗病毒、抗菌、抗炎、增强免疫、促雌激素样、升高白细胞作用。味辛,性热;有大毒。能破血消癥,攻毒蚀疮,引赤发泡。用于癥瘕肿块、积年顽癣、瘰疬、赘疣、痈疽不溃、恶疮死肌。用量0.03~0.06g,炮制后多入丸散用。有大毒,斑蝥素口服人的致死量为 30mg,内服慎用,孕妇禁用。

全蝎　Scorpio

本品为钳蝎科动物东亚钳蝎 *Buthus martensii* Karsch 的干燥体(彩图 78)。主产于山东、河南等省。春末至秋初捕捉,除去泥沙,至沸水或沸盐水中,煮至全身僵硬,捞出,置通风处,阴干。本品头胸部与前腹部呈扁平长椭圆形,后腹部呈尾状,皱缩弯曲,完整者体长约 6cm。头胸部呈绿褐色,前面有 1 对短小的螯肢及 1 对较长大的钳状脚须,形似蟹螯,背面覆有梯形背甲,腹面有足 4 对,均为 7 节,末端各具 2 爪钩;前腹部由 7 节组成,第 7 节色深,背甲上有 5 条隆脊线。背面绿褐色,后腹部棕黄色,6 节,节上均有纵沟,末节有锐钩状毒刺,毒刺下方无距。气微腥,味咸。以完整、色黄褐、盐霜少者为佳。主含蝎毒(katsutoxin),蝎毒中含多种蝎毒素,包括昆虫类神经毒素、甲壳类神经毒素、哺乳动物神经毒素、抗癫痫活性的多肽(AEP)、镇痛活性多肽如蝎毒素(tityustoxin)Ⅲ、透明质酸酶(hyaluronidase)、磷脂酶 A_2(又称溶血素)等。全蝎水解液含多种人体必需氨基酸。并含 29 种无机元素,尤其以镁、钙、锌的含量突出。此外尚含牛磺酸(taurine)、棕榈酸(palmitic acid)、软脂酸(palmitic acid)、硬脂酸(stearic acid)、胆固醇(cholesterol)、卵磷脂(lecithin)、蝎酸(katsu acid)、三甲胺(trimethylamine)、甜菜碱(betaine)等成分。具有抑菌、降压、抗惊厥、抗癫痫、镇痛、抗凝、抗血栓、促纤溶、抗肿瘤、免疫增强等作用。性平,味辛,有毒。能息风镇痉,攻毒散结,通络止痛。用于小儿惊风、抽搐痉挛、中风半身不遂、破伤风、风湿顽痹、偏正头痛、疮疡、瘰疬。用量 3~6g。

龟甲　Testudinis Carapax et Plastrum

本品为龟科动物乌龟 *Chinemys reevesii*(Gray)的背甲及腹甲。主产于江苏、浙江、安徽等省。**背甲**呈长椭圆形拱状,外表面棕褐色或黑褐色,背棱 3 条;颈盾 1 块,前窄后宽;椎盾 5 块,第 1 椎盾长大于宽或近相等,第 2~4 椎盾宽大于长;肋盾两侧对称,各 4 块;缘盾每侧 11 块;臀盾 2 块。**腹甲**呈板片状,近长方椭圆形,外表面淡黄棕色至棕黑色,盾片 12 块,每块常具紫褐色放射状纹理,腹盾、胸盾和股盾中缝均长,喉盾、肛盾次之,肱盾中缝最短;内表面黄白色至灰白色,有的略带血迹或残肉,除净后可见骨板 9 块,呈锯齿状嵌接;前端钝圆或平截,后端具三角形缺刻,两侧残存呈翼状向斜上方弯曲的甲桥。质坚硬。气微腥,味微咸。含天冬氨酸(aspartic acid)、苏氨酸(threonine)、丝氨酸(serine)、谷氨酸(glutamic acid)等 18 种氨基酸及锶、铬、锌、铜等 10 多种无机元素和二氧化硅、氧化钙、氧化镁、五氧化二磷等含氧化合物。又含胆固醇、十二烯酸胆固醇、甾醇 -4- 烯 -3- 酮、骨胶原(collagen)、角蛋白等。龟甲能有效地降低甲亢型大鼠的甲状腺功能和肾上腺皮质功能,提高细胞免疫及体液免疫功能,对细胞具有延缓衰老作用。味咸、甘,性微寒。能滋阴潜阳,益肾强骨,养血补心。用于阴虚潮热、骨蒸盗汗、头晕目眩、虚风内动、筋骨痿软、心虚健忘。用量 9~24g,先煎。

蛤蚧　Gecko

本品为壁虎科动物蛤蚧 *Gekko gecko* L. 的干燥体。主产于广西、云南、广东,可人工养殖。药材呈扁片状,头颈部及躯干部长 9~18cm,头颈部约占 1/3,腹背部宽 6~11cm,尾长 6~12cm。头略呈扁三角状,两眼凹陷成窟窿,口内有细齿,生于颚的边缘。无异型大齿。吻部半圆形,吻鳞不切鼻孔,与鼻鳞相连。上鼻鳞左、右各 1 片,上唇鳞 12~14 对,下唇鳞(包括颏鳞)21 片。腹背部呈椭圆形,腹薄。背部呈灰黑色或银灰色,有黄白色或灰绿色斑点散在或密集成不显著的斑纹,脊椎骨及两侧肋骨突起。四足均具 5 趾;趾间仅具蹼迹,足趾底有吸盘。尾细而坚实,微现骨节,与背部颜色相同,有 6~7 个明显的银灰色环带。全身密被圆形或多角形微有光泽的细鳞,气腥,味微咸。含肌肽（carnosine）、胆碱（choline）、肉毒碱（carnitine）、鸟嘌呤（guanine）、蛋白质等。另含甘氨酸等 14 种氨基酸；钙、磷、锌、镁、铁等 18 种无机元素及多种磷脂和脂肪酸成分。具有抗应激、抗炎、增强免疫、平喘、抗衰老，调节人体性功能，兴奋造血器官等作用，还具有雄、雌两种性激素样作用。味咸，性平。能补肺益肾，纳气定喘，助阳益精。用于虚喘气促、劳嗽咳血、阳痿遗精。用量 3~6g，多入丸散或酒剂。

哈蟆油　Ranae Oviductus

本品为蛙科动物中国林蛙 *Rana temporaria chensinensis* David 雌蛙的输卵管，经采制干燥而得。主产于辽宁、黑龙江、吉林、内蒙古等。呈不规则块状，弯曲而重叠，长 1.5~2cm，厚 1.5~5mm。表面黄白色，呈脂肪样光泽，偶带灰白色薄膜状干皮，手摸有滑腻感，在温水中浸泡体积可膨胀。气腥，味微甘，嚼之有黏滑感。以色黄白、有光泽、片大肥厚、无皮膜者为佳。主含蛋白质和氨基酸、脂肪、糖，还含钾、钙、钠、镁、铁、硒、磷等元素及维生素 A、B、C 和多种性激素如雌二醇（estradiol）、睾酮（testosterone）、孕酮（progesterone）等。哈蟆油有显著的强壮作用。对小鼠发育有良好影响，能延长小鼠的游泳时间及提高耐高温能力，延长雌性小鼠的兴奋期；并有抑制血小板聚集活性及降低血脂的作用。味甘、咸，性平。能补肾益精，养阴润肺。用于阴虚体弱、神疲乏力、心悸失眠、盗汗不止、劳嗽咳血。用量 5~15g，用水浸泡，炖服，或作丸剂服。

蕲蛇　Agkistrodon

本品为蝰科动物五步蛇 *Agkistrodon acutus*（Guenther）的干燥体。本品卷成圆盘状，盘径 17~34cm，体长可达 2m。头在中间稍向上，呈三角形而扁平，吻端向上，习称"**翘鼻头**"。上腭有管状毒牙，中空尖锐。背部两侧各有黑褐色与浅棕色组成的"V"形斑纹 17~25 个，其"V"形的两上端在背中线上相接，习称"**方胜纹**"，有的左右不相接，呈交错排列。腹部撑开或不撑开，灰白色，鳞片较大，有黑色类圆形的斑点，习称"**连珠斑**"；腹内壁黄白色，尾部骤细，末端有三角形深灰色的角质鳞片 1 枚。气腥，味微咸。主要含磷脂类、溶血蛋白、胆固醇、氨基酸等成分。蛇毒能引起毛细血管的通透性增加，延长血凝时间，静脉注射蛇毒可使血压下降。本品味甘、咸，性温；有毒。祛风通络，止痉。用于风湿顽痹、麻木拘挛、中风口眼㖞斜、半身不遂、抽搐痉挛、破伤风、麻风、疥癣。用量 3~9g，研末吞服。

（黄　真　方进波）

第十三章 矿物类生药

第一节 概　述

矿物类生药（mineral drugs）包括可供药用的天然矿物（如朱砂、炉甘石等）、矿物加工品（如轻粉、芒硝等）及动物或动物骨骼的化石（如龙骨、石燕等），是以无机化合物为主要成分的一类重要药物。

矿物类生药在我国有悠久的药用历史。在春秋战国时代，《山海经》中记载用于治病的 122 种药物中，有 2 种是矿物药。《五十二病方》是我国现存的最早医学著作，其中记载了临床应用的 20 种矿物药。《神农本草经》中收载 46 种矿物药。《新修本草》增加 14 种矿物药，《本草拾遗》增加 17 种矿物药，矿物药的种类在唐代已经达到 104 种。宋代《证类本草》等书中记载 139 种矿物药。《本草纲目》收载 161 种矿物药，对矿物药比较全面地进行了阐述。《本草纲目拾遗》增加 38 种矿物药。可见，我们的祖先对矿物药的认识和使用是不断发展的。

矿物类生药在临床上有多方面的医疗作用，其中镁、钾、钠等盐类矿物药作为泻下药、利尿药；用硫、砷、汞化合物治疗梅毒及疥癣等；含铜、铁、钙、磷、锰等成分的矿物药可作为滋养性和兴奋性强壮药；用铝、铅、锌盐作为收敛药等。

有些无机盐类具有重要的生理功能：构成骨骼、牙齿（如 Ca^{2+}、Mg^{2+}、PO_4^{3-}、CO_3^{2-} 等）；调节组织与体液间正常渗透压和酸碱平衡（如 K^+、Na^+、Cl^-、HPO_4^{2-} 等）；维持神经肌肉正常的应激性〔如 $(Na^++K^++OH^-)/(Ca^{2+}+Mg^{2+}+H^+)$，分子部分的离子浓度增高时，神经肌肉的应激性增高，反之则降低〕；维持或影响酶的活性（如磷酸化酶和各种磷酸激酶需要 Mg^{2+}，碳酸酐酶需要 Zn^{2+}，细胞色素氧化酶需要 Fe^{2+} 和 Cu^{2+}，凝血酶需要 Ca^{2+} 等）；构成体内有特殊功能的化合物（如血红蛋白和细胞色素中的铁，维生素 B_{12} 中的钴，甲状腺中的碘、磷脂和核酸中的磷等）；用砒霜治疗白血病、晚期肝癌研究取得新的突破，可抑制肿瘤和延长生命，具有潜在的临床应用价值。

由于矿物药中多含有砷、汞及重金属，在新药研究中应尽量避免使用，故新药中矿物药的应用越来越少。在已有的某些中成药中的矿物药也被取消，矿物药的应用范围有进一步缩小的趋势。随着矿物药如雄黄等砷制剂抗癌机制的深入研究，毒效关系将进一步被揭示，从而指导临床用药。矿物药的作用机制及药效与毒性关系的研究对矿物药的应用关系重大。我国矿物生药资源极其丰富，深入研究和充分利用矿物生药，是药学工作者的重要任务之一。近年来，随着纳米中药研究的逐步深入，纳米药物可以提高生物利用度，降低毒性，为矿物药的应用开辟了新的天地。

一、矿物的性质

矿物是由地质作用形成的天然单体或化合物。大多数矿物呈固态（如辰砂、石膏），少数呈液态（如水银）或气态（如硫化氢）。每种固体矿物具有一定的物理和化学性质；这些性质取决于矿物的内部结构（尤其是结晶物质）和化学成分。人们常利用这些性质的差异来鉴定不同种类的矿物，具有鉴定意义的特性如下。

1. 结晶形状　由结晶质（晶体）组成的矿物都具有固定的结晶形状。凡是质点呈规律排列的为晶体；而且无论其形态、大小是否相同，在同一温度时，同一物质的最小单位晶胞三维空间的棱长和晶面夹角都是相同的，一般称其为晶体常数。根据晶体常数的特点，可将晶体分为七大晶系：等轴晶系、四方晶系、三方晶系、六方晶系、斜方晶系、单斜晶系及三斜晶系。通过结晶形状及X射线衍射手段，可以准确地辨认不同的晶体。

矿物除了单体的形态外，常以许多单体聚集而出现，这种聚集的整体称为集合体。集合体的形态多样，如粒状、晶簇状、放射状、结核状等。

2. **结晶习性**　在含水矿物中，水的存在形式直接影响到矿物的性质。矿物中的水按其存在的形式，分为两大类：一类是不加入晶格的吸附水或自由水；另一类是加入晶格组成的，包括以水分子（H_2O）形式存在的结晶水，例如石膏（$CaSO_4 \cdot 2H_2O$）、胆矾（$CuSO_4 \cdot 5H_2O$）和以 H^+、OH^- 等离子形式存在的结晶水，例如滑石 $[Mg_3(Si_4O_{10})(OH)_2]$。各种含水固体矿物的失水温度，因水存在的形式不同而不同，这种性质可用来鉴定矿物。

3. **透明度**　矿物透光能力的大小称为透明度。按矿物磨至0.03mm标准厚度时比较其透明度，分为3类：透明矿物（如石英、云母等）、半透明矿物（如辰砂、雄黄等）、不透明矿物（如代赭石、滑石等）。透明度是鉴定矿物的特征之一。显微鉴定时，通常透明矿物利用偏光显微镜鉴定，不透明矿物利用反光显微镜鉴定。

4. **颜色**　矿物的颜色是矿物对光线中不同波长的光波均匀吸收或选择吸收表现的性质。一般分为3类：①本色（idiochromatic color），为矿物的成分和内部构造所决定的颜色，如朱红色的辰砂。②外色（allochromatic color），由混入的有色物质染成的颜色。外色的深浅，除与带色杂质的量有关外，还与分散的程度有关，如紫石英、大青盐等。③假色（pseudochromatism），在某些矿物中，有时可见变彩现象，这是由于投射光受晶体内部裂缝面、解理面及表面的氧化膜反射所引起光波的干涉作用而产生的颜色，如云母、方解石等（在石决明等一些动物药材中也能见到）。

矿物在白色毛瓷板上划过后所留下的粉末痕迹称为"条痕（streak）"。粉末的颜色称为条痕色。在矿物学上，条痕色比矿物表面的颜色更为固定，具有鉴定意义。有的矿物条痕色与其本身颜色相同，如辰砂。也有不同色的，如自然铜（黄铁矿）本身为亮黄色而其粉末则为黑色。磁石（磁铁矿）和赭石（赤铁矿）两者表面均为灰黑色，不易区分，但磁石条痕为黑色，赭石条痕为樱桃红色，容易区分。

用二色法描述矿物的颜色时，应把主要的、基本的颜色放在后面，次要的颜色作为形容词放在前面。有时也可以这样形容，如红中微黄，绿色中略带蓝色色调等。观察矿物的颜色常需要注意两点：一是以矿物的新鲜面为准；二是排除外来带色杂质的干扰。

5. **光泽**　矿物表面对于投射光线的反射能力称为光泽。反射能力的强弱，就是光泽的强度。矿物的光泽由强至弱分为金属光泽（如自然铜等）、金刚光泽（如朱砂等）、玻璃光泽（如硼砂等）。有的矿物断口或集合体由于表面不平滑、有细微的裂缝及小孔，引起一部分反射光散射或相互干扰，则可形成特殊的光泽，如珍珠光泽（如云母等）、绢丝光泽（如石膏等）、油脂光泽（如硫黄等）、土状光泽（如高岭石等）。

6. **硬度**　矿物抵抗某种外力机械作用特别是刻划作用的程度，称为硬度。不同的矿物有不同的硬度。普通鉴别矿物硬度所用的标准为摩斯硬度计。不同硬度的矿物按其硬度分为10级（表13-1）。

表13-1　矿物硬度的等级及实例

矿物	滑石	石膏	方解石	氟石	磷灰石	正长石	石英	黄玉石	刚玉石	金刚石
硬度（级）	1	2	3	4	5	6	7	8	9	10
绝对硬度	2.4	36	109	189	536	759	1120	1427	2060	10 060

笔记

鉴别硬度时，可取样品矿石互相刻划，使样品受损的最低硬度等级为该样品的硬度。在实际工作中通常用手指(约为 2)、铜钥匙(3.5)、小刀(5.5)、石英或钢锉(约 7 级)等刻划矿石,粗略估计矿物药的硬度。矿物药的硬度一般不大于 7。

精密测定矿物的硬度,可用测硬仪和显微硬度计等。测定硬度时,必须在矿物单体和新解理面上试验。

7. **脆性、延展性和弹性**　指矿物遇到压轧、锤击、弯曲、拉引等外力作用时呈现的 3 种力学性质。脆性是指矿物容易被击破或压碎的性质,如自然铜、方解石等。延展性是指矿物能被压成薄片或拉伸成细丝的性质,如各种金属。弹性是指矿物在外力作用下变形,除去外力后,能恢复原状的性质,如云母等。

8. **磁性**　指矿物本身可以被磁铁或电磁铁吸引或其本身能吸引铁物体的性质,如磁石(磁铁矿)等。矿物的磁性与其化学成分中含有磁性元素 Fe、Co、Ni、Mn、Cr 等有关。

9. **比重**　指在温度 4℃时,矿物与同体积水的重量比。各种矿物的比重在一定条件下为一常数,有鉴定意义。如石膏的比重为 2.3,辰砂为 8.09~8.20,水银为 13.6。

10. **解理、断口**　矿物受力后沿一定结晶方向裂开成光滑平面的性质称为解理(cleavage)。解理是某些结晶物质特有的性质,其形成与晶体构造的类型有关。如云母、方解石等完全解理,石英没有解理。矿物受力后不是沿着一定结晶方向断裂而形成的断裂面称为断口(fracture)。断口形状有:锯齿状、平坦状、贝壳状、参差状等。

11. **气味**　有些矿物有特殊的气味,如雄黄灼烧有砷的蒜臭,胆矾具涩味,食盐具咸味等。有些矿物的气味可借助理化方法加以鉴别。

少数矿物药材具有吸水分的能力,因而可以吸、粘舌头或润湿的双唇,有助于鉴别。如龙骨、龙齿、软滑石(高岭土)等。

二、矿物类生药的鉴定

矿物类生药的鉴定,一般采用以下方法。

1. **性状鉴定**　根据矿物的一般性质进行鉴定。除检查外形、颜色、质地、气味外,还应注意其硬度、条痕、透明度、解理、断口、有无磁性及比重等。

2. **显微鉴定**　进一步鉴定和研究矿物药,对外形无明显特征或呈细小颗粒状,特别是粉末状的矿物生药可用显微镜观察其形状、透明度和颜色等,如朱砂的粉末。在矿物药的研究中,常使用透射偏光显微镜研究透明非金属矿物的晶形、解理和化学性质,如折射率、双折射率等;用反射偏光显微镜对不透明与半透明的矿物进行形态、光学性质和某些必要的物理常数的测试。矿物药除少数为不透明者外,绝大多数属透明矿物。以下着重介绍矿物药的透射偏光显微镜鉴定。

利用偏光显微镜的不同偏光组合(单偏光、正交偏光、正交偏光加聚光)及附件(检板等),观察和测定折射率和晶体对称性所表现的光学特征和常数,可用来鉴定和研究晶质矿物药。单偏光镜下观测的特征:在单偏光镜下,观测的是矿物的某些外表特征,如形态、解理、颜色、多色性、突起、糙面、边缘、贝克线等。正交偏光镜下观测的特征:用上下偏光镜,使其振动方向互相垂直,可观测到消光(视域内矿物呈现黑暗)及消光位、干涉色及色级、双晶特征等。锥光镜下观测的特征:用正交偏光加上聚光镜的组合来观察干涉图,确定矿物的轴性、光性正负,估计光轴角(2V)大小。油浸法测定折射率:把矿物粉末浸于已知折射率的浸油中,通过偏光显微镜一系列的变换,能观察到矿物的折射率与浸油的折射率相近或相等;能观察到粉末矿物的均质体或非均质体。

偏光显微镜下鉴定矿物药是用薄片和碎屑进行。用碎屑时将矿物药的细小颗粒置于载玻片上,盖上盖玻片,再往载玻片与盖玻片之间滴入水或浸油,即可观察有关光学性质。若利用薄片进行鉴定,需要专门磨制薄片。但应注意,由于磨制薄片用的是金刚砂,无论金刚砂多么细,薄片表面总会被磨出许多沟痕,而不是绝对平滑的表面。对于一些特殊的矿物药,特别是炮制后的样品,在磨制薄片时,必须进行一些特殊处理。例如松散(土状、多孔状等)的样品,须先将样品浸在加拿大树胶中煮过,加以粘结,然后切磨制成薄片。对于那些溶于水的样品(如大青盐),在研磨时不能用水;制片的过程中,可用机油或松节油代替水。

3. **理化鉴定**　利用物理和化学分析方法,对矿物药所含主要化学成分进行定性和定量分析,以鉴定矿物类生药的品质优良度。对外形和粉末无明显特征的生药或剧毒的矿物类生药(如玄明粉、信石等)进行物理和化学分析尤为重要。例如,2015 年版《中国药典》规定金礞石为变质岩类蛭石片岩或水黑云母片岩,青礞石为变质岩类黑云母片岩或绿泥石化云母碳酸盐片岩。由于基源较多,在自然地质作用形成过程中,受诸多因素影响,其成分变得较为复杂,依靠性状鉴别难以分辨。采用傅里叶变换红外光谱仪,根据特征峰可以准确地鉴别金礞石和青礞石生药。

4. **含量测定**　矿物药中的主要成分多采用经典的化学分析方法测定。例如,用二甲酚橙法测定白矾中含水硫酸铝钾的含量;用氯化亚锡 - 三氯化钛 - 重铬酸钾法测定自然铜中全铁的含量;用动物凝胶重量法测定海浮石中氧化硅的含量等。

随着现代科学技术的迅速发展,国内外对矿物药的鉴定已采用了许多新技术。例如,用 X 射线衍射法分析龙骨的成分;用 X 射线衍射、差热分析和 X 射线荧光分析滑石的成分;用固体荧光法和比色法测定龙骨中放射性元素铀的含量等,能快速、准确地定性和定量。

光谱分析包括发射光谱和吸收光谱两种。最常用的是使用粉末样品的原子发射光谱分析。主要用于鉴定矿物药组成元素的种类和半定量地测定它们的含量。矿物药中的每一种元素,不论呈现什么状态,存在于一种矿物中还是几种矿物中,当受到足够的热能激发后,都能发出该元素原子特有的光谱。根据谱线位置的不同,可定性分析存在何种元素;根据谱线的强度,可进行对应元素的半定量或定量分析。

X 射线分析是研究结晶物质的重要手段之一。矿物药绝大多数由晶质矿物组成。因此,采用 X 射线分析法鉴定和研究矿物药,对提高矿物药的研究水平是十分必要的。例如,用 X 射线衍射分析大青盐的晶体结构,证明大青盐的包裹物中含有高岭石、水云母、斜长石、绿泥石、石英、石膏等。

热分析法是测量物质在等速变温条件下,其物理性能与温度关系的一种技术,为矿物药的鉴别、炮制、应用研究提供科学依据。在矿物药鉴定和研究中,热分析研究主要采用差热分析和热重分析。差热分析是以某种在一定实验温度下不发生任何化学反应和物理变化的稳定物质(参比物)与等量的未知物在相同环境中等速变温的情况下相比较,未知物的任何化学和物理上的变化,与和它处于同一环境中的标准物的温度相比较,都会出现暂时的增高或降低,用图谱记录差热来研究和鉴别矿物药。热重法是测量物质在等速升温情况下,其质量(重量)随温度变化的一种方法。热分析主要用于以下两方面:一是与已知的原矿物热分析曲线对比来判断矿物药中矿物组分的种类与量比;二是利用热分析资料研究炮制矿物药的合理温度,以及在炮制过程中矿物组分变化的细节。

在矿物药的理化鉴定中,还常应用极谱分析、火焰光度法、物相分析、等离子体光谱分析、核磁共振、原子吸收光谱、原子荧光光谱、红外光谱等来研究矿物的成分及其化学性质。个别样品中元素的测定还利用了中子活化手段测试。有研究者提出了测试煎煮液和固体样的方案,从而探索人体吸收微量元素的机制及其作用,达到定性鉴别矿物药及其组分中的元素种类和含量测定之目的。

三、矿物类生药的分类

矿物在矿物学上的分类,通常是以阴离子为依据,即氧化物类(磁铁矿、赤铁矿等)、硫化物类

(雄黄、辰砂等)、卤化物类(大青盐等)、硫酸盐类(石膏、芒硝等)、碳酸盐类(菱锌矿、钟乳石等)、硅酸盐类(滑石等)。

根据现代医学的观点,矿物生药中通常阳离子对药效起重要的作用,故常以主要阳离子进行分类。常见的矿物生药分为以下几类。

1. **钠化合物类**　芒硝($Na_2SO_4 \cdot 10H_2O$)、硼砂($Na_2[B_4O_5(OH)_4] \cdot 8H_2O$)、大青盐($NaCl$)等。

2. **钙化合物类**　石膏($CaSO_4 \cdot 2H_2O$)、寒水石($CaCO_3$)、龙骨[$CaCO_3$、$Ca_3(PO_4)_2$等]、钟乳石、方解石、紫石英(CaF_2)等。

3. **钾化合物类**　硝石(KNO_3)等。

4. **汞化合物类**　朱砂(HgS)、轻粉(Hg_2Cl_2)、红粉(HgO)等。

5. **铜化合物类**　胆矾($CuSO_4 \cdot 5H_2O$)、铜绿等。

6. **锌化合物类**　炉甘石($ZnCO_3$)等。

7. **铁化合物类**　赭石(Fe_2O_3)、磁石(Fe_3O_4)、自然铜(FeS_2)等。

8. **镁化合物类**　滑石[$Mg_3(Si_4O_{10})(OH)_2$]等。

9. **铅化合物类**　铅丹(Pb_3O_4)、密陀僧(PbO)等。

10. **铝化合物类**　白矾[$KAl(SO_4)_2 \cdot 12H_2O$]、赤石脂[$Al_4(Si_4O_{10})(OH)_8 \cdot 4H_2O$]等。

11. **砷化合物类**　雄黄(As_2S_2)、雌黄(As_2S_3)、信石(As_2O_3)等。

12. **硅化合物类**　白石英、玛瑙、浮石(SiO_2)、青礞石、滑石等。

13. **铵化合物类**　白硇砂(NH_4Cl)等。

14. **其他类**　硫黄(S)、琥珀等。

第二节　重要矿物类生药

朱砂*　**Cinnabaris**
(英)**Cinnabar**　(日)シュシャ

【基源】　本品为硫化物类矿物辰砂族辰砂,亦有人工合成品。

【采制】　天然朱砂自辰砂中选取,用磁铁吸净含铁的杂质,再用水淘去杂石和泥沙。

【产地】　主产于湖南、四川、广西等地。

【性状】　呈大小不一的块片状、颗粒状或粉末状。鲜红色或暗红色,具金刚光泽,半透明。质重而脆,硬度2~2.5,比重8.09~8.20,条痕红色至褐红色。无臭,无味。商品依据不同性状分为朱宝砂、镜面砂、豆瓣砂。呈细小颗粒或粉末状,色红明亮,触之不染手者,习称"朱宝砂";呈不规则板片状、斜方形或长条形,大小厚薄不一,边缘不整齐,色红而鲜艳,光亮如镜面而微透明,质较松脆者,习称"镜面砂";块较大,方圆形或多角形,色发暗或呈灰褐色,质重而坚,不易碎者,习称"豆瓣砂"(图13-1,彩图79)。

【显微特征】　粉末:朱红色。在普通显微镜下观察,呈不规则颗粒状,大小不一,红棕色,边缘常不透明而呈现暗黑,且较不平整,微小颗粒呈黑色。

反射偏光镜下,反射光为蓝灰色,内反射为鲜红色,偏光性显著,偏光色常被反射掩盖,反射率27%(伏黄)。透射偏光镜下为红色,透明,平行消光,干涉色鲜红色,一轴晶,正光性。折射率:N_o=2.913,N_e=3.272;双折射率较高,N_e-N_o=0.359。

【化学成分】　天然品主含硫化汞(HgS),尚含少量锌、锑、镁、铁、磷、硅等元素;常含微量砷及硒等无机元素。人工制品较纯,一般含HgS可达99.9%以上。

【理化鉴定】　鉴别:1. 粉末用盐酸湿润后,在光洁的铜片上摩擦,铜片表面显银白色光泽,加热烘烤后,银白色消失。

笔记

原理：HgS+2HCl → HgCl₂+H₂S↑
　　　　　　　Cu
　　　　　　　└──→ CuCl₂+Hg（银白色）

原理：$HgS+2HCl \rightarrow HgCl_2+H_2S\uparrow$

$$Cu \rightarrow CuCl_2+Hg（银白色）$$

2. 取粉末 2g，加盐酸 - 硝酸（3∶1）的混合液 2ml 使溶解，蒸干，加水 2ml 使溶解，滤过，滤液显汞盐及硫酸盐的鉴别反应。

3. 朱砂与人工制品的 X 射线衍射表明，两者的特征衍射线的峰位和强度相同，都是由较纯的三方晶系 HgS 组成。

含量测定：取本品粉末约 0.3g，加硫酸 10ml 与硝酸钾 1.5g，加热使溶解，加水 50ml，并加 1% 高锰酸钾溶液至显粉红色；再滴加 2% 硫酸亚铁溶液至红色消失后，加硫酸铁铵指示液 2ml，用硫氰酸铵滴定液（0.1mol/L）滴定。每 1ml 硫氰酸铵滴定液（0.1mol/L）相当于 11.63mg 的硫化汞（HgS）。本品含硫化汞（HgS）不得少于 96.0%。

图 13-1　朱砂药材和放大图

A. 朱砂药材图　B. 解剖镜下放大图

1. 豆瓣砂　2. 朱宝砂　3. 镜面砂　4. 灵砂（人工合成）

【**药理作用**】　本品有镇静、催眠、抗惊厥作用，外用能抑杀皮肤细菌及寄生虫。

【**功效与主治**】　性微寒，味甘；有毒。能清心镇惊，安神，明目，解毒。用于心悸易惊、失眠多梦、癫痫发狂、小儿惊风、视物昏花、口疮、喉痹、疮疡肿毒。用量 0.1~0.5g，多入丸散服，不宜入煎剂，外用适量。朱砂火煅析出水银，有大毒，应忌火煅。本品有毒，不宜大量服用，也不宜少量久服，以免造成积蓄中毒。特别是孕妇及肝、肾功能不全的患者，应慎服或禁用，避免病情加重，可能造成汞中毒。急性中毒主要表现为急性胃肠炎和肾脏损害的症状。慢性中毒者表现有黏膜损伤、胃肠炎、神经损害、肾功能损害等。急性中毒者，可以用活性炭洗胃，另外采用二巯基丙醇油剂或二巯基丙磺酸钠肌内注射，还可采用青霉胺口服。

【**附**】　朱砂的合成方法　取适量汞置反应罐内，加水 1.3~1.4 倍量（重量比）、硝酸（比重 1.4），任其自然反应，至无汞后，加 1 倍量水稀释，在搅拌的同时逐渐加入按汞量计算 1.21 倍量的含结晶水硫酸钠（化学纯）或 0.7~0.8 倍量硫化钠水溶液至完全生成黑色硫化汞，反应结束时，溶液控制在 pH9 以下。黑色硫化汞用倾泻法反复洗涤 3~4 次，布袋滤过，滤液烘干，加入 4% 量的升华

硫,混匀后,加热升华,即得紫红色的块状朱砂,其反应式如下:

$$Hg+4HNO_3 \longrightarrow Hg(NO_3)_2 + 2NO_2\uparrow + 2H_2O$$

$$3Hg+8HNO_3 \longrightarrow 3Hg(NO_3)_2 + 2NO\uparrow + 4H_2O$$

$$Hg(NO_3)_2+Na_2S \longrightarrow HgS\downarrow + 2NaNO_3$$
（黑色）

$$\xrightarrow[\text{加热}]{\text{升华}} HgS（紫红色）$$

雄黄 * Realgar
（英）Realgar　（日）ユウオウ

【基源】　本品为硫化物类矿物雄黄族雄黄。在金属矿脉中多见,常与雌黄共生,在锑-汞或汞矿中也经常出现,与辉锑矿、辰砂共生。

【采制】　本品在矿中质软如泥,遇空气后变硬;采挖后除去杂质、泥土,研磨成细粉或水飞后使用。

【产地】　主产于湖南、湖北、贵州、甘肃、云南等地。

【性状】　本品为块状或粒状集合体,呈不规则块状或粉末,大小不一。深红色或橙红色,晶体为柱状,晶面具金刚石样光泽,体较重,质脆,易碎,断面具树脂样光泽;硬度1.5~2.0,比重3.4~3.6,条痕淡橘红色。微有特异臭气,味淡。精矿粉为粉末状或粉末集合体,质松脆,手捏即成粉,橙黄色,无光泽。本品燃烧易熔融成红紫色液体,产生黄白色烟和强烈的蒜臭气(彩图80)。

【显微特征】　本品在反射偏光镜下,反射色为灰色略带紫色,内反射橙色;偏光性清楚;反射率20%(伏黄)。透射偏光镜下,多色性明显,$N_g=N_m$淡金黄色至朱红色,N_p几乎无色至浅橙黄色,干涉色橙红色,斜消光,负光性,折射率$N_g=2.704$,$N_m=2.684$,$N_p=2.538$,双折射率:$N_g-N_p=0.166$。

【化学成分】　主含二硫化二砷(As_2S_2),其中含硫24.9%,砷75%,尚含有少量的钙、铝、硅、铁、钡、镁及微量的锰、铅、铜等元素。

【理化鉴定】　鉴别:1. 取本品粉末10mg,加水润湿后,加氯酸钾饱和的硝酸溶液2ml,溶解后,加氯化钡试液,生成大量白色沉淀。放置后,倾出上层酸液,再加水2ml,振摇,沉淀不溶解。

2. 取本品粉末0.2g,置坩埚内,加热熔融,产生白色或黄白色火焰,伴有白色浓烟。取玻片覆盖后,有白色冷凝物,刮取少量,置试管内加水煮沸使溶解,必要时滤过,溶液加硫化氢试液数滴,即显黄色,加稀盐酸后生成黄色絮状沉淀,再加碳酸铵试液,沉淀复溶解。

【含量测定】　取本品粉末约0.1g,加硫酸钾1g、硫酸铵2g与硫酸8ml,用直火加热至溶液澄明,放冷,缓缓加水50ml,加热微沸3~5分钟,加酚酞指示液,用氢氧化钠溶液中和至显微红色,用0.25mol/L硫酸溶液中和至褪色,加碳酸氢钠5g,摇匀后,用碘滴定液(0.05mol/L)滴定,至近终点时,加淀粉指示液2ml,滴定至溶液显紫蓝色。每1ml碘滴定液(0.05mol/L)相当于5.348mg的二硫化二砷(As_2S_2)。本品含砷量以二硫化二砷(As_2S_2)计,不得少于90.0%。

本品做三氧化二砷(As_2O_3)的限量检查,不得超过限量。

【药理作用】　①抗菌、抗病毒作用:体外试验对化脓性球菌、肠道致病菌、结核杆菌及常见致病性皮肤真菌有抑制作用。能明显刺激非特异性免疫功能。②抗肿瘤作用:治疗慢性粒细胞白血病。可诱导细胞凋亡、对基因表达有影响并增加细胞膜HSP70蛋白表达。

注:雄黄中的可溶性砷化物为一种细胞原浆毒,进入机体后作用于酶系统,可抑制酶蛋白的巯基,特别易与丙酮酸氧化酶的巯基结合,使之失去活性,从而减弱了酶的正常功能,阻止了细胞的氧化和呼吸,严重干扰组织代谢,造成胃肠道不适,呕吐,血尿,抽搐,昏迷乃至死亡,除去

可溶性砷盐可降低其毒性。

【功效与主治】　本品性温,味辛;有毒。能解毒杀虫,燥湿祛痰,截疟;用于痈肿疔疮、蛇虫咬伤、虫积腹痛、惊痫、疟疾。用量0.05~0.1g,入丸散用;外用适量,熏涂患处。本品有毒,可经呼吸道、消化道或皮肤吸入人体,对血液系统、神经系统、肝脏、皮肤等都有损伤,还可诱发肿瘤。雄黄遇热易分解,生成剧毒的三氧化二砷,忌用火煅。用药剂量过大易发生急性砷中毒,小剂量长期应用,可导致慢性或蓄积性砷中毒,内服宜慎,不可久用。孕妇禁用。密闭保存。

【附】　雌黄　常与雄黄共生,为柠檬黄色块状或粒状体,条痕鲜黄色,主含三硫化二砷(As_2S_3),功用与雄黄类同。

芒硝　Natrii Sulfas

本品为硫酸盐类矿物芒硝族芒硝,经加工精制而成的结晶体。秋冬取天然不纯硝(土硝)加水溶解,滤过;滤液浓缩、冷却后析出结晶,称为"皮硝"或"毛硝";有的与萝卜片共煮,滤液冷却后析出结晶,晾干。全国沿海各产盐区,山东、江苏、安徽盐碱地带以及四川、内蒙古、新疆内陆盐湖等地均产。本品呈棱柱状、长方形或不规则块状及粒状结晶,两端不整齐,大小不一。无色透明或类白色半透明,暴露在空气中经风化而覆盖一层白色粉末(Na_2SO_4)。通常为集合体,质脆、易碎,断面呈玻璃样光泽,硬度1.5~2,比重1.84,条痕白色。气微,味咸。主含含水硫酸钠($Na_2SO_4 \cdot 10H_2O$)。尚含镁、钙、铁、硅、铝等多种元素。芒硝常夹杂硫酸钙、食盐等杂质。本品按干燥品计算,含硫酸钠(Na_2SO_4)不得少于99.0%;含重金属不得过10mg/kg。含砷量不得过10mg/kg。芒硝内服后其硫酸根离子较难被肠黏膜吸收,使肠内成为高渗溶液,导致肠内水分增加,引起机械性刺激,可促进肠蠕动。本品性寒,味咸、苦。能泻下通便,润燥软坚,清火消肿;用于实热积滞、腹满胀痛、大便燥结、肠痈肿痛。外治乳痈、痔疮肿痛。用量6~12g,一般不入煎剂,待汤剂煎得后,溶入汤液中服用。外用适量。不宜与硫黄、三棱同用。如口服剂量过大,可导致恶心、呕吐、腹痛、腹泻、虚脱等症。孕妇慎用。

【附】　玄明粉　为芒硝溶于水中,加5%~20%萝卜共煮,滤过,滤液冷却后结晶,经风化干燥而得。为白色结晶性粉末,有吸湿性。气微,味咸。主含硫酸钠(Na_2SO_4)。功效与芒硝同;外治咽喉肿痛,口舌生疮,牙龈肿痛,目赤,痈肿,丹毒。孕妇慎用。

石膏　Gypsum Fibrosum

本品为硫酸盐类矿物硬石膏族石膏。主产于湖北、甘肃、四川、安徽等地。为纤维状集合体,呈长方块、板块状或不规则块状。白色、灰白色或淡黄色,有的半透明。体重,质软,硬度1.5~2,比重2.5,纵断面具有绢丝样的光泽;气微,味淡。主含含水硫酸钙($CaSO_4 \cdot 2H_2O$),常夹有有机物、硫化物等,并含有少量铝、硅、镁、铁及微量锶、钡等元素。本品含含水硫酸钙($CaSO_4 \cdot 2H_2O$)不得少于95.0%。含重金属不得过10mg/kg,含砷量不得过2mg/kg。具有解热、抗病毒作用。本品性大寒,味甘、辛。能清热泻火,除烦止渴。用于外感热病、高热烦渴、肺热喘咳、胃火亢盛、头痛、牙痛。用量15~60g,先煎。石膏多用于制造石膏硼带、牙模等医用材料。生石膏加热至108℃失去部分结晶水成为煅石膏,呈白色不透明的块状或粉末状,遇水又可变成生石膏,含硫酸钙($CaSO_4$)不得少于92.0%。煅制外用,能收敛黏膜,减少分泌。煅石膏具有收湿、生肌、敛疮、止血等作用,外治溃疡不敛、湿疹瘙痒、水火烫伤、外伤出血。

滑石　Talcum

本品为硅酸盐类矿物滑石族滑石,习称硬滑石。主产于山东、辽宁、江西。多为块状集合体,呈不规则的块状,白色、黄白色或淡蓝灰色,半透明或微透明,有蜡样光泽。质软细腻,手摸有润滑感,无吸湿性,置水中不崩散,气微,味淡。主含含水硅酸镁[$Mg_3(Si_4O_{10})(OH)_2$

或（3MgO·4SiO$_2$·H$_2$O）]，其中 SiO$_2$ 63.5%，MgO 31.7%，H$_2$O 4.8%；并常含氧化铁、氧化铝等杂质，尚含铝、镍、锰、钙、钾、铜、钡等元素。滑石粉因颗粒小，总面积大，能吸附大量毒物或化学刺激物；散布于疮面、黏膜后，能形成被膜，可防止局部摩擦，减少外来刺激；同时又能吸收分泌物，促进干燥结痂，对皮肤、黏膜具有保护作用。本品性寒，味甘、淡。能利尿通淋，清热解暑，外用祛湿敛疮。用于热淋、石淋、尿热涩痛、暑湿烦渴、湿热水泻；外治湿疹、湿疮、痱子。用量 10~20g，先煎，外用适量。滑石粉常作为药用辅料。

【附】　**软滑石**　来源于天然的硅酸盐类黏土矿物高岭石，主产于四川和江西。呈不规则土块状，大小不一。白色或杂有浅红色、浅棕色、灰色。无光泽或稍有光泽。质松软，手摸有滑腻感。硬度 1，比重 2.58~2.60。微有泥土样气，无味、有粘舌感。主含含水硅酸铝（Al$_2$O$_3$·2SiO$_2$·2H$_2$O）；功效类同滑石。

信石　Arsenicum

信石又名砒石，为氧化物类矿物砷华矿石或由雄黄、毒砂（硫砷铁矿，FeAsS）等矿物经加工制得。主产于江西、湖南、广东及贵州等地。有红信石和白信石两种；但白信石极少见。药用以红信石为主。红信石呈不规则块状，淡黄色、淡红色或红黄相间，略透明或不透明，质较脆，断面凸凹不平或呈层状，稍加热有蒜臭气或硫黄臭气。白信石无色或白色，有的透明，毒性较红信石剧烈。主含三氧化二砷（As$_2$O$_3$），常含硫、铁等杂质，故呈红色，尚含少量的锡、铁、锑、钙等元素。本品于闭口管中加热，产生白色升华物（纯品 137℃升华）；水溶液为弱酸性，通硫化氢后产生三硫化二砷（As$_2$S$_3$）黄色沉淀。信石对疟原虫、阿米巴原虫及其他微生物均有杀灭作用。对皮肤黏膜有强烈的腐蚀作用。本品性大热，味辛、酸；有大毒。能祛痰平喘，截疟。用于哮喘、疟疾；用量 1~3mg，多入丸散，不可持续久服；外用能杀虫，蚀疮去腐，用于溃疡腐肉不脱、疥癣、瘰疬、牙疳、痔疮等。本品有大毒，用时宜慎，服用时稍有不慎即可过量，经口服中毒剂量以三氧化二砷（As$_2$O$_3$）计，为 5~50mg，致死量为 60~300mg，在体内代谢很慢，故易蓄积。孕妇禁用。

【附】　**砒霜**　本品系信石升华精制而成的三氧化二砷（As$_2$O$_3$），为白色粉末，功效与信石同。现代药理研究表明，三氧化二砷为良好的抗癌剂，能阻止肿瘤细胞的核酸代谢，干扰 RNA、DNA 的合成，从而抑制肿瘤细胞的增殖。此外，还能抑制肿瘤细胞端粒酶的活性，诱导肿瘤细胞产生凋亡和分化，发挥抗癌作用。近 10 年来，砒霜在治疗急性早幼粒细胞白血病中取得了突出成绩，引起了医药界的高度关注。研究表明砒霜及其制剂对白血病及晚期肝癌有效，并已应用于临床。

（周　晔）

生药中文名索引

生药原植(动)物学名索引

D

E

彩图 1 冬虫夏草

彩图 2 灵芝

彩图 3 绵马贯众

彩图 4　麻黄（草麻黄）

彩图 5　麻黄（草麻黄,局部放大）

彩图 6　细辛

彩图 7　大黄

彩图 8　大黄（根茎横断面,示锦纹）

彩图 9　大黄星点中的蛇盘形导管

彩图 10　何首乌（块根横断面）

彩图 11　黄连(味连)

彩图 12　黄连(雅连)

彩图 13　黄连(云连)

彩图 14　黄连(华黄连根茎)粉末图

1.石细胞　2.韧皮纤维　3.木纤维　4.鳞叶表皮细胞
5.导管　6.木薄壁细胞　7.淀粉粒　8.木栓细胞

彩图 15　川乌

彩图 16-1　附子（黑顺片）

彩图 16-2　附子（白附片）

彩图 16-3　附子（黄附片）

彩图 17　白芍

彩图 18　白芍片(横切片)

彩图 19　芍药根横切面图

1. 木栓层　2. 栓内层　3. 韧皮部　4. 形成层　5. 木射线　6. 导管　7. 草酸钙簇晶

彩图 20　白芍粉末图

1. 含糊化淀粉粒细胞　2. 草酸钙簇晶　3. 导管　4. 纤维管胞

彩图 21　赤芍片（横切片）

彩图 22　淫羊藿

彩图 23　防己

彩图 24　厚朴

彩图 25　五味子（北五味子）

彩图 26　肉桂

彩图 27　延胡索

彩图 28　板蓝根

彩图 29　山楂

彩图 30　苦杏仁

彩图 31　黄芪

彩图 32　黄芪片(横切片)

彩图 33　甘草

彩图 34　甘草片（横切片）

彩图 35　番泻叶

彩图 36　黄柏

彩图 37　沉香

彩图 38　沉香组织切片图

A. 横切面；B. 切向纵切面；C. 径向纵切面

1. 木射线　2. 木纤维　3. 木间韧皮部　4. 导管

彩图 39　丁香

彩图 40　丁香横切图

1. 表皮　2. 维管束　3. 通气组织　4. 中心轴　5. 中柱鞘纤维　6. 油室

彩图 41　人参（生晒参）

彩图 42　人参(红参)

彩图 43　三七

彩图 44　当归

彩图 45　柴胡（北柴胡）

彩图 46　川芎

彩图 47　马钱子

彩图 48　龙胆

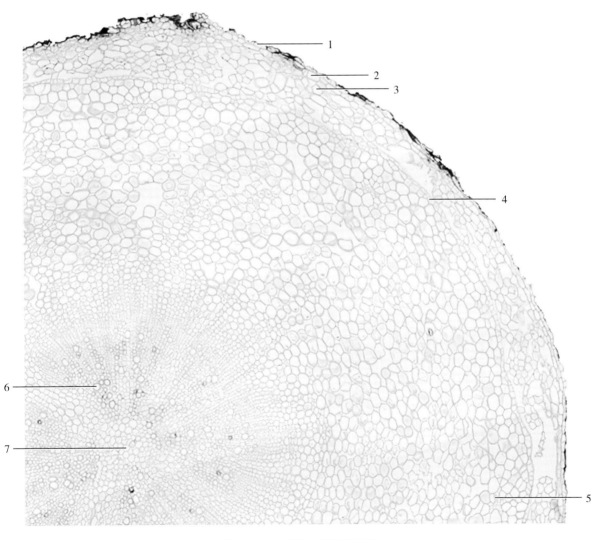

彩图 49-1　粗糙龙胆根横切面

1.表皮　2.外皮层　3.皮层　4.内皮层　5.韧皮部　6.木质部　7.髓

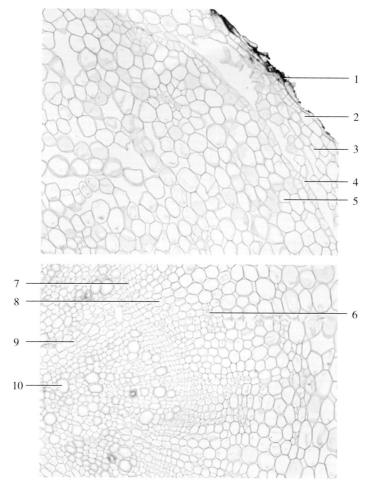

彩图 49-2　龙胆(粗糙龙胆根)横切面(放大图)

1. 表皮　2. 外皮层　3. 皮层　4. 内皮层　5. 韧皮部细胞　6. 筛管
7. 形成层　8. 韧皮部射线　9. 木质部射线　10. 导管

彩图 50　龙胆(坚龙胆根)横切面

1. 内皮层　2. 韧皮部　3. 导管　4. 形成层

彩图 51　薄荷

彩图 52　丹参

彩图 53　黄芩

彩图 54　洋金花

彩图 55　地黄（左：生地，右：熟地）

彩图 56　玄参（根茎未除尽）

彩图 57　金银花

彩图 58　天花粉

彩图 59　桔梗

彩图 60　青蒿

彩图 61　红花

彩图 62　苍术
（茅苍术根茎）

彩图 63　木香

彩图 64　半夏

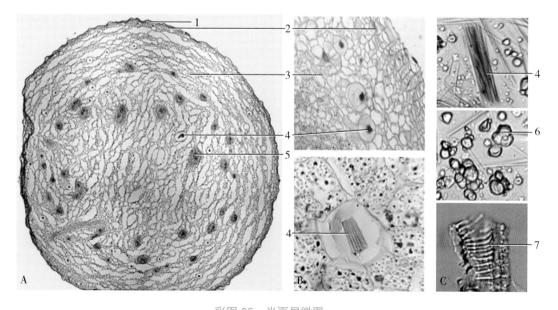

彩图 65　半夏显微图

A. 半夏块茎横切面　B. 部分组织图　C. 粉末图

1. 表皮　2. 木栓层　3. 基本组织　4. 草酸钙针晶束　5. 周木维管束　6. 淀粉粒　7. 导管

彩图 66　川贝母(左:松贝,右:炉贝)

彩图 67　川贝母[左:青贝,右:瓦布贝母(鲜品)]

彩图 68　麦冬

彩图 69　西红花

彩图 70　砂仁

彩图 71　莪术

彩图 72　天麻

彩图 73　鹿茸

彩图 74　麝香

彩图 75　牛黄

彩图 76　蟾酥

彩图 77　阿胶

彩图 78　全蝎

彩图 79　朱砂

彩图 80　雄黄